陈 强 林小燕 施纯玫 主编

肿瘤内科医嘱速查手册

ZHONGLIU NEIKE YIZHU SUCHA SHOUCE

第2版

化学工业出版社
·北 京·

这是一本供肿瘤科低年资医师使用的书。本书列出29种常见肿瘤的医嘱及肿瘤急症和肿瘤内科特殊治疗的医嘱，并采用注的形式对医嘱中重要检查、治疗及注意事项等内容进行详细讲解，既注重治疗方案的选择与实施，又强调治疗并发症的预防与处理。对每种肿瘤的治疗，均选择一个代表性方案作为医嘱范例，以供年轻医师在临床中参考。

图书在版编目（CIP）数据

肿瘤内科医嘱速查手册/陈强，林小燕，施纯玫主编
—2版．—北京：化学工业出版社，2015.7（2024.9重印）
ISBN 978-7-122-24166-5

Ⅰ.①肿…　Ⅱ.①陈…②林…③施…　Ⅲ.①肿瘤-内科-手册　Ⅳ.①R73-62

中国版本图书馆CIP数据核字（2015）第118402号

责任编辑：戴小玲　　　　装帧设计：史利平
责任校对：宋　玮

出版发行：化学工业出版社
（北京市东城区青年湖南街13号　邮政编码100011）
印　　装：三河市双峰印刷装订有限公司
787mm×1092mm　1/32　印张16¼　字数469千字
2024年9月北京第2版第11次印刷

购书咨询：010-64518888
售后服务：010-64518899
网　　址：http://www.cip.com.cn
凡购买本书，如有缺损质量问题，本社销售中心负责调换。

定　　价：49.00元　

编者名单

主　编　陈　强　林小燕　施纯玫

编　者　（以姓氏笔画为序）

王　强　王贻军　甘立菁　许　慎
杜　彬　李晓峰　杨　升　杨　瑜
杨宝玉　杨建伟　吴　标　吴　晖
吴日平　吴晓安　何志勇　何鸿鸣
沈松菲　张桂枫　陈　强　陈　誉
陈　曦　陈道光　范南峰　林小燕
林淑君　林榕波　林碧娟　欧阳学农
郑弘宇　郑建伟　钟东塔　侯培锋
施纯玫　翁桂珍　高　炜　黄　诚
黄伟炜　黄争荣　崔同建　赖金火
詹丽芬　蔡友鹏

再版前言

本书自2012年出版至今已有三个年头，这三年来，我们从各种渠道获得的对本书的反馈意见，不论是赞赏的还是提出宝贵建议的，均表达了广大读者对本书的厚爱。当听到许多刚刚步入临床工作岗位的年轻医师们说他们常把这本书揣在白大褂口袋里当做工作中常备的工具书时，我们深感欣慰，同时也感到肩负的重任。制订医嘱是临床诊疗工作中的关键环节，也是评价医疗质量的重要依据。如今，肿瘤学研究是医学进展最快的领域之一，肿瘤学诊治又有了许多新进展，因此，今年春节后，与各位编委们针对各个章节的特点进行了具体磋商，根据读者对首版的反馈意见，结合本学科的最新进展，我们对各个章节均做了不同程度的调整。

新版《肿瘤内科医嘱速查手册》依然保留首版的诸多优点，注重肿瘤内科临床的真实性和实用性，具有实战性和查阅方便的特点，强调肿瘤内科临床医师认识和处理肿瘤内科临床疾病的思维方式及具体方法。

由于疾病的治疗存在个体化差异，所以本书只能作为借鉴，而不能成为顶礼膜拜的“圣旨”或生搬硬套的“模具”，希望年轻医师们在处理临床疾病时应以本书为参考，根据具体情况制订出最合理有效的医嘱。希望读者朋友们能够一如既往地喜爱这本书并多提宝贵意见，也希望这本书能够见证更多的年轻医师们的成长道路。

编者

2015年4月

第 1 版前言

医嘱是医师为患者制订各种诊疗措施的具体体现，而医嘱单是医师拟订诊疗计划的记录和护士执行诊疗计划的重要依据，是临床诊疗工作的关键环节。在目前我国临床医师的培养模式下，那些刚刚走出医科大学校门即步入临床工作岗位的年轻医师们面对形形色色、错综复杂的各种疾病常会感到无所适从，他们深切地体会到做一名临床医师不能只掌握教科书上的基础理论，更重要的是要具备处理疾病的实践能力，简单地说，就是要学会“开医嘱”。

肿瘤发病率正在不断地上升，已经成为严重威胁人类健康的常见疾病，因此肿瘤内科医师的队伍也在不断壮大。医学研究的进步促使抗肿瘤药物不断更新换代，肿瘤治疗方案随之推陈出新。为了更好地将新知识、新方案应用于临床，特编此书，供临床医师参考。

本书由 40 多位富有临床经验的肿瘤内科医师编写。以循证医学为依据，参考国内外最新指南及具有高级别证据的临床研究成果。既有临床经验的总结，又有最新的医学进展，可满足不同层次医务工作者的需求。

本书既注重治疗方案的选择与实施，又强调并发症的预防与处理。对每种肿瘤的治疗，均选择一个代表性方案作为医嘱范例。同时对其他治疗方案的疗效及副作用作重点说明，并且提出防治措施。由于疾病的个体化差异，希望年轻医师在处理临床疾病时不要生搬硬套本书中的医嘱，而应以本书为借鉴，根据患者的具体情况制订出最合理有效的医嘱。相信本书对临床医师有所帮助。

由于水平有限，在编写过程中，难免有不足之处，诚望广大读者批评指正。

借此对参与编写本书的各位专家表示诚挚的感谢！

编者　陈强

2012 年 1 月

目录

第一章 肿瘤内科的工作程序

肿瘤的内科治疗在肿瘤综合治疗中的地位越来越重要，但不少抗肿瘤药有明显的毒性，不恰当的使用可能会造成严重的不良后果。因此，肿瘤内科治疗是一种特殊治疗，从事肿瘤内科治疗的医师必须经过严格的专业训练，而治疗方案须由有肿瘤内科工作经验的上级医师制订。肿瘤内科医师必须熟悉药物的药效学和药动学特点，对肿瘤治疗要掌握综合治疗原则。肿瘤内科的工作程序包括以下几点。

一、化疗前的准备

1. 评估肿瘤情况

（1）通过病理组织学和细胞学明确疾病的病理类型，同时用基因检测明确分子分型，对治疗有提示意义的指标［如乳腺癌的雌激素受体（ER）、孕激素受体（PR）、Ki67，乳腺癌、胃癌的人表皮生长因子受体 2（Her-2）的表达状态，肠癌的 *K-ras*、*N-ras* 基因，肺癌的表皮生长因子受体（EGFR）、间变性淋巴瘤激酶（ALK）、原癌基因受体酪氨酸激酶（ROS）、C-Met、T790、突变状态等］和肿瘤相关指标［癌胚抗原（CEA）、糖类抗原（CA）199、CA153、CA125、甲胎蛋白（AFP）、绒毛膜促性腺激素（HCG）、前列腺特异抗原（PSA），神经元特异性烯醇化酶（NSE）、乳酸脱氢酶（LDH）、β_2-微球蛋白等］。

（2）通过病史、体格检查、影像学检查等明确疾病的分期、发展趋向，制订综合治疗计划获取基线数据，便于治疗后评价疗效。

（3）结合功能性检查了解疾病对机体的影响，如是否损害重要脏器功能、是否造成肿瘤急症、是否造成治疗后肿瘤溶解综合征等急症的风险增高等。

（4）接受化疗或免疫抑制治疗前应进行乙肝筛查。所有患者应行乙肝两对半检查，乙肝表面抗原（HBsAg）和（或）乙肝核心抗体（HBcAb）阳性者，应查乙肝病毒（HBV）DNA。

慢性乙肝病毒感染患者合并肿瘤时，接受细胞毒性或免疫抑制药治疗期间或紧随其后发生的乙肝病毒复制（HBV DNA 升高 10 倍以上），其原因是应用细胞毒性药物或免疫抑制药后抑制了控制 HBV 复制的免疫机制，导致病毒在肝细胞内大量复制，当恶性肿瘤病情得到控制后，免疫功能逐渐恢复，细胞毒性 T 淋巴细胞杀伤感染乙肝病毒的肝细胞，导致大量肝细胞破坏，从而发生急性肝炎，甚至急性重型肝炎（暴发性肝炎）。急性乙肝病毒再激活的患者中超过 5%将死于肝衰竭。易引发乙肝病毒再激活的抗肿瘤药物大致可分为两类：

① 传统的细胞毒性药物，其中皮质类固醇和蒽环类药物与病毒再激活的相关性最为显著。

② 与抗 B、抗 T 淋巴细胞单克隆抗体治疗相关的生物制剂，如利妥昔单抗。

2005 年《慢性乙型肝炎防治指南》指出，对于因其他疾病而接受化疗、免疫抑制药（特别是肾上腺糖皮质激素）治疗的 HBsAg 阳性者，即使 HBV DNA 阴性和谷丙转氨酶（ALT）正常，也应在治疗前 1 周开始服用拉米夫定，每日 100mg。

化疗和免疫抑制药治疗停止后，应根据患者病情决定拉米夫定的停药时间。

对拉米夫定耐药者，可改用其他已批准的能治疗耐药变异的核苷（酸）类似物。但核苷（酸）类似物停用后可出现复发，甚至病情恶化，应十分注意。

2. 评估患者身体状况　对患者的一般状况、体能状态进行正确评估，对心、肺、肝、肾和骨髓功能的评估尤为重要，明确有无基础疾病及其严重程度，预测患者对治疗的耐受性，一般认为患者需要满足以下条件才能耐受化疗，包括一般情况良好、美国东部肿瘤协作组（ECOG）评分≤2 分、中性粒细胞绝对值＞1.5×10^9/L、血小板＞80×10^9/L、肝肾功能无明显异常。禁用化疗或需谨慎考虑化疗药物的种类与剂量参见“七、化疗的注意事项”。

3. 与患者及家属沟通　向患者及家属充分交代肿瘤的预后、治疗目的和目标、不同治疗方法可能达到的疗效和可能引起的不良反应或风险。对毒性作用较大的化疗方案、价格昂贵的疗法、临床应用时间不长而远期毒性尚待进一步观察的新药等，更应着重说明。了解患者及家属的心理状况、经济承受能力以及治疗意愿等。让患者及家属参与治疗决策，可以提高治疗依从性，减少医疗纠纷，同时也是个体化治疗的体现。

4. 制订治疗计划 综合病种、分期，明确治疗目的是根治治疗还是姑息治疗，根据患者身体状况进行正确评估，权衡利弊，即不同的治疗方法可能达到的疗效和可能引起的不良反应，还有患者及家属的治疗意愿、经济承受能力等制订综合的治疗方案。

5. 签署化疗知情同意书 向患者及家属交代具体治疗方案及预期疗效和不良反应，请患者或已得到委托授权的家属或监护人签署化疗知情同意书。

二、治疗方案的实施

填写化疗前计划、化疗观察表。检查核实化疗前诸项准备工作是否已就绪。开出化疗处方及用药医嘱。核实重要的化疗毒性解救药物（如四氢叶酸）的剂量和使用时间，并确认药品已经到位。核实医嘱的执行情况，并观察有无毒性作用出现。

三、不良反应的监测

医师必须熟悉治疗方案的各种不良反应及其处理方法。根据方案进行不良反应的监测。在化疗期间，一般每周查血常规 2～3 次，每周期至少查肝肾功能、心电图 1 次，必要时增加检查次数，按需要进行心脏彩超等特殊检查。

如使用紫杉类和单克隆抗体分子靶向药物时均有致超敏反应的可能，表现为气短、荨麻疹或瘙痒、血压改变等症状。用药前应给予抗过敏预处理，包括：地塞米松、苯海拉明、西咪替丁等药物。用药全程应给予心电、血压监护。如使用伊立替康化疗，可能引起迟发性腹泻，在化疗前应做好健康教育，并为患者备好洛哌丁胺(易蒙停)，告知使用方法和注意事项，一旦发生腹泻，及时联系医师。如果应用粒细胞集落刺激因子，至少应在停止化疗 48h 后才能开始下一周期化疗，并且在化疗药物应用期间不能给药；如需预防性用药，则应在化疗结束 48h 后开始。

四、用药剂量的调整或停止用药

1. 剂量调整　化疗过程中需根据化疗不良反应调整用药剂量。治疗中出现以下情况时，需停止用药并采取相应措施：Ⅲ级以上的非血液学毒性（脱发除外），Ⅳ级血液学毒性，严重过敏反应，化疗所致的心肌损伤、中毒性肝炎、中毒性肾炎、化学性肺炎或肺纤维化、感染性发热，或穿孔、出血、栓塞、休克等严重并发症。另外，部分药物（如蒽环类、博来霉素等）达到累积限制剂量后就不能再应用。出现Ⅲ级以上的非血液学毒性（脱发除外）、Ⅳ级血液学毒性，下一周期化疗应相应减量。

2. 中止化疗　就辅助治疗和部分肿瘤的姑息治疗而言，达到规定疗程后即可停止治疗。身体状况不能耐受进一步治疗的患者也应中止或暂缓治疗。对多疗程内科抗肿瘤治疗后复发或进展的晚期患者，若无更好的治疗方法或因体能状态差而无法耐受进一步抗肿瘤治疗者，采用最佳的支持治疗。这也是姑息治疗的一种选择。

五、疗效评价与方案更改

辅助治疗的病例一般缺乏近期疗效评价指标，因此评价疗效需随访确定是否发生复发或远处转移，辅助治疗失败后需采用新的化疗方案；对于晚期肿瘤患者，反映疗效的指标包括患者的症状、肿瘤大小情况、血清肿瘤标志物的变化等。其中近期疗效指标与本阶段治疗方案调整的关系最为密切，常由肿瘤大小和血清肿瘤标志物水平的变化综合判断，目前常用实体瘤的疗效评价标准（RECIST 1.1版）来评价实体瘤的疗效。一般在2～3个化疗周期后进行疗效评价（短期内迅速进展者除外），完全缓解（CR）或部分缓解（PR）者至少在4周后进行疗效确认。对于晚期患者的姑息治疗，只要未进展就可维持原方案，但对某些可治愈性疾病，若治疗一定周期后未达完全缓解，则需要更改化疗方案。

六、治疗后随访

肿瘤患者治疗后的长期随访对评价疗效非常重要，随访时除确定肿瘤是否复发外，还应关注治疗的远期毒性及患者的生活质量。

七、化疗的注意事项

1. 治疗前所有患者必须有明确的诊断，应当有病理组织学或细胞学诊断。多数抗肿瘤药物均有一定毒性，不能作为“诊断性治疗”或安慰剂，以免给患者带来不必要的损害。

2. 必须强调基于循证医学的规范化治疗，但治疗的规范并不是僵化的体系，而应根据患者的病情和身体状态制订最佳的治疗方案，即个体化治疗，让患者得到最合适的治疗。对于目前尚无标准治疗或标准治疗疗效不满意的患者，应鼓励参加临床试验。

3. 患者需要一般状况较好（ECOG 评分 0～2 分）及血常规和心肝肾等重要脏器功能正常才能耐受抗肿瘤治疗。

凡有以下情况者应当谨慎考虑调整药物和剂量：

① 年老体弱；

② 以往接受过多程化疗或（及）放疗；

③ 肝肾功能异常；

④ 明显贫血；

⑤ 白细胞或（及）血小板减少；

⑥ 营养不良；

⑦ 肿瘤导致多发骨转移；

⑧ 肾上腺功能不全；

⑨ 有发热、感染或其他并发症；

⑩ 心肌病变；

⑪ 过敏体质；

⑫ 有出血倾向；

⑬ 食管、胃肠有穿孔倾向者；

⑭ 已有明显恶液质者（除非所患的是敏感肿瘤），难以耐受抗肿瘤治疗的不良反应者。

八、抗肿瘤药物的不良反应

按出现的时间一般分为两种。

(1) 急性和亚急性不良反应　指在用药当时和疗程内出现的过敏、恶心呕吐、腹泻，血液学或肝肾功能异常，手指麻木、皮疹、手足综合征和脱发等。

(2) 远期不良反应　指在停药后甚至停药多年后出现的不良反应，包括神经毒性、造血功能障碍、间质性肺炎、心脏毒性、内分泌失调、畸胎、不育症、继发第二种肿瘤等。

在治疗出现下列情况时应当立即停药，并采取必要的措施：

① 呕吐频繁影响进食或电解质平衡；

② 腹泻，每日超过 5 次或出现血性腹泻；

③ 任何Ⅲ级以上的副作用（脱发除外）；

④ 心肌损伤；

⑤ 中毒性肝炎；

⑥ 中毒性肾炎；

⑦ 化学性肺炎或肺纤维化；

⑧ 穿孔、出血、栓塞、休克等严重并发症；

⑨ 超敏反应。

抗肿瘤药物副作用的严重程度按 NCI 分为 4 级，参见附表 B。

（林小燕）

第二章 肿瘤急症

第一节 心包积液与心脏压塞

长期医嘱	临时医嘱
肿瘤内科护理常规	血常规、尿常规、粪常规
一级护理	生化全套
低盐饮食[1]	心肌酶谱
记24h出入量[1]	动脉血气分析(必要时)
半卧位	心电图[3]
持续吸氧	血清肿瘤标志物
心电监护[血压(BP)、脉搏(P)、心率(HR)、血氧饱和度(SpO_2)][2]	胸部X线摄片[3]
	胸部CT检查[3]
	心脏彩超检查[3]
	腹部超声检查或CT检查
	超声引导下经皮心包穿刺置管术[4]
	引流袋1个
	心包积液常规[5]
	心包积液生化[5]
	心包积液细胞学检查[5]
	NS 20ml 顺铂(DDP) 30mg/m^2 地塞米松 5mg[7] ┃ 心包腔内注射[6]
	或 NS 20ml 卡铂 250mg/m^2 ┃ 心包腔内注射

续表

长期医嘱	临时医嘱
	或 NS 20ml 氟尿嘧啶 $1000mg/m^2$ | 心包腔内注射
	或 NS 20ml 丝裂霉素 $4mg/m^2$ | 心包腔内注射
	NS 20ml 格拉司琼 5mg | iv(化疗前 0.5h)[8]

❶ 肿瘤患者合并心包积液或心脏压塞（心包填塞），心功能下降时，应适当限制钠盐摄取及液体输入。

❷ 监测生命体征，如出现心功能衰竭征象，应予对症治疗。

❸ 临床怀疑有心包转移者应尽早行进一步影像学检查，包括X线、心脏超声检查、CT、MRI等检查。

❹ 肿瘤转移导致心包积液出现严重症状者应行心包穿刺置管引流术，间断性或持续性引流缓解症状。

❺ 心包穿刺置管引流术可在超声引导下定位，引流不仅可以减轻心脏压塞症状，而且可检查心包积液，以帮助明确诊断。

❻ 注射化疗药物前应尽量引流出心包积液，若一次注射无法完全控制积液，可每周重复注射1次，直至心包积液消退，有效率达72%～100%。顺铂、卡铂、氟尿嘧啶、丝裂霉素因无心脏毒性而被用于心胞腔内注射治疗恶性心包积液，但仍应根据原发病选择化疗药。其中顺铂具有高效、渗透力强、抗癌谱广的特点，不仅能杀灭心包腔内的肿瘤细胞，还能渗入一定的肿瘤组织进一步杀灭瘤细胞，并使心包膜产生粘连，从而抑制心包积液的复发。而卡铂比顺铂具有更小的肾毒性和胃肠道反应。氟尿嘧啶的不良反应小，局部刺激性小，更适用于一般状况欠佳及老年患者。丝裂霉素现已较少应用。心包腔内注药可提高局部药物浓度而且不引起严重的全身反应，其不良反应为轻度胃肠道反应、一过性发热、偶发胸痛。

❼ 合用少量地塞米松可以降低用药后引起的发热及过敏反应的发生率。

⑧ 使用镇吐药可减轻心包腔内化疗的胃肠道不良反应。

注：1. 心脏压塞患者可出现各种临床症状，如呼吸困难、端坐呼吸、心前区疼痛、咳嗽、烦躁不安等，体征表现为颈静脉充盈、心动过速、心律失常、心音遥远、心尖向侧方移位、收缩压和脉压差降低及奇脉，部分患者可有呼吸急促和心包摩擦音。

2. 治疗以病因治疗为主，针对原发肿瘤治疗，解除心脏压塞，同时积极予对症支持治疗。

3. 应用细胞因子及生物反应调节剂，如白细胞介素-2 100 万～300 万 U、A 群链球菌 5000～10000U 等，经适当稀释后行心包腔内注射亦可收到较好的疗效。

4. 如心包积液为少量，无明显心脏压塞症状，在积极治疗原发肿瘤的基础上，积液可被吸收，但应定期行超声检查监测积液吸收情况。如积液量较多，且有心脏压塞症状时，单纯药物治疗的疗效不佳，可联合全身化疗以提高控制率。

5. 伴有胸痛、烦躁时可予镇痛药或镇静药，以缓解症状。

6. 根据原发肿瘤的类型、既往治疗、行为状态及其预后等因素制订下一步的治疗方案。对于淋巴瘤、乳腺癌等，采用全身化疗通常可控制心包积液。

7. 应审慎使用蒽环类抗肿瘤药物，如多柔比星（阿霉素）、表柔比星（表阿霉素）等，以及大剂量使用环磷酰胺、长春新碱等，使用上述药物可产生心脏毒性，使用过程需加强心电监测。

8. 对于急性放射性心包炎引起心包积液的处理应采取非手术治疗，其病变过程通常为自限性。

心包腔穿刺置管术

一、术前准备

1. 术前向患者询问病史，进行体格检查及心电图、X 线和超声检查，确认有无心包积液。若有心包积液，可于进行超声检查时确定穿刺部位，签署知情同意书。

2. 器械与药物，准备中心静脉导管、无菌穿刺包、无菌手套、试管、1%利多卡因及化疗药物等。

二、操作方法

1. 体位　患者取半卧位或坐位。

2. 穿刺部位　有两种进针部位，在超声引导下进行穿刺较为安全。

(1) 胸骨下穿刺　取胸骨剑突与左肋弓交点处。

(2) 心前区穿刺　于左侧第5或第6肋间隙，心浊音界内侧，针自下向上后方刺入心包腔。

3. 操作步骤　术前心脏超声定位，常规消毒铺巾，以2%的利多卡因局部麻醉后，右手持穿刺针，穿刺方向指向患者左肩部，与胸壁成30°夹角，紧贴胸骨后在胸骨间隙中负压进针，一旦进入心包腔，即可见液体涌入针管，Seldinger法置入中心静脉导管，固定导管，在导管头端外接引流袋，首次引流不宜超过200ml，引流液体标本可送检，行心包积液常规、生化及细胞学检查，引流结束可向心包腔内注射化疗药物。

三、禁忌证

1. 少量心包积液，或局限于左心室后壁的心包积液；心包积液诊断未经证实；慢性缩窄性心包炎。

2. 身体衰弱不能配合穿刺操作的患者。

3. 出血性疾病、严重血小板减少症患者。

四、注意事项

1. 应严格掌握穿刺指征，术前须进行心脏超声检查，确定液平段大小与穿刺部位，选液平段最大、距体表最近点作为穿刺部位，在超声显像指导下进行穿刺抽液更为准确、安全。

2. 术前应向患者作好解释，消除顾虑，并嘱其在穿刺过程中切勿咳嗽或深呼吸。术前半小时可给予地西泮（安定）10mg与可待因30mg。

3. 操作应轻柔，麻醉要充分，以免因疼痛而引起神经源性休克。

4. 抽液量　第一次不宜超过200ml，以后再逐渐增到300～500ml。抽液速度要慢。抽液速度过快、抽液量过多会使大量血液回流至心脏而导致肺水肿。

5. 如抽出鲜血，立即停止抽吸，并严密观察有无心脏压塞症状。

6. 严格执行无菌操作原则；防止空气进入心包腔。

7. 操作过程中密切观察患者的呼吸、血压、脉搏及面色等的变化。

（陈　强　黄争荣　杨宝玉）

第二节 上腔静脉综合征

长期医嘱	临时医嘱
肿瘤内科护理常规	多学科评估
一级护理	尿常规、粪常规、血常规
低盐饮食❶	生化全套
半卧位❷	血清肿瘤标志物或蛋白芯片检查❺
持续吸氧❷	心电图
下肢静脉输液	胸部X线片和(或)胸部增强CT检查
记24h出入量	颈部血管彩超检查❻
氢氯噻嗪 25mg po tid❸	腹部超声检查
螺内酯 20mg po tid❸	痰脱落细胞检查❺
地塞米松 10mg iv qd～q12h❹	支气管镜检查❺
	肺功能检查❼
	请放疗科、介入科会诊❽
	病灶活检＋病理学检查❾

❶ 限制钠盐及液体摄入可减少循环血量，减轻水肿。

❷ 患者卧床时应抬高头部，配合吸氧，可减轻心脏负荷及降低静脉压。

❸ 利尿药可减轻静脉阻塞所致的上部水肿，但一般不鼓励采取脱水以避免引起血栓形成。可根据症状严重程度选择口服利尿药(如氢氯噻嗪、螺内酯）或静脉利尿药（如呋塞米)。

❹ 在上腔静脉综合征有效控制后应逐渐减少肾上腺糖皮质激素的用量至停药。对于合并精神病、糖尿病、溃疡病、血栓性静脉炎、活动性肺结核、感染未控制等疾病者应慎用肾上腺皮质激素。

❺ 应尽早行必要的检查以明确诊断，包括肿瘤标志物、X线、超声检查、CT、MRI、支气管镜、肿块穿刺活检术等检查。

❻ 上腔静脉受压后可伴有静脉内血栓形成。

❼ 上腔静脉综合征发生后可出现呼吸功能下降。

⑧ 放射治疗是治疗上腔静脉综合征的有效方法，常需放疗科会诊协助治疗。也可请介入科会诊行上腔静脉支架置入术或球囊扩张术等以缓解症状。

⑨ 如病理学检查提示是化疗敏感肿瘤，如淋巴瘤、生殖系统肿瘤应尽早化疗。

注：1. 应快速处理以缓解症状，若诊断未明，诊断过程必须服从治疗措施。

2. 通过下肢静脉输液，以避免加重症状及导致静脉炎。

3. 评估有无合并血栓形成，对于继发血栓形成的上腔静脉综合征，必要时予溶栓或抗凝治疗或行介入取栓治疗。

4. 若出现胸痛、呼吸困难致烦躁与焦虑，可适当使用镇痛药、镇静药。

5. 对大多数肿瘤患者来说，治疗上腔静脉综合征有效的方法是放射治疗。一般主张由大剂量开始每次300～400cGy，数日后改为200cGy，照射总量应视肿瘤的病理类型而定。放疗过程最好合用激素及（或）化疗，以迅速缓解症状。

6. 对化疗敏感的肿瘤，如小细胞肺癌、恶性淋巴瘤、生殖细胞肿瘤可先做化疗，以避免放疗开始阶段引起暂时性水肿而导致病情一过性加重。对于病变较广泛者，由于放疗照射范围过大，也可先采取化疗。化疗方案应根据原发肿瘤的性质确定，同时应选用作用快的细胞周期非特异性药物，足量给药，必要时加大剂量，最好配合肾上腺糖皮质激素以减轻反应。还应注意预防肿瘤溶解综合征的发生。

7. 经常规治疗（化疗或放疗）不能使肿瘤缩小或腔静脉压迫减轻，则可行腔静脉介入治疗，如球囊扩张术、支架置入术，以使血流再通，并能防止肿瘤和血栓重新闭塞血管腔。

8. 对化、放疗不敏感的肿瘤也可采用手术治疗，但手术难度往往较大，并发症多，病死率较高。

（陈强　黄争荣　杜彬）

第三节　脊髓压迫症

长期医嘱	临时医嘱
肿瘤内科护理常规	多学科评估
一级护理	血常规、尿常规、粪常规
半流质饮食	生化全套
卧床(硬板床)	血肿瘤标志物
持续导尿　prn❶	心电图
维生素 B_1　100mg im qd	胸部 X 线摄片
地塞米松　5mg iv q8h	脊柱 MRI 检查❷
20%甘露醇　125ml iv gtt(快速) q12h	全身骨 ECT 检查
	腹部超声检查
	胸、腹部 CT 检查　prn
	请放疗科会诊❸
	请骨科会诊❹
	地塞米松　10mg iv st❺

❶ 脊髓完全受压后，会出现自主神经功能障碍，表现为尿失禁或尿潴留，严重时可发生截瘫。

❷ MRI 对于硬膜外转移瘤诊断的定位准确而无创伤，是最优良的检查方式。

❸ 放射治疗是恶性肿瘤所致脊髓压迫最常用、有效的治疗方法，一旦确诊，应尽快予放射治疗，需放疗科会诊协同治疗。其目的是通过减少肿瘤细胞的负荷达到缓解神经结构的压迫，防止神经损害的进展，缓解疼痛和防止局部复发。

❹ 肿瘤对放射不敏感、不明组织学诊断及仅 1～2 椎体受累，且椎体被肿瘤侵犯塌陷或不稳定，可以考虑手术治疗切除病灶以重建脊椎的稳定性。

❺ 对脊髓压迫症患者，推荐静脉内给予大剂量地塞米松，首次用 10mg 静脉冲入，以后每 6～8h 静脉注射 5mg，连续使用 3～4

天后逐渐减量至放疗结束。若能产生好的疗效，可完全停用地塞米松。在使用地塞米松期间，应及时预防、处理高血糖、消化性溃疡、感染等副作用。

注：1. 引起脊髓压迫最常见的病因是乳腺癌、肺癌、淋巴瘤、前列腺癌、肉瘤、多发性骨髓瘤等，治疗目的是恢复和保护正常神经功能，控制局部肿瘤和缓解疼痛。

2. 影响预后的最重要因素是治疗前的神经功能状态，尤其是行走能力，因此早期识别脊髓压迫症状及早期诊断极为重要。确诊后应尽快采取手术、放疗或化疗解除压迫症状，若急性脊髓功能完全障碍超过1周，即使压迫病变能完全解除，其功能恢复亦不能达到满意状态。

3. 急性压迫者应争取在6h内进行手术减压。髓外肿瘤应予手术摘除，髓内肿瘤则尽可能全部或大部分切除后再行放射治疗。对不能手术切除者也可在椎板减压术后进行放疗、化疗。

4. 放射治疗的总剂量常为40～45Gy，可在放疗前3天每日给予400cGy，然后减至每日200～250cGy，直至放疗结束。

5. 对于脊髓压迫症的治疗，采用化疗的效果不如放疗和手术治疗，但对某些化疗敏感的恶性肿瘤，如淋巴瘤、生殖细胞肿瘤、小细胞肺癌、乳腺癌、多发性骨髓瘤等，在放疗或手术治疗的同时应考虑联合化疗。

6. 若出现感觉运动障碍，注意翻身，预防褥疮，保持大便通畅。

（陈 强 黄争荣 杨宝玉）

第四节 颅内压增高

长期医嘱	临时医嘱
肿瘤内科护理常规	尿常规、粪常规、血常规
一级护理	生化全套
流质饮食	血肿瘤标志物
卧床	心电图
持续吸氧	头颅CT或MRI检查[7]

续表

长期医嘱	临时医嘱
冰帽或冰袋❶	眼底检查❽
观察意识、瞳孔变化❷	腰椎穿刺术及脑脊液检查 prn❾
心电监护(BP、P、R、SpO_2)❷	请放疗科会诊 prn❿
记 24h 出入量❸	请神经内科或外科会诊 prn❿
NS 250ml 地塞米松 10mg │ iv gtt bid❹	PET-CT 检查⓫
20%甘露醇 250ml iv gtt(快速) q12h～q6h❺	
10%甘油果糖 250ml iv gtt q12h～q6h❺	
呋塞米 20mg iv bid❻	

❶ 低温治疗可通过降低脑组织的代谢活动，减少耗氧量，可防止脑水肿的发展，起到降低颅内压的作用。

❷ 严密观察患者的主诉、意识状态、瞳孔大小及生命体征的变化，有条件者可进行持续颅内压监护。

❸ 应严格限制液体输入量，防止快速输液，每天液体输入量一般限制在 2000ml 以下，应根据患者对脱水药物的反应、尿量多少、中心静脉压及电解质的变化等因素综合考虑液体的入量及输液速度。

❹ 肾上腺糖皮质激素，在有效控制颅内高压后应逐渐减量至停药。在使用过程注意有无禁忌证，如溃疡病、糖尿病、感染者等应慎用。

❺ 静滴甘露醇时应快速，在不影响临床疗效的前提下与甘油果糖联合应用能有效地减少单用甘露醇的用量及不良反应，两者应交替使用。因脱水治疗可能导致电解质紊乱、肾功能不全，须严密监测电解质、肾功能及尿量变化。

❻ 利尿药可使血液浓缩，血浆渗透压升高，减轻脑水肿，降低颅内压，可酌情使用。但应用利尿药和脱水药，可引起排钾过多，应注意补钾。

⑦ MRI检查是判断颅内压增高及明确病因的重要影像学检查方法，在探测转移病变和判断脑水肿的程度上较CT更敏感。

⑧ 视盘水肿是颅内压增高最客观的重要体征，条件允许时应行眼底检查。若眼底检查发现单侧或两侧视盘水肿，提示颅内压已经发展到危险水平，此时禁忌做腰椎穿刺术。

⑨ 在进行腰椎穿刺术之前，必须确定颅内压增高是否得到控制，否则直接行腰椎穿刺术可能诱发脑疝形成。颅内压增高时行腰椎穿刺术须谨慎，必要时先行脱水，再用细针穿刺，拔针芯时宜慢，半堵出口，采集脑脊液不超过2ml，必要时采集脑脊液后即注入等量0.9%氯化钠溶液。

⑩ 放射治疗是转移性脑瘤的常用治疗方法，对不能完全切除的原发性脑瘤和转移瘤可考虑放疗。对颅内弥漫性病变，如白血病性脑膜炎、脑瘤无法手术切除或放疗敏感的原发肿瘤脑转移者，可首先行放射治疗。但对于可手术切除的肿瘤，也可考虑予手术治疗。

⑪ 建议予以全身检查了解原发灶，如经济条件许可，建议行PET-CT检查。

注：1. 颅内压增高的治疗原则是选择最有效及最容易的方法快速降低颅内压，防止脑疝发生。在紧急内科治疗基础上，一旦病情稳定，应恰当采用放疗、手术和（或）化疗的综合治疗。

2. 外科手术的目的是明确诊断、缓解症状，为放疗和化疗创造必要的条件。

3. 化疗可作为控制原发性脑肿瘤或转移瘤的重要方法，除一些化疗不敏感的原发性脑瘤外，化疗可延长患者的生存期，防止其他部位的转移。全身化疗方案应根据原发肿瘤的病理类型确定，选择可通过血脑屏障药物，常用的化疗药物是亚硝脲类［卡莫司汀(BCNU)、司莫司汀（Me-CCNU)、尼莫司汀（ACNU）］、丙卡巴肼（甲基苄肼，PCB）或大剂量甲氨蝶呤（HD-MTX）等。

4. 保持大便通畅，避免用力增加腹压。

（陈 强　黄争荣　杜 彬）

第五节　急性肿瘤溶解综合征

长期医嘱	临时医嘱
肿瘤内科护理常规	血常规、粪常规、尿常规
一级护理	生化全套(每日复查)[6]
低嘌呤饮食[1]	血肿瘤标志物
记 24h 出入量[2]	动脉血气分析
呋塞米　20mg iv qd[2]	心电图[7]
别嘌醇　200mg po tid[3]	胸部 X 线摄片
5%碳酸氢钠 125ml　iv gtt qd[4]	腹部 B 超检查
50%GS　40ml 10%葡萄糖酸钙　10ml　iv qd[5]	胸、腹部 CT 检查(酌情选择)
	20%山梨醇　200ml 聚磺苯乙烯　40g　保留灌肠

❶ 对具有肿瘤溶解综合征征象者，应嘱其进食低嘌呤食物。

❷ 应保持尿量维持在 100～150ml/h，如未达到理想尿量，可静脉给予呋塞米。

❸ 对于有急性肿瘤溶解综合征倾向者，可先予口服别嘌醇。使用别嘌醇期间应多饮水。若与巯嘌呤合用，可使后者分解代谢减慢而增加毒性。同时不宜与氧化钙、维生素 C、磷酸钾（或钠）同服，肾功能不良者可使黄嘌呤蓄积于体内，使本药的不良反应增多。

❹ 静脉滴注碳酸氢钠可使尿液碱化，增加尿酸盐的溶解度，加速尿酸盐的排泄。但需注意尿液碱化可造成磷酸盐在肾小管沉积，诱发急性肾功能衰竭。

❺ 低钙血症患者常需连续数天静脉输入葡萄糖酸钙才能得到纠正。

❻ 对于有肿瘤溶解综合征危险者，在进行化疗前及化疗期间，应进行血清电解质、肾功能监测。

❼ 若出现高钾血症，应做心电图检查，并监测心律，直至高钾血症纠正。

注：1. 急性肿瘤溶解综合征可发生于任何肿瘤细胞增殖速度快及治疗后肿瘤细胞大量死亡的患者，常见于急性白血病、淋巴瘤、小细胞肺癌、生殖细胞恶性肿瘤等。

2. 为防止本病的发生，通常在化疗前48h内予静脉水化、碱化尿液（pH≥7.0）。亦可将常规化疗方案的第1天化疗剂量分2天给予，防止剂量过大导致肿瘤细胞大量死亡崩解。

3. 如血钾水平高于5.5mmol/L，可首先静脉给予10%葡萄糖酸钙10ml，静脉输注10%葡萄糖500～1000ml加普通胰岛素10～20U，并增加呋塞米的剂量，同时口服聚磺苯乙烯钠和山梨醇。

4. 出现急性肾功能衰竭者，应尽早采取血液透析治疗。

5. 4-溴-3-氯乙酰苯胺（Merbarone，硫代巴比土酸与苯胺的酰胺链合物）属新的黄嘌呤氧化酶抑制剂，能抑制黄嘌呤氧化酶，使次黄嘌呤及黄嘌呤不能转化为尿酸。吡唑啉酮衍生物阿扎丙宗（炎爽痛）是一种非甾体消炎药，能促进尿酸排泄。苯溴香豆酮衍生物属促尿酸排泄药物，阻止肾小管对尿酸的重吸收，是一种有效的治疗高尿酸血症药物。对于肾衰竭和对别嘌醇过敏、脉管炎及恶病质患者，可选用Merbarone、阿扎丙宗（炎爽痛）及苯溴香豆酮作对症处理。

（陈 强 黄争荣）

第六节 上消化道出血

长期医嘱	临时医嘱
肿瘤内科护理常规	血常规[7]、尿常规
一级护理[1]	粪常规＋隐血（OB）试验、呕吐物OB试验
禁食[2]	
床边备吸引器[3]	凝血四项[7]
锁骨下静脉置管护理常规[4]	FDP＋3P试验[7]
记24h出入量[5]	血型测定＋血交叉
心电监护[5]	HIV、HCV、RPR、TPPA[8]
吸氧（2～4L/min）[5]	乙肝两对半[8]

续表

长期医嘱	临时医嘱
头和躯干抬高 20°～30°，并下肢抬高 15°～20°	床边心电图检测 血肿瘤标志物（根据不同肿瘤选择）
持续导尿[5] 病重通知（酌情选择）	胸部 CT 平扫、全腹 CT 平扫（酌情选择）
NS 100ml ｜ iv gtt 奥美拉唑 40mg ｜ q12h	锁骨下静脉穿刺置管术[4] 床边内镜检查或治疗[9]
巴曲酶（立止血）[6] 1KU iv q8h	三腔双囊管[10] 血生化全套[11]
5%GS 500ml 氨甲苯酸（止血芳酸）0.3g（最大剂量为 0.6g/d） 酚磺乙胺（止血敏）0.5g（总量为 0.5～1.5g） 维生素 K_1 日最大剂量为 40mg（1mg/min） ｜ iv gtt qd	动脉血气分析[12] 急输悬浮红细胞、新鲜冰冻血浆[13] 醋酸奥曲肽（善宁）[14] 0.1mg iv NS 42ml；醋酸奥曲肽（善宁） 0.6mg ｜ iv（微注泵，持续 24h，2～4ml/h，最多持续 5d） 冰生理盐水 100ml；去甲肾上腺素 8mg ｜ po q8h 请外科、介入科会诊[15]

① 如仅为少量出血，可予以二级护理，无需禁食及心电监护等急症处理手段。

② 一旦出现较严重的上消化道出血，应予禁食，以防进食促进胃酸分泌，加重胃出血，并根据患者实际能量需要配制三升袋。予保暖、镇静、镇痛。

③ 嘱患者保持呼吸道通畅，避免呕血误吸致窒息，予以床边备吸引器，以防误吸时急用。

④ 严重的上消化道出血患者常伴失血性休克，需快速大量补液，故需建立通畅的补液通路。锁骨下静脉穿刺置管术不仅可以提供输液途径，而且可以测定中心静脉压，指导补液，避免输液不足或输液过多过快。

⑤ 严密监测患者生命体征，包括心率、血压、呼吸、血氧饱

和度、神志变化，以及24h出入量（尤其24h尿量）。

❻ 立止血每日用量不超过8kU。有血栓或栓塞史以及弥散性血管内凝血（DIC）导致的出血禁用立止血。

❼ 检查血小板数量、凝血四项［包括凝血酶原时间（PT）、活化部分凝血酶原时间（APTT）、纤维蛋白原（FIB）、凝血酶时间（TT）］、FDP＋3P试验了解患者凝血功能，监测并预防DIC的发生。

❽ 为输血前普查，以排查输血后感染可能。

❾ 床边内镜检查既可诊断又可治疗，是目前治疗食管胃底静脉曲张破裂出血的重要手段。可确定出血部位，对曲张静脉注射硬化剂或套扎，也可对出血部位行止血药物喷洒、热凝固、高频电凝固、激光或微波凝固等治疗。

❿ 食管胃底静脉曲张破裂大出血为上消化道出血的重要原因。三腔双囊管压迫止血为其重要的治疗手段，但由于近年药物和内镜治疗的进步，已不推荐作为首选治疗手段。经鼻腔或口插入三腔双囊管，进入胃腔后先抽出胃内积血后，往胃囊注气并测囊内压（40～50mmHg），牵拉压迫胃底；若未能止血，再往食管囊注气并测囊内压（30～40mmHg），牵拉压迫食管曲张静脉，压迫时每8～12h将食管囊放气并放松牵引1次。

⓫ 定期、定时检查血常规、生化、血气分析，了解出血情况、电解质变化和酸碱平衡，及时予纠正。

⓬ 在输血前可先输平衡盐或葡萄糖氯化钠液（葡萄糖盐水）快速扩容。紧急输血指征：改变体位出现晕厥，血压下降和心率加快；失血性休克；血红蛋白低于70g/L或血细胞比容低于25%。

⓭ 对本药过敏者、哺乳期妇女禁用，孕妇、儿童慎用。本药对生长激素、胰高血糖素和胰岛素释放具有抑制作用，推荐对糖耐量和糖尿病药物治疗进行监测。

⓮ 内科非手术治疗后出血仍不易控制、反复再出血可考虑手术治疗或介入行血管栓塞。

注：1. 该医嘱主要针对较严重的上消化道出血的治疗。

2. 一旦出现较严重的上消化道出血，需暂时停止一切可能诱发上消化道出血的治疗措施，如化疗、放疗或口服阿司匹林等非甾体消炎药等，明确出血部位。

3. 如并发了DIC，须请血液科会诊协助诊疗，并根据需要及时补充血小板、新鲜血浆和冷沉淀等。

（陈 强　侯培锋）

第七节　上消化道穿孔

长期医嘱	临时医嘱
肿瘤内科护理常规	血常规[7]、尿常规
一级护理[1]	粪常规+OB试验
心电监护[1]	急查腹部平片或全腹CT平扫[8]
病重通知[1]	
禁食[2]	凝血四项[9]
卧床[2]	血型测定+血交叉[9]
持续胃肠减压[3]	血生化全套[9]
锁骨下静脉置管护理常规[4]（酌情选择）	HIV、HCV、RPR、TPPA[9]
	乙肝两对半[9]
记24h出入量[5]	床边心电图检测[9]
持续导尿[5]	动脉血气分析(酌情选择)[10]
吸氧(2～4L/min)	血肿瘤标志物(根据不同肿瘤选择)
NS　100ml 奥美拉唑　40mg　iv gtt q12h	锁骨下静脉穿刺置管术[4]（酌情选择）
甲硝唑[5]　0.5g iv gtt q8h	
5%GS　100ml 头孢曲松钠[6]　1.0g　iv gtt q12h	输新鲜全血(酌情选择)
	请外科急会诊[11]
	头孢曲松钠皮试

❶ 上消化道穿孔患者，消化道内残留食物易进入腹腔，导致急性腹膜炎，且炎症易进一步播散，严重者可致感染性休克，故需一级护理和心电监护密切观察生命体征变化（包括心率、血压、呼吸、血氧饱和度、神志变化），并予以病重通知。

❷ 为尽量减少胃内容物进入腹腔，需予患者健康教育，禁止

进食，卧床休息，减轻炎症播散。可根据患者实际能量需要配制三升袋。

❸ 同时需予以胃肠减压，尽量清除胃内容物。

❹ 上消化道穿孔并发急性腹膜炎后，患者血压常下降，严重者可致感染性休克，故可酌情预先建立通畅的输液通路。锁骨下静脉置管不仅可满足输液需要，而且可监测中心静脉压，可优先选择。

❺ 该类患者需监测尿量和24h出入量，以判定补液量和病情变化，对休克患者尤其重要。

❻ 加强抗感染是非手术治疗中重要的一个环节，常采用双联抗感染，包括抗厌氧菌。对青霉素有过敏史的患者，尽量避免使用头孢菌素类药物；若要使用，使用头孢曲松钠前需用头孢曲松钠进行皮试，皮试阳性则不能使用。头孢曲松钠用药时应快速静脉滴注或缓慢静脉推注，不宜快速静脉推注。

❼ 有部分上消化道穿孔患者可同时并发出血，监测血常规可及时判断。若发现同时并发，可参照上消化道出血的相关治疗内容。

❽ 急查腹部X线平片或全腹CT平扫，发现膈下游离气体，可进一步明确诊断。若为微小穿孔，膈下游离气体可不明显。

❾ 内科治疗的同时，需同时为可能的手术治疗做好术前准备。应完备凝血功能、血型测定＋血交叉、血生化全套、床边心电图检测及输血前检查。

❿ 如患者病情需要，可行血气分析，了解电解质变化和酸碱平衡，以便及时予以纠正。

⓫ 患者发生上消化道穿孔，首先应请普外科或急诊外科急会诊，判断有无手术适应证，如可先采取非手术治疗，遂予以上述治疗。经上述非手术治疗1～2天，如腹痛明显减轻，腹壁压痛、腹肌紧张开始局限于上腹部，肠鸣音恢复或有排气、排便，说明治疗有效；如治疗6～8h后，症状、体征未见好转，反而加重者，应再次请普外科或急诊外科急会诊，及早进行手术治疗。

注：1. 该医嘱为非手术治疗医嘱，主要针对症状轻、一般情况好的单纯性空腹较小穿孔患者。对饱食后穿孔、顽固性溃疡穿孔、

伴幽门梗阻或大出血或恶变患者则不宜采取非手术治疗。

2. 一旦出现上消化道穿孔，需暂时停止一切导致穿孔的治疗措施，如化疗、放疗或口服阿司匹林等非甾体消炎药等。

（陈 强　侯培锋）

第八节　大咯血

长期医嘱	临时医嘱
肿瘤内科护理常规	血常规、尿常规
一级护理[1]	粪常规＋OB试验
病重通知[2]	凝血四项
床边备吸引器[2]	FDP＋3P试验
半流质饮食	血型测定＋血交叉
侧卧位[3]	HIV、HCV、RPR、TPPA
锁骨下静脉置管护理常规[4]（酌情选择）	乙肝两对半
心电监护[5]	床边心电图检测
吸氧[5]	床边胸部X线片
地西泮[6]　2.5mg po tid 可待因[7]　15～30mg po q12h	血肿瘤标志物（根据不同肿瘤选择）
NS　20ml 垂体后叶素[8]　3～10U　iv（缓慢）qd（10min）	锁骨下静脉穿刺置管术[4]（酌情选择）
续 NS　500ml 垂体后叶素　10～20U　iv gtt qd（持续，0.2～0.4U/min）	床边支气管镜检查或治疗[10]
5%GS　500ml 酚妥拉明[9]　10～20mg　iv gtt qd（0.1mg/min，最大1.5～2mg/min）	血生化全套 动脉血气分析 输新鲜全血（酌情选择）[11]
巴曲酶　1KU iv q8h	介入科会诊（支气管动脉栓塞）[12]
5%GS　250ml 氨基己酸　6.0g　iv gtt qd	支气管碘油造影[13] 外科会诊[14]
	放疗科会诊

❶ 如仅为少量咯血，可予以二级护理，多以安慰患者、消除紧张、卧床休息为主，适当应用止血药物，无需心电监护等急症处理。一旦出现大咯血，须予一级护理。

❷ 大咯血患者极易因大出血后吸入致窒息死亡，故应予病重通知，并应进行健康教育，安慰患者。予床边备吸引器，以防大咯血后返吸时急用。

❸ 取侧卧位，轻轻咯出积血，保持呼吸道通畅，避免咯血后误吸致窒息发生。

❹ 大咯血如出血量较大可致失血性休克，故可根据病情变化，酌情选择行锁骨下静脉穿刺置管术，建立通畅的补液通路，不仅可以提供输液途径，而且可以测定中心静脉压，指导补液，避免输液不足或输液过多过快。

❺ 严密监测患者生命体征，包括心率、血压、呼吸、血氧饱和度、神志变化，以及予吸氧。

❻ 对烦躁不安且无呼吸功能不全患者，可使用地西泮。

❼ 咳嗽剧烈者可口服可待因，但应注意其可能抑制呼吸中枢而不利于排痰。

❽ 垂体后叶素可使肺小动脉收缩，肺内血流量减少，肺循环压力下降。但是对高血压病、冠心病、动脉硬化、肺源性心脏病、心力衰竭患者及孕妇应慎用或不用。日总量为40U。用药过程中注意患者的反应，当其出现头痛、出汗、心悸、腹痛或血压骤升者应减慢滴速或停用。

❾ 酚妥拉明可以扩张血管，可使肺内的血液分流到四肢及内脏循环中，起到“内放血”的作用，造成肺动脉和支气管动脉压力降低，达到止血的目的。使用酚妥拉明期间应保证平均动脉压＞70mmHg。在进行血管扩张疗法前必须先补足血容量，用药期间患者绝对卧床，防止发生直立性低血压。

❿ 床边支气管镜检查既可诊断又可治疗。一般以金属支气管镜为主，可辅以纤维支气管镜。可以清除管腔中的血块和分泌物，解除梗阻和窒息，可在出血部位滴注 1∶20 4℃以下肾上腺素冰生理盐水溶液、1000U/ml的凝血酶溶液和2%的纤维蛋白原溶液等，也可激光烧灼出血部位和气囊填塞堵住出血的支气管等治疗。检查

治疗过程中，应当随时注意患者的反应，最好有相应的监护设备，要注意为患者供氧，以保证适当的 SaO_2 浓度。支气管腔内置入填塞封堵气囊止血是临时措施，24～48h 后应松开气囊，观察数小时后未见出血才可以拔除气囊管。如果继续出血，应重新采取气囊止血或其他治疗方法。

⑪ 如咯血量较大可酌情选择输血。

⑫ 大咯血 90%来自支气管动脉，肺动脉出血仅占 10%。如药物止血治疗无效，可请介入科会诊，行选择性支气管动脉造影（SBA）和支气管动脉栓塞（BAE），不但可以准确地核实支气管动脉的出血部位，而且也是最有效的非手术治疗。

⑬ 如非手术治疗均失败，可请外科会诊行手术治疗，手术时应行支气管碘油造影明确病变部位。

⑭ 放射治疗是治疗肺癌并咯血患者的一种有效方法，对于部分患者能起到很好的止血作用。

注：1. 该医嘱主要针对大咯血的治疗（一次咯血量超过 100ml 或 24h 内咯血总量超过 500ml 以上）。

2. 一旦出现大咯血，需暂时停止一切可能诱发大咯血的治疗措施，如化疗或放疗等。

（陈 强　侯培锋）

第三章 肿瘤内科特殊治疗

第一节 恶性胸腔积液的治疗

胸腔用药

长期医嘱	临时医嘱
肿瘤内科护理常规	多学科评估[1]
二级护理	血常规、尿常规、粪常规
胸腔置管护理	血生化全套
软食	乙肝病毒六项（HBsAg、HBsAb、HBeAg、HBeAb、HBcAb、PRES1）
留伴一人	
吸氧	乙肝病毒 DNA 测定
记 24h 出入量	丙型肝炎病毒抗体、梅毒螺旋体抗体、人类免疫缺陷病毒抗体
胸腔闭式引流	
更换引流装置　biw	血 CEA、CA199、CA125、CA153、AFP 等（依据原发病选择）
	心电图
	胸部 X 线[2]
	胸部 CT（酌情选择）[2]
	胸腔超声检查[3]
	腹部彩超或 CT/MRI（酌情选择）
	颅脑 MRI（酌情选择）
	骨 ECT（酌情选择）
	全身 PET-CT 检查（酌情选择）
	胸腔穿刺术
	胸腔置管术
	胸腔积液常规检查[4]
	胸腔积液 CEA、CA199、CA125、CA153[5]

续表

长期医嘱	临时医嘱	
	胸腔积液细胞学检查[6]	
	胸膜活检术(酌情选择)[7]	
	NS 20ml 白介素2 (100～300)万IU	胸腔 注射[8]

❶ 胸腔内注射治疗前需要对患者进行全面的检查以了解机体及疾病状况，并进行多学科评估。

❷ 胸部X线可以明确胸腔积液的量。胸腔CT检查可以了解胸腔积液量和胸腔病变情况（胸腔积液引流后显示更清楚）。

❸ 通过超声检查了解胸腔积液量，并进行胸腔穿刺定位。

❹ 大多数恶性积液为渗出液，胸腔积液蛋白浓度/血清蛋白浓度＞0.5，胸腔积液LDH/血清LDH浓度＞0.6。

❺ 胸腔积液肿瘤标志物升高有助于诊断，如CEA＞20ng/ml，可考虑为恶性（如腺癌引起的积液）。

❻ 胸腔积液细胞学阳性结果可明确诊断。

❼ 脱落细胞学检查阴性者，可行胸膜穿刺活检或胸腔镜病理组织学检查明确病理诊断。

❽ 白介素2腔内注射治疗恶性胸腔积液的有效率为48%，注射时不宜同时注入地塞米松，以避免降低白介素2的治疗效应，给药前半小时给予异丙嗪25mg肌注，解热镇痛药如吲哚美辛25mg口服，以减轻寒战、发热等不良反应。每周用药1次，连用2～3周。

注：1. 恶性胸腔积液的内科治疗原则

（1）恶性胸腔积液常提示患者为肿瘤晚期，治疗原则为控制原发肿瘤同时进行局部治疗。

（2）对恶性肿瘤有效的全身治疗是最佳的治疗，尤其对化疗敏感的肿瘤，如淋巴瘤、卵巢癌、小细胞肺癌、睾丸恶性肿瘤、激素受体阳性乳腺癌等，首选全身化疗以控制原发肿瘤及积液。

（3）但对于全身治疗抗拒的肿瘤，以及既往多次全身治疗不再有效的患者，需局部治疗以缓解症状。

（4）局部治疗包括胸腔穿刺抽液、胸腔置管引流、胸腔药物治疗。

(5) 胸腔积液量较大，且伴有明显临床症状者，应先行胸腔穿刺抽液或置管引流。

(6) 确诊为恶性胸腔积液方可行胸腔化疗。

(7) 胸腔化疗药物的选择以及治疗剂量、疗程的确定，应根据患者的一般状况、肝肾功能、血常规、体表面积、是否同时或近期应用全身化疗及原发肿瘤对药物的敏感性进行选择和计划。

(8) 生物制剂腔内注射适用于以下情况：一般情况差（KPS评分<60分）；心、肝、肾等重要脏器功能不全；预计生存期短；多次细胞毒药物胸腔灌注化疗无效；患者或家属拒绝使用化疗药物等。本类药物一般不与细胞毒药物同时灌注，对于部分患者可采取序贯给药方案。

(9) 胸腔化疗或生物制剂注射，一般每周1～2次，2～3次为1个疗程，每1～2个疗程进行疗效评价，无效者应及时调整治疗计划。

(10) 控制肿瘤的同时应重视全身治疗。根据患者疾病状况给予对症支持治疗，如吸氧、纠正低蛋白血症等，必要时可以使用利尿药物，如呋塞米、氢氯噻嗪、螺内酯等。

(11) 患者应进食低盐、易消化和高质量蛋白质食物。

2. 注意事项

(1) 对精神紧张或焦虑的患者，术前应做好解释工作以消除疑虑。可在术前半小时给予地西泮（安定）5mg或可待因30mg口服。嘱患者在穿刺时切勿咳嗽或深呼吸。

(2) 胸腔穿刺引流应注意控制速度，不宜快速大量放出液体。一般首次放液量不超过600ml，以后每次不超过1000ml。胸腔闭式引流，一般每1～2h放液量为100～200ml，可置管数日或数周。

(3) 胸腔穿刺引流术中、术后严密监测呼吸、脉搏变化，患者出现胸闷、气憋、胸痛时暂停放液。

(4) 胸腔内注药尽量在胸腔积液引流干净后进行。

(5) 用生理盐水或注射用水（20～40ml）溶解化疗药物或生物制剂。必要时加地塞米松5～10mg注入胸腔，可以减轻胸膜反应。

(6) 化疗药物或生物制剂经引流管或穿刺导管注入胸腔，避免将药物注入或漏入皮下或皮下组织。

(7) 胸腔注药后需夹管48h。1～2h内每5～15min变换一次体位，如平卧，左、右侧卧，以便药物在体内均匀分布，充分吸收并发挥作用。

(8) 注意防治化疗药物或生物制剂及胸腔注射引起的不良反应，如骨髓抑制、发热及疼痛等。

3. 胸腔化疗的其他方案

方案一：顺铂

NS　40ml 顺铂　40mg/m^2	胸腔注射

说明：A. 顺铂抗瘤普广，对多数实体恶性肿瘤有效。总有效率为40%～80%。一般每周1～2次，2～3次为1个疗程。

B. 顺铂为强致吐化疗药物，可常规预防性应用5-HT_3受体拮抗药止吐。腔内同时注入地塞米松5～10mg可以减轻局部和消化道反应。

C. 顺铂有一定的肾毒性，应酌情采用水化疗法，记录24h出入量，使每日尿量保持在2000～3000ml。定期检查肾功能、电解质、血常规和听力。用药期间，禁用氨基糖苷类抗生素。

方案二：博来霉素

NS　20～40ml 博来霉素　20～60mg	胸腔注射 每周1～2次，2～3次为1个疗程

说明：A. 有效率为64%。

B. 约30%患者有发热反应，可在用药前半小时服用吲哚美辛25mg，在胸腔化疗同时往胸腔内注入地塞米松5～10mg。

C. 无明显骨髓抑制，局部刺激轻，腔内给药对肺组织几乎无毒性，不影响患者同时接受全身治疗。

方案三：平阳霉素

NS　20ml 平阳霉素　8～16mg/m^2	胸腔注射 每周1～2次，2～3次为1个疗程

说明：A. 国内报道，该方案有效率为40%～67%。

B. 少数患者有发热反应、个别患者有过敏反应，可在用药前半小时服用吲哚美辛 25mg，在胸腔化疗同时往胸腔内注入地塞米松 5～10mg，并密切观察，严密监测体温、呼吸、血压、脉搏变化。

C. 与博来霉素相同，无明显骨髓抑制，局部刺激轻，腔内给药对肺组织毒性小，不影响患者同时接受全身治疗。

方案四：多柔比星（阿霉素）

NS 20～40ml	胸腔注射
多柔比星 40～60mg	每 1～2 周 1 次

说明：A. 有效率为 47%。或可用表柔比星，剂量为 60～100mg。

B. 有心脏毒性，与累积剂量有关，总剂量不宜超过 450～550mg/m^2。

C. 用药前行心脏彩超检查，心功能异常者不宜使用。

D. 其他毒性还有骨髓抑制、消化道反应、脱发等。

方案五：氟尿嘧啶

NS 20～40ml	胸腔注射
氟尿嘧啶 500～1000mg	每周 1～2 次，2～3 次为 1 个疗程

说明：A. 有效率为 66%。

B. 主要副作用为胃肠道反应和骨髓抑制，反应程度轻，多数患者耐受良好。

C. 可选择用于一般状况较差的患者。

方案六：丝裂霉素

NS 20～40ml	胸腔注射
丝裂霉素 8～12mg/m^2	每 1～2 周 1 次

说明：A. 有效率为 41%。

B. 主要副作用为骨髓抑制，可出现中重度粒细胞减少和血小板减少，用药期间注意监测血常规，酌情处理。

C. 部分患者可有疼痛和发热反应。

D. 推荐用于一般状况较好的患者。

方案七：阿糖胞苷

NS 20～40ml	胸腔注射
阿糖胞苷 40～60mg	每周 1～2 次

说明：A. 有效率为27%。

B. 主要副作用为骨髓抑制和消化道反应。

4. 胸腔内生物制剂注射的其他方案

方案一：甘露聚糖肽

NS 20ml 甘露聚糖肽 20～30mg	胸腔注射

说明：A. 甘露聚糖肽类在体外及动物体内研究均发现对某些肿瘤细胞株有抑制作用。能够通过增强网状内皮系统吞噬功能，活化巨噬细胞及淋巴细胞，诱导胸腺细胞产生活性物质，改善和增加机体免疫功能和应激能力。

B. 抽取胸水后行腔内灌注，每次20～30mg，每周2～3次，1～2周（或积液消失）为1个疗程。

C. 对本药过敏者慎用，如需使用时在初次用药前先行皮试(取本药注射液约0.1ml皮内注射，半小时内观察红肿面积，如红肿范围大于3cm×3cm则不宜使用)。

D. 为预防灌注后可能出现的发热、感冒样症状、骨骼肌肉疼痛等不良反应，可予灌注前口服对乙酰氨基酚650mg或其他解热镇痛药物。

方案二：干扰素a-2b

NS 20～40ml	胸腔注射
干扰素a-2b 50×10^{6}IU	每周1～2次，连用2～4周

说明：A. 主要不良反应为流感样症状、胸痛，偶有低血压。

B. 治疗前给予对乙酰氨基酚650mg口服，胸腔内给药6h后再口服1次。

方案三：注射用重组改构人肿瘤坏死因子

NS 20～40ml	胸腔注射
肿瘤坏死因子 100万IU	每周1～2次，连用2～4周

说明：A. 主要不良反应为发热、感冒样症状、骨骼肌肉疼痛。

B. 过敏体质，特别是对肽类药品或生物制品有过敏史者慎用。

C. 治疗前半小时给予异丙嗪25mg肌注，或对乙酰氨基酚650mg口服，以减轻寒战、发热等不良反应。

方案四：榄香烯乳

NS 20～40ml	胸腔注射
榄香烯乳 200mg/m²	每5～7天1次

说明：A. 主要不良反应为胸痛、发热。

B. 先用2%普鲁卡因10ml注入胸腔，再注入榄香烯乳。不能用利多卡因代替普鲁卡因注入胸腔，因为利多卡因与榄香烯乳剂发生反应，使之形成凝块而影响疗效。

C. 给药前半小时口服解热镇痛药（如双氯芬酸75mg），以减轻胸痛和发热反应。

（许 慎 王贻军）

第二节 恶性心包积液的化疗

心包腔化疗

长期医嘱	临时医嘱
肿瘤内科护理常规	多学科评估❶
二级护理	血常规、尿常规、粪常规
心包置管护理	血生化全套❺
健康教育	凝血功能（PT、PT-INR、PT-R、FIB、APTT、TT）
低盐、易消化和优质蛋白质软食	乙肝病毒六项（HBsAg、HBsAb、HBeAg、HBeAb、HBcAb、PRES1）
留伴一人	HBV DNA测定
卧床（半卧位）	HIV、HCV、RPR、TPPA
吸氧	血液CEA、CA199、CA125、CA153、AFP等（根据原发病选择）
记24h出入量	心电图❷
心包引流	胸部X线片或CT/MRI❸
更换引流装置 biw	超声心动图❹
	腹部彩超或CT/MRI(酌情选择)

续表

长期医嘱	临时医嘱
	头颅 MRI（酌情选择）
	骨 ECT（酌情选择）
	全身 PET-CT 检查（酌情选择）
	心包穿刺术[7]
	心包置管术[7]
	心包积液常规检查[5]
	心包积液 LDH[5]
	心包积液 CEA、CA199、CA125[5]
	心包积液细胞学检查[6]
	心包腔化疗[7]
	监测呼吸、血压、脉搏（心包穿刺术患者）[8]
	NS　100ml 格拉司琼　3mg　| iv gtt（化疗前 0.5h）
	NS　10ml 地塞米松　5mg　| 心包腔注射（与氟尿嘧啶同时使用）
	NS　20ml 氟尿嘧啶　500～1000mg　| 心包腔注射[9]

❶ 心包腔化疗前需要对患者进行全面的检查以了解机体及疾病情况，进行多学科评估。

❷ 心电图检查可表现为低电压并电压有广泛 ST-T 改变。

❸ 胸部 X 线、CT 或 MRI 检查可了解心包积液量及胸部病变。

❹ 超声心动图（ECHO）对心包积液有定位诊断价值，并可在 ECHO 监测下完成心包穿刺、心包腔置管。

❺ 恶性心包积液为浆液性、浆液血性、血性，pH 值＞7.4，比重＞1.016，蛋白定量＞30mg/L，积液 LDH/血 LDH＞0.57，有助于恶性心包积液的诊断。心包积液肿瘤标志物（如 CEA）升高提示为恶性。

⑥ 心包积液细胞学阳性率可达60%～90%。细胞学检查阳性结果可明确诊断。血性积液细胞学检查结果常为阳性，即使结果阴性，也不能排除恶性心包积液的诊断。

⑦ 心包腔穿刺放液或置管放液用于缓解心包压迫症状，适用于心包大量积液患者。

⑧ 心包穿刺术具有较高危险性，必须密切监测生命体征，及时处理。

⑨ 氟尿嘧啶的主要副作用为胃肠道反应和骨髓抑制，反应程度轻，多数患者耐受良好，可选择用于一般状况较差的患者。

注：1. 恶性心包积液的内科治疗原则及注意事项

(1) 恶性心包积液常提示患者为肿瘤晚期，以综合治疗为主要原则。控制肿瘤的同时应重视全身治疗。根据患者疾病状况给予对症支持治疗，如卧床、吸氧、使用利尿药等减轻患者的心脏压塞症状。此外还应注意纠正低蛋白血症等。

(2) 有效的全身治疗是恶性肿瘤的最佳治疗方案，尤其是对化疗敏感的肿瘤，如白血病、恶性淋巴瘤、小细胞肺癌等，首选全身化疗以控制原发肿瘤及心包积液。化疗方案应根据原发肿瘤的病理类型来选择。

(3) 大量心包积液出现心脏压塞症状者，需局部治疗以缓解症状。局部治疗的方法包括心包穿刺积液引流及心包腔内药物治疗。

(4) 确诊为恶性心包积液方可行心包腔化疗。心包腔化疗尽量在心包积液引流干净后进行，用生理盐水或注射用水（10～20ml）溶解化疗药物。必要时加地塞米松5～10mg注入心包腔，以减轻反应。化疗药物经引流管或穿刺导管注入心包腔，避免将药物注入或漏入皮下或皮下组织。注药后需夹管48h。心包腔化疗一般每周1～2次，2～3次为1个疗程，每1～2个疗程进行疗效评价，无效者应及时调整治疗计划。心包腔化疗可能出现严重疼痛、发热等不良反应，可给予解热镇痛药，如双氯芬酸75mg口服以减轻反应。注意防治化疗药物引起的骨髓抑制、消化道不良反应等。

(5) 化疗药物的选择以及剂量、疗程的确定，应根据患者的一般状况、肝肾功能、血常规、体表面积、是否同时或近期应用全身化疗、原发肿瘤对药物的敏感性进行选择和计划。

(6) 对放疗敏感的肿瘤，如恶性淋巴瘤可选择心前区放疗，可减少心包积液的产生。

2. 心包腔穿刺及置管引流的注意事项

(1) 心包穿刺的危险性大小取决于积液量和部位，最好在ECHO监测下进行。心包腔穿刺、心包腔置管应由有经验的医师（主治医师及以上）操作或指导。

(2) 对精神紧张或焦虑的患者，术前应做好解释工作以消除疑虑，于术前半小时给予地西泮5mg或可待因30mg口服。嘱患者在穿刺时切勿咳嗽或深呼吸。

(3) 心包腔穿刺术中、术后应严密监测呼吸、血压、脉搏变化，患者出现面色苍白、气促、出汗、心慌等情况，立即终止手术，并做相应处理。如抽出血性液体，应暂停抽液，检查进针方向与深度，将抽得血性液体放入干试管中，液体不久即凝固，表示很可能来自心脏，应立即终止手术；如放置10min以上不凝固，患者又无凝血机制障碍，表示血液来自心包腔，应视病情需要，继续或终止抽液。

(4) 心包腔穿刺抽液，首次抽液量不宜超过100ml，再次放液时一般也不宜超过300～500ml。抽液速度不宜过快、过多，因可使大量血液回流心脏而导致肺水肿。

(5) 心包留置管可留置数天至数周，间断放液。放液过程患者出现胸闷、气憋、胸痛时应暂停放液。

(6) 心包穿刺的并发症有心脏刺伤、室性心动过速、心搏骤停、张力性气胸等。

3. 心包腔腔化疗的其他方案

方案一：顺铂

NS　100ml 格拉司琼　3mg	iv gtt（化疗前0.5h）
NS　20ml 顺铂　40mg/m^2	心包腔注射
NS　10ml 地塞米松　5mg	心包腔注射（使用顺铂的同时）

说明：参见胸腔化疗的其他方案之方案一。

方案二：丝裂霉素

NS 100ml
格拉司琼 3mg | iv gtt（化疗前0.5h）

NS 20ml
丝裂霉素 4～20mg | 心包腔注射

NS 10ml
地塞米松 5mg | 心包腔注射（使用丝裂霉素的同时）

说明：参见本章第一节胸腔化疗的其他方案之方案七。

（许 慎 蔡友鹏）

第三节 腹腔化疗

腹腔化疗

长期医嘱	临时医嘱
肿瘤内科护理常规	多学科评估[1]
二级护理	血常规、尿常规、粪常规
腹腔置管护理	血生化全套
健康教育	乙肝病毒六项
半流质或软食	HBV DNA测定
留伴一人	HIV、HCV、RPR、TPPA
记24h出入量	血CEA、CA199、CA125、AFP、CA153等（根据原发病选择）[2]
腹腔引流	
测量腹围 qd	心电图
更换引流装置 biw	腹腔B超[3]
	胸部CT平扫＋增强
	全腹部CT平扫＋增强（或MRI）[4]
	头颅MRI（酌情选择）
	骨ECT（酌情选择）
	全身PET-CT检查（酌情选择）
	腹腔穿刺术
	腹腔置管术

续表

长期医嘱	临时医嘱
	腹腔积液常规检查[4]
	腹腔积液 LDH[4]
	腹腔积液 CEA、CA199、CA125、AFP[4]
	腹腔积液细胞学检查[5]
	腹膜活检[6]
	NS　100ml 格拉司琼　3mg　│ iv gtt(化疗前 0.5h)
	NS　1000ml 顺铂　40mg/m²　│ 腹腔输注[7]
	NS　10ml 地塞米松　10mg　│ 腹腔注射

❶ 腹腔化疗前需要对患者进行全面的检查以了解机体及疾病情况，并进行多学科评估。

❷ 恶性腹腔积液多为血性或浆液性。腹腔积液蛋白/血清蛋白＞0.4，腹腔积液 LDH/血清 LDH＞1.0，CEA、CA125、CA199 升高提示为恶性积液。根据患者病史、症状、体征、影像学检查证实有腹腔积液，结合实验室检查结果，排除良性病变后可以做出临床诊断。

❸ B 超检查对腹腔积液有较高的检出率，并可进行腹腔穿刺定位。

❹ 腹部 CT 或 MRI 检查可用于大概了解腹腔积液量和腹腔有无包块，腹膜后淋巴结有无肿大及肝、脾有无肿大。

❺ 腹水中查到癌细胞可以确诊。

❻ 由于腹水细胞学检查阳性率仅为 40%，如为阴性也不能排除恶性可能，可以重复多次送检，或进一步行腹膜活检，明确病理诊断。

❼ 用顺铂行腹腔化疗的有效率高。顺铂是一般状况较好患者的首选药物。一般每周 1～2 次，2～3 次为 1 个疗程。顺铂为强致吐化疗药物，可常规预防性应用 $5\text{-}HT_3$ 受体拮抗药止吐。腔内同

时注入地塞米松5～10mg可以减轻局部和消化道反应。顺铂有一定的肾毒性，应酌情采用水化疗法，记录24h出入量，使每日尿量保持在2000～3000ml。定期检查肾功能、电解质、血常规和听力。用药期间，禁用氨基糖苷类抗生素。

注：1. 恶性腹腔积液的内科治疗原则

(1) 恶性腹腔积液常提示患者为肿瘤晚期，治疗原则为控制原发肿瘤同时进行局部治疗。

(2) 对化疗敏感的肿瘤引起的腹腔积液，如卵巢癌、淋巴瘤、乳腺癌，可采用有效的全身化疗控制原发肿瘤及腹腔积液。

(3) 对于全身治疗抗拒的肿瘤患者，既往多次全身治疗不再有效的患者，大量腹腔积液患者，需局部治疗以缓解症状。

(4) 局部治疗包括腹腔穿刺抽液、腹腔置管引流、腹腔内药物治疗。

(5) 腹腔化疗用于恶性腹腔积液及腹腔恶性肿瘤的治疗。

(6) 腹腔化疗药物的选择以及治疗剂量、疗程的确定，应根据患者的一般状况、肝肾功能、血常规、体表面积、是否同时或近期应用全身化疗、原发肿瘤对药物的敏感性进行选择和计划。

(7) 腹腔化疗，一般每周1～2次，2～3次为1个疗程，每1～2个疗程进行疗效评价，无效者应及时调整治疗计划。

(8) 治疗肿瘤的同时应重视全身治疗。根据患者疾病状况给予对症支持治疗，纠正低蛋白血症和电解质紊乱，必要时可以使用利尿药物，如呋塞米、氢氯噻嗪、螺内酯等。

(9) 患者应进食低盐、易消化和高质量蛋白质食物。

2. 注意事项

(1) 腹腔穿刺腹水引流可以暂时缓解症状，但快速大量放出液体可导致低血压、低蛋白血症，以及水、电解质平衡紊乱等。因此，不宜过快、过多地放出液体，初次放液量不可超过3000ml。

(2) 腹腔引流过程时如遇流出不畅，引流管应稍作移动或变换体位。

(3) 腹腔引流过程应注意观察病情变化，每天测量腹围及进行腹部体检。

(4) 大量腹水者，穿刺时应把腹壁皮肤向下或向外牵拉，然后穿刺（或斜行进针），以使拔针后皮肤针眼与腹壁针眼错开，防止腹水外溢。

（5）已有腹膜粘连或肠梗阻患者不宜进行腹腔化疗。

（6）大量腹水患者，腹腔化疗前先放出大部分积液，可以在残留腹水量约为1000ml时进行腹腔化疗。此时化疗，用20～40ml液体稀释药物后即经引流管或穿刺导管注入腹腔。

（7）无明显腹水的患者，腹腔化疗时，化疗药物需与1000～2000ml等渗加温液体一同经引流管输入腹腔。

（8）若同时注入2种以上药物，可调整液体量，使入量与出量平衡。

（9）化疗药物经引流管或穿刺导管注入腹腔过程应避免将药物注入或漏入皮下或皮下组织。

（10）腹腔注药后需夹管48h，使化疗药物充分吸收并发挥作用。

（11）注意防治化疗药物及腹腔注射引起的副作用，如骨髓抑制、发热及疼痛等。

3. 腹腔化疗的其他方案

方案一：氟尿嘧啶

NS 1000～2000ml	腹腔输注
氟尿嘧啶 500～1000mg	每周1～2次，2～3次为1个疗程

说明：A. 氟尿嘧啶的主要副作用为胃肠道反应和骨髓抑制，反应程度轻，多数患者耐受性良好。

B. 推荐用于不能耐受全身化疗患者的姑息性腹腔化疗。

方案二：丝裂霉素

NS 1000～2000ml	腹腔输注
丝裂霉素 8～12mg/m^2	每周或每2周1次

说明：A. 丝裂霉素的主要副作用为骨髓抑制，可表现为中重度粒细胞减少和血小板减少，用药期间注意监测血常规，酌情处理。

B. 该药对腺癌效果较好，推荐用于消化道肿瘤所致的腹水。

C. 推荐用于一般状况较好的患者。

方案三：卡铂

5%GS 1000～2000ml	腹腔输注
卡铂 300～400mg/m^2	每3～4周1次

（或按 AUC＝4～5 计算剂量）

说明：A. 卡铂的主要副作用为骨髓抑制，可表现为粒细胞减少和血小板减少，一般在用药后 14～21 天出现。用药期间注意监测血常规，酌情处理，多数患者耐受性较好。

B. 此药溶于 5％葡萄糖注射液内，药性稳定，并在 8h 内用完。

C. 该方案推荐用于卵巢恶性肿瘤所致的腹水。

方案四：紫杉醇

5％GS　1000～2000ml	腹腔输注
紫杉醇　135mg/m^2	每周 1 次

说明：A. 该方案抗瘤普较广，一般联合全身用药。

B. 主要副作用有骨髓抑制、消化道反应、神经毒性、过敏反应，严重患者可致过敏性休克。

C. 该药应用前须预先予以地塞米松、西咪替丁等抗过敏药物。

（许慎　甘立菁）

第四节　鞘内化疗

脊髓腔化疗

长期医嘱	临时医嘱
肿瘤内科护理常规	多学科评估[2]
二级护理	血常规、尿常规、粪常规
健康教育	血生化全套
软食	乙肝病毒六项
留伴一人	HBV DNA 测定
20％甘露醇　250ml iv gtt q12h～q6h[1]	HIV、HCV、RPR、TPPA
	全血细胞计数、白细胞分类、血小板计数[3]
呋塞米　20mg iv q12h～q6h[1]	血液 LDH[3]
	$β_2$-微球蛋白[3]
	血清蛋白电泳和（或）免疫球蛋白定量[3]
	血液流式细胞学检测[3]

续表

长期医嘱	临时医嘱
	血液 CEA、CA199、CA125、CA153、AFP 等(根据原发病选择)[4]
	心电图
	眼底检查[5]
	头颅 MRI[6]
	胸/腹/盆腔增强 CT(或 MRI)
	骨 ECT(酌情选择)
	全身 PET-CT 检查(酌情选择)
	腰椎穿刺术(腰穿)
	脑压测定[1]
	脑脊液常规检查[7]
	脑脊液 CEA、β_2-微球蛋白[8]
	脑脊液细胞学检查[9]
	脑脊液流式细胞学检测[3]
	骨髓穿刺[3]
	骨髓涂片细胞学检查[3]
	骨髓流式细胞学检测[3]
	骨髓活检[3]
	脊髓腔化疗[10]
	NS 5ml 甲氨蝶呤(MTX) 10mg/m^2 地塞米松 5mg　　鞘内注射
	去枕平卧 6h

❶ 正常脑脊液压力在成人为 0.98～1.77kPa (80～180mmH_2O), >1.96kPa (200mmH_2O) 即为颅内高压，应予甘露醇、呋塞米等脱水药降颅压处理。

❷ 脊髓腔内化疗前需要对患者进行全面的检查以了解机体及疾病情况，并进行多学科评估。

③ 若为白血病或恶性淋巴瘤需要进行相关的检查，以协助诊断、分期和判断预后。

④ 若为其他实体肿瘤则必须进行相关检查，以协助诊断。

⑤ 颅高内压患者必须做眼底检查，如有明显视盘水肿或有脑疝先兆者，禁忌做腰椎穿刺术。

⑥ 头颅 MRI 了解颅内占位、脑膜受侵或髓膜炎情况，有后颅窝占位性病变患者禁忌做腰椎穿刺术。

⑦ 正常脑脊液无色透明，细胞数不超过 10×10^6/L，且都是淋巴细胞；蛋白定量为 0.15～0.45g/L。颅内肿瘤、脑膜受侵或恶性脑脊髓膜炎时脑脊液可呈黄色或浑浊，蛋白增高，细胞数增加。

⑧ 脑脊液 CEA、β_2-微球蛋白水平与血清 CEA、β_2-微球蛋白水平同样有助于诊断及判断疗效。

⑨ 有 41%～78%颅内肿瘤患者的脑脊液可找到癌细胞，以髓母细胞瘤阳性率最高。

⑩ 脊髓腔内化疗主要通过腰穿、鞘内注射化疗药物达到治疗目的。

注：1. 脊髓腔化疗的临床应用

(1) 脊髓腔内化疗主要用于急性淋巴细胞白血病、某些高危恶性非霍奇金淋巴瘤、某些原发恶性脑瘤、转移性脑瘤或癌性脑脊髓膜炎。

(2) 对有明显中枢神经系统白血病或淋巴瘤或其他实体瘤的脑膜受侵或癌性脑脊髓膜炎，脑脊液中找到恶性细胞者应行鞘内注射 MTX，每周 2～3 次，直至临床症状和体征得到改善，脑脊液癌细胞阴转，有条件时可行脑脊髓放疗。鞘内注射化疗药一般缓解 3～4 个月。因此，只有延长鞘内给药和放疗，才有可能延长缓解期。

(3) 急性白血病或高度恶性淋巴瘤的中枢神经系统预防鞘内注射方法，主要包括诱导缓解后鞘内注射 MTX 或阿糖胞苷（Ara-C）或 MTX 同时加地塞米松，每周 1 次，共 4～6 次，也可鞘内注射加全脑放疗 18～24Gy 以及全身应用中、大剂量 MTX 、Ara-C。

(4) 弥漫大 B 细胞淋巴瘤在特定情况下［睾丸、鼻窦、硬膜外、骨髓受累（大细胞淋巴瘤），HIV 淋巴瘤或结外受累部位≥2 个］应给予中枢神经系统的预防性治疗［在治疗期间进行 4～8 次甲氨蝶呤和（或）阿糖胞苷鞘内注射］。

(5) 淋巴母细胞淋巴瘤的治疗方案 在诱导阶段（鞘内注射阿糖胞苷及甲氨蝶呤）、巩固阶段（鞘内注射甲氨蝶呤、放疗）和维持阶段（鞘内注射甲氨蝶呤）都需要进行脊髓腔化疗。

(6) 成人T细胞白血病或淋巴瘤 推荐鞘内化疗（甲氨蝶呤、阿糖胞苷及肾上腺皮质激素）预防中枢神经系统转移。

(7) 脊髓腔内化疗的同时，根据不同原发病变情况给予必要的全身治疗。

2. 脊髓腔化疗的注意事项

(1) 严格掌握腰穿适应证及鞘内所注射药物种类，常用药物有MTX 6～10mg/m^2，单次＜20mg；Ara-C 5～20mg/m^2，塞替哌（TSPA）5～10mg/次。禁用氟尿嘧啶和长春新碱（VCR）。

(2) 严格掌握腰椎穿刺术的禁忌证。凡疑有颅内压增高者必须做眼底检查，如有明显视盘水肿或有脑疝先兆者，禁忌做穿刺；如确属诊断与治疗必须时，可先用脱水药降低颅内压，再用细针穿刺，缓慢放出脑脊液至适量（一般放数滴至1ml）。穿刺过程发现压力高时应避免放液，腰穿后迅速静脉注射20%甘露醇250ml，必要时加用呋塞米20mg静脉注射，以后每隔4～6h 1次，持续1～2天。凡患者处于休克、衰竭或濒危状态以及局部皮肤有炎症、后颅窝有占位性病变或伴有脑干症状者均禁忌做穿刺。

(3) 鞘内给药时，应先放出同量脑脊液，然后再注入药物（可用放出的脑脊液稀释后注入）。

(4) 脊髓腔内化疗药品应符合规格，不含防腐剂，一般以生理盐水或脊髓液稀释至5ml，缓慢注入，切忌过浓、注入速度过快，注射时严密观察有无不良反应，必要时可以同时用地塞米松5～10mg鞘内注射，以预防或减少化学性脑脊髓膜炎。

(5) 穿刺术中，若患者出现呼吸急促、脉搏加快、面色等异常症状时，应立即停止手术，并做相应处理。

(6) 鞘内注射间隔应根据病情确定，一般以3～7日注射1次。

(7) 鞘内注射化疗的常见不良反应为急性蛛网膜炎；若鞘内注射的同时应用地塞米松，可使急性蛛网膜炎的发生率明显下降。

(8) 多次反复脊髓腔内化疗者，可并发血白细胞减少，应定期复查血常规，酌情治疗。

3. 脊髓腔化疗的常用方案

方案一：甲氨蝶呤（MTX）

NS 5ml
甲氨蝶呤 6～10mg/m² ｜ 鞘内注射
地塞米松 5～10mg

说明：A. 该方案用于白血病或恶性淋巴瘤侵及脑膜或其他实体瘤脑膜转移的治疗。

B. 用于绒毛膜癌脑转移的治疗，剂量为每次10～15mg，每2～3日1次，3～4次为1个疗程，疗程间隔按病情确定。

C. 药物副作用为骨髓抑制、消化道反应等，发生率低。

方案二：阿糖胞苷（Ara-C）

NS 5ml
阿糖胞苷 10～30mg/m² ｜ 鞘内注射
地塞米松 5～10mg

说明：A. 主要用于脑膜白血病的预防，也可用于恶性淋巴瘤侵及脑膜或其他实体瘤脑膜转移的治疗。

B. 药物副作用为骨髓抑制、消化道反应等，发生率低。

C. 鞘内注射过快可出现神经毒性。

方案三：塞替哌

NS 5ml
塞替哌 5～10mg/次 ｜ 鞘内注射
地塞米松 5～10mg

说明：A. 主要用于实体瘤脑膜转移的治疗。

B. 药物副作用为骨髓抑制、消化道反应等，发生率低。

方案四：三联鞘注方案（MTX＋Ara-C＋DXM）

NS 3ml
甲氨蝶呤 10mg/m² ｜ 鞘内注射
地塞米松 5mg

NS 3ml
阿糖胞苷 30mg/m² ｜ 鞘内注射
地塞米松 5mg

说明：A. 由于甲氨蝶呤与阿糖胞苷存在配伍禁忌，建议分两组鞘注，不在同一注射器混合使用。

B. 主要药物副作用为骨髓抑制、消化道反应和肝功能异常，一般较轻。

C. 鞘内注射可出现神经毒性，注射速度不宜过快，同时使用地塞米松可减轻毒性作用。

D. 该方案用于急性淋巴细胞白血病以及高危恶性淋巴瘤中枢神经系统白血病（CNSL）的预防和治疗，鞘注“三联”在不同年龄的使用剂量见表 3-1。

表 3-1　不同年龄“三联”鞘注药物剂量

年龄/月	甲氨蝶呤/mg	阿糖胞苷/mg	地塞米松/mg
＜12	5	12	2
12～24	7.5	15	2
25～35	10	25	5
≥36	12.5	35	5

（许 慎　林淑君）

第四章　成人癌症疼痛的治疗

一、轻度癌症疼痛的药物治疗

长期医嘱	临时医嘱
疼痛评估　qd[1]	测血压[6]
布洛芬　400mg po tid[2] 或 非诺洛芬　300～600mg po tid[2] 或 舒林酸　100～200mg po bid[3] 或 对乙酰氨基酚　300～600mg po q6h[4] 或 氨酚羟考酮　5mg po q6h[5] 或 氨酚双氢可待因　10mg po q6h[5]	血尿素氮（BUN）、肌酐（CRE）[7] 肝功能测定［碱性磷酸酶（ALP）、LDH、谷丙转氨酶（ALT）、谷草转氨酶（AST）］[8] 血常规、粪隐血试验[8] 疗效评估[9]

❶ 消除疼痛是基本人权，疼痛被列为继体温、脉搏、呼吸、血压后的第五大生命体征。癌症疼痛（以下称为“癌痛”）的全面评估至关重要，如果不能进行充分评估，往往会导致疼痛控制不佳，因此治疗决策的前提是所有癌症患者都应在初始评估、定期随访阶段以及任何新治疗开始时接受疼痛筛查。首先确定疼痛的类型，如与肿瘤急症相关，则需进行针对性治疗；了解疼痛史（如起病时间、持续时间、过程等）和治疗情况；判断疼痛性质（详见注3）；判断疼痛强度（详见注4）；确定疼痛部位及有无牵涉痛、放射痛；有无疼痛加重或缓解的因素；重要的社会心理因素；其他与疼痛相关的问题（如疼痛对于患者和家属的意义、社会文化对疼痛认知的影响、精神或宗教理念）。针对患者对疼痛治疗的目标和期望进行讨论，包括舒适度和功能需求。

❷ 布洛芬剂型较多，其中有布洛芬分散片（0.2～0.4g po

tid)、布洛芬缓释片（0.3～0.6g po bid）和布洛芬缓释胶囊（0.3g po bid)。布洛芬和非诺洛芬的日限制量均≤3.2g/d。

③ 舒林酸日限制量≤400mg/d。其他非甾体消炎药（NSAIDs）亦可按说明书使用，不一一列出。不宜大量和长期服用 NSAIDs，以免引起出血及肝肾功能损害。

④ 对乙酰氨基酚日限制量有争议，国外参考剂量≤4g/d，而我国药典规定的日限制剂量≤2g/d，且服用时间不超过 10 天。

⑤ 阿片复方制剂不作为轻度疼痛的首选用药，对 NSAIDs 控制不好的轻度疼痛可选择使用。每片氨酚羟考酮含盐酸羟考酮 5mg 和对乙酰氨基酚 325mg，每片氨酚双氢可待因含酒石酸双氢可待因 10mg 和对乙酰氨基酚 500mg。这两种药门诊可开普通处方获得，较为方便，但处方上的剂量未显示对乙酰氨基酚的剂量，因此医师开处方时务必清楚地计算出对乙酰氨基酚的剂量，并控制在日限制剂量范围内。

⑥ 如果出现高血压或高血压进展，应停用 NSAIDs。有心血管病史、心血管病风险或相关并发症者，NSAIDs 与其他抗凝血药（如华法林、肝素）合用明显增加出血并发症的风险。

⑦ 如果血尿素氮或肌酐升高 1 倍以上，应停用 NSAIDs。具有高危肾毒性的患者（年龄＞60 岁，体液失衡，间质性肾炎，肾乳头坏死，同时使用其他肾毒性药物以及使用经肾排泄的化疗药等）应用 NSAIDs 易造成肾功能进一步损害。

⑧ 具有高危胃肠道毒性的患者［如年龄＞60 岁，有消化性溃疡或过度饮酒病史（即饮酒精性饮料≥3 次/天），包括肝功能失调在内的重要器官功能障碍及长期应用大剂量 NSAIDs 等］服用 NSAIDs 有出现消化道出血的危险。如果患者出现胃不适或恶心，可考虑停用 NSAIDs 或转换为选择性 COX-2 抑制剂。COX-2 抑制剂胃肠道毒性低，不抑制血小板聚集，但没证据表明它们的肾毒性更低。也可考虑在服用 NSAIDs 时增加抑酸药、H_2 受体拮抗药、米索前列醇及奥美拉唑来预防其副作用。如果患者出现胃肠道消化性溃疡或胃肠道出血，则应停止使用 NSAIDs。如果肝功能指标高于正常上限的 1.5 倍，应停用 NSAIDs。

⑨ 疗效评估的指标主要如下。

a. 理想的疼痛规范化处理的目标：持续有效地消除疼痛；控制药物的不良反应；将疼痛及治疗带来的心理负担降到最低；最大限度地提高生活质量。

b. 控制疼痛的标准：数字评估法的疼痛强度<3 或达到 0；24h 暴发痛次数< 3 次；24h 内需要解救药物次数<3 次。同时达到睡眠不受疼痛影响，白天安静时无疼痛，站立活动时无疼痛，有效镇痛作用与最低不良反应之间的平衡。短效吗啡的剂量滴定时间应在 3 天以内完成。

注：1. 因儿童及老年人应用镇痛药与成年人差别较大，美国国立综合癌症网络（NCCN）也仅制订了成人癌痛指南，因此本章仅介绍成人癌痛治疗，儿童及老年的癌痛治疗不应根据本章内容进行。

2. 成人癌痛治疗主要指与肿瘤急症无关的慢性癌痛治疗，对与肿瘤急症相关的疼痛（如骨折或者承重骨骨折先兆、脑转移瘤、硬膜外转移、软脑膜转移、与感染有关的疼痛、脏器梗阻或内脏穿孔等），除针对肿瘤急症进行特殊治疗外（如手术、激素、放疗、抗生素），同时可根据本章内容进行药物镇痛治疗。

3. 疼痛性质常分为躯体痛、内脏痛和神经病理性疼痛。躯体痛常表现为定位准确的钝痛、刺痛、搏动性疼痛、压迫性疼痛；内脏痛常表现为定位不准确的咬噬性痛、痉挛性痛、钝痛、刀割样痛；神经病理性疼痛是由于神经损伤引起的刀割样痛、麻刺痛、烧灼样痛、电击样疼痛。

4. 疼痛强度，常采用的是数字分级法（NRS，见本书后勒口）。

5. 应用 NSAIDs 要注意可能会对患者肾、胃肠道、心脏、血小板功能、出血性疾病产生不良影响，并注意若与化疗药物同时应用可能会增加患者出血及肾肝和心血管毒性。如有以上情况，应将 NSAIDs 改为阿片类药物，后者是一种有效且安全的选择。

6. 如果连续选用 2 种 NSAIDs 均无效，则换用其他镇痛方法；如果 NSAIDs 治疗有效，但出现非重度毒性反应，考虑试用其他 NSAIDs；当不适合全身给药时，可考虑局部 NSAIDs；抗癌治疗的毒性可能增加抗炎治疗的风险。

7. NSAID 的毒性监测　测基线血压、尿素氮（BUN）、肌酐、肝功能［碱性磷酸酶（ALK）、乳酸脱氢酶（LDH）、谷草转氨酶（AST）、谷丙转氨酶（ALT）］以及粪隐血试验，每3个月重复一次以确保安全。

8. 应用NSAIDs出现“天花板”效应（剂量增加到一定量时，再增加NSAIDs剂量，镇痛效果也不会增加）时，应更换为阿片类镇痛药。

二、中度、重度癌症疼痛的治疗

（一）中度、重度癌痛阿片类药物的初始镇痛治疗

（阿片类药物未耐受患者的短效阿片类药物剂量滴定）

长期医嘱	临时医嘱
疼痛评估　qd	血BUN、肌酐(CRE)❹
吗啡即释片　5mg po q4h❶ 吗啡即释片　2.5～5mg po q2h prn❷ 或 吗啡即释片　10mg po q4h❶ 吗啡即释片　5～10mg po q2h prn❷ 或 可待因片　15～30mg po q4h❸ 可待因片　7.5～30mg po q2h prn❷	肝功能测定（ALP、LDH、AST、ALT）❹ 健康教育❺ 心理支持教育❻ 患者技能训练❼

❶ 中度、重度癌痛的成年女性患者服用阿片类药物的起始剂量为5mg。中度、重度癌痛的成年男性患者服用阿片类药物的起始剂量为10mg。次日总固定量＝前日总固定量＋前日总解救量，分6次口服（即q4h）。

❷ 在临床实践中，目前广泛使用的镇痛药给药方式有：按时（ATC）、按需（prn）及自控镇痛泵给药。“按时”给药目的是使慢性癌痛患者的疼痛能得到持续缓解；“按需”给药是针对阿片药物剂量滴定过程中未控制的疼痛及后续镇痛过程中暴发痛的解救镇痛治疗。“按需”给药过程中，2次给药之间应至少间隔2h（详见注2）。“按需”给药的剂量计算：对于第1天使用阿片类药物的患者，为“按时”给药剂量（每4h给药量）的50%～100%剂量；如使用阿片类药物已超过1天以上，则次日“按需”给药剂量可根据前

24h 用药总量进行计算，即前 24h 口服药物总量的 10%～20%作为解救剂量。在“按需给药”2h 后疼痛评分仍为 7～10 分的患者，再次“按需给药”的剂量较前次剂量增加 50%～100%；疼痛评分降为 4～6 分则重复相同的解救剂量；疼痛评分降为 0～3 分，在初始 24h 内按需给予当前有效解救剂量。

③ 中度疼痛也可使用弱阿片类药物，由于阿片类药物在剂量滴定及应用上更为顺手，因此实际上弱阿片类及阿片复方制剂较少应用。

④ 患有肾病及肝功能不全的患者应避免应用吗啡。因为吗啡的活性代谢产物——吗啡-6-葡萄糖醛苷在起到镇痛作用时，还可以在肾功能不全的患者体内蓄积，加重不良反应。肾功能衰竭患者应避免使用可待因或吗啡，因其可导致肾脏清除的代谢产物蓄积。因此，用药期间要定期监测血尿素氮、肾小球滤过率、肝功能。

⑤ 健康教育方面应告知患者如下内容：a. 癌痛的缓解非常重要，忍受疼痛没有任何医学获益；b. 癌痛大都可以通过镇痛药物得到很好的控制，对于持续性疼痛，规律的服用镇痛药将能提高疼痛控制疗效；c. 如果这些镇痛药无效，还有其他方法可供选择；d. 强效镇痛药只能凭医师处方给予；e. 否则禁止自行调整剂量或频率；除非征询医师意见；f. 吗啡和吗啡类药物常用于缓解疼痛，当这些药物用于治疗癌痛时，罕见成瘾，如果现在服用这些药物有效，将来仍会有效，这些受限制药物需在家中妥善保管，且必须谨慎使用；g. 同医师和护士进行交流至关重要，除非告诉他们，否则医师和护士无法知道患者有多痛，医师和护士希望了解患者因镇痛药物治疗可能引起的所有问题，因为或许有很多方法来改善这些问题；h. 如果患者难以获得这些药物或者对于服用这些药物有任何疑问，应告知医师或护士；i. 期望获得最佳镇痛效果和最少的副作用，并且患者有权利期望将疼痛处理作为整体治疗的一部分。

必须同每一位患者及其家属讲解以下内容，并提供书面形式及注明日期：列出每种处方药物，说明每种药物的用途，以及如何、何时使用；列出这些药物潜在的副作用，以及应对策略；列出所有需要停止服用的药物明细。患者出现如下问题时应及时联系医师：a. 取药或服药过程中的任何问题；b. 新出现的疼痛，疼痛发生变化，或者出现有药物不能缓解的疼痛；c. 出现影响进食的恶心和呕吐，并超过 1 天；d. 3 天未排便；e. 患者白天容易入睡且很难唤醒；f. 意识模糊。

⑥ 告知患者和家属，对于疼痛的情感反应是正常的，并且这将作为疼痛评估和治疗的一部分；向患者及其家属提供情感支持，使他们认识到疼痛是需要讲出来的问题；需要时帮助患者获得治疗；表明将和患者及其家属携手并肩来处理疼痛问题；说明计划采取的镇痛措施以及何时可以达到预期的效果；承诺会一直关注患者，直至疼痛得到很好的控制；重申对患者的关心以及计划采取的镇痛措施；告知患者及其家属，总会有可行的办法来充分地控制疼痛和其他令人烦恼的症状。

⑦ 教会患者应对技能，以缓解疼痛，增强个人控制能力，并且重新将精力集中在优化生活质量上；教会患者应对急性疼痛的处理技巧，包括拉玛泽呼吸法（Lamaze 型呼吸锻炼）（见注 3）、分散注意力的技巧，鼓励患者阐述自我感受，鼓励患者寻找保持最佳舒适感的方式；教会患者应对慢性疼痛的处理技巧（非疼痛急症），即包括上述所有方法以及放松技巧、引导患者想象、根据患者能力分配任务、催眠等以达到最理想的功能恢复；教育患者及其家属“疼痛的治疗需要团队努力”。

注：1. 癌痛初始镇痛治疗的目的是对每个患者的阿片药物的个体镇痛剂量进行滴定，滴定时间在 3 天以内完成，当所需的 24h 阿片类药物剂量稳定时，可考虑将短效阿片类药物更换为阿片缓释药物以持续控制慢性疼痛。

2.《2010 年 NCCN 成人癌痛指南》建议每小时进行一次短效即释吗啡的剂量滴定，考虑到 1h 滴定方法在临床应用上有一定困难，因此本书中作者还是按间隔 4h 给药方法进行滴定。

3. 拉玛泽型呼吸锻炼　源于 1952 年，由产科医师拉玛泽先生研究，这是一种分娩预备和训练方法，由巴浦洛夫的“条件反射”原理推演出来。当产妇阵痛来临，拉玛泽呼吸法让产妇把注意力集中在对自己的呼吸控制上来转移疼痛，还将原本疼痛时立即出现的“肌肉紧张”，经过多次呼吸转化为“主动肌肉放松”，从而使疼痛减轻。

4. 阿片类药物的剂量换算方法　吗啡非胃肠道用药：吗啡口

服＝1∶3；可待因非胃肠道用药∶可待因口服＝1∶1.2；吗啡∶可待因＝1∶6.5（口服）；吗啡∶羟考酮＝1∶0.5（口服）；芬太尼透皮贴剂剂量（μg/h，q72h）∶口服吗啡剂量（mg/d）＝1∶2。

5. 癌痛治疗应遵循WHO三阶梯镇痛治疗原则，即口服、按时、按阶梯、剂量个体化及注意具体细节。同一个剂量阿片药，不同的给药方法，所产生的血药浓度不同，吗啡不同部位给药等效比如下：口服∶肌内注射∶静脉注射＝3∶2∶1；静脉∶硬膜外∶蛛网膜下隙给药＝1∶0.1∶0.01。

6.《2010年版NCCN成人癌痛指南》中指出，如果2～3个用药周期口服短效吗啡滴定后疗效不佳，考虑静脉滴定或进行后续疼痛的处理和治疗。由于国内吗啡静脉滴定临床开展非常少，因此作者未推荐，如要使用吗啡静脉滴定，可参考《2010年版NCCN成人癌痛指南》。

（二）中度、重度癌痛的后续治疗

（假定前24h用药剂量如下：每4h 1次使用的即释吗啡用量为10mg；每12h使用的吗啡缓释片量为30mg；每12h使用的羟考酮缓释片为10mg；每小时使用的芬太尼透皮贴剂量为25μg）

长期医嘱	临时医嘱
疼痛评估　qd	全面疼痛评估
吗啡即释片　10mg po q4h 吗啡即释片　5～10mg po prn[1] 　或 吗啡缓释片　30mg po q12h[2] 　　吗啡即释片　5～10mg po prn[3] 　或 羟考酮缓释片　10mg po q12h[4] 　　吗啡即释片　5～10mg po prn[5] 　或 芬太尼透皮贴剂　25μg/h 贴皮 q72h[6] 　　吗啡即释片　5～10mg po prn[7] 　或(和)去甲替林　10～150mg/d po qd[8] 　或(和)加巴喷丁　100～1200mg po qd[9] 　或(和)局部放疗[10]	血 BUN、CRE 肝功能测定(ALP、LDH、AST、ALT) 多系统评估 介入专科会诊(必要时)[11]

❶ 暴发病解救剂量的计算：当出现暴发病或 NRS≥3 分时，可给予解救剂量。计算前 24h 服用即释吗啡总量，并按总量的 10%～20%给予每次的按需给药剂量，2 次给药之间间隔为 4h。本例换算如下：按需给药即释吗啡用量＝前 24h 内即释吗啡服用总量×(10%～20%)＝60×(10%～20%)＝6～12mg，因为即释吗啡每片剂量为 5mg，所以给予 5～10mg，需解救时口服。次日总固定量＝前日总固定量＋前日总解救量。

❷ 吗啡对躯体痛疗效优于羟考酮。吗啡缓释片说明书用法是间隔 12h 服用，由于个体差异，有些患者的镇痛时间不一定都能持续 12h，可适当增加每次剂量，不要随意缩短间隔时间。

❸ 计算前 24h 口服的吗啡缓释片用量，按总量的 10%～20%给予即释吗啡片作为按需用药的解救剂量。本例的计算方法是：解救剂量即释吗啡用量＝前 24h 内吗啡缓释片用量×(10%～20%)＝60mg×(10%～20%)＝6～12mg，因为即释吗啡每片剂量为 5mg，所以给予 5～10mg，必要时口服。次日吗啡缓释片总固定量＝前日总固定量＋前日总解救量，并分 2 次口服。

❹ 羟考酮治疗内脏痛效果优于吗啡。

❺ 计算出前 24h 内羟考酮缓释片总用量，按羟考酮∶吗啡＝1∶2 比例换算出吗啡量，然后按换算出总吗啡量的 10%～20%剂量作为按需用药的即释吗啡量。本例的换算如下：每隔 2h 口服即释吗啡片用量＝前 24h 内羟考酮用量×2×(10%～20%)＝20×2×(10%～20%)＝4～8mg，因为即释吗啡每片剂量为 5mg，所以给予 5～10mg，必要时口服。次日羟考酮缓释片总固定量＝前日总固定量＋前日即释吗啡总解救量换算成羟考酮缓释片用量，并分 2 次口服。

❻ 使用芬太尼贴剂前，疼痛应通过短效阿片类药物获得相对较好的控制，不推荐芬太尼贴剂用于需要频繁调整剂量的不稳定性癌痛者，且仅用于对阿片治疗耐受的患者。因芬太尼贴剂 8h 后才起效，因此在使用芬太尼贴剂的前 8h 需予相应剂量的吗啡。以芬太尼透皮贴剂用量 25μg/h 为例，其作用时间为 72h，但部分患者可能存在皮肤吸收过快因素，导致镇痛时间少于 72h，如发热或局部加热（如使用热灯加热、电热毯等）能加速芬太尼透皮贴剂的吸

收，故而发热或局部加热时应禁忌使用芬太尼透皮贴剂。

⑦ 吗啡转换成芬太尼透皮贴剂：吗啡日剂量×1/2＝芬太尼透皮贴剂（即 μg/h）。本例换算如下：解救剂量的口服即释吗啡用量＝第1贴芬太尼透皮贴剂剂量（即 μg/h q72h）×2×(10%～20%)＝25×2×(10%～20%)＝5～10mg。次贴芬太尼透皮贴剂总固定量＝(前贴总固定量＋即释吗啡总解救量)×1/2。

⑧ 神经病理性疼痛用药：神经病理性疼痛的初始评估常较困难，并常与其他性质疼痛相伴，治疗上也是以阿片类药为基础用药，因此临床上在评估为躯体及内脏痛治疗效果差时，再次评估要考虑有神经病理性疼痛因素，并辅助应用针对神经病理性疼痛的药物。灼痛或麻木样神经病理性疼痛时，在阿片类药物基础上联合使用下列1种三环类抗抑郁药：去甲替林片（初始剂量10mg/d，如有必要，剂量逐渐增大至150mg/d）、阿米替林片（25mg，每日2次口服，如有必要剂量可逐渐调整至150～300mg/d，但年龄>40岁不宜用高剂量）、多塞平片（多虑平片，30～200mg/d）、地昔帕明(去甲丙咪嗪片，75～100mg/d)。以上药物请参考说明书使用。

⑨ 电击样或枪击样神经病理性疼痛，在阿片类药物应用基础上可联合使用下列药物之一：加巴喷丁（起始剂量为每晚100～300mg，逐渐增加到每晚900～3600mg，分为2次或3次口服）、卡马西平（100～400mg，每日2次口服）。以上药物请参考说明书使用。

⑩ 有局部骨痛或疼痛部位，可在阿片类药物使用基础上可考虑试用放疗。

⑪ 胰腺或上腹部的腹腔神经丛阻滞，上腹部的胃周神经丛阻滞，肋间神经或周围神经阻滞均能进行有效的镇痛，因此对于一些尽管接受了药物治疗但疼痛仍未得到充分控制，或由于副作用而无法耐受阿片类药物治疗的患者可请介入专科会诊行神经阻滞术。

注：1. 由于中度、重度癌痛阿片类药物耐受患者的后续短效阿片类药物剂量滴定与中度、重度癌痛阿片类药物维持治疗过程中的暴发痛处理的医嘱内容相同，因此将二者合并称为“中度、重度癌痛的后续治疗”。

2. 阿片类药物耐受的患者被定义为每天至少服用吗啡60mg、

羟考酮 30mg、氢吗啡酮 8mg、羟吗啡酮 25mg，或者芬太尼透皮贴 25μg/h，并使用一周及更长时间。因此，不满足上述阿片耐受定义的患者，被考虑为阿片类药未耐受者。

3. 阿片类药物与 NSAIDs 联合应用可增加镇痛效果，但 2 个阿片类药物联合应用没有临床依据。

4. 炎症相关疼痛、神经压迫或有炎症时，在阿片类药物使用基础上可联合使用 NSAIDs 或糖皮质激素。

5. 癌症全身多发骨转移患者，可采用阿片类药物联合双磷酸盐、化疗、糖皮质激素及内照射治疗。

6. 癌症患者肠梗阻时可考虑应用奥曲肽。

三、阿片类药物副作用的处理

长期医嘱	
副作用评估　qd	
番泻叶　5g　每天早晨沸水泡饮❶	
或(和)比沙可啶　2～3 片 po qd❷	
或(和)丙氯拉嗪　10mg po q6h prn❸	
或(和)苯海拉明　25～50mg po q8h❹	
或(和)氟哌啶醇　0.5～2mg po/iv q4～6h❺	
或(和)纳洛酮　0.4mg NS　10ml	iv(泵入，每 2min 0.5ml)❻

❶ 预防性通便药。也可用多库酯（每天早晨 2 片，最多每天 8～12 片）。考虑国内未见番泻叶片剂，因此可直接用番泻叶泡服。同时维持足够液体及膳食纤维摄入，如果可以，应适当锻炼身体。如果便秘加重，排除肠梗阻后，可针对其他病因进行治疗，根据需要使用大便软化剂和缓泻药，以保证每 1～2 天有一次非强迫性排便，并考虑辅助镇痛用药以减少阿片类药物的用量。

❷ 便秘持续存在时用药。或者选择如下药物使用：比沙可啶直肠栓剂（1 剂塞肛 qd）、氢氧化镁（30～60ml po qd）、乳果糖（30～60ml po qd）、甲氧氯普胺（10～20mg po q6h）。另外也可给予磷酸钠溶液、生理盐水或者自来水灌肠。晚期癌症患者由于阿片

类药物导致便秘对缓泻药反应不明显者，可考虑使用甲基纳曲酮（0.15mg/kg，最多每天1次皮下注射）。也可考虑通过神经轴索镇痛或者神经毁损术来尽可能降低阿片类药物用量。

❸ 阿片药物引起患者呕吐时的用药。或者选择以下药物：硫乙拉嗪（硫乙哌丙嗪，10mg po q6h prn）、氟哌啶醇（0.5～1mg po q6h prn）、甲氧氯普胺（10～20mg po q6h prn）。对有阿片类药物呕吐史的患者，强烈推荐给予预防性止吐药，如果恶心加重，评估是否存在其他导致恶心的病因（如便秘、中枢神经系统疾病、化疗、放疗、高钙血症等），若经临时给药方案后恶心无好转，应长期给予镇吐药1周，然后改为临时按需给药。也可考虑使用5-羟色胺拮抗药治疗。如果恶心症状持续超过1周，应重新评估恶心的病因和严重程度，可考虑更换阿片类药物。如果在应用了几种阿片类药物并采取了上述措施后，恶心仍持续存在，应重新评估恶心的病因和严重程度，可考虑通过神经轴索镇痛或者神经毁损术来尽可能减少阿片类药物的用量。

❹ 瘙痒加重者用药。同时还应评估是否存在其他病因（其他药物引起等）。如果症状持续存在，可考虑改用另一种阿片类药物。

❺ 谵妄者用药。也可选择如下药物：奥氮平（2.5～5mg po或舌下含服q6～8h）；利培酮（0.25～0.5mg po qd）。另外还要评估引起谵妄的其他原因（如高钙血症、中枢神经病变、肿瘤转移、其他精神活性药物等），如果无法确诊病因，考虑更换阿片类药物，考虑使用非阿片类镇痛药以减少阿片类药物的剂量。

❻ 阿片类药物过量和中毒时用药：纳洛酮0.4mg＋NS 10ml iv，每2min 0.5ml。也可选择纳洛酮静脉持续滴注（纳洛酮0.8mg加入NS 250ml中静滴）。阿片类药物过量的临床表现：呼吸抑制（＜8次/分）、针尖样瞳孔、发绀、嗜睡乃至昏迷、骨骼肌松弛、皮肤湿冷等症状，严重时出现心动过缓、呼吸暂停、血压下降，直至死亡。阿片类药物过量还应采取以下治疗：停阿片类药、给氧及应用呼吸兴奋药等，一旦呼吸状态稳定，上述治疗即可减少或停用。

注：阿片类药物停药的注意事项：a. 吗啡30～60mg/d，一般无需减量即可停药；b. 长期大剂量，突然停药可能出现戒断综合征，建议初2天内减量25%～50%，之后每2天减量25%，直至日

用量减至30～60mg时停药；c. 疼痛＞3～4分，或有戒断症状，应缓慢减量；d. 缓释剂的半衰期长（多瑞吉半衰期长达13～22h），停药后需观察。

（吴晓安）

第五章　化疗常见不良反应及防治

第一节　化疗药外漏

临时医嘱	
暂停输液	
抬高患肢	
NS　20ml 1%普鲁卡因　10ml	iv❶
或 NS　20ml 1%普鲁卡因　10ml 地塞米松　5～10mg	iv❶
2%利多卡因　5ml 地塞米松　5mg NS　10ml	局部封闭❷
50%硫酸镁　湿敷❸	
或 黄胺嘧啶银乳膏(冷酸)　外敷❹	
或 如意金黄散调蜂蜜　外敷❺	
或 多磺酸黏多糖乳膏(喜疗妥)　外涂❻	
或 水胶体敷料　外贴❼	
换药❽	
请整形科会诊❾	

❶ 经受累侧静脉注射。

❷ 有解毒剂时应使用相应的解毒剂，然后用解毒剂加利多卡因溶液进行局部环形封闭，无解毒剂的，可直接用2%利多卡因5ml＋地塞米松5mg＋NS 10ml（根据外渗范围适当增加）局部环形封闭。局部环形封闭方法：常规消毒皮肤后用7号头皮针在距离

外渗范围外缘 2～3cm 处行环形封闭，再调整针尖角度分别向外渗中心封闭，覆盖无菌纱布。

③ 50%硫酸镁具有高渗收敛作用，镁离子能保护血管内皮细胞，增加内皮细胞前列环素的全程释放，抗凝活性增强，抑制血小板聚集，改善局部循环而保护血管的完整性。由于镁离子穿透皮肤能力强，可直接作用于表浅静脉，湿敷加强了硫酸镁这一作用。用法：将纱布放入 50%硫酸镁溶液内充分浸泡后，取出敷于患处，在纱布或脱脂棉之上放置温水袋即可。冷敷时直接用硫酸镁溶液贴敷患处。外敷的时间每次 15min 左右，根据硬结大小及炎性反应轻重灵活掌握每日外敷的次数。

④ 磺胺类抗生素，具有磺胺嘧啶和银盐两者的作用，有广谱的抗微生物活性，对多数革兰阳性菌、革兰阴性菌、酵母菌和其他真菌均有良好抗菌作用。且不为对氨基苯甲酸所拮抗，所含银盐具收敛作用，使创面干燥、结痂和早期愈合。用法：直接以乳膏涂敷创面，约 1.5mm 厚度，1～2 天换药 1 次。

⑤ 如意金黄散加蜂蜜外敷可以预防和治疗化疗性静脉炎。如意金黄散的主要成分有黄柏、苍术、天花粉、姜黄、厚朴等，具有清热解毒、杀菌、消肿镇痛等功效。蜂蜜主要成分有葡萄糖、果糖、蛋白质、无机盐、维生素、微量抗生素、氧化酶及过氧化酶，有解毒、缓解疼痛、杀菌的功效，可提高细胞代谢、提高免疫力、改善微循环。如意金黄散和蜂蜜合用具有协同作用效果。用法：如意金黄散加蜂蜜调成糊状，均匀涂抹于静脉炎部位，厚度为 2～3mm，范围要大于炎症部位，外用保鲜膜包裹，每天更换 1 次，持续 3～5 天。

⑥ 多磺酸黏多糖乳膏（喜疗妥）中的有效成分是从动物脏器中提取的类肝素（黏多糖多硫酸酯），具有较强的抗凝血、抗血栓形成及溶解血栓、促进纤维蛋白溶解、消炎、消肿（抗渗出）和促进伤口愈合的作用，促进渗出物和瘀斑吸收，溶解受损血管血栓。在静脉输液前沿静脉走向涂抹喜疗妥软膏，对化疗性静脉炎有良好的预防作用。用法：乳膏涂在患处并轻轻按摩，1 日 1～2 次。

⑦ 水胶体敷料贴在静脉炎部位：水胶体敷料可形成闭合环境，在局部皮肤形成低氧张力，刺激组织释放巨噬细胞及白细胞介素，

促进局部血液循环，加速炎症消退。可用于治疗静脉炎。

⑧ 用于局部破溃者，以清除坏死组织。

⑨ 严重组织坏死或溃疡久治不愈时，应考虑手术治疗。

注：1. 药物外渗是指药物漏出或渗入皮下组织。具有腐蚀作用的化疗药液外渗会引起组织坏死、腐烂。具有刺激作用的化疗药物引起外渗部位感染、疼痛。

2. 化疗药物外渗发生的原因

(1) 物理因素　环境温度；微粒；液体输入量速度、时间、压力；针头对血管的刺激；不正确的拔针对血管壁的损伤。

(2) 血管因素　化疗药物影响DNA和蛋白质合成，导致血管上皮细胞坏死；反复穿刺，血管内膜损伤，管壁变薄弹性下降，脆性增加；血管栓塞，腋下淋巴结清扫术后，肿瘤压迫，上腔静脉压迫综合征等引起上游血管阻力增加。

(3) 解剖因素　肘窝、手腕关节处感觉迟钝；指间小静脉壁薄，耐受差；下肢静脉易栓塞。

(4) 个体因素　老年人，糖尿病患者，血管硬化弹性差，管腔变窄，血流迟缓，静脉回流不畅，局部药物浓度升高，静脉内压力增高。

(5) 医源性因素　操作因素，注射的部位选择，输液工具的选择。

3. 化疗药物外渗的预防　应当非常小心、谨慎地通过静脉给予细胞抑制剂。以下是应当注意的可减少外渗风险的准则。

(1) 注射前应向患者说明可能出现的反应，争取患者的配合。

(2) 输注细胞抑制剂的操作要求能对使用的血管进行正确的判断，只能由熟练的人员来完成。

(3) 注射部位最好选择在前臂，因为与易受危及的关节、肌腱、肌肉有较大的安全距离，手背因为有充足的粗壮的静脉和较好的可控制性也可作为替换部位。手关节和肘关节因为在发生外渗后有发生不可恢复的功能障碍的危险因素而不适合作为注射部位。

(4) 一针见血，穿刺成功后固定，拔针后准确按压针眼2～5min（有出血倾向增加按压时间）。

(5) 用生理盐水建立静脉通路，不能用有化疗药液的枕头直接穿刺血管或拔针。

(6) 确静脉通路末端在血管内，回血良好。

(7) 静脉注射时边抽回血边输注，输注速度不宜过快，输注前后及滴注过程中均需观察回血及局部皮肤有无渗出情况，输注后输入生理盐水或葡萄糖液冲洗；有报道，在输入长春瑞滨前后用生理盐水100ml＋地塞米松5mg＋利多卡因100mg静脉滴注，可减少静脉炎的发生。

(8) 有潜在致损伤的细胞抑制剂应稀释后再注射；先输注等渗或刺激性弱的药物，后输液高渗或刺激性强的药物，药物浓度不宜过高，两种药物之间应用生理盐水或5%葡萄糖液冲洗管道。

(9) 输液过程加强观察，并询问患者注射部位是否疼痛，如疑似肿胀或患者主诉疼痛或烧灼感，需拔出重新注射，必要时按化疗外渗处理。

(10) 做好患者的宣传教育。告知患者输液部位出现痛感、局部隆起、输液不畅等要及时汇报护士。输注发泡剂时，减少患者活动。

(11) 对于刺激性强的药物应当建立中央静脉通路，以避免静脉炎及万一渗漏将造成的严重后果。

(12) 当注射失败后，可更换到另一只手臂或者原注射部位的近端。

4. 化疗药物外渗可发生于外周性化疗，也可发生于中心静脉插管化疗。中心静脉插管外渗的原因包括：继发于中心静脉插管内纤维蛋白鞘或血栓的反流；针从静脉通道中滑出；中央静脉插管损坏、破裂或分离；插管在静脉中移位。低刺激性化疗药物外渗可按化学性静脉炎法处理。发泡性和刺激性强的化疗药物外渗按以下方法处理：

(1) 一旦疑有外漏或已发生外漏，应马上停止注射，保留针头，中心静脉导管者必要时拍胸部X线片，确认渗漏原因及影响范围。

(2) 从原静脉抽吸，抽出残留在针头、输液管中的药物，或疑有外渗部位的药液。

(3) 再从原静脉通路滴入解素剂，无解毒剂的，可直接行局部封闭治疗。

(4) 持续局部冰敷12～24h，冰袋及时更换（奥沙利铂外漏一周内禁止冷敷）。

(5) 局部可涂氢化可的松(或地塞米松)软膏,24h后局部应用金黄散加蜂蜜外敷、多磺酸黏多糖(喜疗妥)软膏或用50%硫酸镁溶液湿热敷。

(6) 抬高患肢,减少水肿。

(7) 密切观察,及时报告医师,详细记录渗漏情况,防止渗漏部位坏死、溃疡。

(8) 局部组织若出现溃疡、皮肤坏死使用溃疡贴等,按压疮处理原则处理。严重者,可请皮肤科会诊,清除坏死组织或考虑手术植皮治疗。

5. 常根据外渗引起局部组织损害的程度,化疗药物可分为:

(1) 腐蚀性药物(发泡性化疗药物) 外渗后可引起局部组织发疱、溃疡、坏死。如长春新碱、长春地辛、长春瑞滨、多柔比星(阿霉素)、表柔比星(表阿霉素)、柔红霉素、丝裂霉素、氮芥、放线菌素D(更生霉素)、顺铂(浓度>0.5mg/ml)等。

(2) 刺激性化疗药物 能引起注射部位疼痛,可有局部炎症、静脉炎以及局部过敏反应。如依托泊苷、米托蒽醌、紫杉醇、博来霉素、氟尿嘧啶、顺铂(浓度<0.5mg/ml)、脂质体柔红霉素、异环磷酰胺、环磷酰胺等。

(3) 非刺激性药物 对局部组织没有溃疡、坏死等不良反应。如塞替哌、阿糖胞苷、甲氨蝶呤、平阳霉素、吉西他滨等。

6. 氮芥外渗的局部处理措施 10%硫代硫酸钠4ml与无菌注射用水6ml混合,局部静注5~6ml,外渗部位做多处皮下注射,数小时重复。

(杨 升 施纯玫)

第二节 过敏反应

长期医嘱	临时医嘱
肿瘤内科护理常规	0.1%肾上腺素 0.5~1.0ml ih ❶
二级护理	苯海拉明 50mg im ❷
半流质饮食	地塞米松 10~20mg iv ❸

续表

长期医嘱	临时医嘱
吸氧 2～4L/min	5%GS 250ml 多巴胺 20mg　iv gtt④ (75～100μg/min)
心电、血压、血氧饱和度监测	
	50%GS 40ml 氨茶碱 0.125～0.25g　iv(慢)⑤

① 可皮下注射或经静脉注射，为抢救过敏性休克的首选用药，可每 15～20min 重复，直至反应消退或总共给药 6 次。

② 抗组胺药物苯海拉明、氯苯那敏（非那根）以其对细胞内组胺受体位点的可逆性竞争作用而阻止组胺作用于靶细胞，通过阻止和拮抗 H 受体而发挥抗过敏作用。

③ 糖皮质激素，亦可选用泼尼松龙（氢化泼尼松）。

④ 为升压药，用于恢复并维持正常血压。尤其低血压而用肾上腺素效果欠佳，可选用多巴胺 20mg 加入 5%葡萄糖注射液 250ml 中静滴，开始时按 75～100μg/min 滴入，后根据血压情况可加快速度和加大浓度，但最大剂量不超过每分钟 500μg。

⑤ 为磷酸二酯酶抑制药，可松弛支气管平滑肌而达到平喘效果。对于有喘鸣而用肾上腺素无效，可给予氨茶碱缓解症状，成人一次 0.125～0.25g 以 50%葡萄糖注射液 40ml 稀释静脉注射，时间不得短于 10min，或一次 0.25～0.5g 以 5%～10%葡萄糖注射液稀释后缓慢滴注，静脉给药日极量为 1g，注意监测血药浓度。

注：1. 药物过敏反应是指有特异体质的患者使用某种药物后产生的不良反应。它与药物的剂量无关，发病率不高，轻者出现皮肤瘙痒、皮疹、发热等，重者引起过敏性休克，甚至危及生命。过敏反应按病变范围可分为局部过敏反应和全身过敏反应两种，前者表现为沿静脉出现的风团、荨麻疹或红斑；后者多在化疗药物应用开始后 15min 内出现颜面发红、荨麻疹、低血压、发绀等症状或体征，患者可诉有瘙痒、胸闷、言语困难、恶心、失听、眩晕、寒战、腹痛、排便感及焦虑等。局部过敏反应经静脉使用氢化可的松或生理盐水，消退后仍可继续用药，但宜慢速。全身性过敏反应则必须立即停止用药。

2. 临床上应用紫杉醇与多西他赛较易发生过敏反应，紫杉醇的过敏反应发生率约为39%，严重过敏反应发生率可达2%，多发生在用药的前5min内，特别是起始1～2min，多为Ⅰ型变态反应，故在紫杉醇前1h用地塞米松20mg iv＋苯海拉明50mg im＋雷尼替丁50mg，此方法减轻过敏作用与常规预处理相近且快速、可靠、方便。多西他赛在治疗前一天必须开始口服糖皮质激素类药物，如地塞米松16mg，至少持续3天。输注奥沙利铂发生严重过敏反应的报道呈增多趋势，过敏反应多发于奥沙利铂用药第7～10个周期，累积剂量为600～840mg/m^{2}时，常在开始输注后5～10min。而门冬酰胺酶（左旋门冬酰胺酶）、博来霉素、平阳霉素及替尼泊苷等发生严重过敏反应亦相对常见。此外，利妥昔单抗、西妥昔单抗、曲妥组单抗、贝伐组单抗等是蛋白制品的生物制剂，应用中亦比较容易发生过敏反应，需特别注意。

3. 过敏反应的治疗措施

(1) 去除病因　停用一切可疑的致病药物是必须首先采取的步骤，切忌在已经出现药物反应的先兆表现时未断然停药。

(2) 支持疗法　给患者以有利的条件，避免不利因素，以期顺利地渡过其自限性病程，如卧床休息、饮食富有营养，保持适宜冷暖环境，预防继发感染等。

(3) 加强排泄　酌情采用泻药、利尿药，以期促进体内药物排出。

(4) 药物治疗　需根据病情轻重采取不同措施。

a. 轻症病例

- 口服1～2种抗组胺药；
- 静注维生素C 1g，每日1次；
- 静注10%葡萄糖酸钙或10%硫代硫酸钠10ml，每日1～2次；
- 局部外搽含有樟脑或薄荷的炉甘石洗剂、振荡洗剂或扑粉，一日多次，以止痒、散热、消炎。

一般一周左右可痊愈。

b. 病情稍重的病例（指皮疹比较广泛，且伴发热者）

- 卧床休息；
- 涂上述药物；
- 泼尼松每日20～30mg，分3～4次口服。

一般2周左右可完全恢复。

c. 严重病例（包括重症多形红斑、大疱性表皮坏死松解症和全身剥脱性皮炎型药疹）应立即采取下列措施。

● 肾上腺皮质激素：氢化可的松300～500mg，维生素C 3g，10%氯化钾20～30ml加入5%～10%葡萄糖液1000～2000ml缓慢滴注，每日1次，宜保持24h连续滴注，待体温恢复正常、皮疹大部分消退及血常规正常时，可逐渐递减激素用量直至口服相当量的泼尼松或地塞米松。如皮疹消退，全身情况进一步好转，再逐步减少激素口服量，原则是每次减量为当时日量的1/10～1/6，每减1次，需观察3～5日，随时注意减量中的反跳现象。在处理重症药疹中存在的问题往往是由激素的用量或用法不当引起，如开始剂量太小或以后减量太快。

● 抗组胺药物：选用二种同时口服。

● 输新鲜血液或输血浆：每次200～400ml，每周2～3次，一般4～5次即可。

● 抗生素：选用适当抗生素以预防感染，但必须慎重，因严重药疹患者，常处于高度过敏状态，不但容易发生药物的交叉过敏，而且可能出现多原性敏感，即对与原来致敏药物在结构上完全无关的药物产生过敏，引起新的药疹。

● 局部治疗：对于重症药疹患者，对皮肤及黏膜损害的局部治疗和护理非常重要，往往成为治疗成败的关键。早期急性阶段，皮损可用大量扑粉或炉甘石洗剂，以保护皮肤和消炎、消肿。如有渗液，可用NS或3%硼酸溶液湿敷，每日更换4～6次，待干燥后改用0.5%新霉素、3%糖馏油糊剂，每日1～2次。

眼结膜及角膜常受累，必须及时处理，可用生理盐水或3%硼酸液冲洗，清除分泌物，滴曲安西龙或氢化可的松眼液，每3～4h 1次，每晚擦硼酸或氢化可的松眼膏，以防角膜剥脱导致失明及结膜粘连。口腔及唇部黏膜损害常妨碍进食，可用复方硼砂液含漱，每日数次，外搽黏膜溃疡膏或珠黄散、锡类散等。对无法进食者可用鼻饲。

● 如伴发心、肺、肝、肾及脑等脏器损害以及造血功能障碍等需及时作相应处理。

• 密切注意水与电解质的平衡；并酌情给予三磷腺苷、辅酶A、肌苷及维生素 B_6 等药物。

• 必要时吸氧，监测生命体征。

(5) 特异性脱敏疗法　临床上可用于先前对铂类化疗药物过敏的患者。曾成功地应用顺铂脱敏，使之前对卡铂过敏的患者继续应用铂类药物化疗（Markman 方案：顺铂脱敏疗法）。

(6) 穿戴宽松纯棉质内衣物。

（杨　升　赖金火）

第三节　黏膜炎

长期医嘱	临时医嘱
肿瘤内科护理常规	复方硼砂溶液 10ml　温开水稀释含漱　每日数次❶
二级护理	
半流质饮食	0.5%盐酸达克罗宁液❷
口腔护理	凝血酶 500～1000IU 局部外用❸

❶ 持续而彻底的口腔护理可减轻痛苦、阻止恶化，特别在进食后。亦可选用 3%重碳酸钠 10ml 漱口，每日 3～4 次。

❷ 急性期疼痛明显时应用，亦可选用 2%普鲁卡因液口腔溃疡局部涂布。

❸ 有出血时可局部使用相应止血药，如凝血酶粉末直接撒于创面，或用灭菌生理盐水稀释至每毫升含凝血酶 50～1000IU 局部喷雾。

注：1. 黏膜炎可由化疗引起的从口腔到肛门整个消化道黏膜的炎症。主要是化疗的抗肿瘤药物大都对正常组织也产生一定的毒性和损伤，尤其是对增殖旺盛的正常组织的损害较大，导致口角炎、舌炎、胃炎、肠炎、直肠炎、肛周炎等。

2. 可采取以下处理措施：a. 良好的口腔护理是康复的重要保证，在进食后除用复方硼砂溶液、3%重碳酸钠或 3%过氧化氢溶液漱口，亦可选用维生素 E 每次 400mg/ml，每天 2 次口腔内涂用；出现真菌感染多伴有白斑或白膜，应以制霉菌素液漱口或口服，亦可以含制霉菌素的口腔涂剂局部涂搽；硫糖铝、粒细胞巨噬细胞集落刺激因子等业已证实可作为防治口腔炎漱口液；口腔溃疡还可选用中成药（如冰硼散、珍珠散或西瓜霜喷雾剂）；肛周皮肤清洁护理可用 1∶5000 高锰酸钾粉坐浴 30min，金霉素眼膏局部涂擦等。b. 合理调整进食，避免刺激性食物，疼痛明显者可在进食 15～30min 前用抗组胺药物或表面麻醉药（如普鲁卡因或利多卡因）镇痛，亦可口服镇痛药。c. 伴发出血，可局部使用凝血酶。d. 继发感染，口服或静脉使用针对革兰阴性菌和革兰阳性球菌的抗生素，而对于有溃疡病史或单纯疱疹病毒滴度阳性患者，可预防性使用阿昔洛韦。e. 使用氟尿嘧啶后，早期出现严重的黏膜反应和粒细胞缺乏，应怀疑患者具有二氢嘧啶脱氢酶缺乏症，立即停止并且以后禁止使用；培美曲塞引起的口腔溃疡可用叶酸及维生素 B_{12} 来预防。

（杨 升　吴日平）

第四节 恶心呕吐

一、高度致吐性药物所致恶心呕吐

长期医嘱	临时医嘱
肿瘤内科护理常规	血常规
二级护理	电解质
半流质饮食	甲氧氯普胺　10mg im bid[2]
营养支持治疗（可酌情使用）[1]	地塞米松　5～10mg iv bid[3] 或 地塞米松　12mg po d1 8mg/d po d2～d4
	NS　20ml 格拉司琼　3mg　iv bid[4] 或 NS　20ml 昂丹司琼　8mg　iv bid[4] 或 昂丹司琼　8mg po bid[4] 或 NS　100ml 托烷司琼　5mg　iv bid[4]

续表

长期医嘱	临时医嘱
	或 帕洛诺司琼 0.25mg iv qd[4]
	阿瑞匹坦 125mg po d1
	然后阿瑞匹坦 80mg po d2～d3[5] 或 福沙匹坦 150mg iv d1[5]
	地西泮 10mg im[6] 或 氟哌啶醇 5～10mg im[6] 和(或)劳拉西泮 0.5～2mg po 或 iv q4～6h[6]

二、中度致吐性药物所致恶心呕吐

长期医嘱	临时医嘱
肿瘤内科护理常规	血常规
二级护理	电解质
半流质饮食	甲氧氯普胺 10mg im[2]
营养支持治疗(可酌情使用)[1]	地塞米松 5～10mg iv[3] 或 地塞米松 12mg po d1 8mg/d po d2～d4
	NS 20ml 格拉司琼 3mg │ iv[4] 或 NS 20ml 昂丹司琼 8mg │ iv[4] 或 昂丹司琼 8mg po bid[4] 或 NS 100ml 托烷司琼 5mg │ iv gtt[4] 或 帕洛诺司琼 0.25mg iv qd[4]
	阿瑞匹坦 125mg po d1 80mg po d2～d3[5] 或 福沙匹坦 150mg iv d1[5]

三、低度致吐性药物所致恶心呕吐

长期医嘱	临时医嘱
肿瘤内科护理常规	血常规
二级护理	电解质
半流质饮食	甲氧氯普胺　10mg po tid❷
营养支持治疗(可酌情使用)❶	地塞米松　5～10mg iv❸ 或 地塞米松　12mg po d1 8mg/d po d2～d4 或(和)NS　20ml 格拉司琼　3mg｜iv❹ 或 NS　20ml 昂丹司琼　8mg｜iv❹ 或 昂丹司琼　8mg po bid❹ 或 NS　100ml 托烷司琼　5mg｜iv qtt❹ 或 帕洛诺司琼 0.25mg iv qd❹

❶ 若患者频繁呕吐导致完全无法进食，则需要加强营养支持，包括氨基酸、脂肪乳等静脉营养以保证能量供应；同时须保证足够的输液量，以防电解质紊乱。

❷ 甲氧氯普胺阻断多巴胺受体、直接作用于化学受体触发区(CTZ)，通过抑制呕吐中枢和促进消化道蠕动，使胃排空而发挥较强的镇吐作用。单独用于化疗镇吐时作用较轻，通常作为化疗镇吐的附加与补充。

❸ 糖皮质激素抗呕吐的机制尚不清楚，可能与稳定化学受体触发区受体膜、抑制前列腺素生成有关，其与甲氧氯普胺联合可增强镇吐效果，除地塞米松外亦可选用甲泼尼龙配合治疗。

❹ 5-羟色胺（5-HT_3）受体拮抗药，可阻断了消化道黏膜嗜铬细胞释放出的介质与5-HT_3，其镇吐效果明显优于甲氧氯普胺和糖皮质激素，为目前主要的化疗镇吐药。5-HT_3受体拮抗药常见的有格拉司琼、昂丹司琼、托烷司琼、帕洛诺司琼等，其中帕洛诺司琼

为长效镇吐药。在多日化疗中，帕洛诺司琼更能发挥其对抗延迟性呕吐的优势，对持续3天的化疗而言，化疗前给予帕洛诺司琼，可以代替每天给予5-HT_3受体拮抗药（无论口服还是静推）。

⑤ 神经激肽1（NK-1）受体阻滞药可以通过血脑屏障与NK-1受体（主要存在于中枢神经系统及其外围）结合来阻滞P物质的作用，其具有高亲和性和选择性，适用于预防化疗引起急性和延迟性恶心呕吐。阿瑞匹坦是第一个用于临床的NK_1受体拮抗药，对P物质有很强的选择性抑制作用。能够增强5-HT_3受体拮抗药的镇吐作用，并且增强肾上腺皮质激素对急性和延迟性顺铂诱导的呕吐的控制效果。

⑥ 镇静药物直接作用于大脑皮质和脑干网状体，具有抗焦虑、镇静、催眠、调节自主神经等作用，与中枢神经系统的苯二氮䓬受体结合，使神经细胞超极化，产生抑制效应，与其他镇吐药合用可增强其疗效（不能单独用于镇吐）。

注：1. 化疗所致恶心呕吐分为以下5类（根据发生时限及强度）。

（1）预期性恶心呕吐　是指既往化疗时出现过难以控制的恶心呕吐，患者在下一个周期化疗开始前即发生的恶心呕吐，见于18%～57%接受过化疗的患者，恶心较呕吐更常见，年轻患者更多见；目前推荐从治疗前一晚开始口服阿普唑仑或在治疗前一晚和当天早晨口服劳拉西泮，并通过行为疗法进行防治。

（2）急性恶心呕吐　通常发生在使用化疗药物后2～4h内，5～6h达到高峰，可能持续18h以上，之后呕吐停止或转为慢性呕吐；5-HT_3受体拮抗药联合糖皮质激素是常用的治疗方案。

（3）延迟性恶心呕吐　一般发生于化疗后24～48h，有时可持续1周，40%～50%的化疗患者会出现。

（4）暴发性恶心呕吐　是指尽管已对患者进行了预防性处理，但其仍然发生了严重的恶心、呕吐；一般处理原则是联合应用不同作用机制的其他有效镇吐药，包括抗精神病药物、苯二氮䓬类药物、大麻酚类药物、多巴胺受体拮抗药、吩噻嗪类药物、5-HT_3受体拮抗药和肾上腺皮质激素。

（5）难治性恶心呕吐　是指患者在既往预防性和挽救性镇吐治

疗失败之后再次出现的呕吐。其处理措施可参考暴发性恶心呕吐的治疗。

以上类型恶心呕吐的处理原则主要根据化疗药物致吐等级不同而有所不同。

2. 常见化疗药物致吐等级（根据不同镇吐药的呕吐发生率）

（1）高度致吐药物（>90%） 顺铂（用量≥50mg/m²）、氮芥、链佐星、环磷酰胺（用量≥1500mg/m²）、卡莫司汀（≥250mg/m²）、达卡巴嗪、放线菌素D。

（2）中度致吐药物（30%～90%） 奥沙利铂、阿糖胞苷（用量>1g/m² 时）、卡铂、异环磷酰胺、环磷酰胺（用量<1500mg/m² 时）、多柔比星、柔红霉素、表柔比星、伊达比星、伊立替康。

（3）低度致吐药物（10%～30%） 紫杉醇、多西他赛、米托蒽醌、拓扑替康、依托泊苷、培美曲塞、甲氨蝶呤、丝裂霉素、吉西他滨、阿糖胞苷（用量≤1g/m² 时）、氟尿嘧啶、硼替佐米、西妥昔单抗、曲妥组单抗。

（4）极低度致吐药物（<10%） 贝伐组单抗、博来霉素、白消安、克拉屈滨、氟达拉滨、利妥昔单抗、长春花碱、长春新碱、长春瑞滨。

3. 控制癌症患者化疗呕吐的总原则

（1）根本目标 预防恶心呕吐。

（2）相关处理措施

a. 极低度致吐风险化疗时无须常规预防用药，低度风险静脉化疗前不常规推荐使用 $5\text{-}HT_3$ 受体拮抗药，推荐使用地塞米松、甲氧氯普胺、丙氯拉嗪、苯海拉明等药物，必要时候合用劳拉西泮、H_2 受体拮抗药或质子泵抑制药。

b. 使用中、高度致吐风险药物化疗的患者，在化疗结束后，恶心、呕吐仍可能分别持续 2～3 天。止吐治疗须贯穿化疗呕吐风险期始终，可继续用地塞米松和（或）阿瑞匹坦（Aprepitant），急性呕吐的有效控制可显著降低延迟性呕吐的发生率。

c. 用最低有效剂量镇吐药（口服镇吐药与静脉注射等效）。现有的 $5\text{-}HT_3$ 受体拮抗药效果基本相同，但给药方法、给药时间、剂量等有所差异。

d. 多药联合方案化疗诱发的恶心呕吐，其治疗方案应基于致吐风险最高的药物制定。

e. 须注意癌症患者的其他潜在致吐因素，包括肠梗阻、前庭功能障碍、脑转移、电解质紊乱、尿毒症、使用阿片类麻醉药物、伴有胃部疾病和精神心理因素等，如治疗预期性呕吐应注重采取心理疏导的方法，并酌情给予抗焦虑或抗抑郁药。

f. 频繁而剧烈或顽固的呕吐可引起水电解质紊乱、营养障碍等，故应监测水电解质、白蛋白等变化，注意补充液体，调整电解质，适当输注高蛋白、高能量物质等综合处理。

4. 特殊类型呕吐的处理措施

(1) 暴发性恶心呕吐的治疗原则

a. 预防比治疗更重要。

b. 强调按时给药，而非按需给药。若恶心呕吐得到控制，则继续以原方案治疗，反之则应使用高一级的镇吐治疗。

c. 联合应用不同作用机制的其他有效镇叶药，包括抗精神病药物、苯二氮䓬类药物、大麻酚类药物、多巴胺受体拮抗药、吩噻嗪类药物、5-HT_3 受体拮抗药和肾上腺皮质激素，各类药物间并无优劣之分。

d. 在下一个周期化疗前，须重新评估本次化疗镇吐方案的疗效，若疗效不佳，则须更换镇吐药。

(2) 延迟性恶心呕吐的治疗原则　延迟性恶心呕吐的治疗方案须参考上周期化疗呕吐的严重程度制定。

a. 对于接受中-高度致吐风险化疗者，推荐在每天化疗前最先使用 5-HT_3 受体拮抗药，每天使用 1 次地塞米松。

b. 对于接受延迟性呕吐风险较高的化疗者，在化疗结束后再使用 2～3 天地塞米松。若化疗方案中已含有糖皮质激素，则不推荐加入地塞米松。

c. 推荐将阿瑞匹坦用于具有高度致吐或延迟性呕吐风险的多日化疗，可联合使用 5-HT_3 受体拮抗药、地塞米松。

（杨升　林小燕）

第五节 腹 泻

一、化疗相关性腹泻（CTID）

长期医嘱	临时医嘱
肿瘤内科护理常规	血常规
二级护理	粪常规＋OB 试验
软质饮食❶	生化八项
或少渣半流食❶	粪培养(致病菌＋药物敏感试验＋真菌分型)❸
营养支持❷	
蒙脱石散 3.0g po tid❸	必要时停用化疗药物❹
双歧杆菌三联活菌(培菲康) 0.42g po tid❸	阿托品 0.25～1mg im/ih❺
	洛哌丁胺 4mg po❻
酌情应用抗生素	奥曲肽 0.05～1mg qid sc❼

❶ 停止所有含乳糖、乙醇的食物及高渗性食物，少食多餐易消化吸收食物，调整饮食结构，必要时禁食。

❷ 腹泻严重者需注意补充水分、电解质，避免发生紊乱。

❸ 止泻、保护肠道黏膜、调节肠道菌群等对症处理。

❹ 腹泻严重者可能合并感染，需做粪培养。2 级以上腹泻应立即停止化疗，如口服卡培他滨（希罗达）、替吉奥等。

❺ 抗胆碱能药物应用于伊立替康导致的早发性腹泻；有急性严重乙酰胆碱综合征既往史的患者，下次给予伊立替康时，应预防性使用阿托品。

❻ 洛哌丁胺（易蒙停）用于伊立替康导致的迟发性腹泻。使用注意事项：一旦出现第一次稀便，患者可开始饮用大量含电解质的饮料并马上开始适当的抗腹泻治疗，起始应给予高剂量的易蒙停(首次服药 4mg，然后每 2h 服药 2mg）治疗，需持续到最后一次稀便结束后 12h，中途不得更改剂量，但本药有导致麻痹性肠梗阻的危险，故所有患者以此剂量用药一方面不得少于 12h，但也不得连续用药超过 48h，对于 24h 未停止腹泻者给予广谱抗生素治疗，如

果仍未控制者可给予生长抑素等治疗，注意监测水、电解质的平衡。易蒙停不应用于预防性给药，即使是前一治疗周期出现过迟发性腹泻者也不应如此，但患者出现严重腹泻即达 3 级以上，在下个治疗周期用药应适当减量，若患者难以承受化疗药物毒性则停药。

⑦ 生长激素抑制激素类似物，可酌情于腹泻加重时应用。奥曲肽 100～150μg sc q8h 或 25～50μg/h civ，若症状明显可加量至 500μg q8h。

注：1. 腹泻的临床定义　粪便量明显增加，其含水量超过 200ml；排便次数增多，每日超过 3 次；粪质稀糊或水样，含有黏液、脓血或大量脂肪颗粒和未消化食物。癌症患者的腹泻可由多种原因引起，包括化疗、放疗、癌症本身、药物、补充进食和焦虑。

2. 化疗相关性腹泻（CTID）　指化疗药物引起的腹泻，其典型的临床表现主要为：无痛性腹泻或伴轻度腹痛；喷射性水样便；1 天数次或数十次，持续 5～7 天，严重者长达 2～3 个月；可出现在化疗当天或化疗后；庆大霉素、小檗碱（黄连素）、呋喃唑酮（痢特灵）等治疗无效。

3. 化疗导致腹泻的机制

（1）分泌型腹泻　使隐窝细胞（分泌功能）不成比例地增加，同时毒害微绒毛细胞（重吸收功能），导致肠腔液体增加。

（2）分泌型或渗出型腹泻　导致杯状细胞增加及上皮非典型增生和肠上皮脱落发生。

4. CTID 分级

（1）WHO 关于 CTID 的分级

- Ⅰ度：暂时性（小于 2 天）。
- Ⅱ度：能耐受（大于 2 天）。
- Ⅲ度：不能耐受，需治疗。
- Ⅳ度：血性腹泻。

（2）NCI 关于 CTID 分级

- 1 级：排便次数增加，＜4 次/日，排出物量轻度增加。
- 2 级：排便次数增加，4～6 次/日，排出物量中度增加，不影响日常生活。
- 3 级：排便次数增加，≥7 次/日，失禁，需 24h 静脉补液，需住院治疗，排出物量重度增加，影响日常生活。

- 4级：危及生命（如血流动力学衰竭）。
- 5级：死亡。

5. 易导致腹泻的化疗药物，如氟尿嘧啶、伊立替康（CPT-11）、羟喜树碱（HCPT）、卡培他滨（希罗达，Xeloda）、多西他赛（泰索帝，Taotere）及针对表皮生长因子受体的分子靶向药物［吉非替尼（易瑞沙，Iressa）、西妥西单抗（必得舒，Erbitux）］。

6. CTID的预防

（1）化疗前　停用所有抗便秘制剂（缓泻药）。

（2）化疗后　避免食用会加速肠蠕动的食物或饮料，如乳制品、果汁、大量的水果和蔬菜、胡椒、辛辣食物等；不推荐预防性应用抑制肠蠕动类止泻药物（如易蒙停）来预防腹泻。

7. 可采取的处理措施

（1）有腹泻的患者应了解腹泻开始的时间及腹泻间歇，精确记录腹泻次数，粪便的性状、稠度及体积，有无伴随症状（排除感染、肠梗阻、脱水），了解用药情况和饮食情况明确腹泻的原因，每次粪常规查粪隐血试验和粪培养查菌群情况，预防出血、排除感染；其中2级以上腹泻应立即停止化疗。

（2）停止所有含乳糖、乙醇的食物及高渗性食物，少食多餐易消化吸收的食物，调整饮食结构，适当改变食物，严重者需注意补充水分、电解质，避免发生紊乱。

（3）酌情选用治疗药物，无明显炎症和感染的情况下，大多数患者仅适于进行非特异性治疗，如使用阿片类药物、抗胆碱能药物或两者兼之，或可在饭前30min服用易蒙停以控制非感染性腹泻，但须严密观察，也可使用生长抑素来控制化疗相关的以及类癌综合征相关的腹泻，而对腹泻患者，注意外周血白细胞变化，对于白细胞严重低下者，或伴发感染性腹泻者应及时给予抗生素防治，预防导致严重后果。

8. 伊立替康导致的CTID可分为早发性腹泻（24h内）和迟发性腹泻（24h外）。

（1）早发性腹泻　治疗后就发生，与胆碱酯酶抑制有关。处理措施（等同于急性胆碱能综合征）：应使用阿托品治疗（0.25mg皮下注射），有禁忌证者除外；对哮喘的患者应小心谨慎；有急性严重乙酰胆碱综合征既往史的患者，下次给予伊立替康时，应预防性使用阿托品。

（2）迟发性腹泻 应减少肠蠕动，增加水、电解质吸收。可用洛哌丁胺（参见前文）。减少肠上皮细胞分泌水分及电解质，如奥曲肽。使用COX-2抑制剂（抑制血栓烷A_2，使其刺激肠上皮细胞分泌氯原子及水分的作用下降）；脑啡肽抑制药［醋托啡烷（Acetorphan）、消旋卡多曲（Racecadotril）］。

二、化疗骨髓抑制所致的感染性腹泻

长期医嘱	临时医嘱
肿瘤内科护理常规	血常规❸
二级护理	粪常规+OB
软质饮食 或 少渣半流食	生化八项❸
	粪培养（致病菌+药物敏感试验+真菌分型）
一般对症支持治疗	
蒙脱石散 3.0g po tid	血培养
小檗碱 0.3g po tid	停用化疗药物❹
双歧杆菌三联活菌（培菲康） 0.42g po tid	奥曲肽 0.05～1mg qid sc
重组人粒细胞集落刺激因子（G-CSF） 2～5μg/kg ih qd❶	
左氧氟沙星 0.3～0.6g iv gtt qd❷	

❶ 化疗引起粒细胞减少所致的感染性腹泻应同时给予升白细胞治疗。

❷ 先给予经验性抗感染，待致病菌培养结果出来再根据药物敏感试验调整抗生素。

❸ 一般隔日查血常规和血电解质，必要时可每日复查。

❹ 应立即停止化疗，如口服卡培他滨、替吉奥等。

（杨升 林小燕）

第六节 骨髓抑制

化疗后骨髓抑制的分级（NCI-CTC 3.0），见表 5-1。

表 5-1 NCI-CTC 3.0

项目	0	Ⅰ	Ⅱ	Ⅲ	Ⅳ
血红蛋白/(g/L)	≥110	109～95	94～80	79～65	＜65
白细胞/($\times10^9$/L)	≥4.0	3.9～3.0	2.9～2.0	1.9～1.0	＜1.0
粒细胞/($\times10^9$/L)	≥2.0	1.9～1.5	1.4～1.0	0.9～0.5	＜0.5
血小板/($\times10^9$/L)	≥100	99～75	74～50	49～25	＜25

不同血细胞成分的半衰期（白细胞 4～6h、血小板 5～7 天、红细胞 120 天）不同。一般认为，粒细胞的减少通常开始于化疗停药后 1 周，至停药 10～14 天达到最低点，在低水平维持 2～3 天后缓慢回升，至第 21～28 天恢复正常，呈 U 形。血小板降低比粒细胞降低出现稍晚，也在 2 周左右下降到最低值，其下降迅速，在谷底停留时间较短即迅速回升，呈 V 形。红细胞下降出现的时间则更晚。以下根据不同血细胞成分的骨髓抑制分述。

一、白细胞或中性粒细胞减少症

长期医嘱	临时医嘱
肿瘤内科护理常规	血常规❺
二级护理❶	生化八项
半流质饮食	病原学检查❻
营养支持对症治疗❷	
粒细胞集落刺激因子(G-CSF) 2～5μg/kg ih qd❸ 或 粒细胞-巨噬细胞集落刺激因子(GM-CSF) 250μg/m²/d ih qd❸	
抗生素治疗❹	

❶ 如病情严重出现重症感染、感染中毒性休克等，可改为一级护理。

❷ 若患者出现口腔、肠道等部位感染，无法进食，则需要加强营养支持，包括氨基酸、脂肪乳等静脉营养以保证能量供应；同时须保证足够入液量，纠正电解质紊乱；同时加强对症处理，如止咳、化痰、止泻等处理。

❸ 粒细胞集落刺激因子（G-CSF)，可刺激粒系母细胞的增殖和分化，并可增强成熟粒细胞的功能；粒细胞-巨噬细胞集落刺激因子（GM-CSF)，可刺激粒系母细胞和巨噬细胞增殖分化。

❹ Ⅳ级粒细胞减少者可预防性应用抗生素，并发感染时抗生素的使用详见“肿瘤相关性感染”的相关内容。

❺ 2～3天查一次，Ⅳ级粒细胞减少者可每天1次。

❻ 并发感染时，可根据感染部位和程度进行相应的病原学检查，包括咽/口腔拭子培养、痰培养、中段尿培养、粪培养、肛周拭子培养、皮肤/软组织分泌物培养、血培养、深静脉导管末端培养、胸腹水培养等。

注：白细胞或粒细胞减少症的处理原则

(1) 一般处理　中性粒细胞减少症的处理重在预防。减少由外源性微生物引起感染的危险性，养成良好的卫生习惯，严防院内交叉感染。中性粒细胞减少症伴发热或合并感染的处理应注意以下几点：a. 仔细检查并尽可能发现感染病灶及感染；b. 常规进行尿培养、血培养及中心静脉置管或可疑感染部位的培养；c. 如出现肺部感染，必要时拍摄胸部X线片，每天或隔天检查血常规；d. 经验性应用广谱抗生素，根据药物敏感试验结果更换抗生素。

(2) 升白细胞处理　应用人粒细胞集落刺激因子（G-CSF）的需要注意以下几点。

a. 对于Ⅲ级和Ⅳ级粒细胞减少，必须使用。对于Ⅰ级粒细胞减少，原则上不用。对于Ⅱ级粒细胞减少，如果以往有Ⅲ级以上骨髓抑制史，或考虑化疗后会很快出现Ⅱ级骨髓抑制（两周以内）可能，则需要使用；如果患者是在化疗两周以后出现Ⅱ级粒细胞减少，而此前又没有Ⅲ级以上骨髓抑制的历史，则可密切观察，暂时不用。

b. 使用剂量为2～5μg/(kg・d)，主要用于Ⅲ～Ⅳ级粒细胞减少。

c. 中性粒细胞绝对值连续两次大于 5×10^9/L 后停药。然而，临床上很多患者由于反复化疗，两次中性粒细胞绝对值大于上述标准比较困难，故当白细胞总数两次超过 10×10^9/L 亦可考虑停药。停药 48h 后方可化疗。

(3) 粒细胞减少性发热及抗生素的使用

a. 定义

● 粒细胞减少性发热（febrile neutropenia，FN）：特指骨髓抑制性化疗引起的中性粒细胞减少症和由此引起的发热（口腔温度≥38.3℃，或口腔温度≥38.0℃，持续超过 1h）。

● 粒细胞减少症：指中性粒细胞（ANC）$<1.0\times10^9$/L，且估计此后 48h 内会下降达 $\leqslant0.5\times10^9$/L（相当于 WHO/NCI 定义的Ⅳ级中性粒细胞减少）。

b. 关于抗生素的使用

● 一般认为，对于粒细胞减少伴有发热的患者，均使用抗生素；对于Ⅳ级白细胞减少的患者，无论有无发热，均必须预防性使用抗生素。

● 抗生素的使用应该以药物敏感试验为依据，但临床实际工作中很难实现，可先予经验性用药，待药物敏感试验结果报告后再根据结果进行调整。通常用广谱抗生素，特别是需要涵盖革兰阴性菌和厌氧菌，如第三代或第四代头孢菌素。

● 如果患者有发热，应在发热消退至少 48h 后停药；如果患者为Ⅳ级粒细胞减少但无发热，待粒细胞上升至正常后可停用。

● 出现Ⅳ级白细胞或中性粒细胞减少的患者下一周期化疗后可预防性给予 G-CSF 2～5μg/(kg·d)，一般用 150μg/d，以保障化疗（如周疗）的进行。通常自化疗结束后 48h 开始使用。下一周期化疗剂量应相应减量。

二、血小板减少症

长期医嘱	临时医嘱
肿瘤内科护理常规	血常规④

续表

长期医嘱	临时医嘱
二级护理❶	单采血小板 iv gtt❺
软质饮食❷	或 浓缩血小板 iv gtt❺
测血压 qd	
一般对症支持治疗❷	
重组人促血小板生成素(TPO) 300U/kg ih qd❸ 或 白介素 11 25～50μg/kg ih qd❸	

❶ 如病情严重出现消化道、肺部等部位出血或出血性休克等，可改为一级护理。

❷ 消化道出血患者应嘱暂禁食，同时加强胃肠外营养支持，包括氨基酸、脂肪乳等静脉营养以保证能量供应；同时须保证足够的入液量，纠正电解质紊乱。若患者出现口腔、消化道、肺部等部位出血，应给予全身止血治疗，包括应用酚磺乙胺、卡巴克络、氨基已酸、垂体加压素等；同时加强局部止血对症，包括口服凝血酶、云南白药、去甲肾上腺素等。

❸ 均为促血小板生成药物，能降低患者因化疗所致血小板减少症的严重度和持续时间；减少输注血小板量，具有明显促进血小板恢复作用。其主要副作用有液体潴留、呼吸困难、心律失常等。白介素 11 的用法为 25～50μg/(kg·d)，7～14 天为 1 个疗程。TPO 的用法为 300IU/(kg·d)，15000U/d 皮下注射，14 天为 1 个疗程。当血小板计数≥100×10^9/L 或较用药前升高 50×10^9/L 时，可停用。

❹ 2～3 天查 1 次，Ⅳ级血小板减少者可每天 1 次。

❺ 输血小板的指征：输血小板依然是治疗血小板减少症的主要方法。一般血小板低于 20×10^9/L 时，有出血倾向可输注血小板，但也有学者认为血小板在 10×10^9/L 以下时才考虑输血小板。血小板输注 1～4h 后，应评价血小板增加数量，每输 1U 血小板一般会增加 $(5\sim10)\times10^9$/L。

注：1. 处理血小板减少症时，应注意以下几点。

(1) 血小板＜50×10^9/L 时，应减少活动，预防损伤，避免搬运重物，防治便秘。

（2）维持收缩压在18.7kPa以下，预防颅内出血。

（3）避免使用非甾体消炎药或含有阿司匹林的药物。

（4）避免肌内注射等创伤性操作，操作后必须局部按压5～10min以上。

（5）一过性血小板减少时可考虑应用小剂量糖皮质激素。

（6）血小板低于20×10^9/L或有出血时可考虑输注血小板。

2. 关于血小板减少患者的护理　对于血小板减少而言，护理与药物同等重要。应注意以下问题。

（1）减少活动，防止受伤，必要时绝对卧床。

（2）避免增加腹压的动作，注意通便和镇咳。

（3）减少黏膜损伤的机会　进软食，禁止掏鼻、挖耳等行为，禁止刷牙，用口腔护理代替。

（4）鼻出血的处理　如果是前鼻腔，可采取压迫止血。如果是后鼻腔，则需要请耳鼻喉科会诊，进行填塞。

（5）颅内出血的观察　注意患者神志、感觉和运动的变化及呼吸节律的改变。

（6）消化道出血　应嘱暂禁食，给予肠外营养；出血量较大时，要注意防止吸入性窒息。

（7）呼吸道出血　要床边备吸痰器。

三、贫血

长期医嘱	临时医嘱
肿瘤内科护理常规	血常规
二级护理❶	悬浮红细胞 2～4U iv gtt prn❺
半流质饮食	
一般对症支持治疗❷	
琥珀酸亚铁(速力菲)　100mg po tid	
右旋糖酐铁　100mg im qw❸	
叶酸　10mg po tid	
促红细胞生成素(rHuEpo)　100～150IU/(kg·次) ih tiw❹	

❶ 如病情严重可改为一级护理。

❷ 贫血患者应增加营养，嘱多进食含铁、维生素、高蛋白的食物，同时注意加强静脉营养支持，包括氨基酸、脂肪乳等静脉营养以保证能量供应；同时须保证足够的入液量，纠正电解质紊乱。

❸ 亦可单次输注总剂量的右旋糖酐铁，总剂量=4.08×体重(kg)×[15－开始治疗时血红蛋白的值(g%)]mg；若血清铁＜100Lg/L，单用铁剂血红蛋白（Hb）不升时，可联合使用 rHuEpo，效果更显著。

❹ 经 8 周或可增至 200IU/(kg·次) ih tiw。促红细胞生成素（rHuEpo）的应用须符合如下条件：血细胞比容（Hct)＜30%或 Hb＜90g/L，加上以下 5 项中的任何一项：a. 接受过化疗或放疗；b. 骨髓受肿瘤侵犯；c. 骨髓增生异常综合征（MDS)；d. 转铁蛋白饱和率＜20%；e. 血清铁＞100ng/ml。rHuEpo 使用 2～4 周后起效，如果 2 周内 Hct 增加 4%，则剂量减少 50%，如果 4～6 周后 Hct 增加＜5%～6%应提高剂量 50%。最大剂量不超过 300U/kg，每周 3 次。治疗过程中应每周测定 Hct 直至超过 30%，若 Hct 已大于 36%或 Hb 达到 120g/L 以上，可考虑停药。

❺ 输血指征：肿瘤患者贫血多为慢性起病和骨髓功能低下所致，Hb 100g/L 以上时无输血指征。Hb＜85g/L 时，应结合患者的临床表现，如极度疲劳、头晕头痛、心动过速、低血压及心脏缺血表现，可考虑输注浓缩红细胞。Hb＜70g/L，且血容量正常时，通常需输注浓缩红细胞，只有肿瘤患者有活动性出血，需要同时补充血容量和红细胞时，才考虑输全血。

（杨 升　林小燕）

第七节　肝功能损害

长期医嘱	临时医嘱
肿瘤内科护理常规	乙肝二对半❸
二级护理	HBV DNA
半流质饮食	肝功能
拉米夫定　100mg po qd❶	丙肝检查

续表

长期医嘱	临时医嘱
葡醛酸酯(肝泰乐)　200mg po tid[2]	茵胆平肝胶囊 1 盒　2 片 po tid
5%GS　250ml 阿拓莫兰　1200mg　iv gtt qd	
10%GS　250ml 异甘草酸镁注射液(天晴甘美) 50mg　iv gtt qd 或 甘草酸二铵肠溶胶囊(天晴苷平) 150mg po tid	
多烯磷脂酰胆碱胶囊(易善复)　465mg po tid	
NS　100ml 腺苷蛋氨酸(思美泰) 500mg～1000mg　iv gtt qd 或 腺苷蛋氨酸　500mg po qd～bid	

❶ 对于接受常规筛查 HBsAg 阳性患者，即使 HBV DNA 阴性和 ALT 正常，应在治疗前 1 周开始服用拉米夫定或其他核苷（酸）类似物，如阿德福韦酯 10mg qd、恩替卡韦 0.5mg qd、替比夫定 600mg qd 等；对 HBsAg 阴性、抗 HBc 阳性患者，在化疗停止后，应根据患者病情决定停药时间，必要时请相关学科会诊。

❷ 对于肝功能损伤较轻的患者可口服 1 种保肝药物，对于较严重者可选择联合 2～3 类保肝药物。

❸ 我国预防 HBV 感染再活动共识中，建议所有应用化疗和免疫抑制药的患者要检查乙肝五项及 HBV DNA，只要 HBsAg 阳性，则化疗前 7 天开始服用抗病毒药预防 HBV 再活动，抗病毒治疗应持续用药至化疗结束后至少 12 周，理想的终点，就是要实现 HBsAg 的转阴或者 HBsAg 的血清学转换。

注：1. 药物性肝损害（DILI）指在药物使用过程中，由于药物或其代谢产物引起的肝细胞毒性损害，或肝脏对药物及代谢产物的过敏反应所致的疾病，也称为药物性肝炎（以下简称为“药

肝”）。化疗药物引起的肝损害：可以是急性而短暂的肝损害，包括坏死和炎症，也可以因长期用药引起慢性肝损害，如纤维化、脂肪变性、肉芽肿形成、嗜酸粒细胞浸润等，临床上表现为肝功能检查异常、肝区疼痛、肝脏肿大、黄疸等。药物性肝病的诊断应在排除其他因素后才能作出药物性肝损害的诊断。抗肿瘤药物肝损害诊断比较困难，若化疗前无肝脏基础疾病，化疗后出现临床症状或肝功能异常，停药后肝损害改善，再次用药后肝损害出现更加迅速和严重，则认为药物性肝损害可能性较大。

2. 药物性肝损害的诊断标准　1989 年欧洲和美国专家在巴黎国际共识会议上对药物性肝损害达成共识（巴黎共识），将肝损害定义为：血清谷丙转移酶（ALT）、或结合胆红素（DBIL）水平升高至正常值上限的 2 倍以上，或谷草转移酶（AST）、碱性磷酸酶（ALP）和总胆红素（TBIL）水平同时升高，且其中 1 项指标高于正常值上限的 2 倍以上，而上述指标增高在正常值上限 2 倍以内时称为“肝功能检查异常”，而不宜称为“肝损害”。

3. 药物性肝损害的治疗原则　由于药物性肝损害的发病机制尚不清楚，因此，有效的治疗措施亦不明确，目前关于药物性肝损害的治疗主要包括以下几个方面。

a. 尽快停用引起肝损伤的药物或可疑药物，特别注意患者有无使用中药。

b. 可应用解毒剂促进有害药物的代谢、清除。

c. 应用肝细胞保护剂，保护肝细胞功能。

此外，人工肝支持系统治疗可能有效，但强调早期进行。肝移植对于药物性肝衰竭亦具有良好疗效（但肿瘤患者应慎重）。

4. 化疗中预防性应用保肝药

（1）对于肝功能正常，无基础肝脏疾病，化疗药物毒性作用主要不是导致肝功能损害者、一过性转氨酶轻度增高，至下一周期化疗前可恢复者无需使用保肝药。

（2）乙肝病毒筛查应当成为化疗、免疫抑制药（特别是肾上腺糖皮质激素）、靶向治疗（特别是淋巴瘤使用利妥昔单抗）前的常规检查项目，并根据乙肝防治指南，对 HBsAg 阳性者，即使 HBV DNA 阴性和 ALT 正常，也应在治疗前 1 周开始服用拉米夫定，每日 100mg，化疗和免疫抑制药治疗停止后，应根据患者病情决定拉米夫定停药时间。对拉米夫定耐药者，可改用其他已批准的能治疗耐药变异的核苷（酸）类似物。核苷（酸）类似物停用后可能出现复发，甚至病情恶化，应十分注意。

(3) 对于使用会导致肝功能损害的化疗药物，可预防性使用 1～2 种以降酶、解毒、稳定肝细胞膜为主的保肝药物，如还原型谷胱甘肽、多烯磷脂酰胆碱。

5. 化疗中已发生肝功能损害时保肝药物的使用

(1) 仅有轻度 ALT、AST 升高　使用 1～2 种口服降酶保肝药物，如联苯双酯、甘草酸制剂。

(2) 中、重度 ALT、AST 升高或伴有胆红素升高　建议使用静脉给药，联合使用 2～3 种退黄、降酶、促进肝脏解毒、改善肝脏微循环药物，如甘草类＋还原型谷胱甘肽＋硫普罗宁（凯西莱）。胆红素升高导致黄疸者可加用腺苷蛋氨酸。

(3) 并发肝衰竭　应按肝衰竭综合治疗，可采用人工肝或人工肾清除药物，并应用特殊解毒剂。

6. 使用保肝药的注意事项

(1) 使用保肝药的同时应注意保肝药本身的副作用，应注意阅读说明书，避免副作用加重患者病情，如甘草类，有水钠潴留的副作用，可导致血压增高，因此高血压者慎用。

(2) 有些保肝药是否会干扰化疗效果还未明确，如还原型谷胱甘肽，因此建议不要与化疗药物同时使用。

(3) 如化疗已发生肝功能损害，下一周期应进行抗癌药物的剂量调整，甚至停药。

7. 可导致肝功能损害的化疗药物、内分泌治疗药物及靶向治疗药物　环磷酰胺、甲氨蝶呤、吡柔比星、阿柔比星、紫杉醇、多西他赛、阿糖胞苷、氟尿嘧啶、替吉奥、奥沙利铂、亚砷酸、亚硝脲类（CCNU、BCNU、Me-CCNU）、长春碱类（VCR、VLB、VDS、NVB）、依托泊苷（VP-16、VM-26）、DTIC、巯嘌呤、门冬酰胺酶、柔红霉素、丝裂霉素、丙卡巴肼（甲基苄肼）及放线菌素 D、阿那曲唑、托瑞米芬、曲妥组单抗、索拉非尼、舒尼替尼等。

8. 肝功能损害时抗癌药物的剂量调整，见表 5-2。

(1) N为正常值上限。

(2) 其他肝功能异常，如凝血酶原时间、转氨酶、胆碱酯酶、转肽酶亦应减少抗癌药物的剂量。

(3) 已知肝肿瘤占位病变，第一次剂量减少50%。

(4) CTX剂量减少在比例上应比ADM少，可优先选用其他烷化剂。

表5-2 肝功能损害时抗癌药物的剂量调整

BPS潴留/%(45min)	血清胆红素/(mg/L)	其他	药物剂量	
			蒽环类	其他
<9	<12	<2N	100%	100%
9～15	12～30	2～5N	50%	75%
>15	>30	>5N	25%	50%

9. 常用保肝药的分类

(1) 降酶为主　甘草酸制剂、双黄醇、联苯双酯、垂盆草、齐墩果酸、山豆根等。

其中甘草酸制剂分为以下几种。

a. 复方甘草单铵：甘草酸单铵（强力宁）。

b. 复方甘草酸苷：复方甘草甜素片（美能）。

c. 甘草酸二铵：甘利欣。

d. 异甘草酸镁：天晴甘美。

e. 甘草甜素。

(2) 促进肝脏解毒　还原型谷胱甘肽、葡醛酸酯（肝泰乐）等。

(3) 稳定肝细胞膜　多烯磷脂酰胆碱、水飞蓟制剂。

(4) 退黄为主　茵栀黄、苦黄、门冬氨酸钾镁、苦参碱、腺苷蛋氨酸等，还包括甘草酸制剂。

(5) 维生素类　B族维生素、维生素C、维生素E、维生素K族等。

(6) 改善微循环　丹参、前列腺素E_1、山莨菪碱等。

(7) 促进能量代谢　ATP、辅酶A、1,6-二磷酸果糖（FDP）等。

(8) 促进肝细胞再生　促肝细胞生长素等。

(9) 其他　熊去氧胆酸等。

10. 常见保肝药及其作用机制，见表5-3。

表5-3 常见保肝药及其作用机制

常用保肝药	作用机制
还原型谷胱甘肽	解毒、抗过氧化物、抗氧自由基
多烯磷脂酰胆碱	生物膜(细胞膜和细胞器膜)修复
甘草甜素制剂	控制肝脏炎症
硫普罗宁	解毒保肝、清除自由基
熊去氧胆酸	促进胆汁酸转运,促进胆石溶解和排出
茵栀黄、苦黄	不详
腺苷蛋氨酸	转甲基、转硫基和丙氨化作用:改善肝细胞膜流动性,保护细胞骨架,增加肝脏解毒物质,抗炎症介质、细胞因子

(杨升 施纯玫)

第八节 肾功能损害

长期医嘱	临时医嘱
肿瘤内科护理常规	血常规、尿常规、粪常规
一级护理❶	血生化全套
病危通知❶	心肌酶谱、血型、尿钠、肌酐清除率
流质饮食❷ 或半流质(优质蛋白、低蛋白)饮食❷	输血前普查、凝血四项
	心电图
	深静脉置管
记24h出入量	动脉血气分析❶
持续监测血压、脉搏、呼吸、血氧饱和度	胸部、腹部X线
	青霉素皮试
测中心静脉压(1次/小时)❶	
留导尿管记每小时尿量、比重及pH❶	

❶ 少尿期、尿毒症期、电解质紊乱等病情需要时。

❷ 饮食注意低蛋白和优质蛋白饮食，可进食一些优质奶、鲫鱼等优质动物蛋白食物，对肾脏有利，也有消肿的作用，不要进食

植物蛋白，如豆类等。

注：1. 临床上肾功能不全分为四期。

（1）肾功能不全代偿期　肌酐指数在 133～177μmol/L，肾单位减少 20%～25%。此时肾对于排泄代谢产物，调节水、电解质及酸碱平衡能力尚好，血肌酐及血尿素氮正常或轻度升高。

（2）肾功能不全失代偿期（氮质血症期）　肌酐指数在 177～442μmol/L，肾单位减少 50%～70%，肾浓缩功能障碍，出现夜尿或多尿、贫血、乏力、食欲减退、恶心及全身轻度不适等。常有氮质血症及血肌酐、尿素氮增高。

（3）肾功能衰竭期　肌酐指数在 442～707μmol/L，肾单位减少 70%～90%，肾功能严重受损，有明显贫血及胃肠道症状，如恶心、呕吐、食欲下降，血肌酐、尿素氮显著升高，酸中毒，水钠潴留，可有低钙血症、高磷血症、高钾血症。

（4）尿毒症期　肌酐指数大于 707μmol/L，肾单位减少 90%以上，此期就是慢性肾衰竭晚期，表现为全身多脏器功能衰竭，如恶心呕吐、烦躁不安、血压增高、心慌、胸闷、不能平卧、呼吸困难、严重贫血、抽搐，严重者昏迷，常有高钾血症、低钠血症、低钙血症、高磷血症。

2. 急性肾功能衰竭时应严格掌握出入量，少尿期入量一般为 24h 尿量加 500ml，多尿期入量为 24h 尿量的 1/3～1/2。注意补充热量、维生素和必需氨基酸，根据化验结果补充白蛋白、电解质。

3. 乳酸性酸中毒的处理原则是“宁酸勿碱”，仅严重酸中毒（如 pH<7.2）时才补碱性药物。

4. 血液透析指征

（1）血钾>6.5mmol/L。

（2）血肌酐>442μmol/L。

（3）水中毒（充血性心力衰竭、急性肺水肿等）。

（4）严重代谢性酸中毒。

5. 引起肾功能损害的抗肿瘤药物（均应根据肌酐清除率来调整剂量）

（1）有高度可能的药物　甲氨蝶呤、丝裂霉素、顺铂、异环磷酰胺、普卡霉素、链佐星等。

(2) 仅引起氮质血症的药物 达卡巴嗪、门冬酰胺酶。

(3) 偶致不可逆肾毒性的药物 顺铂、洛莫司汀、丝裂霉素、氟达拉滨、喷司他丁、链佐星等。

(4) 个别报道肾毒性的药物 卡铂、巯嘌呤、甲氨蝶呤(低剂量)、贝伐组单抗。

6. 处理(主要是预防肾损害的发生)

(1) 顺铂 充分水化、利尿及减少药物剂量及分散药物剂量。氨磷汀可以减少或防止顺铂的肾毒性。顺铂化疗时不宜使用氨基糖苷类抗生素。顺铂使用当天及使用后第2、第3天均应给予2000ml以上静脉补液。并给予20%甘露醇、呋塞米等利尿,记录24h尿量和尿常规。

(2) 大剂量甲氨蝶呤 应大量输液和碱化尿液,监测甲氨蝶呤浓度,采取亚叶酸钙解救疗法。

(3) 环磷酰胺 应大量摄取水分。

(4) 洛莫司汀及司莫司汀 可以引起肾小球硬化、肾小管萎缩和肾间质纤维化。累计剂量不超过1500mg/m^2、监测肾功能和肾大小。

(5) 尿素氮轻度升高时,可口服包醛氧淀粉。

(6) 重度尿毒症者需透析。

(赖金火 林碧娟)

第九节 神经系统毒性反应

门诊医嘱

避免接触冰冷物品,忌冷食冷❶
维生素 B_1 2片 po tid❷
维生素 B_{12} 1片 po tid❷
辅酶 Q_{10} 1片 po tid❸
卡马西平 0.1g po tid❹
泼尼松 40mg po qd❺
烟酸 50~100mg po tid❻
地巴唑 5~10mg po tid❻

❶ 使用草酸铂期间，应避免接触冰冷物品，忌食冷饮。在输注草酸铂前予静滴葡萄糖酸钙和氯化镁各 1g 或静滴还原型谷胱甘肽 1.5g 可减少手足麻木的发生。

❷ 维生素 B_1、维生素 B_{12} 参与周围神经鞘的生理代谢，并参与神经递质（如乙酰胆碱）的代谢，有助于保持正常神经传导功能。各种原因引起的多发性神经炎都可使用大剂量 B 族维生素（如维生素 B_1、维生素 B_6、维生素 B_{12}）。

❸ 重症病例使用辅酶 Q。

❹ 疼痛明显者使用镇痛药、镇静药，如卡马西平、曲马朵或配合抗抑郁药物（如阿米替林等）。

❺ 有炎性脱髓鞘病变可使用肾上腺皮质激素，如泼尼松、地塞米松或氢化可的松。应配合使用胃黏膜保护剂避免胃黏膜损害。

❻ 也可使用血管扩张药，如烟酸 50～100mg/次、地巴唑 5～10mg/次。

注：1. 神经系统毒性反应　是抗肿瘤治疗常见的不良反应之一，亦是化疗药物常见的剂量限制性不良反应，严重的神经系统毒性将导致化疗药物减量甚至停药，并影响患者生活质量。神经系统毒性反应的易感因素除了与抗肿瘤药物本身剂量、累积剂量、用药间隔时间有关，还与患者年龄（如高龄）、肝肾功能、基础疾病（如糖尿病）及合并用药、联合治疗（如放疗、鞘内注射）等有关。

2. 神经系统毒性的临床表现

（1）感觉运动神经系统障碍　电生理检查可发现神经传导速度降低，激发电位振幅降低、运动潜伏期延长及肌电图的变化。临床症状早期为四肢刺痛，继而肢端感觉丧失和无力，腱反射减弱，足背屈外翻无力，偶有腕伸展不灵活，重者发生坏死性肌病。

（2）自主神经系统受累　表现为肠功能紊乱，常表现为便秘，重者出现麻痹性肠梗阻和绞痛，少见者可有膀胱功能丧失，出现尿失禁、直立性低血压。

（3）脑神经功能障碍　感受器毒性表现为视觉系统、听觉和平衡觉系统、嗅觉系统及味觉系统的毒性。病变累及喉返神经时可导致致命性声带麻痹，眼球运动麻痹表现为复视和上睑下垂、视神经萎缩和失明（罕见），耳毒性表现为耳鸣、听觉丧失和听力改变。

(4) 中枢神经系统病变 中枢神经系统毒性多表现为中枢神经受损和小脑受损，有不同程度的脑膜刺激症状、脑白质病、记忆力下降和痴呆等症状。脑膜炎改变，表现为脑膜刺激征（如头痛、颈强直、恶心、呕吐)，同时伴发热和脑脊液白细胞升高；急性横贯性脊髓炎，表现为局灶性症状、体征（如肢体麻痹和瘫痪)；脑功能进行性衰退出现神经错乱、嗜睡和痴呆，有时伴惊厥、震颤、共济失调，甚或出现谵妄、昏迷。

3. 神经系统毒性分级 见附表 B。

4. 常见抗肿瘤治疗药物的神经系统毒性机制、临床表现及防治措施如下：

(1) 长春碱类 包括长春新碱（VCR)、长春酰胺（VDS)、长春花碱（VLB)、去甲长春花碱（NVB)，长春碱类药物通过抑制微管形成阻断细胞 M 期分裂，由于微管在神经细胞轴浆运输中起到重要作用，所有长春碱类药物可导致神经细胞变性。表现为感觉运动和自主神经运动障碍，还可有脑神经病变。长春碱类药物神经毒性大小为 VCR＞VDS＞VLB，NVB＜VCR。

a. VCR 的中枢神经毒性不常见，外周神经毒性为其剂量限制性毒性，先出现振动感低下，然后由指尖开始呈现向心性发展的麻木感，伴有腱反射等深反射减弱或消失。指尖麻木向上发展的过程中会出现肌力减退，而且约有 1/3 的神经受损的患者可出现自主神经损伤的症状：表现为便秘、腹痛、尿频、性功能障碍等。近年来发现抗真菌药物伊曲康唑会增加长春新碱的神经毒性，并引起高血压、便秘、肠梗阻等自主神经紊乱。VCR 静脉应用累积剂量（成人）达 6～8mg 即可出现神经毒性，成人每次使用剂量为 1.4mg/m^2，总量不超过 2mg，老年人应特别注意神经毒性，＞65 岁者每次剂量不超过 1mg。

b. VLB 常引起便秘、麻痹和腱反射消失。

c. NVB 的神经毒性主要表现为腱反射减低及便秘，罕见麻痹性肠梗阻，可有指（趾）麻木。常用剂量为 25～30mg/m^2。

(2) 紫杉醇类药物 紫杉醇与细胞微管蛋白结合，促使细胞内微管稳定和聚合，抑制微管解聚，阻断细胞的有丝分裂，从而抑制肿瘤生长，同样可影响神经细胞轴浆运输，产生神经毒性。多数学者认为发生毒性反应与背根神经节神经元受损有关，但是背根神经节是有丝分裂后的细胞，而且对抗增殖药物不敏感，对作用于微管的药物理论上也应该不敏感，这说明紫杉醇的作用可能另有机制。紫杉醇主要的神经毒性特点为多在给药后48h内发生外周神经炎表现：肢端手套-袜子状的麻木、灼热感，振动感下降，深腱反射消失，进一步发展则可产生运动神经受损。每次剂量过大，高积累量，糖尿病及以前有神经病变是引发神经毒性的危险因素。

多西他赛与紫杉醇神经毒性相似，有大样本的试验证明紫杉醇注射液（泰素）与多西他赛（泰索帝）2级以上的神经毒性发生率分别为30%和11%，多西他赛比紫杉醇有更少的手足针刺感及指趾麻木，而且肌肉和关节痛也较少。

(3) 顺铂　可引起神经纤维的轴突变性、脱髓鞘损伤，严重者脊髓后索及后根神经节也发生轴索变性，主要是感觉神经病变，表现为双侧对称性手套样感觉障碍。累计药量超过300mg/m^{2}时，多数患者可出现腱反射低下，下肢振动感减弱，但位置感、触摸感的障碍较轻。500～600mg/m^{2}时，70%～100%出现神经病变，引起感觉神经症状，而运动神经一般没有损伤。

顺铂引起耳毒性在低剂量（200mg/m^2）即已很明显，主要是高频听力障碍，表现为耳鸣、听觉丧失和听力明显改变，发生率约为39%，且为不可逆改变。近年的研究发现耳毒性与螺旋器（Corti器）的外侧毛细胞的凋亡有关。年龄小于5岁的儿童发生耳毒性的危险性明显大于年龄大于15岁的儿童。

(4) 草酸铂　神经毒性反应可呈急性、亚急性、慢性。急性、亚急性发生于数小时至7天左右，多为指端麻木及感觉迟钝，由冷觉触发或加重，慢性则类似于顺铂的反应，积累量增大时出现感觉异常，导致精细运动（扣纽扣、书写、持物等）的障碍。积累量在510～765mg/m^{2}时3级神经毒性的发生率为3.2%，765～1020mg/m^{2}时为28%，>1020mg/m^{2}时为50%。发生神经毒性恢复的时间为：3级神经毒性恢复至较低级别毒性需要20个月，2级需要18个月，1级则可在3个月之内恢复。给药间隔时间越短，积累量越大，神经毒性的严重性越高，但均为可逆的。

(5) 甲氨蝶呤　引起的神经障碍为复合性，但主要为中枢神经系统，鞘内注射后可观察到短暂或持久的截瘫和脑髓质病。鞘内注射联合静脉中大剂量应用甲氨蝶呤引起的脑白质病在儿童多见，特别是加全颅放疗，在化疗后数周至数月出现白质内多灶性坏死的病理学改变。

（6）氟尿嘧啶 氟尿嘧啶在较高浓度时可透过血脑屏障，导致脑部障碍，如辨距障碍、共济失调和震颤。双氢嘧啶脱氢酶（DPD）为氟尿嘧啶降解的限速酶，此酶缺陷可加重氟尿嘧啶毒性。

（7）沙利度胺 外周神经病变是沙利度胺治疗早期的常见并发症，在多发性骨髓瘤治疗中，约2/3的患者在接受治疗的第4个月时即可出现，在第7个月时几乎所有的患者都会出现。此类症状通常是轻度且为亚临床表现的周围神经病变，主要症状是手和足的感觉异常，客观检查发现患者有手足部远端体表感觉的缺失，影响轻触觉和刺痛觉。沙利度胺诱发神经病的主要神经生理特点是运动和感觉电位幅度显著下降。来那度胺是沙利度胺的衍生物，其神经毒性明显低于沙利度胺。

5. 化疗引起的神经毒性的预防 化疗引起的神经毒性多是剂量限制性，一些损害是不可逆的，一些损害在及时停药后可逐渐恢复。虽然目前常用一些神经营养药物包括：维生素、核苷酸类、钙剂、镁剂、还原型谷胱甘肽、氨磷汀（阿米斯汀）、神经营养因子等预防或治疗神经疼痛，一些临床研究似乎也显示这些药物可以预防或降低神经毒性的发生，但由于目前关于神经毒性研究中研究的终点和评价时间点尚无统一标准，一些研究结论相左，特别是由于神经毒性产生的病理生理机制还未明确，因此有专家认为至少近期内很难研发出针对神经损害的治疗药物，对已发生的神经毒性还无法进行充分的治疗；因此临床中神经系统毒性的预防就占有重要地位，治疗中应特别注意可导致神经毒性药物使用的剂量、强度、累积量，避免合并使用其他可能的神经毒性药物，对高龄患者尤其应小心使用有神经毒性药物，对早期出现的神经系统损害症状应注意识别，及时减量或停药。

6. 其他神经营养药物

（1）三磷胞苷

三磷胞苷 20mg im qd～bid

或 5% GS（或 NS） 250ml 三磷胞苷 20mg	iv gtt qd

(2) 还原型谷胱甘肽

NS 100ml 还原型谷胱甘肽 1.5mg/m²	iv gtt（持续 15min）

说明：本药对奥沙利铂导致的神经毒性的预防与对照组比较有显著差异。

(3) 卡马西平

卡马西平 0.1g po bid 开始，逐渐增量至 0.2g bid～tid

说明：有研究认为该药可预防奥沙利铂引起的神经毒性，但也有学者认为该药只能改善神经毒性的症状，对临床治疗无益。

(4) 氨磷汀（阿米斯丁）

NS 50ml 氨磷汀 910mg/m²	iv（持续 15min）

说明：A. 如果在用细胞毒性药物进行化疗之前给予本品，能够减少细胞毒性药物化疗引起的血液系统毒性（粒细胞减少、白细胞减少和血小板减少）和顺铂引起的神经毒性、肾毒性和耳毒性，而不对肿瘤组织产生保护作用。

B. 本品应在给予抗肿瘤药物之前 30min 静脉注射，初始剂量为 910mg/m²，缓慢推注 15min，随后的疗程若不能使用全部剂量，应当给予 740mg/m²。

C. 注射本品期间有必要监测动脉血压，如果发现收缩压明显降低至正常范围以下，应暂时停止给药，如果血压在 5min 内恢复正常而且患者无任何不适方可继续注射，在单次给药研究中，应在 15min 缓慢给药完毕。

（赖金火 施纯玫）

第十节 手足综合征

门诊医嘱
避免手和足的摩擦和受压
尿素霜 外涂

续表

门诊医嘱
维生素 B_6　100mg po tid❶
塞来昔布(西乐葆)　0.2g po bid❷
维生素 E　100mg po tid

❶ 口服卡培他滨（希罗达）同时配合口服大剂量维生素 B_6 300mg/d，可以减少手足综合征的发生，同时缓解症状。

❷ 体内氟尿嘧啶经双氢嘧啶脱氢酶（DPD）分解代谢，产生α-氟-β-丙胺酸（FABL）代谢产物，这种代谢产物在末梢血管堆积引起神经毒性，病理表现考虑是一种炎症反应，可能和环氧化酶(COX)-2过度表达有关，给予塞来昔布（COX-2特异性抑制药）治疗，手足综合征的发生率和严重程度明显下降。

注：1. 手足综合征（hand-foot syndrome，HFS）又称掌跖感觉丧失性红斑综合征（palmar-planter erythrodysesthesia syndrome，PPES），临床主要表现为指（趾）的热、痛、红斑性肿胀，严重者发展至脱屑、溃疡和剧烈疼痛，影响日常生活。多种化疗药物可引起手足综合征，近年新的化疗药物卡培他滨所致的手足综合征尤为严重，已引起了人们的关注。

2. 手足综合征的分级

(1) NCI标准　分为3级。

● 1级：轻微的皮肤改变或皮炎（如红斑、脱屑）伴感觉异常（如麻木感、针刺感、烧灼感），但不影响日常活动。

● 2级：如前皮肤改变伴疼痛，轻度影响日常活动；皮肤表面完整。

● 3级：溃疡性皮炎或皮肤改变伴剧烈疼痛，严重影响日常生活；明显组织破坏（如脱屑、水疱、出血、水肿）。

(2) WHO标准　分为4级。

● 1级：手足感觉迟钝或感觉异常，麻刺感；可见红斑，组织学可见表皮网状组织血管扩张。

● 2级：持物或行走时不适，无痛性肿胀或红斑，还可出现红肿。

● 3级：掌和跖部痛性红斑和肿胀，甲周红斑和肿胀，可见皮肤皲裂，组织学可见表皮孤立坏死的角质细胞。

● 4级：脱屑，溃疡，水疱，剧烈疼痛，可见水疱，组织学可见表皮完全坏死。

3. 可发生手足综合征的药物

很多药物可发生手足综合征，化疗药物包括卡培他滨、脂质体多柔比星、替吉奥、氟尿嘧啶、多西他赛、阿糖胞苷、环磷酰胺、长春瑞滨等；靶向药物有索拉非尼、舒尼替尼等。

4. 手足综合征的预防和治疗

(1) 日常生活中尽量避免手部和足部的摩擦、受压及接触高温物品，如患者不要穿紧的不合脚的鞋，避免激烈运动和体力劳动，减少手足接触热水的次数，包括洗碗碟和热水澡，戴洗碗手套并不能减轻伤害，因为橡胶会储存热量，损害手掌的皮肤。

(2) 使用能减震的鞋垫，在家可以穿拖鞋，坐或躺的时候将手和脚放在较高的位置。

(3) 在医师的指导下服用维生素B_6和塞来昔布（西乐葆）。

(4) 保持手足皮肤湿润有助于预防和使病灶早日痊愈。将双手和双足用温水浸泡10min后抹干，再涂上护肤霜。

(5) 避免在阳光下曝晒。出现手足综合征时，出门应涂抹防晒指数至少为30的防晒霜，冬天晒太阳也只能在有阳光的窗户后晒晒太阳。

(6) 避免进食辛辣、刺激性食物。

(7) 必要时在医师指导下使用抗真菌或抗生素治疗。

(8) 如果出现水泡要请医务人员处理。出现脱皮时不要用手撕，可以用消毒的剪刀剪去掀起的部分。

(9) 1级HFS的患者可在采取上述措施的同时，继续使用原来的用药剂量，2～3级HFS需停药后进行剂量调整。

5. 发生手足综合征后药物剂量的调整（以卡培他滨为例，表5-4）

表5-4 发生手足综合征后卡培他滨剂量的调整

CI分级	本次疗程	下1个疗程剂量调整（按初始剂量%）
1级	100%	100%

续表

CI 分级	本次疗程	下 1 个疗程剂量调整（按初始剂量%）
2 级		
第一次出现	停止治疗，直到恢复至 0～1 级水平时	100%
第二次出现	停止治疗，直到恢复至 0～1 级水平时	75%
第三次出现	停止治疗，直到恢复至 0～1 级水平时	50%
第四次出现	永久停止治疗	—
3 级		
第一次出现	停止治疗，直到恢复至 0～1 级水平时	75%
第二次出现	停止治疗，直到恢复至 0～1 级水平时	50%
第三次出现	永久停止治疗	—

（赖金火　施纯玫）

第十一节　心脏毒性（心力衰竭）

长 期 医 嘱	临 时 医 嘱
肿瘤内科护理常规	血常规、尿常规、粪常规
一级护理	血生化全套
病重通知 或 病危通知	心肌酶谱、血型、尿钠、肌酐清除率 输血前普查
低盐饮食	心电图
记 24h 出入量	心脏彩超（床边）
半卧或平卧位	胸部 X 线（床边）
绝对卧床休息	深静脉置管
持续监测心电图、血压、脉搏、呼吸、血氧饱和度	动脉血气分析[1] 心肌酶＋肌钙蛋白 I 测定
测中心静脉压　qh[1]	10%GS　10ml 毛花苷 C　0.2mg　iv qd 慢注[2]
1,6-二磷酸果糖（FDP）10g iv gtt qd	NS　10ml 呋塞米　20mg　iv qd[3]
地高辛　0.125mg po qd[2]	
氢氯噻嗪　25mg po bid[3]	
螺内酯　20mg po bid[3]	

❶ 用于血压等血流动力学不稳定。

❷ 根据病情调整洋地黄剂量，注意洋地黄中毒。

❸ 根据心功能情况使用利尿药、血管紧张素转化酶抑制药(ACEI)、β受体阻滞药等。

注：1. 引起心脏毒性的主要药物为蒽环类药物，如多柔比星(阿霉素)、表柔比星、柔红霉素等；另外大剂量环磷酰胺、氟尿嘧啶、紫杉醇、三尖杉酯碱也可引起心脏毒性；靶向治疗药，如曲妥组单抗、利妥昔单抗也有心脏毒性。本节主要叙述蒽环类药物的心脏毒性。

2. 蒽环类药物引起的心脏毒性反应一般有三种类型。

(1) 急性心脏毒性反应　常发生在用药不久或正在用药期间。主要表现为心电图变化。这些急性异常与多柔比星总剂量无关，具有可逆性。

(2) 亚急性心脏毒性反应　常发生在治疗后数周或数年，大多可在1年内诊断出严重心功能障碍。主要表现为心动过速、疲劳，部分患者出现进行性呼吸困难，最后可以出现肺水肿、急性充血性心力衰竭。

(3) 慢性迟发性心脏毒性反应　可发生在停药后几年内，临床上的主要表现是心肌病的临床特征。慢性的心脏毒性的发生与多柔比星的累积剂量相关。

3. 蒽环类药物引起心脏毒性的可能机制

(1) 蒽环类药物在心肌细胞内产生氧自由基，对心肌细胞产生毒害作用。

(2) 在用药过程中，肿瘤细胞释放某些细胞因子［如白介素2 (IL-2)，肿瘤坏死因子2α (TNF-2α)］，使心肌受损。

(3) 蒽环类药物可选择性抑制与心肌纤维生长有关的基因表达。

4. 蒽环类药物引起的心脏毒性为剂量累积性。预防措施如下：

(1) 多柔比星累积剂量应＜400～550mg/m²。研究表明，随着多柔比星剂量的增加，心力衰竭（HF）的发生率有所增加：400mg/m² 时为3%～5%，550mg/m² 时为7%～26%，700mg/m² 时为18%～48%。三项研究表明，多柔比星的累积剂量为550mg/m² 时，心力衰竭的发生率均为26%。因此，多柔比星的终生累积剂量不能超过 400～550mg/m^2。

（2）米托蒽醌累的积剂量应小于 140～160mg/m^2。

（3）表柔比星累的积剂量应小于 900mg/m^2。表柔比星和多柔比星引起相同程度心功能减退的蓄积剂量之比为 2∶1。当表柔比星总累积剂量超过 900mg/m^2 时进展性心力衰竭的发生率明显增高，超过该累积剂量的使用需要非常小心。

（4）高龄（＞70 岁）、原有心脏病、有纵隔放射治疗史、冠心病、心肌病、高血压病等都是危险因素。

（5）使用脂质体多柔比星。

（6）与紫杉醇合用时，两者间隔最好在 4～24h。

（7）监测左心室射血分数（LVEF）每月一次，当 LVEF＜50%或较基线下降 10%时停药。

5. 曲妥组单抗（赫赛汀）引起的心脏毒性与剂量无关，为可逆性。预防措施如下：

（1）高龄患者避免使用。

（2）避免联合蒽环类药物。

（3）如使用蒽环类药，则先用含蒽环类药的化疗方案，后用曲妥组单抗，并严密监测。停用曲妥组单抗后 22 周内避免蒽环类药物的治疗。

（4）LVEF 正常时才用曲妥组单抗。

（赖金火　杨 升）

第十二节　出血性膀胱炎

长期医嘱	临时医嘱
肿瘤内科护理常规	血常规[2]、尿常规、粪常规
一级护理[1]	血生化全套
半流质饮食	输血前普查
记 24h 尿量	心电图
卧床休息	凝血四项[3]
留导尿管接消毒瓶	鱼精蛋白副凝试验（3P）＋纤维蛋白降解产物（FDP）

续表

长期医嘱	临时医嘱
5%GS 500ml 酚磺乙胺(止血敏) 4.0g　iv gtt qd	胸部X线
	腹部彩超(泌尿系、肝胆胰脾等)[4]
	青霉素皮试
5%GS 500ml 氨甲苯酸 0.3g　iv gtt bid	
5%GS 500ml 维生素 K_1 20mg　iv gtt qd	
5%GS 250ml 头孢唑林[2] 2.0g　iv gtt bid	

① 如仅为少量出血，可予二级护理。

② 出血性膀胱炎需应用抗生素控制感染。

③ 检查血小板数量、凝血四项［包括凝血酶原时间（PT）、活化部分凝血酶原时间（APTT）、纤维蛋白原（FIB）、凝血酶时间（TT）］、D-二聚体（FDP)＋鱼精蛋白副凝试验（3P）试验了解患者凝血功能，监测并预防弥散性血管内凝血（DIC）的发生。

④ 排除占位性病变。

注：1. 出血性膀胱炎是膀胱炎的一种，指某些药物或化学制剂在尿中产生并对膀胱产生急性或慢性损伤，导致膀胱广泛的炎症性出血。血尿可轻可重，轻者仅有镜下血尿，重度可造成贫血及血流动力学改变。出血可为突发性大量血尿，亦可为顽固性反复血尿。

2. 通常引起膀胱出血的物质有：烷化剂类药物，如白消安（马利兰)、塞替哌、环磷酰胺等；化工原料，如苯胺、甲苯胺衍生物及杀虫剂等。当膀胱与含这些高浓度物质的尿液长期接触时，会导致膀胱黏膜急性或慢性损伤，引进化学性炎症，造成膀胱广泛出血。

3. 环磷酰胺和异环磷酰胺可引起无菌性化学性膀胱炎，由代谢物丙烯醇直接刺激膀胱黏膜引起，用量大时应足量补液，并使用美司钠，基本上可防止出血性膀胱炎。

4. 治疗原则

（1）立即停止使用或接触可引起出血性膀胱炎的药物。

(2) 多饮水，勤排尿，减少代谢产物的浓度及与膀胱接触的时间。

(3) 膀胱药物灌洗，减少出血，如可使用1%硝酸银溶液、1%明矾溶液、4%或10%甲醛溶液。冲洗液可加去甲肾上腺素，以助止血。

(4) 全身用止血药物。

(5) 应用抗生素控制感染。

(6) 支持疗法，必要时给予输血、补液等。

(7) 出血严重时可考虑双侧髂内动脉栓塞术或结扎术，必要时行膀胱切除术。

（赖金火　杨升）

第十三节　成人呼吸窘迫综合征（ARDS）

长期医嘱	临时医嘱
肿瘤内科护理常规	多学科评估
一级护理[1]	血常规、尿常规、粪常规
病重通知[2] 或 病危通知[2]	血生化全套
流质饮食 或 禁食	心肌酶谱、尿钠[3]、肌酐清除率
气管切开护理(有必要气管切开时)[2]	输血前普查(有必要时)
呼吸机辅助呼吸[呼气末正压通气(PEEP)][2]	血型(有必要时)
持续监测血压、脉搏、呼吸、血氧饱和度[3]	心电图
测中心静脉压　qh[3]	心脏彩超(床边)
留导尿管记每小时尿量、比重及pH[3]	胸部X线(床边)[7]
记24h出入量[3]	Swan-Ganz导管[8]
吸氧[4]	深静脉置管
	动脉血气分析[3]、[7]
	气管插管或气管切开术(必要时)

续表

长期医嘱	临时医嘱
5%GS 500ml | iv gtt 地塞米松[5] 20mg | q12h NS 100ml | iv gtt qd 氨茶碱 0.25g |	
呋塞米[6] 20mg iv q12h	

❶ ARDS是一种医学急诊，本病起病急骤，发展迅猛，如不及早诊治，其病死率高达50%以上（25%～90%），常死于多脏器功能衰竭，故一旦发病，应予以病重或病危通知及一级护理。

❷ 如判断须较长时间运用呼吸机辅助呼吸，有气管切开术指征时，及早进行，以维持气道通畅。使用呼吸机辅助呼吸，可实施定容或定压人工呼吸。ARDS进展期，多采用呼气终末正压通气和（或）间歇性强制通气。呼气末正压通气为呼吸机递送一定容积或流量气体进入肺部，吸气相呼吸道和肺泡内处于正压，在呼气直至呼气末气道开放时，口腔、气道和肺泡压力均高于大气压的机械通气类型。

❸ 根据中心静脉压、血压、脉搏、24h出入量、尿比重、尿pH、呼吸、血氧饱和度等，随时调整输液量、输液速度及碱性药物的用量。

❹ 纠正缺氧为刻不容缓的重要措施，如缺氧不纠正，会引起重要脏器不可逆性损害。一般均需吸高浓度氧（>50%），但应尽可能吸入较低氧浓度，只要使动脉血氧饱和度（SaO_2）>90%即可，以防氧中毒发生。

❺ 据目前认为对刺激性气体吸入、创伤性骨折所致的脂肪栓塞等非感染原因引起的成人呼吸窘迫综合征，越早使用糖皮质激素越好，发病4天以后使用则疗效就较差。其使用原则为尽早、量大和短程治疗。如地塞米松20～30mg，每日2～3次，连用2天，若有效，继续使用数天即停。但成人呼吸窘迫综合征伴有败血症或严重感染者应在积极抗感染的情况下酌情使用糖皮质激素。

❻ 液体须合理输入，在保证血容量足够、血压稳定的前提下，

要求出入液量呈轻度负平衡（－500～－1000ml）。为促进水肿液的消退，可给呋塞米 40～60mg/d。在内皮细胞受损的毛细血管通透性增加时，胶体液可渗入间质，加重肺水肿，故在成人呼吸窘迫综合征早期不宜补充胶体。除因创伤出血过多，必须输血，亦宜加用微过滤器输新鲜血，避免库存血含微形颗粒引起微血栓。

❼ ARDS 通常在最初损伤或疾病的 24～48h 后发生，首先表现为呼吸困难，通常呼吸浅速。早期可通过检测动脉血气分析和胸部 X 线检查作出推测性诊断。最初的血气分析常显示急性呼吸性碱中毒：动脉血二氧化碳分压（$PaCO_2$）正常或降低，动脉血氧分压（PaO_2）明显降低，pH 值升高；胸部 X 线片通常显示类似于急性心源性肺水肿的双侧弥漫性肺泡浸润，但心廓影通常正常。

❽ 当怀疑症状是否由于心力衰竭所致时，Swan-Ganz 导管可帮助鉴别。ARDS 的特征是肺动脉楔压低下（PAWP＜18mmHg），如果升高则是心力衰竭的表现（PAWP＞20mmHg）。

注：1. 成人呼吸窘迫综合征（adult respiratory distress syndrome，ARDS）是一种患者原心肺功能正常，由于继发于肺外或肺内严重疾病后发生的以急性呼吸窘迫和难治性低氧血症为特征的综合征，又称休克肺、创伤肺等。为成人急性呼吸衰竭的一种类型。病因包括：休克、严重感染、颅脑损伤、严重创伤、骨折时脂肪栓塞、输血或输液过量、DIC、吸入刺激性气体、氧中毒、长期使用呼吸器、体外循环、昏迷或全身麻醉后误吸、烧伤和某些药物的吸收等。尽管原发损害不同，但在肺脏所引起的病理生理改变却相似，其主要特点为：肺微血管壁通透性增加，间质水肿；肺表面活性物质缺失，肺泡群萎陷。化疗药物较少直接导致 ARDS，但是化疗后产生的一些副作用若未能得到及时处理，如过敏性休克、粒细胞缺乏症后严重感染、血小板下降后 DIC 等，可诱发 ARDS 的发生。

2. 对呼吸窘迫综合征应着重进行病因治疗，同时依据病情合理使用抗生素。ARDS 患者往往存在营养缺乏，应给予鼻饲和静脉高营养，以维持有足够的能量供应，避免代谢功能和电解质紊乱。

3. 在 ARDS 晚期发生的张力性气胸是一种不祥的征象，因为它往往由于严重的肺损伤和高的通气压力所致。没有足够的血容量补充，正压通气（PPV）和呼气末正压所致静脉回流减少使心排血量降低，组织供氧减少，引起继发性多脏器功能衰竭。经适当治疗的严重 ARDS 的生存率为 60%。如 ARDS 严重的低氧血症未被认识和治疗，90%的患者可发生心脏功能停止。治疗很快见效的患者通常极少或不会残留肺功能不全。需要用吸入氧浓度（FiO_2）>50%长期通气支持的患者常发生肺纤维化。

（赖金火　侯培锋）

第十四节　间质性肺炎

长期医嘱	临时医嘱
肿瘤内科护理常规	多学科评估
一级护理	血常规、尿常规、粪常规
病重通知①	血生化全套
半流质饮食	免疫全套、抗核抗体、类风湿因子③
吸氧 prn	气管肺泡灌洗术④
5%GS 500ml 地塞米松② 20mg | iv gtt qd 或 泼尼松 10～20mg po tid	气管镜肺活检④
NS 100ml 氨茶碱 0.25g | iv gtt qd 或 氨茶碱片 0.1g po tid	胸腔镜肺活检(必要时)④
	胸部 CT(高分辨)⑤
	肺功能检查⑤
	血气分析⑤
	心电图
	心脏彩超
	抗生素(酌情使用)⑥

① 根据病情需要，必要时应下病重通知。

② 因间质性肺炎多为药物所致的过敏反应，故皮质激素治疗应为主要措施，一般泼尼松 1mg/(kg · d)，稳定后逐渐减量。

❸ 化疗药物和靶向药物相关的间质性肺炎应与免疫相关的间质性肺炎鉴别，以免造成误诊。

❹ 间质性肺炎包括继发性或特发性。继发性间质性肺炎包括胶原血管疾病、结缔组织疾病（如红斑狼疮、多发性皮肌炎、皮肌炎、类风湿关节炎）等；特发性间质性肺炎则为一组原因不明的进行性下呼吸道疾病，病理过程一般为进展缓慢的弥漫性肺泡炎和(或）肺泡结构紊乱，最终导致肺泡结构破坏，形成肺泡腔内完全型纤维化和囊泡状的蜂窝肺的疾病。故在诊断不明时，必要时应行气管肺泡灌洗术、气管镜肺活检、胸腔镜肺活检。

❺ 并发间质性肺炎后，可行胸部 CT、肺功能检查和血气分析，了解肺部病变范围和严重程度。

❻ 并发肺部感染时须应用抗生素积极抗感染。

注：1. 化疗所致间质性肺炎就是指化疗药物在短期内致肺间质出现炎症性反应。其原因主要是药物所致过敏反应，肺间质内血管渗透性增加，局部渗液增多造成肺间质水肿，可引起该损害化疗药物包括烷化剂［如环磷酰胺、美法仑（米尔法兰）、苯丁酸氮芥（瘤可宁）］、亚硝脲类司莫司汀（Me-CCNU）、抗生素类［博来霉素（BLM）、丝裂霉素（MMC）］、抗代谢药物［如甲氨蝶呤(MTX)、阿糖胞苷］，其他还有 VCR、VDS 等，这其中以 BLM、亚硝脲类、MMC、MTX 更易致肺损害。BLM 的肺毒性与剂量累积有关，易发生于累积量大于 450mg 时，特别当存在危险因素(年龄高于 60 岁、肺曾接受过放疗、肺慢性炎症与其他诱发肺毒性药物并用等）时更易发生，用药中需每 3 个月做肺功能及肺部 X 线检查 1 次。卡莫司汀累积剂量＞1500mg/m^2 时，可有明确肺毒性。目前也有部分报道称使用酪氨酸激酶抑制剂（TKI，如吉非替尼、厄洛替尼、索拉非尼、苏尼替尼、甲磺酸伊马替尼片等）可并发间质性肺炎。一旦发现肺毒性，处理首先是停药，并积极给予皮质激素治疗和对症治疗，包括吸氧和平喘。

2. 化疗药物和靶向药物相关的间质性肺炎的临床表现多种多样，常见的表现有干咳、呼吸急促及发热。早期肺部可闻及细湿啰音。由于间质水肿肺泡内与血液内氧气和二氧化碳的交换受到影响，因而血气分析显示动脉低氧血症与高二氧化碳血症，肺功能检查显示弥散能力降低及限制性肺病变，胸部X线表现为肺弥漫性间质性病变及肺底片状浸润。

3. 化疗药物和靶向药物相关的间质性肺炎早期诊断比较困难，要与肺部机会感染或肿瘤浸润鉴别。凡老年、肺功能不良、慢性支气管炎及曾接受过胸部放疗者，应尽量避免选择有肺毒性的药物，同时注意药物的累积总量，用药期间要密切观察肺部症状及体征，并做胸部X线检查，一旦确认应尽早停药，并给予相应处理。

（赖金火　侯培锋）

第十五节　药物性皮疹

门诊医嘱
避免阳光照射❶
润肤露　外用❷
或 凡士林　外用❷
激素类软膏　外用❸
维A酸类软膏　外用❸
异丙嗪(非那根)　12.5mg po tid❹
西替利嗪(仙特敏)　10mg po qd❹
氯苯那敏(扑尔敏)　4mg po qn❹
抗感染治疗❺
咨询皮肤科医师❻

❶ 阳光照射会加重皮疹。

❷ 有改善皮肤干燥的作用。

❸ 对过敏性皮疹可能有效。

❹ 对改善瘙痒有效。

❺ 如有合并感染则应局部甚至全身使用抗生素。

❻ 尽量寻求皮肤科医师的帮助。

注：1. 药物性皮疹（简称“药疹”）指用药引起的皮肤黏膜炎症反应，且每次发作的皮疹均固定在初发部位。分两类：一类属变态

性，与药物作用及剂量无关；另一类属非变态性，与药物作用及剂量有关。药物性皮疹通常在首次用药后4～20日内发作，再次用药后可在1～2日内发作。

2. 药物性皮疹的基本特点

（1）药疹的潜伏期短者数分钟，长者数周甚至数月，多数是前者。当用药后骤然出现皮疹或用药期间不明原因皮疹应考虑到药疹，同时不可忽略潜伏期长的因果关系，做好鉴别诊断。

（2）药疹的基本疹型有麻疹样红斑、猩红热样红斑、多形红斑及结节红斑，这些红斑多为全身性、对称性分布且色泽较为鲜艳。固定性红斑亦为常见，但皮损分布不对称，中心呈暗紫色，边缘为鲜红色，以口唇和阴囊部位多发。

（3）常伴有明显的瘙痒，但全身症状极为少见（重症药疹除外）。

（4）停药后可很快好转或迅速消退，但再次服用同一致敏药物又可复发，若复发时其发生部位及皮损形态大致与上一次相似，具有特征性意义。

（5）部分患者既往有过敏性疾病史，如哮喘、湿疹或药物过敏史，这类患者往往存在着过敏体质，药疹发生率高。

3. 药物性皮疹按严重程度分为4级。

- 1级：散在斑疹、丘疹、红斑，但无症状。
- 2级：散在斑疹、丘疹、红斑，伴有瘙痒或其他相关症状。
- 3级：有症状的全身性斑疹、丘疹或疱疹。
- 4级：剥脱性皮炎或溃疡性皮炎。

4. 药物性皮疹大多为1～2级，停药后能消失。仅有皮肤干燥，可用润肤露、凡士林等。阳光照射可加重皮疹，应避免。可能有效的药物：激素类软膏、外用维A酸类软膏。如有瘙痒，可用抗组胺药；有感染，可用抗生素。如出现水疱、坏死及其他皮肤损害，应咨询皮肤科医师。

5. 作用于表皮生长因子受体（EGFR）的小分子TKI（吉非替尼、厄洛替尼）和单克隆抗体（西妥昔单抗）较易出现皮疹，有文献报道部分皮疹的程度与疗效相关。

（赖金火　施纯玫）

第十六节　肿瘤相关性感染

一、肺部感染

（一）低危

长期医嘱	临时医嘱
肿瘤内科护理常规	血常规
二级护理	肝肾功能
普食	电解质
氨茶碱　0.1g iv gtt tid 　或 氨茶碱　0.25g iv gtt qd	痰细菌＋真菌培养❸ 血培养❸
氨溴索（沐舒坦）　30～60mg iv gtt/iv bid	胸部X线片（正侧位）❹ 　或 肺部CT❹
复方甘草口服液　10ml po tid	
头孢克洛（希刻劳）　0.25g po tid❶ ±环丙沙星　500～750mg po qd/q12h❶	物理降温❺ 　或 药物退热❺
重组人粒细胞集落刺激因子（G-CSF） 　2～5μg/kg ih qd❷	

❶ 先予经验性抗生素，待致病菌培养结果出来后再根据药物敏感试验调整用药。如已预防性使用喹诺酮类抗生素，不再推荐口服抗生素。

❷ 白细胞减少者应给予升白细胞治疗。

❸ 痰致病菌及真菌培养和药物敏感试验可指导抗生素的应用。出现畏冷、寒战、高热的患者应做血细菌及真菌培养。

❹ 胸部X线片（正侧位）或肺部CT可了解肺部感染的严重程度，必要时治疗后要予复查以评价疗效。

❺ 对于发热者，体温低于38.5℃，可给予物理降温；如>38.5℃，可选用非甾体消炎药，在已使用抗生素的情况下，必要时可予激素退热。

注：1. 肺部感染常见于肺部肿瘤患者，也常见于化疗引起白细胞减少后的老年、体弱患者。根据病情和患者的身体状态，将肺部

感染的危险度分为低危和高危。

2. 其他可选择的经验性用药

方案一

左氧氟沙星　500～750mg po qd/q12h

方案二

阿莫西林　0.25g po tid

3. 粒细胞减少性发热（febrile neutropenia，FN）　特指骨髓抑制性化疗引起的中性粒细胞减少症和由此引起的发热（单次口腔温度≥38.3℃，或两次口腔温度≥38.0℃，间隔超过1h)。粒细胞减少症的定义：中性粒细胞（ANC)＜0.5×10^9/L，或ANC＜1.0×10^9/L，且估计此后48h内会下降达≤0.5×10^9/L（相当于WHO/NCI定义的Ⅳ度中性粒细胞减少)。粒细胞减少症患者有感染的症状和体征（如腹痛、严重黏膜炎、肛周疼痛）但无发热者，应考虑有活动性感染。

4. 化疗相关性感染患者的危险评估

(1) 高危　住院时发热；并发明显的内科疾病，或临床情况不稳定；预计长时间的粒细胞减少（≤1.0×10^9/L，≥7天)；肝功能异常（转氨酶＞5倍正常上限)；肾功能异常（肌酐清除率＜30ml/min)；癌症未控制或仍进展；以肺炎或其他复杂感染就诊；曾应用过阿来组单抗（alemtuzumab）治疗；黏膜炎3～4级；多国支持治疗学会癌症危险指数评分（MASCC)＜21分。

(2) 低危　发热时没有住院；没有合并急性的、需要住院或严密观察的疾病；预计严重粒细胞减少的时间短（ANC＜1.0×10^9/L，时间＜7天)；身体状况好（ECOG 0～1分)；无肝功能异常；无肾功能异常；多国支持治疗学会癌症危险指数评分（MASCC，见表5-5）≥21分。

5. 癌症感染常见的致病菌

(1) 革兰阳性需氧菌　如金黄色葡萄球菌（金葡菌)、表皮葡萄球菌（表葡菌)、A组和B组溶血性链球菌、肺炎球菌、肠球菌等。

(2) 革兰阴性球菌　如脑膜炎球菌、淋球菌、卡他莫拉菌等。

(3) 革兰阴性需氧杆菌　如假单胞菌属（铜绿假单胞菌和其他假单胞菌)、粪产碱杆菌、军团菌属等。

表 5-5 多国支持治疗学会癌症危险指数评分（MASCC）

特征	权重/分
无或轻微症状的发热性中性粒细胞减少负担[a]	5
无低血压(收缩压＞90mmHg)	5
无慢性阻塞性肺病[b]	4
既往无真菌感染的实体瘤或造血系统恶性肿瘤[c]	4
无需要胃肠外补液的脱水	3
中等症状的发热性中性粒细胞减少负担[a]	3
门诊状态	3
年龄＜60 岁	2

a 发热性中性粒细胞减少负担是指受发热性中性粒细胞减少阶段影响的患者一般临床状态。应按以下标准评估：无或轻微症状（5 分）、中等症状（3 分）、严重症状或垂死（0 分）。3 分和 5 分不累加。

b 慢性阻塞性肺病是指活动性慢性支气管炎、肺气肿、用力呼气量减少，有发热性中性粒细胞减少的表现，需要氧疗和（或）肾上腺皮质激素和（或）支气管扩张药治疗。

c 既往有真菌感染是指有确诊过的真菌感染，或疑为真菌感染接受过经验性治疗。

注：最大评分值为 26 分。

（4）革兰阴性兼厌氧菌　如肠杆菌科细菌（大肠杆菌、肺炎杆菌、肠杆菌属等）、流感杆菌。

此外，还有结核杆菌、革兰阳性厌氧杆菌等。临床常见的其他致病微生物有支原体属、衣原体属、各种病毒、各种真菌（念球菌属、隐球菌）、某些原虫。

6. 病原学检查是临床使用抗生素的重要依据，在感染患者采取有效的治疗时，病原学标本是首要关键。病原学检查的选择需要根据相关的病史和体检：包括是否存在静脉插管、皮肤或肺部或鼻窦、消化道（口、咽、食管、肠、直肠）、外阴或肛周等是否存在相应的症状。应争取在首次治疗前，根据患者可能的感染部位选择性进行咽分泌物、血液、尿液、痰、脑脊液及粪便的培养加药物敏感试验。必要时需要进行创伤性取材检查，如影像学高度怀疑肺部真菌感染，可进行肺穿刺检查。对于特殊部位可增加如下检查：

a. 腹泻：难辨梭菌实验、肠道病原筛查。

b. 皮肤：皮损的分泌物培养和活检。

c. 炎症部位的经皮静脉插管：常规培养、真菌、分支杆菌。对于皮肤、黏膜的水泡和溃疡部位常需进行局部分泌物的病菌培养；当有呼吸道感染症状，特别在有HSV爆发的季节时发生，需进行咽喉病毒培养和快速病毒抗原检测。

7. 治疗期间要密切观察特殊部位感染的症状和体征，实验室检查和培养；评估治疗的反应和药物毒性。治疗3～5天后评估对经验性治疗的总体反应，分为有效和无效。

a. 有效：体温呈下降趋势；感染的症状和体征稳定或改善；患者的血流动力学稳定。

b. 无效：持续或间断发热；感染的症状和体征没有改善；患者的血流动力学不稳定；持续血培养阳性。

8. 经验性抗菌治疗的原则

(1) 病毒性疾病和发热原因不明者不宜随意用抗生素。除病情严重并怀疑为细菌感染外，否则可使临床症状不典型和病原菌不易被检出，以致延误正确诊断与治疗。上呼吸道感染以及咽痛、咽峡炎，大部分是病毒感染所致，多不必应用抗菌药物。

(2) 严格按照适应证选药。一般情况下，社区获得性呼吸道感染仍以革兰阳性球菌为多见。尿路和胆道感染以革兰阴性菌为多见。皮肤伤口感染以金黄色葡萄球菌为多见。选药时还应根据患者的全身情况，肝、肾功能，感染部位，药动学特点，本地区细菌耐药性年度监测资料、不良反应和价格等方面因素综合考虑。

(3) 足量的药物，足够的疗程。剂量过小，不但无治疗作用，反易使细菌产生耐药性；剂量过大，不仅造成浪费，还会带来严重的毒性作用和副作用。疗程过短易使疾病复发或转为慢性。可以联合两种抗菌药物，即可不必三药联用或四药联用（结核除外）。

(4) 应尽量避免局部应用抗菌药物，因其易发生过敏反应和产生耐药菌。

(5) 应严格掌握预防用药的适应证（术前预防用药等）。

9. 治疗疗程的基本原则

(1) 初始经验性抗生素治疗一般要持续至粒细胞$\geqslant 5.0\times 10^9/L$，并根据以下因素继续个体化增加疗程：粒细胞恢复的情况；热退的快慢；感染的特殊部位；感染的病原和患者基础疾病情况。一般来说，对于明确的感染灶，其经验治疗疗程如下：

a. 皮肤/软组织感染：7～14天。

b. 血流感染：G^-菌10～14天，G^+菌7～14天，金黄色葡萄球菌感染则在首次血培养阴性后仍至少持续2周。

c. 鼻窦炎：10～21天。

d. 细菌性腹膜炎：10～21天。

e. 真菌感染：至少2周。

f. 疱疹病毒感染：7～19天。

(2) 对于来源不明的感染　如果临床情况稳定，则继续原有的静脉用抗生素，或改为口服抗生素（环丙沙星或阿莫西林）维持直到中性粒细胞恢复正常；如临床情况不稳定，则根据情况扩大抗菌谱覆盖，包括厌氧菌、耐药G^-杆菌、耐药G^+菌；考虑加粒细胞集落刺激因子（CSF，为2B推荐）；确保覆盖到念珠菌；并请感染科会诊协助治疗；持续治疗至中性粒细胞恢复正常。如果经验性抗生素治疗≥4天仍发热，要考虑抗真菌治疗，使用对曲霉菌有活性的药物。

(二) 高危

长期医嘱	临时医嘱
肿瘤内科护理常规	血常规
一级护理(根据病情严重程度)	肝肾功能
普食	电解质
吸氧　prn[1]	血气分析[2]
心电监护[1]	痰细菌＋真菌培养
床边备吸痰器[1]	血细菌＋真菌培养
氨茶碱　0.1g po tid 或 氨茶碱 0.25g　iv gtt qd	胸部X线片(正侧位) 或 肺部CT
氨溴索(沐舒坦)　30～60mg iv gtt/iv bid	物理降温 或 药物退热
复方甘草口服液　10ml po tid	
头孢吡肟　2g iv gtt po q8h 或 头孢他啶　2g iv gtt q8h ±阿米卡星　0.4g iv gtt qd	
重组人粒细胞集落刺激因子　2～5μg/kg ih qd	

❶ 严重肺部感染应给予吸氧，心电监护，床边备吸痰器，防止窒息。

❷ 严重肺部感染者需做血气分析，了解缺氧及体内酸碱平衡情况。

注：1. 如患者肺部重症感染致呼吸衰竭，应予心电血压、血氧饱和度监护，加强氨茶碱解痉平喘、甲泼尼龙抗炎减轻肺部渗出等对症处理，并加强营养支持治疗，同时注意水、电解质及酸碱平衡。如出现感染性休克，在积极抗感染的同时，予以血管活性药物维持生命体征。

2. 其他可选择的经验性用药——细菌感染

方案一：碳青霉烯类±喹诺酮类

美罗培南　1g iv gtt/iv q8h

　或 亚胺培南　0.5g iv gtt q6h

　　±环丙沙星　400mg iv gtt q8h/q12h

　或 左氧氟沙星　500～750mg iv gtt qd

方案二：抗革兰阳性菌药物［可疑耐甲氧西林金黄色葡萄球菌（MRSA）］

万古霉素　15mg/kg iv gtt q12h

利奈唑胺　600mg iv gtt q12h

方案三：诺卡菌属感染（弥漫性，可疑卡氏肺囊虫病）

复方磺胺甲噁唑（SMZco）　1.0g po bid（首剂加倍）

3. 其他可选择的经验性用药——真菌感染

(1) 白色念珠菌

方案

氟康唑　200mg iv gtt qd

说明：首剂加倍（400mg），连续 7 天，然后在末次念珠菌感染检查阴性后，再口服氟康唑 100mg qd，持续 2 周。

(2) 侵袭性曲霉菌

方案一

伏立康唑　4mg/kg iv gtt；q12h

说明：第一天 6mg/kg iv gtt q12h，然后 4mg/kg q12h iv gtt。

方案二

两性霉素 B　0.1mg/kg（首次）iv gtt qd

说明：每日增加 5mg，直到 0.65mg/kg，总量 2～3g。

方案三

卡泊芬净　50mg iv gtt qd

说明：第一天 70mg iv gtt。

方案四

阿尼芬净　100mg iv qd

说明：首剂加倍 200mg，主要针对念珠菌、曲霉菌，包括对两性霉素 B 耐药者。

以上方案如反应良好，可在 2～3 周后改为口服伏立康唑 150mg qd 序贯治疗。

4. 其他可选择的经验性用药——病毒感染

(1) 带状疱疹病毒感染

阿昔洛韦　5～10mg/kg iv gtt q8h d1～d8

(2) 巨细胞病毒感染

更昔洛韦（丙氧鸟苷）　5mg/kg iv gtt q12h d14～d21

说明：维持期用更昔洛韦 5mg/(kg·d) iv gtt，持续 14 天。耐更昔洛韦的巨细胞病毒感染可选用磷甲酸钠，但效果比前者差。

二、消化道感染

(一) 低危

长期医嘱	临时医嘱
肿瘤内科护理常规	血常规
二级护理(根据病情严重程度)	粪常规＋潜血
少渣半流质[1]	粪致病菌＋真菌培养[4]
蒙脱石散(思密达)　3.0g po tid	血培养[4]
双歧杆菌三联活菌(培菲康)　0.42g po tid	肝肾功能
环丙沙星　500～750mg po qd/q12h[2]	电解质[5]
或 左氧氟沙星　500～750mg po qd/q12h[2]	腹部立位 X 线平片[6]
±小檗碱(黄连素)　0.3g po tid[2]	腹部 CT（必要时）[6]
重组人粒细胞集落刺激因子　2～5μg/kg ih qd[3]	物理降温
	药物退热

❶ 少食多餐易消化吸收食物，调整饮食结构，腹泻患者必要时禁食并给予静脉高营养。

❷ 先予经验性抗生素，待致病菌培养结果出来后再根据药物敏感试验调整用药。如已预防性使用喹诺酮类抗生素，不再推荐口服抗生素。

❸ 白细胞减少者应给予升白细胞治疗。

❹ 致病菌及真菌培养和药物敏感试验可指导抗生素的应用，对于出现畏冷、寒战、高热的患者应做血细菌及真菌培养。

❺ 患者有呕吐或腹泻时应密切监测电解质，注意水、电解质及酸碱平衡。

❻ 怀疑肠梗阻时应拍腹部立位 X 线平片，必要时查腹部 CT。

注：如患者有呕吐或腹泻，应予以营养支持并给予镇吐药或止泻治疗，同时注意水、电解质及酸碱平衡。

(二) 高危

长期医嘱	临时医嘱
肿瘤内科护理常规	血常规
一级护理(根据病情严重程度)	粪常规＋潜血
少渣半流食❶	粪致病菌＋真菌培养❹
营养支持❶	血培养❹
蒙脱石散　3.0g po tid	肝肾功能、电解质❺
双歧杆菌三联活菌　0.42g po tid	腹部立位平片 或 腹部 CT (必要时)❻
头孢吡肟　2g iv gtt q8h❷ 或 头孢他啶　2g iv gtt q8h❷ ±阿米卡星　0.4g iv gtt qd❷	物理降温❼ 或 药物退热❼
重组人粒细胞集落刺激因子　2～5μg/kg ih qd❸	

注：其他可选择的经验性用药，参照肺部感染。

三、皮肤软组织蜂窝织炎

长期医嘱	临时医嘱
肿瘤内科护理常规	血常规
二级护理 或 一级护理(根据病情严重程度)	皮肤/软组织创口分泌物致病菌＋真菌培养
普食	血(细菌＋真菌)培养
一般对症支持治疗	肝肾功能、电解质
莫匹罗星软膏(百多邦) 1支 外用 或 金黄散调蜜 外敷	
局部换药 qd/qod	
重组牛碱性成纤维细胞生长因子(贝复济) 1支 外喷	
环丙沙星 500～750mg po qd/q12h❶	
左氧氟沙星 500～750mg po qd/q12h❶	
头孢克洛(希刻劳) 0.25g po tid❶	
万古霉素 15mg/kg iv gtt q12h❷ 或 利奈唑胺 600mg iv gtt q12h❷	
脂质体两性霉素B 0.1mg/kg(首次) iv gtt qd❸	

❶ 用于低危感染的经验性抗生素治疗，可口服单药或联合用药。

❷ 用于抗革兰阳性菌感染的高危患者。静脉单药或联合用药。

❸ 用于鼻腔或鼻窦并发真菌感染的高危患者。首次0.1mg/kg，以后每日增加5mg，直到0.65mg/kg，总量为2～3g。

注：根据病原学及药物敏感试验结果选抗生素。

四、口腔、食管黏膜感染

长期医嘱	临时医嘱
肿瘤内科护理常规	血常规
二级护理 或 一级护理(根据病情严重程度)	口腔黏膜分泌物致病菌＋真菌培养
少渣半流食	血(细菌＋真菌)培养
口腔护理	肝肾功能
3%碳酸氢钠　250ml　漱口	电解质
重组牛碱性成纤维细胞生长因子(贝复济)　1支　外喷	
口腔护理　bid	
L-谷氨酰胺呱仑酸钠颗粒(麦滋林) 0.67g tid ac	
甲硝唑　0.5g ivgtt q12h/q8h❶	
伏立康唑　6mg/kg iv gtt q12h d1❷ 续 伏立康唑　4mg/kg q12h iv gtt❷	

❶ 为经验性抗生素治疗。

❷ 如反应良好，可在2～3周后改为口服伏立康唑150mg qd序贯治疗3周。

注：根据病原学及药物敏感试验结果选抗生素。

五、中枢神经系统感染

长期医嘱	临时医嘱
肿瘤内科护理常规	血常规
二级护理 或 一级护理(根据病情严重程度)	腰穿 脑脊液常规
普食	脑脊液生化
一般对症支持治疗	脑脊液致病菌＋真菌培养
20%甘露醇　250ml iv gtt q12h❶	血(细菌＋真菌)培养

续表

长期医嘱	临时医嘱
呋塞米　20mg iv q12h[❶]	肝肾功能
甘油果糖　250ml iv gtt q12h[❶]	电解质
5%GS　250ml	
地塞米松　5mg iv gtt q12h[❶]	
头孢吡肟　2g iv gtt bid[❷]	
头孢他啶　2g iv gtt bid[❷]	
美罗培南　1g iv gtt q8h[❷]	
阿昔洛韦　5～10mg/kg iv gtt q8h×7d[❷]	

❶ 可交替使用，必要时 q6～8h。

❷ 为第三代头孢菌素，为经验性抗生素治疗。用于脑膜炎时，美罗培南用 2g iv gtt q8h。

注：根据病原学及药物敏感试验结果选抗生素。

六、导管相关性血流感染

长期医嘱	临时医嘱
肿瘤内科护理常规	拔除导管 或 更换导管
二级护理 或 一级护理(根据病情严重程度)	血常规
普食	导管末端致病菌＋真菌培养
一般对症支持治疗	血(细菌＋真菌)培养
头孢哌酮/舒巴坦钠(舒普深)　3g iv gtt q8～12h[❶]	肝肾功能 电解质
万古霉素　15mg/kg iv gtt q12h[❶] 或 利奈唑胺　600mg iv gtt q12h[❷]	

❶ 是第三代头孢菌素，为经验性抗生素治疗。

❷ 是抗革兰阳性菌药物，为经验性抗生素治疗。

（林小燕　沈松菲）

第六章　血液系统肿瘤

第一节　淋巴瘤

一、霍奇金淋巴瘤（HL）——(ABVD)[1]

长期医嘱	临时医嘱
肿瘤内科护理常规	血常规
二级护理	尿常规
普通饮食	粪常规
深静脉置管术后护理	血生化全套（肝功能[2]、肾功能、电解质）
健康教育	血细胞沉降率（血沉）[3]
	LDH[4]
	乙肝两对半
	HBV DNA 测定[5]
	淋巴结活检[6]
	组织病理学检查及免疫组化[7]
	胸部正位 X 线片[8]
	颈部/胸/腹/盆腔 CT[9] 或 PET-CT[10]
	心电图
	骨髓穿刺活检[11]
	肺功能检查[12]
	左心室射血分数检查[13]
	人免疫缺陷病毒抗体（HIV）检测[14]
	深静脉置管术

续表

长期医嘱	临时医嘱	
	5%GS(或 NS)　20～30ml 长春花碱　6mg/(m^2·d)	iv qd d1,d15
	NS(或注射用水)　50ml 多柔比星[15]　25mg/(m^2·d)	iv qd d1,d15
	NS　20～30ml 博来霉素[16]　10mg/(m^2·d)	iv (30min) qd d1,d15
	5%GS　250ml 达卡巴嗪　375mg/(m^2·d)	iv gtt(60min) (避光)d1,d15

❶ 2000 年以来，因 ABVD 令人满意的疗效和较少的晚期毒性，该方案已成为早期和多数晚期霍奇金淋巴瘤的标准治疗方案，该方案 28 天为 1 个周期。青年男性及孕龄妇女应进行与生育相关咨询。

❷ 肝功能检查中血清白蛋白水平是病变弥漫的霍奇金淋巴瘤的预后相关因素。

❸ 血沉是仅有膈上局限性病变（Ⅰ期、Ⅱ期）的霍奇金淋巴瘤的预后相关因素之一。

❹ LDH 是病变弥漫的霍奇金淋巴瘤的预后相关因素。

❺ 乙肝两对半提示乙肝病毒感染时检查，化疗过程应随访。

❻ 推荐切除或切取活检，若无法行上述活检，至少行粗针穿刺活检。单纯骨髓侵犯罕见。骨髓活检主要作为分期检查。

❼ 强烈建议进行免疫组化检测。

❽ 胸部正位 X 线片上测量纵隔与胸廓横径的比例可估计纵隔病变的大小。

❾ 如已行 PET-CT 检查，则无需分别进行每个部位的 CT 检查。

❿ 近年的研究肯定了 PET-CT 早期使用的价值，尤其Ⅱ～Ⅲ周期化疗后 PET-CT 是一种准确、独立的无进展生存期（PFS）和总生存期（OS）预测因子。目前美国国立综合癌症网络指南已推荐 PET-CT 用于霍奇金淋巴瘤初治分期与治疗后残留病灶的评价。

⓫ 除ⅠA 期外各期治疗前的常规检查项目，用于了解有无骨髓侵犯。

⑫ 如考虑使用含博来霉素方案应行肺功能检查。

⑬ 如使用含蒽环类药物方案应监测左心室射血分数。

⑭ 有高危感染因素，或临床症状可疑时应予检查。

⑮ 使用含蒽环类药物方案时应进行心功能检查，以监测此类药物对心脏毒性的作用。使用表柔比星替代多柔比星可减轻心脏毒性，表柔比星的剂量为40mg/(m^2 · d)。

⑯ 在淋巴瘤初次使用博来霉素时应特别注意可能发生过敏性休克，故前两次给药应从5mg或更小剂量开始，若无反应，再注射其余剂量。用药后3～5h可出现发热，甚至高热，体温可自行下降，以后用药前可予吲哚美辛25mg。该药有肺毒性，特别对有支气管病史者，应注意监测肺功能，包括二氧化碳弥散功能，肺功能明显下降者禁用本药。本药总剂量不可超过300mg（超过300mg可致严重的与剂量相关的肺纤维化），肺功能基础较差者、间质性肺炎及肺纤维化者出现频率较高，故总剂量应小于150mg。该药可出现肺毒性、非特异性肺炎、肺纤维化（甚至快速死于肺纤维化）。一旦出现呼吸困难、咳嗽、胸痛、肺部啰音等肺毒性症状，应注意排除肺毒性，若不能排除或证实与博来霉素相关也应立即停药，并予右旋糖酐静脉滴注等紧急处理，必要时给予副肾上腺皮质激素处理，抗生素预防继发感染。＞70岁老年患者慎用，＞60岁者总剂量应小于150mg。应用同类药物者，同样应注意累积剂量。

注：1. 霍奇金淋巴瘤的治疗原则　在为新确诊的霍奇金淋巴瘤患者选择治疗方法前通过全面检查明确分期及有无B症状及大肿块十分重要。对于Ⅰ期、Ⅱ期以往治疗以放疗为主，5年生存率为70%～90%，近年国外大量研究表明综合治疗（化疗＋受累野照射）可以提高无病生存率约为15%，但总生存率相似，且可以减低放疗所致远期不良反应。因此目前对于Ⅰ期、Ⅱ期早期霍奇金淋巴瘤基本的治疗原则是化疗结合受累野放疗。对于有大肿块、预后不良因素的ⅡB期、Ⅲ期、Ⅳ期ABVD方案治愈率不及60%，应选择更强烈的化疗方案，治疗原则为化疗后残留病灶放疗，若达到完全缓解可以不放疗，但有巨块者完全缓解后也应放疗。

2. 霍奇金淋巴瘤的治疗策略　治疗前应通过必要的检查进行临床分期和根据相关的预后因子分组，选择相应的治疗策略。（以

下 a、b、c 为并列可选策略）

（1）经典霍奇金淋巴瘤

A. 常用的方案：包括 ABVD、Stanford V，对于高危患者、国际预后分数（IPS）≥4 分者可采用剂量升级的 BEACOPP 方案。

B. 不推荐常规使用重组人粒细胞集落刺激因子，但若出现白细胞减少，有可能导致化疗延迟或降低剂量时可考虑使用重组人粒细胞集落刺激因子。

C. ⅠA～ⅡA 预后好的患者推荐方案如下：

a. 放化疗联合方案：2～4 个周期 ABVD 后重新分期，对于化疗反应好的（完全缓解者）ABVD 后 3 周内予以累及野 30Gy 放疗巩固。

b. 单纯化疗模式：2 个周期 ABVD 后重新分期，完全缓解者再接受 2～4 个周期 ABVD，疾病进展或疾病稳定者继续 ABVD 化疗，总共 6 个周期，完全缓解者行累及野放疗巩固，无效者重新活检以确认组织学类型无改变。

c. 采用 Standford V 化疗 8 周，化疗结束后重新分期，累积野放疗 30Gy。

D. Ⅰ～Ⅱ期有不良预后因素者（包括：纵隔肿块与胸腔最长横径比大于 1/3、任何大于 10cm 肿块、无症状的患者血沉＞50mm/h、大于 3 个部位淋巴结受累、B 症状、大于一个部位结外受累）推荐方案如下：

a. ABVD 4～6 个周期，化疗 2 个周期及结束时全面复查，重新分期，如疗效达到部分缓解或完全缓解，继续 2～4 个周期化疗后（至多 6 个周期）予巩固性放疗，注意肺功能监测。

b. 采用 Standford V 方案化疗

• 有巨大肿块者：Standford V 方案化疗 12 周后全面检查评价疗效，有效者针对残留病灶予以巩固放疗。

• 无巨块者：Standford V 方案化疗 8～12 周后累及野放疗（有 B 症状者化疗 12 周，其他 8 周）。

自 2000 年以来，多个随机临床研究表明，在无事件生存方面，联合化疗加局部放疗的效果明显优于次全淋巴结放疗。尽管化疗联合放疗和单一放疗比较总生存率无差异，但化疗联合放疗有利于缩小放疗范围和降低复发率。因此，2004年起多数国际合作工作组予以霍奇金淋巴瘤患者化疗，有时给予短程化疗，而不再单一使用放疗，即使是预后良好的类型。

E. Ⅲ～Ⅳ期患者推荐方案

a. ABVD化疗6个周期，4个周期化疗结束时全面复查，对于部分缓解或完全缓解者继续2个周期化疗，对于治疗前有巨块者化疗结束后予以放疗巩固，注意监测肺功能。

b. Stanford Ⅴ化疗12周，化疗结束时重新分期，最好3周内开始放疗。

c. IPS≥4分者可选剂量升级的BEACOPP方案，化疗4周期及8个周期后重新分期，若4个周期达到完全缓解，可改为标准剂量的BEACOPP方案化疗4个周期，若部分缓解可继续原方案化疗，进展按复发、难治病例治疗。对于开始治疗时肿块＞5cm的部位及治疗后PET-CT有肿瘤病灶部位予以放疗。

（2）淋巴细胞为主型霍奇金淋巴瘤　最常用的化疗方案包括：ABVD±利妥昔单抗、CHOP±利妥昔单抗、CVP±利妥昔单抗、EPOCH±利妥昔单抗、单药利妥昔单抗。

（3）复发的霍奇金淋巴瘤的治疗　复发的霍奇金淋巴瘤仍有40%～50%的治愈率，特别是一年以上复发者，但复发接受二线治疗者病死率较高（心源性及第二肿瘤）。推荐个体化治疗，可选择放疗、化疗，复发性霍奇金淋巴瘤是干细胞移植支持下大剂量化疗的适应证，化疗方案选择应参考既往治疗使用过的药物，移植前的二线化疗方案包括：ICE、C-MOPP、CHLVPP、DHAP、ESHAP、GVD、IGEV、Mini-BEAM、MINE、VIM-D，为避免烷化剂对干细胞的损害，对于准备干细胞移植的患者应选不含氮芥、肼屈嗪、卡莫司汀、美法仑的方案。

3. 弥漫性（晚期）霍奇金淋巴瘤的预后因素及预后分组　1998年晚期霍奇金淋巴瘤的国际预后评分法创立，由7个不良预后因子组成：a. 男性；b. 年龄≥45岁；c. Ⅳ期；d. 低白蛋白血症＜40g/L；e. 贫血，血红蛋白＜10.5g/L；f. 白细胞增多≥15×10^9/L；g. 淋巴细胞减少＜0.6×10^9/L或占白细胞的百分数＜8%。据此所有病例可分为两组。

(1) 标危组　具有 0～2 个不良预后因子（评分 0～2 分）。

(2) 高危组　具有 3 个及 3 个以上不良预后因子（评分≥3 分）。

4. 其他初治方案

方案一：氮芥＋长春新碱＋丙卡巴肼（甲基苄肼）＋泼尼松（MOPP）

NS　10ml 氮芥　6mg/m²	iv（快速）d1，d8
NS　10ml 长春新碱　1.4mg/m²（最大 2mg）	iv d1，d8

丙卡巴肼　100mg/m² po d1～d14

泼尼松　40mg/m² po d1～d14

说明：A. 本方案 28 天为 1 个周期。

B. 该方案用于老年晚期患者和不适合使用含蒽环类药物方案者。

C. 该方案的主要副作用为骨髓抑制、恶心、神经病变、诱发急性粒细胞白血病和不孕症。相比该方案，MOPP/ABVD 及 ABVD 具有明显的优越性，在 1980～1990 年间，MOPP 方案已被完全弃用。目前已不再作为常规一线方案。

D. 氮芥对局部组织刺激性强，若漏出血管外，可导致局部组织坏死，故严禁口服、皮下注射及肌内注射，药物一旦溢出，应立即用硫代硫酸钠注射液或 1% 普鲁卡因注射液局部注射，用冰袋冷敷局部 6～12h。氮芥水溶液极易分解，故药物开封后应在 10min 内注入体内。剂量超过 0.6mg/kg 可导致中枢神经系统毒性、严重骨髓抑制及心脏毒性。

方案二：多柔比星＋长春花碱＋氮芥＋长春新碱＋博来霉素＋依托泊苷＋泼尼松（Stanford V）

NS　50ml 多柔比星　25mg/m²	iv 第 1、第 3、第 5、第 7、第 9、第 11 周（避光）
NS（或 10%GS）　20～30ml 长春花碱　6mg/m²	iv 第 1、第 3、第 5、第 7、第 9、第 11 周（≥50 岁者减量至 4mg/m²）
NS　10ml 氮芥　6mg/m²	iv（快速）第 1、第 5、第 9 周

NS 10ml 长春新碱 1.4mg/m^2 (最大 2mg)	iv qd 第 2、第 4、第 6、第 8、第 10、第 12 周（≥50 岁者于 10～12 周减量至 1mg/m^2）
NS 30ml 博来霉素 5U/m^2	iv（>10min）第 2、第 4、第 6、第 8、第 10、第 12 周
NS 500ml 依托泊苷 60mg/m^2	iv gtt bid 第 3、第 7、第 11 周

泼尼松 40mg/m^2 po qod 持续 12 周（第 11 周起隔日减量 10mg/m^2）

说明：A. 本方案是霍奇金淋巴瘤又一高效低毒的标准方案，每 12 周为 1 个周期。

B. 本方案疗效与 ABVD 相当。

C. 氮芥稀释后极不稳定，需在稀释后 10min 内静推，不可静滴，且本药静脉刺激性大，漏出血管可致周围组织坏死。

方案三：博来霉素＋依托泊苷＋多柔比星＋环磷酰胺＋长春新碱＋丙卡巴肼＋泼尼松（BEACOPP）方案（剂量升级 BEACOPP 方案）±利妥昔单抗

NS 30ml 博来霉素 10mg/m^2	iv d8
NS 500ml 依托泊苷 100（200）mg/m^2	iv gtt d1～d3
NS 50ml 多柔比星 25（35）mg/m^2	iv d1
NS 50ml 环磷酰胺 650（1200）mg/m^2	iv d1
NS 30ml 长春新碱 1.4mg/m^2（最大 2mg）	iv d1

丙卡巴肼 100mg/m^2 po d1～d7

泼尼松 40mg/m^2 po d1～d14

±利妥昔单抗 375mg/m^2（用法参见下文）

说明：A. 本方案 21 天为 1 个周期。

B. 剂量升级方案应使用重组人粒细胞集落刺激因子支持。

C. 该方案较标准 COPP/ABVD 方案肿瘤的控制率及总生存期显著提高，年龄≤60 岁患者，在重组人粒细胞集落刺激因子支持下使用剂量升级的 BEACOPP 方案可进一步获益，但年龄>65 岁者未能从该方案中获益。

D. 该方案用于免疫功能抑制的淋巴瘤及人免疫缺陷病毒感染者也是安全有效的。

方案四：依托泊苷＋多柔比星＋长春新碱＋环磷酰胺＋泼尼松（EPOCH）±利妥昔单抗

NS　500ml
依托泊苷　50mg/m²
多柔比星　10mg/m²
长春新碱　0.4mg/m²
civ（避光，24h）d1～d4

NS　50ml
环磷酰胺　750mg/m²
iv d6

泼尼松　60mg/m² po d1～d6

±利妥昔单抗　375mg/m²（用法参见下文）

说明：A. 本方案 21 天为 1 个周期。

B. 本方案可用于淋巴细胞为主型霍奇金淋巴瘤的一线化疗。

C. 依托泊苷、多柔比星、长春新碱为持续 96h 静滴，但应每日配制。

D. 本方案主要为Ⅲ～Ⅳ级骨髓毒性，根据骨髓抑制情况使用重组人粒细胞集落刺激因子支持，还应注意心脏毒性。

方案五：环磷酰胺＋长春新碱＋泼尼松（CVP）±利妥昔单抗

NS　50ml
环磷酰胺　750mg/m²
iv d1

NS　30ml
长春新碱　1.4mg/m²（最大 2mg）
iv d1

泼尼松　40mg/m² po d1～d5

±利妥昔单抗　375mg/m²（用法参见下文）

说明：每 3 周重复 1 次。

方案六：利妥昔单抗

NS　20ml
地塞米松　5mg
iv（用利妥昔单抗前 30min）

异丙嗪（非那根） 25mg im（用利妥昔单抗前 30min）

利妥昔单抗 375mg/m² iv gtt（50ml/h 起，每 30min 增加 50ml，最大 400ml/h）

心电监护（测 P、R、BP q15min ×4 后改为 q30min 至结束）

说明：每 3 周重复 1 次，共 6 次。

方案七：环磷酰胺＋多柔比星＋长春新碱＋泼尼松（CHOP）±利妥昔单抗

NS 50ml 环磷酰胺 750mg/m²	iv d1
NS 100ml 多柔比星 50mg/m²	iv d1
NS 30ml 长春新碱 1.4mg/m²（最大 2mg/m²）	iv d1

泼尼松 40～60mg/m² po d1～d5

±利妥昔单抗 375mg/m²（用法参见上文）

说明：每 3 周重复 1 次。

5. 复发进展及干细胞移植前的二线方案

方案一：异环磷酰胺＋依托泊苷＋表柔比星（IVE）

NS 或 5%GNS 或 5%GS 1000ml 异环磷酰胺 3000mg/m²	civ（持续 2h）d1～d3

美司钠 0.6mg/m² iv（用异环磷酰胺的同时及使用后 4h、8h）d1～d3

NS 1000ml 依托泊苷 200mg/m²	iv gtt（持续 2h）d1～d3
注射用水 100ml 表柔比星 50mg/m²	iv d1

说明：A. 本方案 21 天为 1 个周期。

B. 本方案可作为干细胞移植前的诱导化疗方案，需要重组人粒细胞集落刺激因子支持，3 个周期后进行干细胞动员。

方案二：异环磷酰胺＋依托泊苷＋卡铂（ICE）

NS 1000ml 异环磷酰胺 1200mg/m²	iv gtt d1～d5

美司钠 0.4g/m^2 iv（用异环磷酰胺的同时及使用后4h、8h）d1～d5

NS 500ml
依托泊苷 100mg/m^2 | iv gtt（2h）d1～d5

5%GS 500ml
卡铂 400mg/m^2 | iv gtt d1

说明：A. 本方案14天为1个周期。

B. 用重组人粒细胞集落刺激因子支持，2个周期后进行干细胞动员。

方案三：异环磷酰胺＋吉西他滨＋长春瑞滨（IGEV）

NS 1000ml
异环磷酰胺 2000mg/m^2 | iv gtt（2h）d1～d4（美司钠解救）

美司钠 0.4g/m^2 iv（用异环磷酰胺的同时及使用后4h、8h）d1～d4

NS 100ml
吉西他滨（健择） 800mg/m^2 | iv gtt（＜30min）d1，d5

NS 20ml
长春瑞滨 20mg/m^2 | iv（＜8min）d1

泼尼松 100mg po d1～d4

说明：A. 本方案21天为1个周期，使用重组人粒细胞集落刺激因子支持。

B. 化疗4个周期，有效者进行干细胞移植。

C. 在Santoro报告的91例复发难治性霍奇金淋巴瘤采用此方案，完全缓解49例（53.8%），部分缓解25例（27.5%）。

方案四：多柔比星＋顺铂＋阿糖胞苷＋甲泼尼龙（ASHAP）

NS 500ml
多柔比星 10mg/m^2 | civ（持续24h）d1～d4

NS 500ml
顺铂 25mg/m^2 | civ（持续24h）d1～d4（避光）

NS 100ml
阿糖胞苷 1500mg/m^2 | iv gtt（2h）d5

NS 100ml
甲泼尼龙 500mg | iv（15min）d1～d5

说明：该方案用于干细胞移植前的诱导化疗。

6. 监测与随访 治疗结束后2年内每2～4个月随访1次，第3～5年每3～6个月随访1次，5年后每年随访1次，对于接受博来霉素联合方案化疗或胸部放疗的高危患者应考虑每年接种流感疫苗。复查包括血常规、血沉、体检、发病时累积的部位等，2～5年内，每6～12个月行胸部X线或CT检查1次，5年后每年1次，2～3年内每6～12个月腹部/盆腔CT检查1次，然后每年1次至5年。

（施纯玫）

二、非霍奇金淋巴瘤（NHL）

（一）惰性B细胞NHL的一线治疗——氟达拉滨单药方案（F）

长期医嘱	临时医嘱
肿瘤内科护理常规	多学科评估❸
二级护理	血常规、尿常规、粪常规❹
普食	血生化全套❹
NS 100ml 氟达拉滨 25mg/m² │ iv gtt(持续0.5h) d1～d5❶	乙型肝炎、丙型肝炎相关检测❺
	血尿酸、LDH❻
	血 $β_2$ 微球蛋白❻
NS 20ml 昂丹司琼 8mg │ iv(于每次化疗前0.5h) d1～d5❷	心电图❹
	骨髓活检±涂片❻
	胸、腹、盆增强CT❻
	网织红细胞计数和直接Coombs试验❼
	幽门螺杆菌检测❽
	胃镜下多个解剖部位活检❾
	超声内镜❿

❶ 该方案28天为1个周期。肾功能不全时氟达拉滨剂量应作相应的调整。肌酐清除率为30～70ml/min时，剂量应减少50%，且应严密监测血液学改变以评价药物的毒性；若肌酐清除率小于30ml/min，应禁用本药。若出现严重血细胞减少症需输注血制品时，需对血制品进行照射。少数患者在用药后，出现致命的自身免

疫现象（如自身免疫性溶血性贫血、自身免疫性血小板减少、血小板减少性紫癜、天疱疮、Evans 综合征），此时应停药，输血（辐射后血液）并使用肾上腺皮质激素制剂进行治疗。

❷ 该方案可出现恶心呕吐，化疗前可预防性应用镇吐药，如 5-HT_3 受体拮抗药昂丹司琼。

❸ 恶性淋巴瘤的治疗是一个以化疗为主的多学科综合治疗的过程，实施治疗前需详细检查，确定疾病状态和病期，而后治疗相关学科会诊后制订综合的治疗方案。

❹ 化疗前常规检查，以了解骨髓、肝肾功能和心脏情况。化疗后应定期复查，若异常应予相应处理。

❺ 化疗、免疫抑制治疗或免疫化疗可能会导致乙肝病毒再激活性肝炎，严重者可发生肝功能衰竭，危及生命，故化疗前应检查乙肝两对半。若乙肝表面抗原和（或）核心抗体阳性，应查 HBV DNA，并在化疗前预防性抗乙肝病毒治疗，抗肿瘤治疗期间每月复查 HBV DNA，以了解乙肝病毒负荷情况，若出现乙肝病毒再激活，应及时加强抗病毒治疗，抗病毒治疗应至少持续至抗肿瘤治疗结束后 6 个月。

❻ 推荐行胸部、腹部、盆腔增强 CT，骨髓活检±涂片，血尿酸，LDH，血 β_2 微球蛋白作为基线资料。若异常，化疗 2～3 个周期后应予中期复查，以了解肿瘤情况，若疗效欠佳，应及时更改化疗方案。

❼ 慢性淋巴细胞白血病/小淋巴细胞淋巴瘤若考虑有溶血性贫血，可查网织红细胞计数和直接 Coombs 试验。

❽ 胃黏膜相关淋巴瘤需行幽门螺杆菌检测，因为幽门螺杆菌阳性的Ⅰ期、Ⅱ期患者，一线治疗为抗幽门螺杆菌治疗，大部分患者经过抗幽门螺杆菌治疗可获得长期缓解。

❾ 病理为胃或非胃黏膜相关淋巴瘤者，需行胃镜下多个解剖部位活检，以排除合并弥漫大 B 细胞淋巴瘤。

❿ 胃黏膜相关淋巴瘤可行超声内镜检查以了解病变侵犯深度及区域淋巴结肿大情况。

注：1. 惰性 B 细胞淋巴瘤主要包括慢性淋巴细胞白血病/小淋巴细胞淋巴瘤、滤泡性淋巴瘤（1 级、2 级）、边缘带淋巴瘤（胃黏膜相关淋巴瘤、非胃黏膜相关淋巴瘤、结内边缘带淋巴瘤、脾边缘

带淋巴瘤)。滤泡3级或任何区域出现弥漫大B细胞淋巴瘤，或组织学转化为弥漫大B细胞淋巴瘤都要按照弥漫大B细胞淋巴瘤治疗。

2. 惰性B细胞淋巴瘤为一组发展缓慢的非霍奇金淋巴瘤，早期以局部治疗为主的综合治疗，晚期以化疗或免疫化疗为主的综合治疗，化疗或免疫化疗可延长疾病进展时间，但尚无治愈此类疾病的证据，同时化疗或免疫化疗存在近期和远期毒性反应，因此化疗或免疫化疗有一定的治疗适应证。

3. 慢性淋巴细胞白血病/小淋巴细胞淋巴瘤

(1) 治疗前应注意预防肿瘤溶解综合征　高白细胞患者化疗前2～3天开始口服别嘌醇和碳酸氢钠，并积极处理高尿酸血症，加强水化、碱化尿液，监测并纠正血电解质、肾功能。

(2) 治疗适应证

a. 小淋巴细胞淋巴瘤（Ⅱ～Ⅳ期）或慢性淋巴细胞白血病Rai分期0期、Ⅰ期、Ⅱ期存在下列情况之一者：合适的临床试验、明显疾病相关症状（乏力、盗汗、体重减轻、非感染性发热）、有终末器官损害危险、巨块型病变（脾肋下>6cm，淋巴结直径>10cm）、淋巴细胞倍增时间≤6个月、进行性贫血、血小板计数进行性下降。

b. 慢性淋巴细胞白血病Rai分期Ⅲ期、Ⅳ期。

(3) Rai分期

a. 0期：淋巴细胞增多，外周血淋巴细胞$>15\times10^9/L$，骨髓淋巴细胞>40%。

b. Ⅰ期：0期伴淋巴结肿大。

c. Ⅱ期：0～Ⅰ期伴肝和（或）脾肿大。

d. Ⅲ期：0～Ⅱ期伴血红蛋白<110g/L或血细胞比容<33%。

e. Ⅳ期：0～Ⅲ期伴血小板$<100\times10^9/L$。

(4) 治疗方案　应根据患者治疗耐受程度，如年龄、一般情况及合并症情况等选择适合的治疗方案。若使用含利妥昔单抗方案治疗，可适当提高利妥昔单抗剂量以增加疗效。

(5) 一线治疗方案

a. 苯丁酸氮芥±泼尼松

b. 苯达莫司汀

c. 皮质类固醇间断冲击治疗

d. 环磷酰胺+长春新碱+泼尼松（COP）±利妥昔单抗

e. 利妥昔单抗单药

f. 氟达拉滨±利妥昔单抗

g. 氟达拉滨+环磷酰胺（FC）±利妥昔单抗

h. 大剂量甲泼尼龙+利妥昔单抗

4. 滤泡性淋巴瘤（1级、2级）

(1) 化疗适应证　Ⅱ期（巨块型或腹部病变）、Ⅲ期、Ⅳ期同时存在下列情况之一：适合的临床试验、有症状、终末器官损害风险、淋巴瘤继发血细胞减少症、巨块型病变、持续进展（6个月内病情持续进展）、患者要求化疗。

(2) 治疗方案

A. 一线化疗方案

a. 苯达莫司汀±利妥昔单抗。

b. CHOP±利妥昔单抗。

c. COP±利妥昔单抗。

d. F±利妥昔单抗。

e. FND±利妥昔单抗。

f. 利妥昔单抗单药。

B. 年老体弱患者的一线方案（不能耐受上述一线治疗方案）

a. 首选利妥昔单抗单药。

b. 放射免疫治疗。

c. 烷化剂单药，如CTX、苯丁酸氮芥。

C. 一线维持或巩固治疗　放射免疫治疗或利妥昔单抗。

5. 胃黏膜相关淋巴瘤

(1) 化疗适应证

a. Ⅰ期、Ⅱ期幽门螺杆菌阴性，不能放疗者：利妥昔单抗治疗。

b. Ⅲ期、Ⅳ期出现下列情况之一：适合的临床试验、有症状、胃肠道出血、终末器官损害风险、巨块型病变、持续进展、患者要求化疗。

(2) 化疗方案　参照滤泡性淋巴瘤。

6. 非胃黏膜相关淋巴瘤

(1) 包括肠（小肠、结直肠）、乳腺、头颈、肺、眼附属器、卵巢、腮腺、前列腺和唾液腺。

(2) 化疗适应证和化疗方案参照滤泡性淋巴瘤。

7. 结内边缘带淋巴瘤（此病较为罕见，需做相应检查以排除结外边缘带淋巴瘤的淋巴结播散）

(1) 诊断需排除结外原发病灶　颈部淋巴结需排除眼附属器、腮腺、唾液腺、甲状腺原发病灶；腋窝淋巴结需排除肺、乳腺和皮肤原发病灶；纵隔/肺门淋巴结需排除肺原发病灶；腹部淋巴结需排除胃肠道和脾原发病灶；腹股沟/髂淋巴结需排除胃肠道和皮肤原发病灶。

(2) 化疗适应证和化疗方案　参照滤泡性淋巴瘤。

8. 其他化疗方案

方案一：氟达拉滨＋环磷酰胺方案（FC）

NS　100ml 氟达拉滨　$25mg/m^2$	iv gtt（持续 0.5h）d1～d3
NS　100ml 环磷酰胺　$250mg/m^2$	iv gtt d1～d3

说明：A. 本方案 28 天为 1 个周期。

B. 与 CHOP 方案相比，有较高的缓解率，可延长再治疗时间，恶心、呕吐、脱发、心脏毒性发生率低，但骨髓抑制较突出，多程化疗后可出现持续血小板减少和粒细胞减少，机会感染和自身免疫性溶血性贫血的发生率增加。

C. 该方案可出现恶心呕吐，化疗前可预防性应用镇吐药。

D. 由于环磷酰胺代谢产物丙烯醛可刺激膀胱导致出血性膀胱炎，故在用药期间应适当水化，以促进丙烯醛排泄，减少膀胱刺激。

E. 氟达拉滨药物毒性及药物剂量调整详见氟达拉滨单药方案。

F. 若联合使用利妥昔单抗，可增加有效率、疾病进展期（TTP）和总生存期（OS），而不显著增加毒性。

G. 利妥昔单抗用量为 $375mg/m^2$，每周期化疗前应用。由于利妥昔单抗输注反应多发生在第一次使用，故首次可提早一天应用。药物配制、用法和注意事项详见方案二。

方案二：利妥昔单抗单药方案（R）

对乙酰氨基酚（扑热息痛）　0.5g po（利妥昔单抗前 0.5h）

苯海拉明　20mg im（利妥昔单抗前 0.5h）

地塞米松　5mg iv（利妥昔单抗前 0.5h）

NS　100ml
西咪替丁　0.3g　｜iv gtt（利妥昔单抗前）

利妥昔单抗　375mg/m^2　iv gtt（50mg/h 开始，持续 1h，以后每半小时增加 50mg，最大 400mg/h）

说明：A. 利妥昔单抗 375mg/m^2 iv gtt 每周 1 次×4 次，用药期间每 15min 监测 1 次心率、血压、呼吸，1h 后改为每 0.5h 监测 1 次，直至输注结束。

B. 利妥昔单抗配制需在无菌条件下抽取所需剂量的利妥昔单抗，置于无菌无致热源的含生理盐水或 5％葡萄糖溶液的输液袋中，稀释到利妥昔单抗的浓度为 1mg/ml。轻柔地颠倒注射袋使溶液混合并避免产生泡沫。每次滴注利妥昔单抗前应预先使用解热镇痛药（如对乙酰氨基酚）和抗组胺药（如苯海拉明）（开始滴注前 30～60min）。初次滴注，推荐起始滴注速度为 50mg/h；最初 60min 过后，可每 0.5h 增加 50mg/h，直至最大速度 400mg/h。以后的滴注，开始速度可为 100mg/h，每 0.5h 增加 100mg/h，直至最大速度为 400mg/h。

C. 如果出现畏冷、寒战，需暂停利妥昔单抗，待症状改善，需重新开始从最低滴数开始静滴。

D. 乙肝表面抗原阳性和（或）核心抗体阳性患者应注意乙肝病毒再激活性肝炎，故乙肝阳性患者，无论 HBV DNA 及肝功能情况，都要预防性使用抗乙肝病毒（如拉米夫定）治疗，并注意监测 HBV DNA 和肝功能，若发生乙肝病毒再激活，应加强抗病毒治疗。抗病毒治疗应持续至抗肿瘤治疗结束后至少 6 个月。初治乙肝大三阳患者如 HBV DNA 大于 10^3 copies/ml，或乙肝小三阳患者 HBV DNA 大于 10^4 copies/ml，暂不宜使用利妥昔单抗，先予抗病毒治疗至 HBV DNA 拷贝数降至安全范围内，方可使用利妥昔单抗。

E. 该方案毒性低，适用于年老体弱、有明显合并症患者。

方案三：氟达拉滨＋利妥昔单抗方案（FR）

NS　100ml
氟达拉滨　25mg/m^2　｜iv gtt（0.5h）d1～d3

利妥昔单抗 375mg/m^2 iv gtt

说明：A. 氟达拉滨第两周开始，28天为1个周期，连用6个周期。第1、第26周的第1、第4天分别给予单剂量利妥昔单抗，在第2、第4、第6周氟达拉滨化疗前72h再分别给予单剂量利妥昔单抗。

B. 该方案疗效显著高于氟达拉滨单药方案。

C. 利妥昔单抗药物配制、用法和注意事项详见方案二。

D. 氟达拉滨药物毒性及药物剂量调整详见氟达拉滨单药方案。

E. 该方案可出现恶心、呕吐，化疗前可预防性应用镇吐药。

方案四：环磷酰胺+长春新碱+泼尼松方案（COP）

NS 100ml
环磷酰胺（CTX） 650mg/m^2 | iv gtt d1、d8

NS 30ml
长春新碱（VCR） 1.4mg/m^2（不超过2mg） | iv d1、d8

泼尼松（PDN） 40mg/m^2 po d1～d14

说明：A. 21天为1个周期。

B. 该方案的泼尼松为肾上腺皮质激素，应注意其相关的不良反应及预防处理，如在用泼尼松时可予质子泵抑制药（如奥美拉唑）减少胃酸分泌，以预防消化性溃疡和应激性出血等。此外由于该药尚可诱发糖尿病、血压升高、增加感染等，应密切监测血糖、血压，必要时可使用阿昔洛韦预防病毒感染。

C. 由于环磷酰胺代谢产物丙烯醛可刺激膀胱导致出血性膀胱炎，故在用药期间适当水化，以促进丙烯醛排泄，减少膀胱刺激。

D. 若联合使用利妥昔单抗，可增加有效率、疾病进展期和总生存期，而不显著增加毒性。

E. 利妥昔单抗用量为375mg/m^2，每周期化疗前应用。由于利妥昔单抗输注反应多发生在第一次使用，故首次可提早一天应用。药物配制、用法和注意事项详见方案二。

方案五：苯达莫司汀

苯达莫司汀 90mg/m^2 iv gtt d1、d2

说明：A. 28天为1个周期。

B. 主要毒性为骨髓抑制，此外尚有恶心、呕吐、腹泻、疲乏、虚弱、皮疹、瘙痒、一些感染症状和体征（如持续咽喉疼痛、发热和寒战）、容易碰伤或出血以及口腔溃疡等。

C. 苯达莫司汀的配制：每100mg须先溶于20ml无菌注射用水，充分振摇直到完全溶解成澄清、无色或淡黄色溶液，溶解时间一般不超过5min，溶解后浓度为5mg/ml。在溶解后0.5h之内，根据需要抽取适量苯达莫司汀水溶液，转移至500ml生理盐水或葡萄糖氯化钠注射液（2.5%/0.45%）中，并确保苯达莫司汀在注射液中的最终浓度在0.2～0.6mg/ml。

D. 若联合使用利妥昔单抗，可增加有效率、疾病进展期和总生存期，而不显著增加毒性。

E. 利妥昔单抗用量为375mg/m^2，每周期化疗前应用（第一周期化疗前7天可增加一次）。由于利妥昔单抗输注反应多发生在第一次使用，故首次可提早一天应用。药物配制、用法和注意事项详见方案二。

9. 随访与监测

(1) 对于无治疗适应证的晚期患者，需密切随访，每3个月进行1次复查，出现前述治疗适应证者，应开始治疗。

(2) 每周期化疗后需根据使用的化疗方案密切随访观察毒性作用，常规监测血常规、肝肾功能。建议化疗后每周复查血常规1～2次，化疗前后各复查1次肝肾功能，如异常需根据具体情况增加检查次数并做相应的处理。

(3) 有使用蒽环类抗肿瘤药（如多柔比星等），应监测心电图等，必要时可行超声心动图检查以了解心功能情况。

(4) 化疗每2～3周期应对基线检查异常的肿瘤指标进行复查以进行中期评价，若无效，应及时更改治疗方案。

（二）惰性B细胞NHL二线治疗——氟达拉滨+环磷酰胺+米托蒽醌+利妥昔单抗方案（FCMR）

长期医嘱	临时医嘱
肿瘤内科护理常规	多学科评估[3]
二级护理	血常规、尿常规、粪常规
普食	血生化全套

续表

长期医嘱	临时医嘱
NS　100ml 氟达拉滨　25mg/m^2 │ iv gtt (0.5h) d1～d3❶	乙型肝炎、丙型肝炎相关检测❺
	血尿酸、LDH❻
	血 $β_2$ 微球蛋白❻
NS　500ml 环磷酰胺　200mg/m^2 │ iv gtt (4h) d1～d3❶	心电图❹
	骨髓活检±涂片❻
	胸部、腹部、盆腔增强 CT❻
NS　20ml 昂丹司琼　8mg │ iv(于化疗前 0.5h)d1～d3❷	网织红细胞计数和直接 Coombs 试验❼
	NS 或 5%GS　100ml 米托蒽醌　8mg/m^2 │ iv gtt(0.5h) d1❶
	对乙酰氨基酚　0.5g po(利妥昔单抗前 0.5h)
	苯海拉明　20mg im(利妥昔单抗前 0.5h)
	地塞米松　5mg iv(利妥昔单抗前 0.5h)
	NS　100ml 西咪替丁　0.3g │ iv gtt(利妥昔单抗前)
	监测心率、血压、呼吸 q15min，1h 后改为 q30min，直至输注结束(输注利妥昔单抗时)
	利妥昔单抗　375mg/m^2 iv gtt d1(50mg/h 开始，持续 1h，以后每半小时增加 50mg，最大 400mg/h)

❶ 该方案 28 天为 1 个周期。主要毒性为骨髓抑制，Ⅲ～Ⅳ级粒细胞减少发生率可达 40%，淋巴细胞减少症发生率较 FCM 方案更高。氟达拉滨药物毒性及药物剂量调整详见惰性 B 细胞 NHL 一线治疗医嘱氟达拉滨单药方案。利妥昔单抗配制、用法及注意事项详见惰性 B 细胞 NHL 一线治疗医嘱方案二（利妥昔单抗单药方案）。

❷ 该方案可出现恶心呕吐，化疗前可预防性应用镇吐药。

❸ 恶性淋巴瘤的治疗是一个以化疗为主的多学科综合治疗的过程，实施治疗前需详细检查，确定复发时疾病状态和病期，而后组织治疗相关学科会诊后制定综合的治疗程序。

❹ 化疗前常规检查，以了解骨髓、肝肾功能和心脏情况，化疗后应定期复查，若异常应予相应处理。

❺ 化疗、免疫抑制治疗或免疫化疗可能会导致乙肝病毒再激活性肝炎，严重者可发生肝功能衰竭，危及生命，故化疗前应检查乙肝两对半，若乙肝表面抗原和（或）核心抗体阳性，应查 HBV DNA，并在化疗前预防性抗乙肝病毒治疗，抗肿瘤治疗期间每月复查 HBV DNA，以了解乙肝病毒负荷情况，若出现乙肝病毒再激活，应及时加强抗病毒治疗，抗病毒治疗应至少持续至抗肿瘤治疗结束后 6 个月。

❻ 推荐行胸部、腹部、盆腔增强 CT、骨髓活检±涂片、血尿酸、乳酸脱氢酶、血 β_2 微球蛋白作为基线资料，若异常，化疗 2～3 个周期后应予中期复查以了解肿瘤情况，若疗效欠佳，应及时更改化疗方案。

❼ 若考虑慢性淋巴细胞白血病/小淋巴细胞淋巴瘤患者有溶血性贫血，可查网织红细胞计数和直接 Coombs 试验。

注：1. 慢性淋巴细胞白血病/小淋巴细胞淋巴瘤

（1）治疗前应注意预防肿瘤溶解综合征　高白细胞患者化疗前 2～3 天开始口服别嘌醇和碳酸氢钠，并积极处理高尿酸血症，加强水化、碱化尿液，监测并纠正血电解质、肾功能。

（2）治疗的适应证

a. 小淋巴细胞淋巴瘤（Ⅱ～Ⅳ期）或慢性淋巴细胞白血病 Rai 分期 0 期、Ⅰ期、Ⅱ期存在下列情况之一者：明显疾病相关症状（乏力、盗汗、体重减轻、非感染性发热）、有终末器官损害危险、巨块型病变（脾肋下＞6cm，淋巴结直径＞10cm）、淋巴细胞倍增时间≤6 个月、进行性贫血、血小板计数进行性下降。

b. 慢性淋巴细胞白血病 Rai 分期Ⅲ期、Ⅳ期。

（3）治疗方案　应根据患者治疗耐受程度如年龄、一般情况及合并症情况等选择适合治疗方案。若使用含利妥昔单抗方案治疗，利妥昔单抗剂量可适当提高以增加疗效。

(4) 二线治疗方案

a. 缓解持续时间超过 3 年，可使用原方案治疗。

b. 既往未用过的一线方案。

c. 环磷酰胺＋多柔比星＋长春新碱＋泼尼松±利妥昔单抗(CHOP±R)。

d. 环磷酰胺＋多柔比星＋长春新碱＋泼尼松＋依托泊苷±利妥昔单抗 (EPOCH±R)。

e. 环磷酰胺＋多柔比星＋长春新碱＋泼尼松±利妥昔单抗(HyperCVAD±R)。

f. 奥沙利铂＋氟达拉滨＋阿糖胞苷＋利妥昔单抗 (OFAR)。

2. 滤泡性淋巴瘤 (1 级、2 级)

(1) 化疗适应证　Ⅱ期 (巨块型或腹部病变)、Ⅲ期、Ⅳ期同时存在下列情况之一：有症状、终末器官损害风险、淋巴瘤继发血细胞减少症、巨块型病变、持续进展 (6 个月内病情持续进展)、患者要求化疗。

(2) 二线治疗方案

A. 未用过的一线治疗方案 (放射免疫治疗、免疫化疗)。

B. 氟达拉滨＋环磷酰胺＋米托蒽醌＋利妥昔单抗 (FCMR)。

C. 弥漫大 B 细胞淋巴瘤的二线化疗方案。

(3) 二线巩固治疗　大剂量化疗＋造血干细胞移植解救治疗。

(4) 二线维持治疗　利妥昔单抗。

3. 结内边缘带淋巴瘤　化疗适应证和化疗方案，参照滤泡性淋巴瘤。

4. 胃黏膜相关淋巴瘤

(1) 化疗的适应证

a. Ⅰ期、Ⅱ期幽门螺杆菌阴性，不能放疗者：利妥昔单抗治疗。

b. Ⅲ期、Ⅳ期出现下列情况之一：适合的临床试验、有症状、胃肠道出血、终末器官损害风险、巨块型病变、持续进展、患者要求化疗。

(2) 化疗方案　参照滤泡性淋巴瘤。

5. 非胃黏膜相关淋巴瘤

(1) 包括肠 (小肠、结直肠)、乳房、头颈、肺、眼附属器、卵巢、腮腺、前列腺和唾液腺。

（2）化疗适应证和化疗方案　参照滤泡性淋巴瘤。

6. 结内边缘带淋巴瘤的化疗适应证和化疗方案，参照滤泡性淋巴瘤。

7. 其他化疗方案　参见弥漫大 B 细胞淋巴瘤。

8. 随访与监测

（1）每周期化疗后需根据使用的化疗方案密切随访观察毒性作用，常规监测血常规、肝肾功能。建议化疗后每周复查 1～2 次血常规，化疗前后各复查 1 次肝肾功能，若有异常需根据具体情况增加检查次数并做相应处理。

（2）有使用蒽环类抗肿瘤药如多柔比星等，应监测心电图等，必要时可行超声心动图检查以了解心功能情况。

（3）每 2～3 个周期应对基线检查异常的肿瘤指标进行复查以进行中期评价，若无效，应及时更改治疗方案。

（三）套细胞淋巴瘤非高强度化疗——EPOCH＋R 方案

长期医嘱	临时医嘱
肿瘤内科护理常规	多学科评估[4]
二级护理	血常规[5]、尿常规
普食	多学科综合治疗[4]
深静脉置管护理常规	粪常规＋OB 试验
NS　500ml 多柔比星　10mg/m^2 依托泊苷　50mg/m^2 长春新碱　0.4 mg/m^2 iv gtt（持续 24h）d1～d4[1]	血生化全套[5] 血尿酸、LDH[6] 血 β_2 微球蛋白[6] 心电图[8]
NS　20ml 昂丹司琼　8mg iv（首次于化疗前 0.5h）bid d1～d4、d6[3]	骨髓活检±涂片[6] 胸部、腹部、盆腔增强 CT[6] 乙型肝炎、丙型肝相关检测[7]
泼尼松　60mg/m^2 po qd d1～d6	超声心动图[8]
奥美拉唑　20mg po qd d1～d6[9]	GI 内镜（胃镜、肠镜）[9]
	腰穿[9]
	脑脊液常规[9]

续表

长期医嘱	临时医嘱
	脑脊液生化[9]
	脑脊液找瘤细胞[9]
	PICC 置管术[10]
	监测心率、血压、呼吸 q15min [1h 后改为 q30min，直至输注结束(输注利妥昔单抗时)][2]
	对乙酰氨基酚　0.5 po(利妥昔单抗前 0.5h)
	苯海拉明　20mg　im(利妥昔单抗前 0.5h)
	地塞米松　5mg iv(利妥昔单抗前 0.5h)
	NS　100ml 西咪替丁　0.3g　│ iv gtt(利妥昔单抗前)[2]
	利妥昔单抗　375mg/m^2 iv gtt d1[2] (50mg/h 开始 持续 1h，以后每半小时增加 50mg，最大 400mg/h)
	NS　100ml 环磷酰胺　750mg/m^2　│ iv d6

❶ 该方案 21 天为 1 个周期。为持续 96h 静脉输注化疗。化疗药物多柔比星、依托泊苷、长春新碱需每天用等渗盐水 500ml 配制。多柔比星累积剂量不宜超过 450～500mg/m^2。

❷ 利妥昔单抗药物配制、用法和注意事项详见利妥昔单抗单药方案。

❸ 该方案可出现恶心呕吐，化疗前可预防性应用止吐药。在用泼尼松时可予质子泵抑制药（如奥美拉唑）减少胃酸分泌，以预

防消化性溃疡和应激性出血。

❹ 恶性淋巴瘤是一个以化疗为主的多学科综合治疗的过程，实施治疗前需详细检查，确定疾病状态和病期，而后组织治疗相关学科会诊后制订综合的治疗程序。

❺ 化疗前常规检查，以了解骨髓和肝肾功能情况，化疗后应定期复查，若异常应予相应处理。

❻ 推荐行胸部、腹部、盆腔增强CT、骨髓活检±涂片、血尿酸、乳酸脱氢酶、血 β_2 微球蛋白、血常规作为基线资料，若有异常，则化疗2～3个周期后应予中期复查，以了解肿瘤情况，若疗效欠佳，应及时更改化疗方案。

❼ 化疗、免疫抑制治疗或免疫化疗可能会导致乙肝病毒再激活性肝炎，严重者可发生肝功能衰竭，危及生命，故化疗前应检查乙肝两对半，若乙肝表面抗原和（或）核心抗体阳性，应查HBV DNA，并在化疗前预防性抗乙肝病毒治疗，抗肿瘤治疗期间每月复查HBV DNA，以了解乙肝病毒负荷情况，若出现乙肝病毒再激活，应及时加强抗病毒治疗，抗病毒治疗应至少持续至抗肿瘤治疗结束后6个月。

❽ 该方案含有蒽环类药物多柔比星，建议行心电图、超声心动图检查，以了解心功能情况。

❾ 由于套细胞淋巴瘤易侵犯胃肠道，可选择性行胃镜、肠镜检查；对于母细胞变异型或有中枢神经症状者需行腰椎穿刺检查脑脊液。

❿ 多柔比星、依托泊苷、长春新碱渗出血管外易导致周围组织坏死且不易愈合；反复多次浅静脉输注化疗药物易导致外周静脉破坏，给后续静脉给药造成困难；同时该方案为持续96h静脉输注，故推荐化疗前予以深静脉置管，可以采用PICC、锁骨下静脉置管或输液港。

注：1. 该病具有惰性和侵袭性非霍奇金淋巴瘤最差的特征，即常规化疗不可治愈，且生长方式更具侵袭性。多数患者发病时病情处于晚期，需全身化疗。

2. 对于年龄65岁以下患者一般情况好者，建议予强烈诱导化疗，获得缓解后可行自体造血干细胞支持下行大剂量化疗。

3. 诱导治疗方案 可分为非高强度治疗和高强度治疗。

4. 非高强度治疗

a. 苯达莫司汀±R。

b. CHOP±R。

c. EPOCH+R。

d. 克拉曲滨±R。

e. 改良 HyperCVAD+R 维持治疗，适用于 65 岁以上患者。

5. 其他化疗方案

方案一：改良 HyperCVAD+R 维持治疗方案

(1) 改良 HyperCVAD+R 方案

NS 500ml
环磷酰胺（CTX） 300mg/m^2 | iv gtt（3h）q12h d3～d5

美司钠 600mg/(m^2·d) iv qtt（环磷酰胺前 1h 开始，持续至环磷酰胺结束后 12h）

NS 500ml
多柔比星（ADM） 25mg/m^2 | iv gtt（24h）d6、d7

NS 30ml
长春新碱（VCR） 2mg | iv d6、d13

地塞米松（DXM） 40mg po d3～d6、d13～16

重组人粒细胞集落刺激因子（G-CSF） 5μg/kg sc d9（开始至中性粒细胞绝对值超过 4.0×10^9/L）

利妥昔单抗 375mg/m^2 iv gtt d1、d8、d15、d22

说明：A. 改良 HyperCVAD+R 方案 28 天为 1 个周期，获得完全缓解者继续化疗 2 个周期，总数不超过 6 个周期。有效者（完全缓解+部分缓解）进入利妥昔单抗维持治疗，每 6 个月为 1 个疗程（即 6 个月用药 4 次），持续 2 年。

B. 该方案的主要毒性为骨髓抑制，尽管预防性使用重组人粒细胞集落刺激因子，仍很常见Ⅲ级、Ⅳ级粒细胞减少症。

C. 由于可引起恶心、呕吐等消化道反应，故化疗前可预防性使用镇吐药。

D. 在使用环磷酰胺期间预防性使用美司钠并加强水化碱化尿液。

E. 利妥昔单抗较长期使用，应注意感染，尤其是乙肝病毒再激活肝炎。

F. 利妥昔单抗药物配制、用法和注意事项详见 EPOCH＋R 方案。

方案二：CHOP＋利妥昔单抗方案

利妥昔单抗　375mg/m^2 iv gtt d0

NS　100ml
环磷酰胺　750mg/m^2　iv d1

NS　100ml
多柔比星（ADM）　50mg/m^2　iv d1

NS　30ml
长春新碱（VCR）　1.4mg/m^2（不超过 2mg）　iv d1

泼尼松（PDN）　60mg/m^2 po d1～d5

说明：A. 21 天为 1 个周期。

B. 该方案与 CHOP 方案相比能显著提高有效率和延长治疗失败时间，而毒性作用却无显著增加。

C. 该方案可引起消化道反应，故化疗前可预防性使用镇吐药。

D. 在使用环磷酰胺期间加强水化碱化尿液。应注意多柔比星的心脏毒性，累积剂量不宜超过 450～500mg/m^2。

E. 利妥昔单抗药物配制、用法和注意事项详见 EPOCH＋R 方案。

6. 随访与监测

(1) 每周期化疗后需根据使用的化疗方案密切随访观察毒性作用，常规监测血常规、肝肾功能。建议化疗后每周复查 2 次左右血常规，化疗前后各复查 1 次肝肾功能，若有异常需根据具体情况增加检查次数并做相应的治疗。

(2) 有使用蒽环类抗肿瘤药（如多柔比星等），应监测心电图，必要时复查超声心动图等。

(3) 化疗每 2～3 周期对基线检查异常的肿瘤指标进行复查以进行中期评价，若无效，应及时更改治疗方案。

(4) 使用利妥昔单抗诱导和维持治疗者可增加感染发生率，尤其乙肝病毒再激活，应予以监测。

（四）套细胞淋巴瘤的高强度化疗——环磷酰胺＋长春新碱＋多柔比星＋泼尼松与大剂量阿糖胞苷交替(NORDIC)＋利妥昔单抗

长期医嘱	临时医嘱
肿瘤内科护理常规	多学科评估[4]
二级护理	血常规[5]、尿常规、粪常规＋OB
普食	血生化全套[5]
Maxi-CHOP 方案[1] NS 100ml 环磷酰胺 1.2g/m^2	iv d1 注射用水 100ml 多柔比星 75mg/m^2	iv d1 NS 30ml 长春新碱 1.4 mg/m^2（不超过 2mg）	iv d1	血尿酸、LDH[6] 血 β_2 微球蛋白 心电图[8] 骨髓活检±涂片[6] 胸部、腹部、盆腔增强 CT[6] 乙型肝炎、丙型肝相关检测[7] 超声心动图[8] 内镜（胃镜、肠镜）[9]
泼尼松 60mg/m^2 po qd d1～d5	腰穿[9]
奥美拉唑 20mg po qd d1～d5[3]	监测心率、血压、呼吸 q15min[1h 后改为 q30min，直至输注结束（输注利妥昔单抗时）][2]
NS 20ml 昂丹司琼 8mg	iv（化疗前 0.5h）d1[3]	
HD-Ara-C 方案[1] NS 500ml 阿糖胞苷 3g/m^2	iv gtt（2～3h）q12h d3、d4 NS 20ml 昂丹司琼 8mg	iv（每次化疗前 0.5h）d3～d4[3]	对乙酰氨基酚 0.5g po（利妥昔单抗前 0.5h） 苯海拉明 20mg im（利妥昔单抗前 0.5h） 地塞米松 5mg iv（利妥昔单抗前 0.5h）
	NS 100ml 西咪替丁 0.3g	iv gtt（利妥昔单抗前）
	NS 100ml iv gtt
	利妥昔单抗[2] 375mg/m^2（50mg/h 开始，持续 1h，以后每半小时增加 50mg，最大 400mg/h）

❶ 该治疗方案为 Maxi-CHOP 和 HD-Ara-C 交替方案，每个周期为 21 天，60 岁以上患者单次阿糖胞苷剂量由 $3g/m^2$ 减至 $2g/m^2$。在使用环磷酰胺期间加强水化、碱化尿液；使用大剂量阿糖胞苷期间预防性用泼尼松眼药水滴双眼 4 次/天，持续 7 天以预防化学性结膜炎，大剂量阿糖胞苷使用期间出现发热时可予对症处理。由于多柔比星剂量较大，应注意心脏毒性，累积剂量不宜超过 $450\sim500mg/m^2$。该方案骨髓抑制严重，可考虑预防性使用重组人粒细胞集落刺激因子以减少粒细胞减少性发热。

❷ 利妥昔单抗药物配制、用法和注意事项详见利妥昔单抗方案。

❸ 该方案可出现恶心呕吐，化疗前可预防性应用镇吐药。在用泼尼松时可予质子泵抑制药如奥美拉唑，减少胃酸分泌，以预防消化性溃疡和应激性出血。

❹ 恶性淋巴瘤是一个以化疗为主的多学科综合治疗的过程，实施治疗前需详细检查，确定疾病状态和病期，而后组织治疗相关学科会诊后制订综合的治疗程序。

❺ 化疗前常规检查，以了解骨髓和肝肾功能情况，化疗后应定期复查，若异常应予相应处理。

❻ 推荐行胸部、腹部、盆腔增强 CT、骨髓活检±涂片、血尿酸、乳酸脱氢酶、血 β_2 微球蛋白、血常规作为基线资料，若有异常，化疗 2～3 个周期后应予中期复查，以了解肿瘤情况，若疗效欠佳，应及时更改化疗方案。

❼ 化疗、免疫抑制治疗或免疫化疗可能会导致乙肝病毒再激活性肝炎，严重者可发生肝功能衰竭，危及生命，故化疗前应检查乙肝两对半，若乙肝表面抗原和（或）核心抗体阳性，应查 HBV DNA，并在化疗前预防性抗乙肝病毒治疗，抗肿瘤治疗期间每月复查 HBV DNA，以了解乙肝病毒负荷情况，若出现乙肝病毒再激活，应及时加强抗病毒治疗，抗病毒治疗应至少持续至抗肿瘤治疗结束后 6 个月。

❽ 该方案含有蒽环类药物多柔比星，建议行心电图、超声心动图检查，以了解心功能情况，化疗后还需定期复查。

❾ 由于套细胞淋巴瘤易侵犯胃肠道，可选择性行胃镜、肠镜检查；对于母细胞变异型或有中枢神经症状者需行腰椎穿刺检查脑

脊液。

注：1. 对于年龄 65 岁以下患者一般情况好者，建议予强烈诱导化疗，获得缓解后可行自体造血干细胞支持下大剂量化疗。

2. 高强度诱导治疗方案

(1) 环磷酰胺＋长春新碱＋多柔比星＋地塞米松（Hyper-CVAD）＋利妥昔单抗和大剂量阿糖胞苷＋甲氨蝶呤＋利妥昔单抗交替方案。

(2) 环磷酰胺＋长春新碱＋多柔比星＋泼尼松（NORDIC）和大剂量阿糖胞苷交替＋利妥昔单抗方案。

3. 其他化疗方案

方案：环磷酰胺＋长春新碱＋多柔比星＋地塞米松（HyperCVAD）＋利妥昔单抗和大剂量阿糖胞苷＋甲氨蝶呤＋利妥昔单抗交替方案

(1) HyperCVAD＋R 方案

利妥昔单抗　375mg/m^2 iv gtt d1

NS　500ml
环磷酰胺（CTX）　300mg/m^2　｜iv gtt（3h）q12h d2～d4

美司钠　600mg/(m^2 · d) iv gtt（环磷酰胺前 1h 开始，持续至环磷酰胺结束后 12h）

NS　500ml
多柔比星（ADM）　16.6mg/m^2　｜iv gtt（持续 24h）d5～d7

NS　30ml
长春新碱（VCR）　1.4mg/m^2（不超过 2mg）　｜iv d5、d12

地塞米松（DXM）　40mg iv 或 po d2～d5、d12～d15

(2) 大剂量阿糖胞苷、甲氨蝶呤＋利妥昔单抗方案

利妥昔单抗　375mg/m^2 iv gtt d1

NS　500ml
甲氨蝶呤（MTX）　200mg/m^2　｜iv gtt（2h）d2

NS　500ml
甲氨蝶呤（MTX）　800mg/m^2　｜iv gtt（22h）d2

亚叶酸钙（CF）　50mg po 或 im（甲氨蝶呤结束后 12h，以后 15mg q6h×8 次）

NS或5%GS 500ml 阿糖胞苷（Ara-C） 3g/m^2	iv gtt（2h）q12h d3、d4

说明：A. 两个方案均以21天为1个周期，交替应用，即第1、第3、第5个周期给予HyperCVAD+R方案，第2、第4、第6个周期给予大剂量阿糖胞苷+甲氨蝶呤+利妥昔单抗方案。

B. 每交替1个周期复查肿瘤情况，达到完全缓解或未经证实的完全缓解后再给予2个周期，至少6个周期。

C. 60岁以上或肌酐>1.5mg/dl，单次阿糖胞苷剂量由3g/m^2减至1g/m^2；肌酐>1.5mg/dl，甲氨蝶呤剂量减少50%。

D. 该方案可出现恶心呕吐，化疗前可预防性应用镇吐药，如5-HT_3受体拮抗药昂丹司琼。骨髓抑制严重，需预防性使用粒细胞集落刺激因子。

E. 在使用环磷酰胺期间预防性使用美司钠并加强水化、碱化尿液；使用大剂量阿糖胞苷期间预防性用泼尼松眼药水滴双眼4次/天，持续7天以预防化学性结膜炎；大剂量阿糖胞苷使用期间出现发热时可予对症处理；使用大剂量甲氨蝶呤前开始监测尿pH值及24h出入量，并做好水化、碱化尿液，使每次尿pH≥6.5，甲氨蝶呤结束后12h开始甲酰四氢叶酸解救，并监测血清甲氨蝶呤，根据血清甲氨蝶呤浓度调整亚叶酸钙解救剂量，直至血清甲氨蝶呤浓度降至安全值以下（1×10^{-7}mol/dl）。多柔比星累积剂量不宜超过450～500mg/m^2。

F. 由于该方案剂量强度大，感染发生率高，可预防性口服抗病毒、抗真菌、抗细菌治疗。

G. 该方案剂量强度大，文献报道治疗相关病死率高达8%，故可根据患者具体情况适当调整剂量。

H. 利妥昔单抗药物配制、用法和注意事项详见EPOCH+R方案。

I. 该方案中多柔比星、甲氨蝶呤为持续24h静脉输注，故推荐化疗前予以深静脉置管，可以采用PICC、锁骨下静脉置管或输液港。

4. 随访与监测

（1）每周期化疗后需根据使用的化疗方案密切随访观察毒性作用，常规监测血常规、肝肾功能。建议化疗后每周复查2次左右血常规，化疗前后各复查1次肝肾功能，若有异常需根据具体情况增加检查次数并做相应的治疗。

（2）有使用蒽环类抗肿瘤药如多柔比星等，应监测心电图，必要时复查超声心动图等。

（3）化疗每2～3个周期对基线检查异常的肿瘤指标进行复查以进行中期评价，若无效，应及时更改治疗方案。

（五）套细胞淋巴瘤的二线化疗——利妥昔单抗＋沙利度胺方案

长期医嘱	临时医嘱
肿瘤内科护理常规	多学科评估[3]
二级护理	血常规[4]、尿常规、粪常规＋OB试验
普食	血生化全套[4]
沙利度胺　200mg po qn[1]	出凝血检查[4]
	血尿酸、LDH[5]
	血 β_2 微球蛋白[5]
	骨髓活检±涂片[5]
	胸部、腹部、盆腔增强CT[5]
	乙型肝炎、丙型肝相关检测[6]
	内镜（胃镜、肠镜）[7]
	腰穿[7]
	监测心率、血压、呼吸 q15min，1h后改为 q30min，直至输注结束（输注利妥昔单抗时）[2]
	对乙酰氨基酚　0.5g po（利妥昔单抗前0.5h）
	苯海拉明 20mg im（利妥昔单抗前0.5h）
	地塞米松 5mg iv（利妥昔单抗前0.5h）
	NS　100ml 西咪替丁　0.3g　| iv gtt（利妥昔单抗前）

续表

长期医嘱	临时医嘱
	NS　100ml iv gtt
	利妥昔单抗❷　375mg/m² iv gtt❷ (50mg/h 开始，持续 1h，以后每半小时增加 50mg，最大 400mg/h)❷

❶ 该方案两种药物毒性无叠加。沙利度胺用至肿瘤进展复发或不能耐受。沙利度胺的常见副作用：口干、恶心、呕吐、便秘及腹痛等胃肠道不适；头昏、头痛、嗜睡、皮疹及面部水肿；麻木、疼痛等周围神经病变；可增加静脉血栓危险。在副作用中需要特别引起注意的是深静脉血栓和周围神经病变（剂量限制性毒性）。为了提高患者的耐受性，沙利度胺剂量可从小剂量开始逐渐增加剂量到 400mg 或最大耐受量。治疗期间可预防性使用抗凝血药或阿司匹林以减少深静脉血栓事件，并适当使用润肠通便药物预防便秘。

❷ 本方案利妥昔单抗每周 1 次，共 4 次，利妥昔单抗配制、用法和注意事项详见本章利妥昔单抗单药方案。

❸～❼ 参见（四）套细胞淋巴瘤的高强度化疗下❹～❼、❾。

注：1. 二线治疗方案

(1) 苯达莫司汀±R。

(2) 蛋白酶体抑制剂硼替佐米（万珂）±R。

(3) 克拉曲滨±R 。

(4) 雷利度胺。

(5) FC±R。

(6) FCMR。

(7) FMR。

(8) 喷司他丁＋环磷酰胺＋利妥昔单抗（PCR)。

(9) 泼尼松＋依托泊苷＋丙卡巴肼＋环磷酰胺（PEPC)±R。

(10) 西罗莫司酯化物。

(11) 沙利度胺＋R。

(12) 弥漫大 B 细胞淋巴瘤的二线化疗方案。

2. 其他化疗方案

方案一：氟达拉滨＋米托蒽醌＋利妥昔单抗方案（FMR）

利妥昔单抗 375mg/m^2 iv gtt d1

NS 100ml 氟达拉滨 25mg/m^2	iv gtt（0.5h）d1～d3
NS 或 5％GS 100ml 米托蒽醌 10mg/m^2	iv gtt（0.5h）d1

说明：A. 28 天为 1 个周期。

B. 由于利妥昔单抗输注反应常发生在第一次使用，故第一周期在化疗前 1 天使用。利妥昔单抗药物配制、用法和注意事项详见本章利妥昔单抗单药方案。

C. 该方案的主要毒性为骨髓抑制。

D. 由于可引起恶心、呕吐等消化道反应，故化疗前可预防性使用镇吐药。

E. 在肾功能不全时氟达拉滨的剂量应作相应的调整：肌酐清除率为 30～70ml/min 时，剂量应减少 50％，且应严密检测血液学改变以评价药物的毒性；若肌酐清除率小于 30ml/min，应禁用本药。若出现严重血细胞减少症需输注血制品时，需对血制品进行照射。

方案二：蛋白酶体抑制剂单药方案

硼替佐米 1.3g/m^2 NS 3.5ml	iv d1、d4、d8、d11

NS 100ml iv gtt（硼替佐米后）d1、d4、d8、d11

说明：A. 21 天为 1 个周期。

B. 本品须用 3.5ml 0.9％氯化钠完全溶解后在 3～5s 内通过导管静脉注射，随后使用注射用 0.9％氯化钠溶液冲洗。

C. 常见的不良反应包括虚弱（包括疲劳、不适和乏力）、胃肠道反应（恶心、呕吐、腹泻、食欲下降、厌食、便秘）、骨髓抑制（包括白细胞减少、贫血、血小板减少）、周围神经病（包括周围感觉神经病和周围神经病加重）、发热等。周围神经病变尤其感觉神经病变为剂量限制性毒性，严重者需减低剂量，还可出现直立性低血压。

D. 可引起免疫系统抑制，增加带状疱疹的发生率，应加强监测，并可考虑预防性使用抗病毒药物。

E. 可预防性使用镇吐药预防恶心、呕吐。

方案三：雷利度胺单药方案

雷利度胺　25mg po qd d1～d21

说明：A. 28 天为 1 个周期。

B. 最常见的不良反应为血小板和中性粒细胞减少；此外尚有深静脉血栓事件；其他较常见的不良反应还包括腹泻、便秘、恶心、瘙痒、皮疹、疲劳、鼻咽炎、关节痛、发热、背痛、外周性水肿、咳嗽、头昏、头痛、肌肉痛性痉挛、呼吸困难、咽炎等。

C. 可考虑应用低分子肝素或阿司匹林进行预防性抗凝治疗以减少深静脉血栓事件。

3. 随访与监测

(1)～(3) 见（四）套细胞淋巴瘤的高强度化疗的随访与监测。

(4) 沙利度胺和雷利度胺可增加深静脉血栓事件，应注意监测。

(5) 沙利度胺和蛋白酶体抑制剂可引起周围神经病变，应注意监测。

（六）弥漫大 B 细胞淋巴瘤（DLBCL）的化疗——CHOP＋R

长期医嘱	临时医嘱
肿瘤内科护理常规	多学科评估[3]
二级护理	血常规[4]、尿常规、粪常规
健康教育	血生化全套[4]
普食	血尿酸、LDH[5]
泼尼松　40～60mg/m^2 po d3～d7	血 β_2 微球蛋白[5]
奥美拉唑　20mg po d3～d7[1]	心肌酶谱[7]
	心电图[7]
	骨髓活检±涂片[5]
	胸部、腹部、盆腔增强 CT[5]
	乙型肝炎、丙型肝相关检测[6]
	超声心动图[7]
	腰穿[8]

续表

长期医嘱	临时医嘱
	心电监护(利妥昔单抗使用时)[2]
	对乙酰氨基酚 0.5g po(利妥昔单抗前 0.5h)
	苯海拉明 20mg im(利妥昔单抗前 0.5h)
	地塞米松 5mg iv(利妥昔单抗前 0.5h)
	NS 100ml 西咪替丁 0.3g | iv gtt d1(利妥昔单抗前)
	NS 100ml iv gtt d1
	利妥昔单抗[2] 375mg/m^2 iv gtt d1(50mg/h 开始,持续 1h,以后每 0.5h 增加 50mg,最大 400mg/h)
	NS 100ml 环磷酰胺 750mg/m^2 | iv gtt d3 注射用水 100ml 多柔比星 40～50mg/m^2 | iv gtt d3 0.9% NS 30ml 长春新碱 1.4mg/m^2(不超过 2mg) | iv d3
	NS 20ml 昂丹司琼[1] 8mg | iv(化疗前 0.5h 及 8h 后) bid d3

❶ 该方案 21 天为 1 个周期，共治疗 6 个周期。化疗时可出现较明显的恶心呕吐，可常规于化疗前预防性应用 5-HT_3 受体拮抗药(如昂丹司琼)。泼尼松可刺激胃酸分泌，引起消化性溃疡和应激性出血等，故在口服泼尼松时可予质子泵抑制药（如奥美拉唑）减少胃酸分泌；此外泼尼松尚可诱发糖尿病、血压升高、增加感染等，应密切监测血糖、血压。在使用环磷酰胺期间加强水化、碱化尿液。

❷ 利妥昔单抗药物配制、用法和注意事项详见本章利妥昔单抗单药方案。

❸ 弥漫大B细胞淋巴瘤是一个以化疗为主的多学科综合治疗，实施治疗前需详细检查，确定疾病状态和病期，而后组织治疗相关学科会诊后制订综合的治疗程序。

❹ 化疗前常规检查，以了解骨髓和肝肾功能情况，化疗后应定期复查，若有异常应予相应处理。

❺ 推荐行胸部、腹部、盆腔增强CT、骨髓活检±涂片、血尿酸、乳酸脱氢酶、血 β_2 微球蛋白作为基线资料，若异常，化疗2～3个周期后应予中期复查以了解肿瘤情况，若疗效欠佳，应及时更改化疗方案。有条件者也可行PET-CT检查代替胸、腹、盆增强CT。

❻ 免疫抑制治疗、化疗、免疫化疗可能会导致乙肝病毒再激活性肝炎，严重者可发生肝功能衰竭，危及生命，故治疗前应检查乙肝两对半，若乙肝表面抗原和（或）核心抗体阳性，应查HBV DNA，并在化疗前预防性抗乙肝病毒治疗，抗肿瘤治疗期间每月复查HBV DNA，以了解乙肝病毒负荷情况，若出现乙肝病毒再激活，应及时加强抗病毒治疗，抗病毒治疗应至少持续至抗肿瘤治疗结束后6个月。

❼ 该方案含有蒽环类药物多柔比星，具有心脏毒性，建议治疗前行超声心动图检查，以了解心功能情况，心功能正常才可使用；治疗前和治疗期间需监测心电图和心肌酶谱。心功能不全为其严重毒性作用，发生率和严重程度与该药累积剂量成正比，该药终身累积剂量不超过400～550mg/m²。

❽ 病变累及鼻旁窦、睾丸、硬膜外、骨髓或本身为HIV淋巴瘤或≥2个结外部位受侵，或ⅠE期乳腺淋巴瘤时需行腰椎穿刺检查脑脊液。

注：1. 该病若肿瘤负荷大，应注意预防肿瘤溶解综合征：化疗前2～3天开始口服别嘌醇和碳酸氢钠，并积极处理高尿酸血症，化疗期间加强水化、碱化尿液，监测血电解质、肾功能。

2. 所有患者均应接受化疗（化疗禁忌除外）。

3. 对于睾丸淋巴瘤，化疗结束后应进行对侧睾丸放疗。

4. 对于鼻窦、睾丸、硬膜外、骨髓或本身为HIV淋巴瘤或≥2

个结外部位受侵或ⅠE期乳腺淋巴瘤，应给予中枢神经系统预防性治疗，在治疗期间进行4～8次甲氨蝶呤和（或）阿糖胞苷联合地塞米松鞘内注射。

5. 一线治疗共进行6个疗程，方案可选择CHOP＋R、CHOP14＋R、剂量调整EPOCH＋R；若左心室功能不全，则治疗方案可选择CEPP＋R、CNOP＋R、CDOP＋R、EPOCH＋R。

6. 二线治疗方案

（1）适宜大剂量化疗＋自体造血干细胞解救者　DHAP±R、ESHAP±R、GDP±R、GemOX±R、ICE±R、MINE±R。

（2）不适宜大剂量化疗者　CEEP±R、EPOCH＋R、利妥昔单抗单药。

方案一：剂量调整EPOCH方案

NS　500ml 多柔比星（ADM）　10mg/m^2 长春新碱（VCR）　0.4mg/m^2	iv gtt（24h）d1～d4
依托泊苷（VP-16）　50mg/m^2 环磷酰胺（CTX）　750mg/m^2 NS　100ml	iv d5

泼尼松（PDN）　60mg/m^2　po d1～d5

重组人粒细胞集落刺激因子（G-CSF）　5μg/kg sc d6（到ANC＞5×10^9/L并过最低点）

说明：A. 21天为1个周期。

B. 每3天查血常规，根据中性粒细胞和血小板最低点来调整药物剂量。若中性粒细胞不低于0.5×10^9/L，较前一周期增加20%的多柔比星、依托泊苷和环磷酰胺剂量；若出现1～2次中性粒细胞低于0.5×10^9/L，剂量不变；若出现至少3次中性粒细胞低于0.5×10^9/L或出现血小板低于25×10^9/L，较前一周期减少20%的多柔比星、依托泊苷和环磷酰胺剂量。

C. 长春新碱的剂量根据神经毒性调整，若出现Ⅱ级运动神经毒性，应减少25%剂量；Ⅲ级运动神经或Ⅲ级感觉神经毒性，应减少50%剂量。

D. 由于该方案为96h持续静脉输注，建议化疗前予以深静脉

置管，可以采用PICC、锁骨下静脉置管或输液港。

E. 由于有明显恶心、呕吐等消化道反应，可预防性使用镇吐药，如昂丹司琼等。

F. 在该方案基础上加上利妥昔单抗的免疫化疗，可明显提高疗效，而无显著增加毒性。利妥昔单抗用量为375mg/m^2，化疗前使用，每周期1次。

方案二：CDOP方案

环磷酰胺 750mg/m^2 NS 100ml	iv gtt (0.5h) d1
5%GS 250～500ml 脂质体多柔比星 30mg/m^2	iv gtt（在1h以上）d1
NS 30ml 长春新碱 2mg	iv d1

泼尼松 60mg/m^2 po d1～d5

说明：A. 21天为1个周期。

B. 主要毒性为骨髓抑制。心脏毒性低，可用于老年患者及心功能不良者。

C. 轻中度恶心、呕吐，可预防性使用镇吐药。

D. 脂质体多柔比星瓶内含蔗糖，而且滴注时用5%葡萄糖注射液稀释，因此糖尿病患者应注意血糖控制。

E. 脂质体多柔比星独特的毒性是手足综合征及胃炎、黏膜炎，与剂量有关，建议剂量强度不超过11～12.5mg/周。

F. 在该方案基础上加上利妥昔单抗的免疫化疗，可明显提高疗效，而无显著增加毒性。利妥昔单抗用量为375mg/m^2，化疗前使用，每周期1次。

方案三：CNOP方案

NS或5%GS 100ml 米托蒽醌 10mg/m^2	iv gtt (0.5h) d1
NS 100ml 环磷酰胺 600mg/m^2	iv gtt (0.5h) d1
NS 30ml 长春新碱 1mg	iv d1

泼尼松　20mg/m^2 bid po d1～d5

说明：A. 21 天为 1 个周期，可用于老年患者。

B. 多柔比星替换为米托蒽醌，心脏毒性减低，但骨髓抑制较明显，Ⅲ～Ⅵ级粒细胞减少症可达 55%，故可考虑预防性使用重组人粒细胞集落刺激因子。

C. 该方案有明显恶心、呕吐，可预防性使用镇吐药。

D. 在该方案基础上加上利妥昔单抗的免疫化疗，可明显提高疗效，而无显著增加毒性。利妥昔单抗用量为 375mg/m^2，化疗前使用，每周期 1 次。

方案四：CEPP 方案

NS　100ml
环磷酰胺　600mg/m^2　| iv d1 、d8

NS　500ml
依托泊苷　70mg/m^2　| iv d1～d3

丙卡巴肼　60mg/m^2 po d1～d10

泼尼松　60mg/m^2 po d1～d10

说明：A. 28 天为 1 个周期。

B. 若患者能耐受该方案且没有发生明显粒细胞减少症，每次可增加环磷酰胺 50mg/m^2 和依托泊苷 15mg/m^2。

C. 该方案不含蒽环类药物，心脏毒性相对较低，可用于不能耐受含多柔比星方案的初治患者或不能耐受强烈化疗的复发患者。

D. 依托泊苷需用 0.9%氯化钠溶液稀释，浓度每毫升不超过 0.25mg。

E. 在该方案基础上加上利妥昔单抗的免疫化疗，可明显提高疗效，而无显著增加毒性。利妥昔单抗用量为 375mg/m^2，化疗前使用，每周期 1 次。

方案五：CHOP-DI 方案

NS　100ml
多柔比星　65mg/m^2　| iv d1

NS　100ml
环磷酰胺　1600mg/m^2　| iv gtt（0.5h）d1

NS　30ml
长春新碱　1.4mg/m^2（不超过 2mg）| iv d1

泼尼松　100mg po d1～d5

重组人粒细胞集落刺激因子　5μg/kg sc d5 开始

说明：A. 14 天为 1 个周期。

B. 该方案可引起严重的骨髓抑制，需重组人粒细胞集落刺激因子支持，以便能按计划化疗，并减少粒细胞减少性发热。

C. 由于环磷酰胺代谢产物丙烯醛可刺激膀胱导致出血性膀胱炎，故在用药期间适当水化、利尿，同时给予尿路保护剂美司钠以预防出血性膀胱炎。

D. 由于多柔比星有心脏毒性，应注意监测，累积剂量不宜超过 450～500mg/m^2。

E. 为了减少消化道反应，可预防性使用镇吐药。

方案六：MINE 方案

NS　500～1000ml
异环磷酰胺（IFO）　1.33g/m^2 ｜ iv gtt d1～d3

NS 或 5%GS　100ml
米托蒽醌　8mg/m^2 ｜ iv gtt (0.5h) d1

NS　500ml
依托泊苷　65mg/m^2 ｜ iv gtt d1～d3

说明：A. 21 天为 1 个周期。

B. 在使用异环磷酰胺时为预防膀胱毒性，应摄入大量水，每日经口服或静脉内输入 2L 液体。同时使用预防出血性膀胱炎保护剂，如美司钠，分别在给药的同时及给药后 4h、8h，美司钠溶于 0.9%氯化钠溶液中静脉注射。通常每次美司钠用量为异环磷酰胺每日总量的 20%。

C. 为减轻消化道反应可行预防性镇吐治疗。

方案七：ESHAP 方案

NS　500ml
依托泊苷　40mg/m^2 ｜ iv gtt d1～d4

5%GS　250ml
甲泼尼龙　500mg ｜ iv gtt d1～d4

NS　500ml
顺铂　25mg/m^2 ｜ iv gtt（避光，持续 24h）d1～d4

NS 或 5%GS　500ml
阿糖胞苷　2g/m²　｜ iv gtt（2～3h）d5

说明：A. 21～28 天为 1 个周期。

B. 主要毒性为骨髓抑制，可考虑预防性使用重组人粒细胞集落刺激因子以减少粒细胞减少性发热。

C. 由于顺铂有肾毒性，故使用时适当水化，并避免用与本品肾毒性或耳毒性叠加的药物，如氨基糖苷类抗生素。老年患者肾小球滤过率及肾血浆流量减少，药物排泄率减低，故慎用。

D. 使用大剂量阿糖胞苷期间预防性用泼尼松眼药水滴双眼 4 次/天，持续 7 天以预防化学性结膜炎。

E. 该方案可发生明显恶心、呕吐等消化道反应，应预防性镇吐治疗。

方案八：DICE 方案

地塞米松　10mg iv q6h d1～d4

NS　500～1000ml
异环磷酰胺　1g/m²　｜ iv gtt d1～d4

美司钠　400mg iv（给异环磷酰胺时及给药后 4h、8h）d1～d4

NS　250ml
顺铂　25mg/m²　｜ iv gtt（持续 1h）d1～d4

NS　500ml
依托泊苷　100mg/m²　｜ iv gtt d1～d4

说明：A. 21～28 天为 1 个周期。

B. 主要毒性作用为骨髓抑制、恶心、呕吐、出血性膀胱炎、肝肾功能损伤及脱发等。

C. 在使用异环磷酰胺时需美司钠解毒以预防出血性膀胱炎。

D. 该方案含有顺铂，适当水化，以防止肾毒性的发生；由于顺铂为强致吐化疗药物，可常规预防性应用 5-HT_3 受体拮抗药镇吐。

方案九：DHAP 方案

NS　500ml
顺铂　100mg/m²　｜ iv gtt（避光，持续 24h）d1

5%GS　500ml
阿糖胞苷　2g/m²　｜ iv gtt（持续 3h）q12h×2 次 d2

地塞米松　40mg po 或 iv d1～d4

说明：A. 21～28 天为 1 个周期。

B. 为预防顺铂的肾脏毒性，需充分水化。在顺铂治疗前 12h 开始水化，250ml/h（生理盐水、甘露醇），持续 36h，期间应监测心肺功能、肾功能、血电解质。顺铂结束后继续适当水化 2 天。

C. 骨髓抑制相关感染是该方案最常见的严重并发症，文献报道可达 31%；顺铂可引起肾功能损伤，因此剂量调整主要根据肾功能和骨髓抑制程度，严重中性粒细胞减少症（$0.2\times10^9/L$）或血小板减少症（$20\times10^9/L$），阿糖胞苷应减半（$1g/m^2$ q12h×2 次），粒细胞减少相关败血症患者阿糖胞苷减至 $0.5g/m^2\times1$ 次；血清肌酐 1.5～2.0mg/ml，顺铂剂量减至 $75mg/m^2$，血清肌酐 2.1～3.0mg/ml，顺铂剂量减至 $50mg/m^2$。

D. 急性肿瘤溶解综合征见于高肿瘤负荷患者，因此每天需检测肾功能、尿酸和电解质，以便及时发现电解质紊乱和肿瘤溶解综合征。

E. 由于顺铂可引起强烈消化道反应，故要加强预防性镇吐，可常规预防性应用 $5\text{-}HT_3$ 受体拮抗药。

F. 超过 70 岁患者，阿糖胞苷剂量减半（$1g/m^2$ q12h×2）。

方案十：GDP 方案

吉西他滨（健择）　$1g/m^2$ | iv gtt（0.5h 以上）d1、d8
NS　100ml |

顺铂　$75mg/m^2$ | iv gtt（60min 以上）d1
NS　250ml |

地塞米松　40mg po d1～d4

说明：A. 21 天为 1 个周期。

B. 为了减少顺铂所致的肾毒性，加强水化，在顺铂前可用 0.9% 氯化钠溶液 250ml 静滴 0.5h 以上，在顺铂同时予 20% 甘露醇 250ml 静滴 60min 以上，以后再给予 0.9% 氯化钠溶液 500ml 静滴。

C. 化疗期间应鼓励患者多喝水，若患者因消化道反应进水量少，应适当增加静脉输液，以避免肾功能损伤。

D. 由于顺铂是高致吐性化疗药物，故需预防性使用镇吐药，可常规预防性应用 $5\text{-}HT_3$ 受体拮抗药。

方案十一：ICE 方案

NS 500ml
依托泊苷 100mg/m² | iv d1～d3

5%GS 500ml
卡铂 AUC=5（最大不超过 800mg）| iv d2

NS 500ml
异环磷酰胺 5g/m²
美司钠 5g/m² | iv gtt（持续 24h）d2

重组人粒细胞集落刺激因子 5μg/kg sc d5～d12

说明：A. 21 天为 1 个周期。

B. 骨髓抑制为其主要毒性，故可预防性使用重组人粒细胞集落刺激因子（G-CFS）。

C. 该方案有明显消化道反应，需预防性使用镇吐药，可常规预防性应用 5-HT_3 受体拮抗药。

D. 异环磷酰胺有膀胱毒性，故需用美司钠解毒，并适当水化、利尿。

方案十二：GemOX 方案

NS 100ml
吉西他滨 1g/m² | iv gtt（0.5h）d1

5%GS 250～500ml
奥沙利铂（草酸铂） 100mg/m² | iv gtt（2h）d1

说明：A. 14 天为 1 个周期。

B. 奥沙利铂与氯化钠或碱性溶液之间存在配伍禁忌，故该药只能用葡萄糖溶液稀释。

C. 奥沙利铂的主要毒性为骨髓抑制、消化道反应及神经毒性。神经毒性为其剂量限制性毒性，当累积剂量大于 800mg/m² 时有可能导致永久性感觉异常和功能障碍。

D. 吉西他滨为细胞周期特异性药，其主要毒性为骨髓抑制，毒性随滴注药物时间延长而增大。

E. 该方案有恶心、呕吐等消化道反应，可预防性使用镇吐药。

7. 随访与监测 参见（四）套细胞淋巴瘤的高强度化疗的随访与监测。

8. 近年来的治疗新进展

(1) 基于 Peyrade 等报道的无进展生存期和总生存期结果方面的益处，对于左心室功能差的患者，更新后的指南推荐一种减毒免疫治疗方案 R-mini-CHOP（减少剂量的 CHOP 加常规剂量的利妥昔单抗）作为小于 80 岁年龄且有合并症（“非常虚弱的患者”）患者的治疗选择。

(2) 近年在对 44 例复发难治性 DLBCL 的回顾性分析中发现，非 B 细胞表型（GCB）与 GCB 亚型对来那度胺的临床反应存在着显著差异。GCB 亚型的总缓解率仅为 9%，而非 GCB 亚型却高于 50%。几项研究正在对来那度胺加 R-CHOP 方案的疗效进行评估；也有研究显示来那度胺用于非 GCB 亚型和依鲁替尼（布鲁顿酪氨酸激酶抑制剂）可用于复发/难治性弥漫大 B 细胞淋巴瘤 ABC 亚型。研究证实依鲁替尼用于 ABC 亚型的患者产生了有临床意义的缓解率，但其他分子亚型没有此效应（41% 对 23%）。一项正在进行中的研究比较了 R-CHOP 加或不加依鲁替尼特别是用于非 GCB DLBCL 患者的疗效。但目前结果尚未成熟，不足以纳入 NCCN 指南。

（吴晖）

（七）外周 T 细胞淋巴瘤非特指型（PTCL-NOS）、间变大细胞淋巴瘤（ALCL）、血管免疫母 T 细胞淋巴瘤（AITL）、肠病相关性 T 细胞淋巴瘤（EATL）初治[1]——CHOP 方案[2]

长期医嘱	临时医嘱
肿瘤内科护理常规	血常规[3]
二级护理	尿常规、粪常规
普通饮食	血生化全套(血 LDH)[4]
深静脉置管护理常规	心电图[4]
泼尼松　60mg/m² po d1～d5	心脏二维超声[5]
	HBV DNA 测定[6]
	颈/胸/腹/盆腔平扫＋增强 CT[7]
	骨髓活检±涂片[8]
	妊娠试验[9]
	头颅 CT 或 MRI[10]

续表

长期医嘱	临时医嘱
	全身 PET-CT 检查⑪
	HIV、HTLV-1
	腰穿⑫
	深静脉置管术
	5%GS 500ml 地塞米松 5mg ｜ iv gtt d1 NS 20ml 昂丹司琼 8mg ｜ iv（于化疗前 0.5h）d1 NS 40ml 多柔比星（ADM） 50mg/m^2 ｜ iv d1 NS 20ml 长春新碱（VCR） 1.4mg/m^2 ｜ iv d1 NS 40ml 环磷酰胺（CTX） 750mg/m^2 ｜ iv d1 5%GNS 500ml 维生素 B_6 200mg ｜ iv gtt d1

❶ 外周 T 细胞淋巴瘤非特指型（PTCL-NOS）、血管免疫母 T 细胞淋巴瘤（AITL）、间变大细胞淋巴瘤［ALCL ALK（+）/（-）］、肠病相关性 T 细胞淋巴瘤（EATL）目前还没有标准的治疗方案，相关指南对这四种类型淋巴瘤推荐的化疗方案基本相同，参与临床试验对所有患者都应该是优先考虑的，可选择的一线方案有 CHOP、HyperCVAD/MA；二线方案有 DHAP、ESHAP、GDP、GemOx、ICE 等。

❷ CHOP 是最常用的一线方案，但是除低危患者（aaIPI≤1）和 ALK(+）的 ALCL 外，其治疗结果往往令人失望，5 年总生存率仅 22%，相当不理想。本方案 21 天为 1 个周期。

❸ 化疗前需检查血常规，评估骨髓功能。化疗后每周复查 2 次血常规。骨髓抑制作用达高峰出现于本方案化疗后 10～14 天，需密切观察。如出现Ⅱ级以上骨髓抑制，应予以相应治疗。

④ 血乳酸脱氢酶高者预后差。

⑤ 多柔比星具心脏毒性，其发生率和严重程度与本药累积量成正比，迟发的心力衰竭大多发生在用药半年后，当总剂量＞400～450mg/m^2 时风险更高，故应用多柔比星前和期间需检查心电图和心肌酶谱，有条件时可进一步检查心脏彩超并测算左心室射血分数。

⑥ HBV DNA 测定呈高拷贝，提示病毒高复制，化疗可能会导致急性乙肝发作，严重者可并发急性重型肝炎，危及生命，故化疗前后可予以预防性拉米夫定抗病毒。如化疗前同时转氨酶升高，提示并发乙型肝炎，则需予以治疗性拉米夫定抗病毒及适当保肝治疗。参见多发性骨髓瘤的相关内容。

⑦ 淋巴瘤患者需常规行颈部/胸/腹/盆腔 CT 平扫＋增强扫描，了解疾病累及范围。

⑧ 对于外周 T 细胞淋巴瘤，治疗前骨髓检查应是常规检查项目。

⑨ 育龄女性在化疗前应排除怀孕可能性。

⑩ 某些患者需要进行头颅影像学检查，如怀疑中枢受侵等情况。

⑪ 全身 PET-CT 检查可在治疗前、后及治疗期间进行，其敏感性高，但要注意掌握检查的时间点及假阳性的问题。

⑫ 怀疑中枢侵犯者应行腰穿、脑脊液检查，如无中枢转移，但决定鞘内注射预防者可在第一次给药时先取脑脊液标本送检再鞘内注药化疗。

注：1. 治疗原则　淋巴瘤的治疗是一个多学科综合治疗的过程，实施治疗前需详细检查，确定疾病状态、病期和危险程度的评估，而后组织治疗相关学科会诊后制定综合的治疗程序。

(1) Ⅰ期、Ⅱ期低危患者，化疗 4～6 个周期完全缓解者应予累及野放射治疗。

(2) Ⅰ期、Ⅱ期高危或Ⅲ期、Ⅳ期患者，在化疗获得完全缓解后，可考虑巩固性的大剂量化疗（自体干细胞解救下）。ALCL ALK (＋) 化疗达完全缓解者无需进一步治疗，这组患者预后相对较好。

(3) 所有化疗未能获得完全缓解者被视为难治性，考虑二线治疗，包括自体干细胞支持下的大剂量化疗及异基因干细胞移植，残留灶局限的可予放射治疗。

2. 其他可选用的一线化疗方案

(1) EPOCH

依托泊苷	$50mg/m^2$	d1～d4（96h 持续滴注）
长春新碱	$0.4mg/m^2$	
多柔比星	$10mg/m^2$	

环磷酰胺 $750mg/m^2$ iv d5

泼尼松 $60mg/m^2$ po d1～d5

说明：21 天为 1 个周期

(2) HyperCVAD/HD-MTX＋Ara-C

第 1、第 3、第 5、第 7 个疗程

环磷酰胺 $300mg/m^2$ iv bid d1～d3（美司钠保护）

长春新碱 2mg iv d1、d14

多柔比星 $50mg/m^2$ iv d4

地塞米松 40mg iv d1～d4，d11～d14

第 2、第 4、第 6、第 8 个疗程

甲氨蝶呤 $1g/m^2$ iv（24h，甲酰四氢叶酸解救）

阿糖胞苷 $3g/m^2$ bid iv（2h）d2～d3

3. 难治性或复发性疾病应视是否适合大剂量化疗而分别对待。

(1) 适合干细胞移植支持下的大剂量化疗　可选用下列二线方案：DHAP、ESDHAP、GDP、GemOx、ICE、MINE 等方案。

对上述化疗后达完全缓解或部分缓解者，予自体干细胞移植支持下的大剂量化疗；对选择合适的病例亦可考虑异基因移植。

(2) 不适合干细胞支持下的大剂量化疗　可选用下列二线方案：阿仑单抗、硼替佐米、地尼白介素、吉西他滨、放射治疗等。

(八) NK/T 细胞淋巴瘤，鼻型——DICE 方案[1]

长期医嘱	临时医嘱
肿瘤内科护理常规	血常规[3]
二级护理	尿常规
普通饮食	粪常规
深静脉置管护理常规	血生化全套（血 LDH）[4]
	心电图[5]

续表

长期医嘱	临时医嘱
5%GS 500ml 地塞米松② 20mg │ iv gtt① d1～d4	二维超声心动图⑤ HBV DNA 测定⑥
NS 20ml 昂丹司琼 8mg │ iv（于化疗前 0.5h）d1～d4	鼻腔、鼻咽、口咽内镜检查 鼻腔、鼻咽、口咽 MRI
NS 500ml 异环磷酰胺 1.0g/m² │ iv gtt d1～d4	颈/胸/腹/盆腔平扫＋增强 CT⑦
美司钠 0.2g/m² iv（于异环磷酰胺的同时及之后的 4h、8h）d1～d4	骨髓活检±涂片⑧ 妊娠试验（育龄妇女）⑨
NS 500ml 顺铂 25mg/m² │ iv gtt d1～d4	头颅 CT 或 MRI⑩ 全身 PET-CT 检查⑪
NS 250ml 依托泊苷 100mg/m² │ iv gtt d1～d4	HIV、HTLV-1 腰穿
5%GNS 500ml 维生素 B_6 200mg │ iv gtt	PICC 置管术
5%GNS 500ml 10%氯化钾 10ml │ iv gtt d1～d4	

① 本方案每 21～28 天重复。本方案作为 NK/T 细胞淋巴瘤的一线治疗，虽然没有高级别的循证医学证据，一些小样本的报告认为比 CHOP 方案更有效，由于目前 NK/T 细胞淋巴瘤尚无标准的方案，因此不失为一可试用的方案，但要注意及时评价，避免无效或过度化疗。

② 原方案中地塞米松的用法是 10mg q6h，连用 4 天，临床上有时为避免大剂量激素可能引起的不良反应，在用法及用量上作适当调整。

③～⑪ 参见上文（七）PTCL-NOS、ALCL、AITL、EATL 初治的医嘱。

注：1. NK/T 细胞淋巴瘤的治疗原则　ⅠE 局限期采用放疗（±化疗）；ⅠE 超腔期、Ⅱ期采用化疗（2～4 个周期）＋放疗；Ⅲ、Ⅳ期采用化疗（酌情加用放疗）。

2. 可选用的化疗方案

(1) DICE。

(2) DA-EPOCH。

(3) SMILE。

(4) CHOP 或 CHOP 样。

(5) 门冬酰胺酶为基础的方案。

(6) GDP。

(九) T 淋巴母细胞淋巴瘤 (T-LBL)——HyperCVAD/HD-MTX+Ara-C 方案[1]

第 1、第 3、第 5、第 7 个疗程——HyperCVAD

长期医嘱	临时医嘱
肿瘤内科护理常规	血常规[2]
二级护理	尿常规[3]
普食	粪常规
深静脉置管护理常规	血生化全套[3]
记 24h 出入量	乙型肝炎相关检测[4]
碳酸氢钠片　2 片 po tid	HBV DNA 测定[4]
测尿 pH 值(>7.5 或者<6.5 报告医师)[2]	心肌酶谱
	心电图[5]
NS　250ml 环磷酰胺　300mg/m² ｜ iv gtt q12h (≥2h) d1～d3	心脏彩超[5]
	心脏放射性核素扫描[5]
	血 β_2 微球蛋白
	胸部、腹部、盆腔 CT 增强扫描[6]
NS　500ml 美司钠 600mg/m² ｜ iv gtt qd(持续 24h) d1～d3(从第一次环磷酰胺前 1h 开始,至最后一次结束后 12h 结束)	单侧或双侧骨髓活检+穿刺涂片[7]
	流式细胞术(细胞遗传学检测)[7]
	腰穿
NS　20ml 昂丹司琼　8mg ｜ iv(首次于化疗前 0.5h)q12h d1～d4	脑脊液流式细胞学检测[7]
	妊娠试验[8]
	生育咨询[8]

续表

长期医嘱	临时医嘱
10%GS 500ml iv gtt qd	头颅 MRI
5%GNS 500ml iv gtt qd	全身 PET-CT 检查[9]
	深静脉置管术
	NS 20ml 长春新碱 2mg | iv d4、d11
	NS 500ml 多柔比星 50mg/m^2 | iv gtt(持续 24h，左心室射血分数<50%持续 48h)d4
	NS 200ml 地塞米松 40mg | iv gtt d1～d4、d11～d14

第 2、第 4、第 6、第 8 个疗程——HD-MTX＋Ara-C[10][11]

长期医嘱	临时医嘱
肿瘤内科护理常规	血常规、尿常规、粪常规
二级护理	血生化全套
普食	心肌酶谱
深静脉置管护理常规	心电图
记 24h 出入量	血 $β_2$ 微球蛋白
测尿 pH 值(>7.5 或者<6.5 报告医师)	HBV DNA 测定
	深静脉置管术
NS 20ml 亚叶酸钙 15mg/m^2 | iv q6h(自甲氨蝶呤滴注开始后 42h 始至甲氨蝶呤浓度<0.1μmol/L)	NS 250ml 甲氨蝶呤 200mg/m^2 | iv gtt(持续 2h)d1 先
NS 20ml 昂丹司琼 8mg | iv(首次于化疗前 0.5h) q12h d1～d3	NS 500ml 甲氨蝶呤 800mg/m^2 | iv gtt(持续 22h)d1 后

续表

长期医嘱	临时医嘱
别嘌醇 0.2g po tid 碳酸氢钠片 1.0g po q6h	NS 250ml 阿糖胞苷 3.0g/m² ｜ iv gtt q12h (持续 2h)[6] d2～d3
10%GS 500ml 10%GS 500ml 5%GNS 500ml 5%GNS 500ml 5%碳酸氢钠 200ml ｜ iv gtt qd 持续 24h（提前 12h 水化）	NS 20ml 亚叶酸钙 50mg/m² ｜ iv（甲氨蝶呤结束后 12h） 测甲氨蝶呤浓度（甲氨蝶呤滴注开始后第 24h、48h、72h，至甲氨蝶呤浓度<0.1μmol/L）
呋塞米[10] 20mg iv（根据患者尿量，予以利尿，保证每日尿量在 3000ml 以上）	

❶ HyperCVAD/HD-MTX＋Ara-C 方案有前后两部分组成，可分别组成独立的方案，实际应用是两方案交替进行，各 4 个疗程。本方案剂量强度大，毒性作用相当严重，一般都达Ⅳ级骨髓抑制，所以需由专科医师在有条件的医院进行。

❷ 化疗前需检查血常规，评估骨髓功能。化疗后隔天复查血常规，本方案常在化疗后 7～14 天骨髓抑制达低点，需密切观察。此方案的使用必须在化疗后 24h 预防性予重组人粒细胞集落刺激因子升白细胞治疗，5～10μg/kg，出现粒细胞缺乏者有必要予预防性使用抗生素。

❸ 应注意患者的尿酸、乳酸脱氢酶及碱性磷酸盐，若这些指标很高及肿瘤高负荷，应注意预防肿瘤溶解综合征的发生。根据患者情况予以水化、碱化尿液。特别强调持续 24h 输液的重要性。

❹～❻参见上文（七）PTCL-NOS、ALCL、AITL、EATL 初治的医嘱。

❼ 治疗前必须行骨髓穿刺涂片及活检，有条件进行流式细胞术检测的必须进行骨髓 FCM 免疫分型，有助于进一步明确诊断。胸腹水行 FCM 免疫分型有助于明确诊断和分型。特别对组织学病理诊断困难的病例行骨髓或体腔积液的 FCM 检测大大提高诊断的

准确性。

⑧ T细胞淋巴瘤患者大部分为青少年，未生育，高强度化疗有可能导致患者不育，和患者及家属沟通后，有条件者应进行精子或卵子的冻存。

⑨ 有条件者可在化疗前行PET-CT扫描，对准确分期有帮助，化疗后的PET-CT扫描对判断CT残留病灶的活性有帮助，以指导进一步的治疗，特别是在治疗后判断纵隔残留组织的活性有重要意义。研究表明，与B细胞淋巴瘤不同，对于T细胞淋巴瘤患者，PET/CT也许不是一种预测持续缓解的有效手段，其在T细胞淋巴瘤疗效评价中的意义仍需进一步评估。

⑩ HD-MTX治疗原则见注2。

⑪ 年龄大于或者等于60岁的患者阿糖胞苷剂量降为1.0g/m^2，患者一般情况差，也应适当下调阿糖胞苷剂量。

注：1. T-LBL的治疗原则　T-LBL为高度侵袭性淋巴瘤，是全身性疾病，治疗以化疗为主。放疗仅限于姑息性减轻症状的治疗，采用类似治疗急性淋巴细胞性白血病的方案，达完全缓解者，观察或进入临床试验，或行异基因或自体干细胞移植，达部分缓解者，进入临床试验，或行异基因或自体干细胞移植或最佳支持治疗。复发病例再次联合化疗诱导或异基因造血干细胞移植或临床试验。

2010年NCCN指南进行了更新，增加了LMB-86方案为一线治疗方案。接受HyperCVAD一线治疗的患者，可用POMP（6-巯嘌呤＋MTX＋VCR＋PDN）作为维持治疗。伴Ph(＋)的淋巴母细胞淋巴瘤患者，推荐伊马替尼与HyperCVAD联合治疗。不推荐“预防性中枢神经系统放疗24Gy”。对获得部分缓解的患者，推荐活检明确病变性质，阳性者建议入组临床试验或者放疗＋异基因造血干细胞移植，阴性者可观察或入组临床试验。对于高危患者，完全缓解后应考虑大剂量化疗联合异基因或者自体造血干细胞解救。

CHOP方案治疗不能控制者3年无病生存期（DFS）＜10%，按急性淋巴细胞白血病治疗，如：LSA2L2方案5年无病生存期为40%；BFM方案3年无病生存期为56%，还有GALGB方案，HyperCVAD/MTX-Ara-C方案、LMB-86方案等，包括：诱导缓解、巩固治疗、中枢神经系统预防、再诱导治疗和强化治疗和维持治疗，治疗时间共2年。这些方案剂量强度大，并发症多，有死亡的风险，我国患者的耐受性差，故医师在应用这些方案时应根据患者的一般情况予适当减量；在CD20阳性（≥20%）的急性淋巴母细胞淋巴瘤患者中，应考虑加入利妥昔单抗，在费城染色体阳性的急性淋巴细胞白血病患者，考虑加入伊马替尼。

原发纵隔的T细胞淋巴母细胞淋巴瘤，治疗后若有残留病灶应首先判断是肿瘤残留还是胸腺反应性增生（特别是青少年常见化疗后胸腺反应性增生），建议行PET-CT扫描，若为阳性，建议活检，对于活检阳性者可以考虑放疗及大剂量化疗联合异基因或者自体造血干细胞解救，对于高危患者，完全缓解后应考虑大剂量化疗联合异基因或者自体造血干细胞解救。

2. HD-MTX的治疗原则　参见附E。

3. HD-MTX（24h静滴）的应用常规

（1）肾功能、血常规、肝功能符合标准。

（2）化疗前一天口服碳酸氢钠3～4g/d，别嘌醇0.2g tid。

（3）化疗前12h补液10%GS 1000ml＋5%GNS 1000ml＋5% $NaHCO_3$ 200ml。

HD-MTX化疗期间（72h维持补液）：补液量为3000ml/(m^2·d)［125ml/(m^2·h)］，液体成分为葡萄糖、0.9%氯化钠溶液、碳酸氢钠。

（4）甲氨蝶呤1～5g/m^2，将总量的1/10加入100ml 0.9%氯化钠溶液中30min内静滴，余下的甲氨蝶呤加入5%GNS 1000ml中，在23.5h内均匀静滴（输液泵控制滴速）。

（5）甲氨蝶呤结束后12h（即开始用药后36h），首次剂量为50mg/m^2，以后每次剂量为15mg/m^2，每6h 1次，共7～8次，或直至血清甲氨蝶呤浓度＜1×10^{-7}mol/L。

（6）第2、第3天继续静脉补液3000ml/(m^2·d)，静脉补碱、口服碳酸氢钠、别嘌醇。

（7）治疗期间每天口服碳酸氢钠、别嘌醇及口服或肌注利尿剂。记24h出入量，保证尿量2000～3000ml/d以上。每日测尿常规，每次尿测pH，保证尿pH＞7.0。

（8）甲氨蝶呤开始用药24h、48h、72h分别抽血检测甲氨蝶呤的血药浓度。

(9) 如 48h 甲氨蝶呤血清浓度高于正常，亚叶酸钙用量调整见附表 E-1。

(10) 密切监测肾功能。

4. 淋巴母细胞淋巴瘤的其他化疗方案

方案一：BFM-90 方案

(1) 诱导Ⅰ

泼尼松　60mg/m² po d1～d28

长春新碱　1.5mg/m² iv（最大剂量 2mg）d8、d15、d22、d29

柔红霉素　30mg/m² iv d8、d15、d22、d29

门冬酰胺酶　10000IU/m² iv d12、d15、d18、d21、d24、d27、d30、d33（持续 3d）

甲氨蝶呤　12mg it d1、d15、d29

环磷酰胺　1000mg/m² iv d36、d64

阿糖胞苷　75mg/m² iv d38～d41，d45～d48，d52～d55，d59～d62

巯嘌呤　60mg/m² po d36～d64

甲氨蝶呤　12mg it d45、d59

阿糖胞苷　70mg it d1、d3

(2) 诱导Ⅱ

地塞米松　10mg/ m² po d1～d28

长春新碱　1.5mg/m² iv（最大剂量 2mg）d8、d15、d22、d29

柔红霉素　30mg/m² iv d8、d15、d22、d29

门冬酰胺酶　10000IU/m² iv d8、d11、d15、d18

环磷酰胺　1000mg/m² iv d36

阿糖胞苷　75mg/m² iv d38～d41，d45～d48

硫鸟嘌呤　60mg/m² po d36～d49

甲氨蝶呤　12mg it d38、d45

(3) 巩固

巯嘌呤　25mg/m² po d1～d56

甲氨蝶呤　5g/m² iv（持续滴注 24h）d8、d22、d36、d50

亚叶酸钙　150mg/m² iv（在甲氨蝶呤结束后 12h）（然后 12mg/m² im q6h，直至甲氨蝶呤的血药浓度低于 10^{-8} mol/L）

甲氨蝶呤 12mg it d8、d22、d36、d50

（4）维持

巯嘌呤 50mg/m² po 每天

甲氨蝶呤 20mg/m² iv 每周

即Ⅰ/Ⅱ期：VDLP→CAM→HD-MTX×4→维持治疗（6-MP+MTX）（大约5个月治疗，进入口服维持治疗，总疗程2年）。

Ⅲ/Ⅳ期：VDLP→CAM→HD-MTX×4→VDLP→CAM→维持治疗（大约7个月治疗，进入口服维持治疗，总疗程2年）。

方案二：CALGB ALL方案

（1）诱导阶段（4周/次）

环磷酰胺 1.2g/m² iv d1

柔红霉素 45mg/(m²·d) iv d1～d3

长春新碱 2mg iv d1、d8、d15、d22

泼尼松 60mg/(m²·d) po d1～d21

门冬酰胺酶 6000IU/(m²·d) im d5、d8、d11、d15、d18、d22

（2）年龄≥60岁的患者如下（环磷酰胺、泼尼松、柔红霉素减低）

环磷酰胺 800mg/m² iv d1

柔红霉素 30mg/(m²·d) iv d1～d3

泼尼松 60mg/(m²·d) po d1～d7

（3）早期强化治疗阶段（4周/次）

甲氨蝶呤 15mg iv gtt d1

环磷酰胺 1.0g/m² iv d1

硫鸟嘌呤 60mg/(m²·d) po d1～d14

阿糖胞苷 75mg/(m²·d) iv d1～d4、d8～d11

长春新碱 2mg iv d15、d22

门冬酰胺酶 6000IU/(m²·d) im d15、d18、d22、d25

（4）中枢神经系统预防及强化维持阶段（12周/次）

中枢放疗 2400cGy d1～d12

硫鸟嘌呤 60mg/(m²·d) po d1～d70

甲氨蝶呤 15mg iv gtt d1、d8、d15、d22、d29

甲氨蝶呤 20mg/(m²·d) po d36、d43、d50、d57、d64

(5) 后期强化治疗阶段 (8 周/次)

柔红霉素　30mg/(m^2·d) iv d1、d8、d15

长春新碱　2mg iv d1、d8、d15

地塞米松　10mg/(m^2·d) po d1～d14

环磷酰胺　1.0g/m^2 iv d29

硫鸟嘌呤　60mg/(m^2·d) po d29～d42

阿糖胞苷　75mg/(m^2·d) iv d29～d32、d36～d39

(6) 维持治疗阶段 (直到诊断后 2 年，4 周/次)

长春新碱　2mg iv d1

泼尼松　60mg/(m^2·d) po d1～d5

甲氨蝶呤　20mg/(m^2·d) po d1、d8、d15、d22

硫鸟嘌呤　60mg/(m^2·d) po d1～d28

说明：A. CALGB8811 方案：该方案对于高危的急性淋巴细胞白血病患儿的疗效好，同时对于 30 岁以下的成人患者治疗缓解率接近高危患儿的缓解率 (94%，96%)。

B. 治疗方案强调强烈的诱导缓解方案，缓解后给予多种化疗，在诱导缓解治疗后第二阶段治疗为早期强化治疗，共 8 周。治疗方案包括环磷酰胺、皮下注射阿糖胞苷、口服巯嘌呤，长春新碱及皮下注射门冬酰胺酶。为了行早期中枢预防，第二阶段治疗期间给予鞘注甲氨蝶呤。第三阶段为中枢预防和中期维持治疗，共 12 周，中枢预防治疗包括全脑照射 (24Gy)，鞘注甲氨蝶呤 (15mg，第 1、第 8、第 15、第 22、第 29 天)，维持治疗为口服巯嘌呤 60mg/(m^2·d) (第 1～70 天) 和口服甲氨蝶呤 20mg/m^2 (第 36、第 43、第 50、第 57、第 64 天)，每周 1 次。第四阶段治疗为晚期强化治疗，共 8 周。最后给予延长维持治疗，维持治疗时间到从诊断时间开始的第 24 个月结束，维持治疗方案为口服巯嘌呤 60mg/(m^2·d) 和口服甲氨蝶呤 20mg/m^2 (第 1、第 8、第 15、第 22 天)，并且给予长春新碱 2mg，静滴，每 4 周 1 次，及泼尼松 60mg/(m^2·d) 每 4 周 1～5d。

C. 对于年龄≥60 岁的患者应注意减量。

(杨瑜　何鸿鸣)

第二节　多发性骨髓瘤（MM）

一、计划行造血干细胞移植者的一线诱导化疗——DVD[1]方案（脂质体多柔比星＋长春新碱＋地塞米松）

长期医嘱	临时医嘱
肿瘤内科护理常规	血常规[3]、尿常规、粪常规
二级护理	血生化全套[3]
普食	血 β_2 微球蛋白[4]
地塞米松　40mg po qd d1～d4	血清球蛋白定量或血清蛋白电泳或免疫固定电泳[5]
奥美拉唑　20mg po qd d1～d4[2]	尿本周蛋白[5]
	尿 24h 总蛋白定量[5]
	心肌酶谱
	乙肝病毒相关检查(包括乙肝病毒两对半)[6]
	骨 ECT 扫描[7]
	胸部 CT 平扫、全腹 CT 平扫＋增强[7]
	双侧骨髓穿刺＋活检，包括免疫组化和/或流式细胞学检查[7]
	心电图[8]
	心脏彩超[8]
	NS　20ml 昂丹司琼　8mg　｜ iv（化疗前 0.5h）d1 5%GS　250ml 脂质体多柔比星　40mg/m²　｜ iv gtt（持续 1h）d1 NS　30ml 长春新碱　1.4mg/m²（不超过 2mg）　｜ iv d1 NS　100ml 唑来膦酸[9]　4mg　｜ iv gtt（超过 15min）d1

❶ 该方案28天为1个周期。主要毒性为骨髓抑制，老年患者必要时可考虑预防性使用粒细胞集落刺激因子以减少粒细胞减少性发热。此外尚有口腔炎、手足综合征、恶心呕吐、无力、脱发、发热、腹泻、与滴注有关的急性反应（主要表现潮红、气短、面部水肿、头痛、寒战、背痛、胸部和喉部收窄感、低血压）等。与VAD方案相比，由于脂质体多柔比星代替多柔比星，同时地塞米松剂量减少，因此心脏毒性和地塞米松相关毒性显著减少，但手足综合征增加。

❷ 该方案含有地塞米松，可发生肾上腺皮质激素相关不良反应，如可刺激胃酸分泌，引起消化性溃疡和应激性出血等，故在用地塞米松时可予质子泵抑制药（如奥美拉唑）减少胃酸分泌。此外尚可诱发糖尿病、血压升高、增加感染等，应密切监测血糖、血压。

❸ 每次化疗前需检查血常规、生化全套，化疗后每周复查1～2次血常规。

❹ 血β_2微球蛋白既是预后因素，也是疗效预测因素。

❺ 血清球蛋白定量或血清蛋白电泳或免疫固定电泳、24h尿总蛋白定量检查有助于诊断和分型。

❻ HBsAg或HBeAg或HBcAb阳性，需查HBV DNA，若呈高拷贝，提示病毒高复制，化疗可能会导致乙肝病毒再激活性肝炎发作，严重者可并发急性重型肝炎，危及生命，故化疗前应予预防性服用拉米夫定抗病毒，待乙肝病毒负荷减低后再予化疗；若乙肝病毒负荷不高，可在抗病毒治疗同时进行化疗，并定期复查HBV DNA，抗病毒治疗持续至化疗结束后3～6个月，再根据是否有基础肝病、HBV DNA情况及肝功能等综合考虑后再决定是否停药。由于停药后仍有可能发生乙肝病毒再激活性肝炎，故仍应定期复查HBV DNA及肝功能，以便及时发现并治疗乙肝病毒再激活性肝炎。

❼ 胸部CT平扫、全腹CT平扫+增强、骨ECT扫描、双侧骨髓穿刺+活检，包括免疫组化和（或）流式细胞学检查有助于诊断和分期。

❽ 脂质体多柔比星仍具心脏毒性，故应用脂质体多柔比星前和期间需检查心电图和心肌酶谱，有条件时可进一步检查超声心动图并测算左心室射血分数。

⑨ 该药21～28天重复，可用于确诊多发性骨髓瘤并骨破坏患者，使用前后应注意监测肾功能和血电解质，并注意下颌骨坏死等少见并发症。

注：1. 骨髓瘤治疗包括化疗、骨病治疗及其他合并症（高钙血症、高黏血症、感染及肾功能不全）治疗。

2. 化疗适应证 有症状患者（具有下列一项及以上）：高钙血症（血清钙＞11.5g/dl）、肾功能不全（血肌酐＞2mg/dl）、贫血（血红蛋白＜10g/dl）、骨病（溶骨性或成骨性病变）。

3. 诱导化疗根据是否准备行自体造血干细胞移植而分成两类。若有计划行造血干细胞移植者，诱导化疗尽量避免使用有可能损伤造血干细胞药，如烷化剂和亚硝基脲类。年轻（≤65岁），一般情况好者建议诱导化疗后行造血干细胞移植作为巩固治疗。诱导化疗方案选择应根据患者病情、预后、一般情况、年龄、经济状态等综合因素确定。

4. 计划行造血干细胞移植患者的一线诱导化疗可选用以下方案并于2个周期后评估疗效：

(1) 硼替佐米＋地塞米松（1类推荐）。

(2) 硼替佐米＋环磷酰胺＋地塞米松（1类推荐）。

(3) 硼替佐米＋多柔比星＋地塞米松（1类推荐）。

(4) 硼替佐米＋雷利度胺＋地塞米松（1类推荐）。

(5) 硼替佐米＋沙利度胺＋地塞米松（1类推荐）。

(6) 地塞米松＋雷利度胺（1类推荐）。

(7) 脂质体多柔比星＋长春新碱＋地塞米松（2B类推荐）。

(8) 雷利度胺＋地塞米松（2B类推荐）。

(9) 沙利度胺＋地塞米松（2B类推荐）。

(10) 地塞米松（2B类推荐）。

5. 接受含沙利度胺方案或雷利度胺方案治疗者可考虑使用抗凝血药预防深静脉血栓事件。

6. 其他化疗方案

方案一：硼替佐米（万珂）＋雷利度胺＋大剂量地塞米松方案

硼替佐米 1.3/m^2	iv d1、d4、d8、d11
NS 3.5ml	

NS　100ml iv gtt（硼替佐米后）d1、d4、d8、d11

雷利度胺　25mg po qd d1～d14

地塞米松　20mg po qd d1、d2、d4、d5、d8、d9、d11、d12

说明：A. 21天为1个周期。

B. 雷利度胺最常见的毒性作用为血小板减少和中性粒细胞减少，此外尚有恶心、腹泻、便秘、瘙痒、皮疹、疲劳、鼻咽炎、发热、外周性水肿、咳嗽、头昏、头痛、关节痛、背痛、肌肉痛性痉挛、呼吸困难、深静脉血栓等副作用。

C. 硼替佐米的毒性作用和预防性处理见硼替佐米单药方案。

D. 治疗期间可预防性使用阿司匹林预防血栓事件，并监测血常规、血电解质、血糖及血压。

方案二：沙利度胺＋地塞米松

沙利度胺　100mg（逐渐加到400mg或最大耐受量）po qn d1～d28

地塞米松　40mg po qd d1～d4、d9～d12、d17～d20

说明：A. 28天1个周期。

B. 疗效较单用沙利度胺或单用地塞米松增加，但毒性也显著增加，既有沙利度胺毒性，也有大剂量地塞米松毒性。

C. 沙利度胺与地塞米松联合应用时，深静脉血栓危险性显著增加，在用药的同时预防性使用抗凝血药或者阿司匹林可能对避免此类不良反应的发生有所帮助。

D. 有文献报道沙利度胺剂量增加到200mg后不再继续增加剂量，也可达到较好疗效。

E. 该方案加上硼替佐米可显著增加疗效。

方案三：雷利度胺＋大剂量地塞米松方案

雷利度胺　25mg po qd d1～d21

地塞米松　40mg po qd d1～d4、d9～d12、d17～d20（4个周期后减为40mg po qd d1～d4）

说明：A. 28天1个周期。

B. 该方案疗效较单用雷利度胺或单用地塞米松增加，但毒性也增加。

C. 文献报道该方案较沙利度胺＋地塞米松疗效更好，毒性更低。

方案四：地塞米松单药方案

地塞米松 40mg po d1～d4、d9～d12、d17～d20（4个周期后减为40mg po d1～d4）

说明：A. 4周为1个周期。

B. 由于地塞米松的剂量较大，其相关毒性较明显，如可刺激胃酸分泌，引起消化性溃疡和应激性出血等，故在用地塞米松时可予质子泵抑制药（如奥美拉唑）减少胃酸分泌。此外尚可诱发糖尿病、血压升高、增加感染等，应密切监测血糖、血压，必要时可使用阿昔洛韦预防病毒感染。

C. 该方案有效率低于VAD方案，与MP方案相似，但副作用轻，可用于不适合细胞毒药物治疗和肾功能不全的患者，尤其伴有高钙血症、血细胞减少、病理性骨折需同时进行放疗者。

7. 随访与监测

(1) 对于无症状、无骨损害、无进展证据者暂不化疗，密切随访，每3个月进行1次M成分测定。若病情进展，出现症状、体征时应行血液学、骨髓象和影像学检查，有前述化疗适应证者，应考虑化疗。

(2) 每周期化疗后需根据使用的化疗方案密切随访，观察毒性作用，常规监测血常规、肝肾功能。建议化疗后每周复查2次左右血常规，化疗前后各复查1次肝肾功能，若有异常需根据具体情况增加检查次数并做相应的治疗。

(3) 使用蒽环类药物应注意观察心脏毒性，必要时可行超声心动图检查。使用长春新碱、沙利度胺和硼替佐米等抗肿瘤药物应注意观察神经毒性，使用沙利度胺或雷利度胺应注意观察深静脉血栓。

(4) 每周期复查血清球蛋白定量或血清蛋白电泳或免疫固定电泳，部分患者可复查游离轻链、血β_2微球蛋白等（治疗前这些项目检查异常）。每2～4个周期复查MRI、CT、PET-CT等（治疗前有异常）。在血清球蛋白接近正常或不再下降时复查骨髓象。

二、非计划行造血干细胞移植者的一线诱导化疗——VAD[1]方案

长期医嘱	临时医嘱
肿瘤内科护理常规	血常规[4]、尿常规、粪常规
二级护理	血生化全套[4]
普食	血 $β_2$ 微球蛋白[5]
深静脉置管护理常规	心肌酶谱[6]
NS 500ml 长春新碱 0.4mg/m² 多柔比星 9mg/m² | iv gtt（持续 24h）d1～d4	心电图[6]
NS 20ml 昂丹司琼 8mg | iv（化疗前 0.5h）qd d1～d4[2]	心脏彩超[6]
地塞米松 40mg po qd d1～d4、d9～d12、d17～d20	血清球蛋白定量或血清蛋白电泳或免疫固定电泳[7]
奥美拉唑 20mg po qd d1～d4、d9～d12、d17～d20[3]	24h 尿总蛋白[7]
	乙肝病毒相关检查（包括乙肝两对半）[8]
	胸部 CT 平扫、全腹 CT 平扫＋增强[7]
	骨 ECT 扫描[9]
	双侧骨髓穿刺＋活检，包括免疫组化和（或）流式细胞学检查[9]
	PICC 置管术

[1] 该方案 28 天为 1 个周期。多柔比星和长春新碱用法为持续 24h 静脉滴注，连用 4 天。化疗药物需每天配制。为减少外周血管静脉炎的发生，建议行深静脉置管术。该方案优点为能迅速降低肿瘤负荷，2 周期即可达到其最大疗效的 90%，可作为需迅速降低肿瘤负荷（如高钙血症、神经受压）患者的首选，不损伤造血干细胞，药物均为肾外排泄，肾功能不全患者不需要调整药物剂量；骨髓抑制程度较轻，恢复较快。

[2] 该方案可出现恶心呕吐，化疗前可常规应用镇吐药预防，

以提高患者的依从性。

❸ 该方案地塞米松的剂量较大，肾上腺皮质激素相关不良反应的发生率高，如可刺激胃酸分泌，引起消化性溃疡和应激性出血等，故在用地塞米松时可予质子泵抑制药如奥美拉唑减少胃酸分泌。此外尚可诱发糖尿病、血压升高、增加感染等，应密切监测血糖、血压，必要时可使用阿昔洛韦预防病毒感染。

❹ 每次化疗前需检查血常规、生化全套，化疗后每周复查 1～2 次血常规。

❺ 血 β_2 微球蛋白既是预后因素，也是疗效预测因素。

❻ 多柔比星具心脏毒性，其发生率和严重程度与本药累积量成正比，迟发的心功能不全大多发生在用药半年后或总剂量＞450mg/m^2 的患者，故应用多柔比星前和期间需检查心电图和心肌酶谱，有条件时可进一步检查超声心动图并测算左心室射血分数。

❼ 血清球蛋白定量或血清蛋白电泳或免疫固定电泳、24h 尿总蛋白检查有助于诊断和分型。

❽ HBsAg 或 HBeAg 或 HBcAb 阳性，需查 HBV DNA，若呈高拷贝，提示病毒高复制，化疗可能会导致乙肝病毒再激活性肝炎发作，严重者可并发急性重型肝炎，危及生命，故化疗前应予预防性拉米夫定抗病毒，待乙肝病毒负荷减低后再予化疗；若乙肝病毒负荷不高，可在抗病毒治疗同时化疗，并定期复查 HBV DNA，抗病毒治疗持续至化疗结束后 3～6 个月，再根据是否有基础肝病、HBV DNA 情况及肝功能等综合考虑后再决定是否停药。由于停药后仍有可能发生乙肝病毒再激活性肝炎，故仍应定期复查 HBV DNA 及肝功能，以便及时发现并治疗乙肝病毒再激活性肝炎。

❾ 胸部 CT 平扫、全腹 CT 平扫＋增强、骨 ECT 扫描、双侧骨髓穿刺＋活检，包括免疫组化和（或）流式细胞学检查有助于诊断和分期。

注：1. 骨髓瘤的治疗包括化疗、骨病治疗及其他合并症的治疗（高钙血症治疗、高黏血症治疗、感染治疗及肾功不全治疗）。

2. 化疗的适应证　有症状的患者（具有下列一项及以上）：高钙血症（血清钙＞2.869mmol/L）、肾功能不全（血肌酐＞176.8μmol/L）、贫血（血红蛋白＜100g/L）、骨病（溶骨性或成骨性病变）。

3. 非计划行造血干细胞移植患者的一线诱导化疗可选用以下方案并于2个周期后评估疗效。

(1) 地塞米松＋硼替佐米（1类推荐）。

(2) 雷利度胺＋低剂量地塞米松（1类推荐）。

(3) 美法仑＋泼尼松＋硼替佐米（1类推荐）。

(4) 美法仑＋泼尼松＋雷利度胺（1类推荐）。

(5) 美法仑＋泼尼松＋沙利度胺（1类推荐）。

(6) 地塞米松（2B类推荐）。

(7) 脂质体多柔比星＋长春新碱＋地塞米松（2B类推荐）。

(8) 美法仑＋泼尼松（2B类推荐）。

(9) 沙利度胺＋地塞米松（2B类推荐）。

(10) 多柔比星＋长春新碱＋地塞米松（2B类推荐）。

4. 治疗有效的患者可考虑给予沙利度胺或干扰素或地塞米松单药维持治疗。

5. 其他化疗方案

方案一：硼替佐米＋美法仑＋泼尼松方案

硼替佐米 $1.3/m^2$ NS 3.5ml	iv d1、d4、d8、d11、d22、d25、d29、d32，5～9周期改为d1、d8、d22、d29

NS 100ml iv gtt（硼替佐米后）

美法仑 $9mg/m^2$ po d1～d4

泼尼松 $60mg/m^2$ po d1～d4

说明：A. 6周为1个周期。

B. 与MP方案相比，疗效显著提高，但可逆性周围神经毒性、胃肠道反应、带状疱疹的发生率增高。

C. 治疗期间可使用抗病毒药物预防带状疱疹。

D. 毒性作用和预防性处理详见MP方案和硼替佐米单药方案。

方案二：硼替佐米＋环磷酰胺＋地塞米松方案（CyBorD）

硼替佐米 $1.3/m^2$ NS 3.5ml	iv d1、d4、d8、d11

或 硼替佐米 $1.5/m^2$ NS 3.5ml	iv d1、d8

NS 100ml iv gtt（硼替佐米后）

环磷酰胺 300mg/m^2 NS 100ml	iv gtt d1、d8、d15、d22

地塞米松 40mg po d1～d4、d9～d12、d17～d20

说明：A. 28天为1个周期，4个周期结束后评估最终反应率。

B. 该方案含有大剂量地塞米松，可预防性使用质子泵抑制药、阿昔洛韦、奎勃龙、抗真菌漱口药。

C. 环磷酰胺代谢产物对尿路有刺激性，应用时应鼓励患者多饮水。

D. 由于该方案可引起骨髓抑制、外周神经病变和高血糖，部分患者需要调整环磷酰胺、硼替佐米、地塞米松剂量。

方案三：沙利度胺＋美法仑＋泼尼松方案

沙利度胺 100mg/d po qn 持续

美法仑 0.2mg/(kg·d) po d1～d4

泼尼松 2mg/(kg·d) po d1～d4

说明：A. 6周为1个周期。

B. 与MP方案相比，疗效显著增加，但也增加不良事件，尤其是周围神经毒性。

C. 该方案耐受性尚好，毒性作用可预见，易于处理，可用于老年患者。

方案四：雷利度胺＋低剂量地塞米松方案

雷利度胺 25mg po qd d1～d21

地塞米松 40mg po d1、d8、d15

说明：A. 28天为1个周期。

B. 文献报道虽然地塞米松的剂量降低，但疗效无明显降低。

C. 毒性与雷利度胺＋大剂量地塞米松相似，但感染、深静脉血栓事件及疲劳的发生率降低。

方案五：雷利度胺＋美法仑＋泼尼松（MPR）方案

美法仑 0.18mg/(kg·d) po d1～d4

泼尼松 2mg/(kg·d) po d1～d4

雷利度胺 10mg/d po d1～d21

说明：A. 28天为1个周期。

B. 毒性作用轻，可用于老年患者。

C. 主要毒性为骨髓抑制（包括粒细胞减少、血小板减少）、粒细胞减少性发热、深静脉血栓。

D. 可使用阿司匹林 100mg，每日 1 次抗凝治疗以预防深静脉血栓。

方案六：美法仑+泼尼松方案（MP）

美法仑　8～9mg/m^2 po d1～d4

泼尼松　60mg/m^2 po d1～d4

说明：A. 4～6 周为 1 个周期，根据骨髓毒性调整药物剂量和化疗间歇时间。

B. 美法仑的毒性：骨髓抑制作用有白细胞和血小板减少，为迟发性降低；胃肠道反应有恶心、呕吐、食欲缺乏、腹泻、胃炎等；有时出现皮疹、瘙痒等，长期应用可出现肺纤维化、脱发、皮炎、不育等。

C. 肾功能不全者减量慎用。

D. 由于美法仑对骨髓正常造血干细胞有毒性，因此只建议在不考虑自体干细胞移植患者中应用或于干细胞采集后用。

E. 该方案起效较慢，疗效判定建议在 3～4 周期后进行。

6. 随访与监测

(1) 对于无症状、无骨损害、无进展证据者暂不化疗，密切随访，每 3 个月进行 1 次 M 成分测定。若病情进展，出现症状、体征时应行血液学、骨髓象和影像学检查，有前述化疗适应证者，应考虑化疗。

(2) 每周期化疗后需根据使用的化疗方案密切随访观察毒性作用，常规监测血常规、肝肾功能。建议化疗后每周复查 2 次左右血常规，化疗前后各复查 1 次肝肾功能，若有异常需根据具体情况增加检查次数并做相应的治疗。

(3) 每周期复查血清球蛋白定量或血清蛋白电泳或免疫固定电泳，部分患者可复查游离轻链、血 β_2 微球蛋白等（治疗前这些项目检查异常）。每 2～4 个周期复查 MRI、CT、PET-CT 等（治疗前有异常）。在血清球蛋白接近正常或不再下降时复查骨髓。

三、复发难治患者解救化疗——硼替佐米单药方案

长期医嘱	临时医嘱
肿瘤内科护理常规	血常规❸、尿常规、粪常规
二级护理	血生化全套❹
普食	血 β_2 微球蛋白❹
硼替佐米　1.3g/m²　NS　3.5ml　iv d1、d4、d8、d11❶ NS　100ml iv gtt(硼替佐米后) d1、d4、d8、d11❶ 3 周为 1 个周期	血清球蛋白定量或血清蛋白电泳或免疫固定电泳❺ 24h 尿总蛋白 乙肝病毒相关检查(包括乙肝病毒两对半)❼
8 个周期后硼替佐米用法改为 硼替佐米　1.5g/m²　NS　3.5ml　iv d1、d8、d15、d22❶ NS　100ml iv gtt(硼替佐米后) d1、d8、d15、d22❶ 5 周为 1 个周期	骨 ECT 扫描❻ 胸部 CT 平扫、全腹 CT 平扫＋增强❻ 双侧骨髓穿刺＋活检，包括免疫组化和(或)流式细胞学检查❻
NS　20ml　昂丹司琼　8mg　iv(于每次化疗前 0.5h)❷	

❶ 该方案 3 周为 1 个周期，8 个周期后改为 5 周为 1 个周期。硼替佐米配制须用 3.5ml 0.9 氯化钠溶液完全溶解后在 3～5s 内通过导管静脉注射，随后使用 0.9 氯化钠溶液冲洗。周围神经病变尤其感觉神经病变为剂量限制性毒性，严重者需减低剂量，还可出现直立性低血压。可引起免疫系统抑制，增加带状疱疹的发生率，应加强监测，并可考虑预防性使用抗病毒药物。

❷ 该方案可出现恶心呕吐，化疗前可常规镇吐药预防，以提高患者的依从性。

❸ 每次化疗前需检查血常规、生化全套，化疗后每周复查 1～2 次血常规。

④ 血 β_2 微球蛋白既是预后因素，也是疗效预测因素。

⑤ 血清球蛋白定量或血清蛋白电泳或免疫固定电泳、24h 尿总蛋白检查作为基线检查，化疗后定期复查，以协助评价疗效。

⑥ 胸部 CT 平扫、全腹 CT 平扫＋增强、骨 ECT 扫描、双侧骨髓穿刺＋活检以了解肿瘤侵犯情况，化疗后定期复查以评估疗效。

⑦ HBsAg 或 HBeAg 或 HBcAb 阳性，需查 HBV DNA，若呈高拷贝，提示病毒高复制，化疗可能会导致乙肝病毒再激活性肝炎发作，严重者可并发急性重型肝炎，危及生命，故化疗前应予预防性拉米夫定抗病毒，待乙肝病毒负荷减少后再予化疗；若乙肝病毒负荷不高，可在抗病毒治疗同时化疗，并定期复查 HBV DNA。抗病毒治疗持续至化疗结束后 3～6 个月，再根据是否有基础肝病、HBV DNA 情况及肝功能等综合考虑后再决定是否停药。由于停药后仍有可能发生乙肝病毒再激活性肝炎，故仍应定期复查 HBV DNA 及肝功能，以便及时发现并治疗乙肝病毒再激活性肝炎。

注：1. 骨髓瘤的治疗包括化疗、骨病治疗及其他合并症的治疗（高钙血症治疗、高黏血症治疗、感染治疗及肾功不全治疗）。

2. 复发难治患者的解救治疗

（1）苯达莫司汀。

（2）硼替佐米＋地塞米松。

（3）硼替佐米＋雷利度胺＋地塞米松。

（4）硼替佐米＋脂质体多柔比星。

（5）环磷酰胺。

（6）地塞米松。

（7）地塞米松＋环磷酰胺＋顺铂＋依托泊苷。

（8）地塞米松＋沙利度胺＋顺铂＋多柔比星＋依托泊苷。

（9）大剂量环磷酰胺。

（10）雷利度胺或沙利度胺＋地塞米松。

（11）雷利度胺或沙利度胺单药。

3. 解救治疗有效患者若适合干细胞移植者，可考虑造血干细胞移植治疗；若不适合干细胞移植，可考虑给予沙利度胺或干扰素或地塞米松单药维持治疗。

4. 其他化疗方案

方案一：硼替佐米＋脂质体多柔比星方案

硼替佐米 1.3/m^2 NS 3.5ml	iv d1、d4、d8、d11

NS 100ml iv gtt（硼替佐米后）d1、d4、d8、d11

脂质体多柔比星 40mg/m^2 5%GS 250ml	iv gtt 1h d1

说明：A. 21天为1个周期。

B. 与单用硼替佐米相比，可增加疗效，但也增加毒性，如Ⅲ级或Ⅳ级粒细胞减少、血小板减少、疲劳、衰弱、恶心、呕吐、便秘、腹泻、手足综合征等；无显著增加心脏毒性。

C. 硼替佐米和脂质体多柔比星的毒性作用及预防性处理见DVD方案和硼替佐米单药方案。

方案二：沙利度胺单药方案

沙利度胺 200mg（逐渐增加至600～800mg或最大耐受量）po qn

说明：A. 疗程3个月以上，出现疗效可减量维持应用。

B. 常见的毒性作用：口干、恶心、呕吐、便秘及腹痛等胃肠道不适；头昏、头痛、嗜睡、皮疹及面部水肿；麻木、疼痛等周围神经病变；可增加静脉血栓危险。在副作用中需要特别引起注意的是深静脉血栓和周围神经病变（剂量限制性毒性）。

C. 为了提高患者的耐受性，沙利度胺剂量可从小剂量开始逐渐增加。

D. 治疗期间可预防性使用抗凝血药或阿司匹林以减少深静脉血栓事件，并适当使用润肠通便药物预防便秘。

方案三：雷利度胺单药方案

雷利度胺 25mg po qd d1～d21

说明：A. 28天为1个周期。

B. 雷利度胺最常见的不良反应为血小板和中性粒细胞减少；此外尚有深静脉血栓事件；其他较常见的不良反应还包括腹泻、便秘、恶心、瘙痒、皮疹、疲劳、鼻咽炎、关节痛、发热、背痛、外周性水肿、咳嗽、头昏、头痛、肌肉痛性痉挛、呼吸困难、咽炎等。

C. 可考虑应用低分子肝素或阿司匹林进行预防性抗凝治疗，以减少深静脉血栓事件。

方案四：DCEP方案

地塞米松 40mg po d1～d4

NS 500ml 环磷酰胺 400mg/m² 依托泊苷 40mg/m² 顺铂 10mg/m²	iv gtt（持续24h）d1～d4

或

环磷酰胺 700mg/m² NS 100ml	iv gtt d1、d2
依托泊苷 100mg/m² NS 500ml	iv gtt d1、d2
顺铂 25mg/m² NS 100ml	iv gtt d1、d2

说明：A. 21～28天为1个周期。

B. 环磷酰胺、依托泊苷、顺铂可溶解在500ml 0.9%氯化钠溶液中持续24h滴注，连用4天，化疗药物需每天配制；也可常规静脉滴注，但两种不同使用方法化疗药物剂量是不同的。

C. 该方案含有顺铂和环磷酰胺，适当水化，以防止肾毒性和出血性膀胱炎的发生；由于顺铂为强致吐化疗药物，可常规预防性应用5-HT_3受体拮抗药。

D. 骨髓抑制明显，必要时可予重组人粒细胞集落刺激因子预防粒细胞减少性发热。

5. 随访与监测

(1) 每周期化疗后需根据使用的化疗方案密切随访观察毒性作用，常规监测血常规、肝肾功能。建议化疗后每周复查1～2次血常规，化疗前后各复查1次肝肾功能，若有异常需根据具体情况增加检查次数并做相应的治疗。

(2) 每周期复查血清球蛋白定量或血清蛋白电泳或免疫固定电泳，部分患者可复查游离轻链、血β_2微球蛋白等（治疗前这些项目检查异常）。每2～4个周期复查MRI、CT、PET-CT等（治疗前有异常）。在血清球蛋白接近正常或不再下降时复查骨髓。

四、MM 合并骨病的治疗——唑来膦酸❶

长期医嘱	临时医嘱
肿瘤内科护理常规	血常规❹、尿常规、粪常规
二级护理❷	血生化全套❹
普食	骨 ECT 扫描❺
吗啡控释片（美施康定）10mg po q12h❸	X 线平片或 CT 或 MRI 检查❺
	放疗科会诊❻
	外科会诊❼
	NS 100ml 唑来膦酸 4mg	iv gtt（超过 15min）d1❶

❶ 成人每次 4mg，用 100ml 0.9%氯化钠溶液或 5%葡萄糖溶液稀释后静脉滴注，滴注时间应不少于 15min，每 3～4 周给药一次。最常见的不良反应是发热，可予吲哚美辛对症治疗，此外尚有肾功能损伤、血电解质紊乱和下颌骨坏死等不良反应，需密切监测。使用该药时应注意：首次使用应密切监测血清中钙、磷、镁以及血清肌酐水平，如出现血清中钙、磷和镁的含量过低，应给予必要的补充治疗；伴有恶性高钙血症患者给予本品前应充分补水，利尿药与本品合用时只能在充分补水后使用，本品与具有肾毒性的药物合用时应慎重；接受本品治疗时，如出现肾功能恶化，应停药至肾功能恢复至基线水平；对阿司匹林过敏的哮喘患者应慎用本品。

❷ 由于患者卧床更易发生骨骼脱钙，因此应鼓励患者进行适度活动，有助于减轻骨质疏松和改善症状，但应避免负重和具有冲撞和对抗性活动。溶骨性损害严重并有可能发生病理性骨折时应限制活动并配备矫正性支架加以保护。

❸ 有疼痛患者可根据疼痛严重程度按三阶梯镇痛原则选择镇痛药物。

❹ 治疗前后应复查血常规、肝肾功能和血电解质，异常时应做相应处理。

❺ 常规行骨 ECT 扫描筛查，异常者应根据病变部位选择 X 线平片或 CT 或 MRI 检查以确诊。

⑥ 对于不能控制的肿瘤局部疼痛、即将或已发生的病理性骨折或将要累及重要结构功能时（如脊髓压迫征的患者），可请放疗科会诊行局部姑息放疗。

⑦ 即将发生或已发生长骨骨折或脊髓骨性压迫或存在脊柱不稳定者需请外科会诊，以确定是否需要外科治疗介入。对于有症状的脊椎压缩性骨折者可考虑椎体成形术或后凸成形术。

注：1. 双膦酸盐类药物治疗的适应证为所有确诊为多发性骨髓瘤骨破坏的患者。

2. 目前根据药物结构不同分为三代。第一代代表药物为氯屈膦酸二钠，第二代代表药物为帕米膦酸二钠，第三代代表药物为唑来膦酸和伊班膦酸钠。

3. 其他双膦酸盐类药物

方案一：帕米膦酸二钠

NS 500ml	iv gtt（持续 4h 以上）
帕米膦酸二钠 60～90mg	

说明：A. 21～28 天重复，该药应缓慢静脉滴注，滴速不得大于 15mg/h。

B. 主要不良反应为少数患者可出现轻度恶心、胸痛、胸闷、头晕、乏力及轻微肝肾功能改变等，偶见发热反应。

C. 肾功能损伤或减退者慎用。对本品和双膦酸盐制剂有过敏史者禁用。

D. 伴有高钙血症者，应同时注意补充液体，使每日尿量达 2L 以上。

E. 使用本品过程中，应注意监测血清钙、磷等电解质水平及肝肾功能。

方案二：伊班膦酸钠

NS 500ml	iv gtt（持续 2h 以上）
伊班膦酸钠 4mg	

说明：A. 也可用 5%GS，静脉滴注时间不应少于 2h。

B. 不良反应：少数患者可出现体温升高，有时也会出现流感的症状，个别患者还会出现胃肠道不适。

C. 使用本品过程中，应注意监测血清钙、磷、镁等电解质水平及肝、肾功能。

D. 严重肾功能不全者（血清肌酐＞5mg/dl）禁用。对本品或其他双膦酸盐过敏者禁用。

4. 随访与监测

（1）每次用药前后需常规监测肝肾功能及血电解质，异常者应做相应的治疗。

（2）长期用药者需注意监测肾功能，同时注意观察并及时发现下颌骨坏死等少见并发症。

五、MM合并高钙血症的治疗

参见“并发症”相关内容。

注：高钙血症是由于多发性骨髓瘤所致，故尽早开始化疗对控制高钙血症至关重要，化疗方案应选择起效快的方案，如DAD方案。

六、MM合并肾功能不全的治疗

参见第五章肾功能损害的相关内容。

注：1. 可以是本病的初发表现，也是本病的主要死亡原因之一。

2. 持续水化以避免肾衰竭。

3. 及时纠正脱水、电解质和酸碱平衡紊乱，严重者可考虑行血浆置换、血液透析或腹膜透析。

4. 避免使用可能对肾功能有损害的药物，如非类甾体消炎药、静脉使用造影剂，尽量不用袢利尿药。

5. 诱导化疗慎用美法仑、CTX等烷化剂类细胞毒药物，可选择不通过肾脏排泄、无肾功能损伤的化疗药组成的化疗方案，如含硼替佐米或含沙利度胺方案或VAD方案。雷利度胺需根据肌酐清除率调整剂量，以免发生严重骨髓毒性。

6. 部分患者化疗后肾功能可恢复正常，故肾功能不全并非造血干细胞移植的禁忌证。

（吴 晖）

第七章　头颈部恶性肿瘤

第一节　鼻咽癌

一、局部晚期鼻咽癌的诱导化疗——DCF（多西他赛＋顺铂＋氟尿嘧啶）方案[1]

长 期 医 嘱	临 时 医 嘱
肿瘤内科护理常规	血常规、尿常规、粪常规
二级护理	血生化全套
半流质饮食	EBV DNA 检测[3]
深静脉置管护理常规	心电图
记 24h 出入量	鼻咽部及颅底至锁骨的增强 MRI
NS　500ml 氟尿嘧啶　750mg/m^2 │ iv gtt d1～d5（持续 120h）	胸部 CT 腹部 CT PET-CT[4]
NS　20ml 昂丹司琼　8mg │ iv（首次于化疗前 0.5h）q12h d1～d5	口腔科会诊[5] 鼻咽检查和活检[6] 听力检查[7]
地塞米松　8mg po bid d1、d1、d2[2]	深静脉置管术[8]
5％GNS　500ml 10％氯化钾　10ml │ iv gtt bid（治疗前 1 天及 d1、d2）	NS　250ml 多西他赛　75mg/m^2 │ iv gtt（1h）[9] d1
NS　500ml 10％氯化钾　10ml │ iv gtt bid（治疗前 1 天及 d1、d2）	心电监护　2h（自使用多西他赛前 10min 开始）
西咪替丁（泰胃美）　0.4g po bid（治疗前 1 天及 d1、d2）	NS　250ml 顺铂　75mg/m^2 │ iv gtt（避光，持续 3h）[10] d1
	呋塞米　20mg iv（输液结束前）

❶ 本方案21天为1个周期。本方案粒细胞缺乏性发热和粒细胞缺乏伴感染的发生率较高（约30%），可发生治疗相关性死亡，故需密切监测血常规变化，必要时可预防性使用粒细胞集落刺激因子。因此该方案推荐用于年轻、体质较好的患者，老年人和其他耐受较差者慎用。

❷ 用多西他赛前一天起口服地塞米松8mg bid，共3天，预防水钠潴留。

❸ 动态观察EBV DNA对诊断、疾病监测、预后有帮助。

❹ WHO分期为Ⅲ～Ⅳ期/$N_{2\sim3}$非角化性癌患者行评估远处转移（胸、肝、肾）的影像学检查（包括PET-CT或CT）。

❺ 放疗前常规口腔检查。

❻ 鼻咽癌诱导化疗前必须明确病理学诊断。

❼ 顺铂可导致听神经损伤，治疗前需行听力检查。

❽ 氟尿嘧啶持续滴注可致严重外周静脉炎，需行深静脉置管。

❾ 多西他赛应在顺铂前用，因为顺铂会使多西他赛清除率明显下降，而造成严重的骨髓抑制。多西他赛的其他使用注意事项参见“卡铂＋多西他赛方案”。

❿ 顺铂可产生肾损害，在使用前后采用水化疗法，平均补液量3000～4000ml/d，保持尿量＞2500ml/d，维持水电解质平衡，并可加用甘露醇和呋塞米加速肾的排泄。

注：1. 新辅助化疗的适应证　包括局部晚期鼻咽癌，$T_1N_{1\sim3}M_0$或$T_{2\sim4}$任何N的患者，全身一般情况较好（ECOG评分为0～1分）、无明显重要脏器功能异常的鼻咽癌患者。

2. 原则

(1) 新辅助化疗一般行2～3个周期，化疗结束后需及时转入放疗或同步放化疗。

(2) 必须有可供影像学（MRI或CT）评估的病灶。

(3) Ⅰ类循证医学证据推荐多西他赛＋顺铂＋氟尿嘧啶［TPF］方案作为新辅助化疗方案。

(4) 其他铂类联合紫杉醇或吉西他滨等方案尚需更多高水平证据及多中心随机对照研究来进一步证实。

(5) NCCN指南中对诱导化疗的机构进行了推荐，诱导化疗只有在三级医疗机构中才能实施。

3. 其他新辅助化疗方案

方案一：顺铂+紫杉醇方案（参照晚期鼻咽癌姑息性化疗部分）。

方案二：顺铂+氟尿嘧啶（FP）方案（参照晚期鼻咽癌姑息性化疗部分）。

二、局部晚期鼻咽癌的同步放化疗

1. 同步放化疗的适应证　局部晚期鼻咽癌，$T_1N_{1\sim3}M_0$ 或 $T_{2\sim4}$ 任何 N 的患者，全身一般情况较好（ECOG 评分 0～1 分）、无明显重要脏器功能异常的鼻咽癌患者。

2. 原则

(1) 迄今为止，同步放化疗是鼻咽癌综合治疗中获得循证医学证据最充分的一种模式，无论是近期治疗反应、局部复发、远处转移及总生存率均明显改善。

(2) 标准的方案为单药顺铂（包括 3 周或每周方案），不能耐受顺铂者也可考虑采用单药卡铂，还可使用单周序贯铂类、紫杉类或西妥昔单抗。

(3) 选择哪个具体方案应依据患者个体情况而定。

3. 同步放化疗方案

方案一：单药顺铂每 3 周方案（具体细节参照晚期及新辅助治疗部分）

药物	剂量	用法
NS	500ml	iv gtt（持续 3h）d1
顺铂	100mg/m²	

说明：A. 本方案 21 天为 1 个周期，共 3 个周期。

B. 每周查 1～2 次血常规，1 次生化。

C. 剂量调整

- 粒细胞≥1.5×10⁹/L，血小板≥10×10⁹/L，继续下一疗程化疗。
- 粒细胞在（1.0～1.5）×10⁹/L，或血小板在（50～74.999）×10⁹/L，则顺铂下调为 80mg/m²。
- 粒细胞＜1.0×10⁹/L 或血小板＜50×10⁹/L，停止化疗，直至回升至正常，下一个疗程顺铂下调为60mg/m^2。

- 血肌酐为1.6～2.0mg/dl，则顺铂下调为80mg/m^2。
- 血肌酐>2.0mg/dl，停止化疗。

D. 大剂量顺铂应于化疗前1天开始水化，共3天，具体可参见附录F大剂量顺铂化疗的实施。

方案二：单药顺铂每周方案

NS 250ml 顺铂 40mg/m^2	iv gtt（持续1h）d1

说明：每周重复至放疗结束。

方案三：单药卡铂方案

5%GS 250ml 卡铂 100mg/m^2	iv gtt（1h）

说明：A. 每周1次，共6次。

B. 剂量调整

- 粒细胞≥1.5×10^9/L，血小板≥10×10^9/L，继续下1个疗程化疗；
- 粒细胞在（1.0～1.5）×10^9/L，或血小板在（50～74.999）×10^9/L，则卡铂下调为80mg/m^2。
- 粒细胞<1.0×10^9/L或血小板<50×10^9/L，停止化疗，直至回升至正常，下一个疗程卡铂下调为60mg/m^2。

方案四：单药西妥昔单抗方案

NS 100ml 西妥昔单抗 400mg/m^2（首次）	iv gtt（>60min）

说明：A. 西妥昔单抗首剂为400mg/m^2，第2周开始250mg/m^2，继之每周1次。

B. 西妥昔单抗是一种人鼠嵌合型单克隆抗体，为预防过敏反应，滴注本品之前必须给予肾上腺皮质激素和抗组胺药物治疗，推荐起始剂量为400mg/m^2，滴注时间为120min，滴速应控制在5ml/min以内。维持剂量为一周250mg/m^2，滴注时间不少于60min。

C. 常见副作用为皮疹、疲倦、腹泻、恶心、呕吐、腹痛、便秘等，少数可发生严重不良反应。输液反应：多数为轻中度，调慢输液速度可缓解，约3%患者可发生严重的输液反应，其中90%发生于第一次用药。

D. 皮肤毒性包括痤疮样皮疹、皮肤干燥、皲裂，Ⅰ～Ⅱ级毒性加强皮肤护理，避免继发感染，避免压力或摩擦，使用润肤霜或润滑剂，局部使用含尿素和皮质激素成分的乳液或润滑剂，必要时使用抗真菌药或抗生素治疗，Ⅲ～Ⅳ级毒性需停药，等恢复到Ⅰ级可继续用药。

三、局部晚期鼻咽癌的辅助化疗

长期医嘱	临时医嘱
肿瘤内科护理常规	血常规、尿常规、粪常规
二级护理	血生化全套
半流质饮食	EBV DNA 检测
鼻咽部冲洗　tid[1]	HBV DNA 测定
深静脉置管护理常规	甲状腺功能检测(TSH)[2]
记 24h 出入量	心电图
NS　500ml 氟尿嘧啶　1000mg/m² ｜ iv gtt (持续 96h)d1～d4	鼻咽检查或活检[3]
	鼻咽部及颅底至锁骨的增强 MRI[4]
NS　20ml 昂丹司琼　8mg ｜ iv (首次于化疗前 0.5h) q12h d1～d4	胸部 CT、腹部 CT 或 PET-CT[4]
	多学科评估(包括会诊)[5]
NS　100ml 地塞米松　10mg ｜ iv gtt qd d1～d2 (化疗前)	听力检查
	深静脉置管术
(大剂量水化 3d，首次于化疗前 1d 及 d1～d2)	NS　250ml 顺铂[6]　80mg/m² ｜ iv gtt (避光，持续 3h)d1
	呋塞米　20mg iv (输液结束前)

❶ 鼻咽癌患者放疗后鼻咽部黏膜充血肿胀，鼻腔分泌物增多、黏稠，应指导患者学会正确掌握简易鼻咽冲洗器的冲洗方法和常用的液体。放疗一开始，即行鼻腔冲洗，先用温开水冲洗，再用淡盐水冲洗，以清除鼻咽腔黏膜表面的分泌物，减轻放疗反应，增加癌

细胞对放射线的敏感度，如合并感染时改用0.3%过氧化氢（双氧水）冲洗。

❷ 颈部接受过放疗者，每6～12个月查促甲状腺激素（TSH）。

❸ 治疗后第一年，每1～3个月体检1次；第2年，每2～4个月1次；第3～5年，每4～6个月1次，怀疑复发者行活检。

❹ 在治疗后的3～6个月，对原发病灶和颈部（如也接受过放疗）进行基线的影像学检查。

❺ 戒烟、限酒，营养状态评估，口腔科检查，言语、听力和吞咽功能的评估及康复治疗。

❻ 顺铂的使用及水化以及其他使用注意事项参见附录大剂量顺铂化疗的实施。

注：1. PF方案28天为1个周期。进入辅助化疗者前期多已接受放化疗，骨髓功能尤其脆弱，化疗后每周复查2次血常规，如出现Ⅱ级以上骨髓抑制，应予以相应治疗。

2. 辅助化疗的适应证　包括局部晚期鼻咽癌，$T_1N_{1\sim3}M_0$ 或 $T_{2\sim4}$ 任何N的患者，前期治疗已达完全缓解，全身一般情况较好（ECOG评分为0～1分）、无明显重要脏器功能异常的鼻咽癌患者。

3. 原则

(1) 辅助化疗一般在放疗结束后4周开始，共3个周期。

(2) 辅助化疗在同步放化疗之后序贯进行，若前期已行新辅助化疗，无循证医学证据表明同步放化疗之后尚需继续辅助化疗。

(3) 目前标准的辅助化疗方案为“顺铂＋氟尿嘧啶”。

(4) 其他铂类联合紫杉醇或吉西他滨等方案尚需进一步证实。

4. 随访

(1) 病史与体检　第1年每1～3个月1次，第2年每2～4个月1次，第3～5年每4～6个月1次，5年后每6～12个月1次。

(2) 原发灶部位影像学检查　6个月1次，有临床指征时随时或进一步检查。

(3) 胸部影像学检查　有临床指征时进行。

(4) 促甲状腺激素　有颈部放疗者6～12个月1次。

(5) EB病毒监测　鼻咽癌患者。

四、晚期鼻咽癌的姑息性化疗

长期医嘱	临时医嘱
肿瘤内科护理常规	血常规、尿常规、粪常规
二级护理	血生化全套
半流质饮食	EBV DNA 检测
鼻咽部冲洗　tid	乙肝两对半
	HBV DNA 测定
	心电图
	鼻咽部及颅底至锁骨的增强 MRI
	胸部 CT
	腹部 CT 或 PET-CT
	口腔科会诊
	听力检查
	甲氧氯普安　10mg im bid (首次化疗前 30min)[1]
	地塞米松　20mg po (紫杉醇前 12h 及 6h)[1]
	苯海拉明　50mg po(紫杉醇前 30min)[1]
	NS　100ml 地塞米松　10mg　│ iv gtt (于紫杉醇前 0.5h) NS　20ml 昂丹司琼　8mg　│ iv(首次于化疗前 0.5h) q12h
	西咪替丁　0.3g iv(紫杉醇前 30min)[1]
	NS　500ml 紫杉醇　175/m²　│ iv gtt (持续 3h)[1]
	心电监护 4h(于紫杉醇前 0.5h 开始)
	NS　500ml 顺铂　60～70mg/m²　│ iv gtt (避光)[2]
	5%GNS　500ml 10%氯化钾　10ml　│ iv gtt bid NS　500ml 10%氯化钾　10ml　│ iv gtt bid

❶ 紫杉醇较易发生过敏反应，严重过敏反应发生率2%，如不及时处理将危及生命。几乎所有的反应发生在用药后最初的10min，故建议用该药时前10min必须有医护人员在床边观察。为预防可能发生的过敏反应，所有患者在用药前12h口服地塞米松20mg，治疗前6h再口服地塞米松20mg，治疗前30～60min给予苯海拉明50mg口服，静注西咪替丁300mg或雷尼替丁50mg或异丙嗪25mg肌注。

❷ 顺铂为强致吐性化疗药物，可常规预防性联合应用5-HT_3受体拮抗药、地塞米松镇吐。中剂量顺铂无需水化，但仍建议补液2000～3000ml/d，注意尿量，必要时使用甘露醇和呋塞米加速肾脏的排泄功能。

注：1. 本方案21天为1个周期，卡铂可替代顺铂，多西他赛可替代紫杉醇。医嘱中其他注意事项可参见诱导/同步化放疗部分。

2. 姑息化疗的适应证 包括复发、转移（无法治愈）晚期、全身一般情况较好（ECOG评分为0～2分）、无明显重要脏器功能异常的鼻咽癌患者。姑息化疗的作用是有限的，目的是缓解症状，延长生命。

3. 原则

(1) 姑息治疗包括最佳支持治疗、化疗和临床试验。鼓励晚期患者参与设计良好的临床试验。

(2) 体力状态良好（ECOG评分为0～1分）的患者可以给予联合或单药化疗，对于体力状态稍差（ECOG评分为2分）的患者，最适合用单药化疗或最佳支持治疗。如体力状态好的患者在用一线化疗方案后出现复发，可采用在临床试验中二线治疗方案或者最佳支持治疗。对于体力状态更差（ECOG评分为3分）的患者，可用最佳支持治疗。

(3) 一线化疗方案目前没有金标准，最常用的有效方案如下：

a. 顺铂或卡铂＋氟尿嘧啶；有条件可加用西妥昔单抗。一项前瞻性大样本对照研究显示PF方案加用西妥昔单抗可延长中位生存期为7.1～10.1个月。

b. 顺铂或卡铂＋紫杉醇。

c. 卡铂＋多西他赛。

d. 单药顺铂、卡铂、吉西他滨、紫杉醇或多西他赛，临床肿瘤科医师可根据实际病情变化选择具体方案。

(4) 姑息化疗过程中要及时评估化疗疗效，常在化疗2个周期后评估，如肿瘤出现明显进展时，1个周期后也可评估，以免造成无效化疗，加速患者死亡。

4. 其他可选化疗方案

方案一：卡铂＋多西他赛方案

NS 250ml 多西他赛 65mg/m^2	iv gtt（持续1h）d1
5%GS 500ml 卡铂 AUC＝6	iv gtt d1

说明：A. 该方案粒细胞缺乏性发热和粒细胞缺乏伴感染的发生率较高（约60%），可发生治疗相关性死亡，故需密切监测血常规变化，必要时可预防性使用重组人粒细胞集落刺激因子。因此该方案推荐用于年轻、体质较好的患者，老年人和其他耐受较差者慎用。当患者中性粒细胞计数$>1.5\times10^9$/L时才能接受本药的治疗，本药治疗期间如果发生严重的中性粒细胞减少（$<0.5\times10^9$/L并持续≥7天），建议在下一个疗程中降低剂量。

B. 上述方案，每21天为1个周期。

方案二：顺铂＋氟尿嘧啶（FP）方案

NS 500ml 氟尿嘧啶 750mg/m^2	iv gtt（持续120h，也可以用化疗泵） d1～d5
NS 500ml 顺铂 80～100mg/m^2	iv gtt（持续3h）d1

说明：A. 本方案21天为1个疗程。

B. 氟尿嘧啶持续120h滴注需行中心静脉置管。

C. 顺铂的使用注意事项参见前文相关内容。

D. 本方案的常见毒性为骨髓抑制、恶心、呕吐、胃肠道黏膜炎，严重者伴感染、出血等。

方案三：卡铂＋紫杉醇＋吉西他滨（三联）方案

5%GS 250ml 紫杉醇 70mg/m^2	iv gtt（持续1h）d1、d8

NS　100ml　　　　　| iv gtt（持续 30min）
吉西他滨　1.0g/m^2 | d1、d8

卡铂　AUC=5 或 300mg/m^2 iv gtt d1

说明：A. 本方案适用于伴有远处转移，铂类药物治疗无效后的二线治疗，21 天为 1 个疗程。

B. 紫杉醇的不良反应及处理参见“顺铂+紫杉醇方案”。

C. Ⅲ～Ⅳ级粒细胞缺乏可达 80%，Ⅲ～Ⅳ级贫血及血小板低下可达 40%，化疗后每周至少查 2 次血常规，建议预防性使用重组人粒细胞集落刺激因子。

D. 建议在年轻的，PS 评分为 0～1 分，重要器官功能健全的患者使用。

方案四：吉西他滨单药方案

NS　100ml　　　　　| iv gtt（持续 30min）
吉西他滨　1.0g/m^2 | d1、d8、d15

说明：A. 本方案 4 周为 1 个疗程。

B. 可预防性使用 5-HT_3 受体拮抗药镇吐。

C. 主要毒性为骨髓抑制，非血液毒性较轻。

D. 若第 8、第 15 天细胞$<1.5\times10^9$/L 或血小板$<100\times10^9$/L，则化疗延迟直至恢复上述水平。

E. 若本疗程骨髓抑制达Ⅲ级以上，下一个疗程剂量下调 20%。

F. 开始治疗前 4 周内必须有相应病灶的影像学检查，化疗 2 个疗程后重复阳性病灶的检查。

（杨　瑜　陈道光）

第二节　其他头颈部恶性肿瘤

1. 头颈部恶性肿瘤　指发生于颅底至锁骨上、颈椎前这一解剖范围的所有恶性肿瘤，包括：喉（32.1%）、甲状腺（19.6%）、口腔（16.1%）、鼻咽（14.9%）、鼻腔及鼻旁窦（6.6%）、大涎腺（4.2%）、口腔（3.3%）、眼（1.52%）、下咽（1.5%）、唇等以及原发灶不明的转移癌。

2. 头颈部恶性肿瘤　病理类型大部分为鳞癌，其次为腺癌，肉瘤及其他类型少见。

3. 治疗原则　根据肿瘤的临床分期和部位，结合影响预后的各种因素以及患者的耐受性综合分析，加以选择。生存期和生活质量始终是决定治疗手段的关键。早期患者采用手术或放疗，尽可能保留器官及其功能，进行必要的修补术。中晚期患者应进行多学科综合治疗，如放射加手术，加或不加化疗。晚期患者以全身治疗为主，必要时采用放疗或手术减症。局部晚期头颈部癌采用术前或放疗前化疗，待肿瘤缩小后进行局部治疗。生物治疗包括干扰素和白介素 2 等处于实验和临床研究阶段，对某些肿瘤有效。对症支持治疗，头颈部器官、腔道密集，易于发生感染和腔道阻塞，及时处理有利于改善患者的生活质量。

4. 头颈部鳞癌的同步放化疗方案

(1) 顺铂单药。

(2) 西妥昔单抗。

(3) 氟尿嘧啶＋羟基脲。

(4) 顺铂＋紫杉醇。

(5) 顺铂＋氟尿嘧啶。

(6) 卡铂＋氟尿嘧啶。

(7) 卡铂＋紫杉醇。

5. 诱导序贯化放疗方案

(1) 用于诱导　多西他赛＋顺铂。

(2) 用于诱导后同步化放疗　单周铂类或紫杉类或西妥昔单抗。

6. 晚期复发、无法切除、转移患者的姑息化疗方案

(1) 联合化疗

方案一：顺铂（或卡铂)＋氟尿嘧啶＋西妥昔单抗。

方案二：顺铂（或卡铂)＋多西他赛（或紫杉醇)。

方案三：顺铂＋西妥昔单抗。

方案四：顺铂＋氟尿嘧啶。

(2) 单药

方案一：顺铂。

方案二：卡铂。

方案三：紫杉醇。

方案四：多西他赛。

方案五：氟尿嘧啶。

方案六：异环磷酰胺。

方案七：博来霉素。

方案八：西妥昔单抗。

7. 随访　参见“三、局部晚期鼻咽癌的辅助化疗下随访的(1)～(4)”。

（杨　瑜　陈道光）

第八章 肺癌

第一节 非小细胞肺癌（NSCLC）

一、新辅助化疗——NP 方案

长期医嘱	临时医嘱
肿瘤内科护理常规	多学科评估[2]
二级护理	血常规、尿常规、粪常规
深静脉置管护理	血生化全套
普食	心电图
记 24h 尿量[1]	血 CEA、CYFRA21-1、磷状细胞癌抗原(SCC)等
碳酸氢钠　1.0g po tid d1～d3[1]	乙肝两对半[3]
5%GNS　1000ml 10%氯化钾　20ml　│ iv gtt d1～d3[1] qd	HBV DNA 测定[3]
NS　1000ml 10%氯化钾　20ml　│ iv gtt d1～d3[1] qd	胸部＋上腹部 CT 平扫＋增强＋中下腹 CT 平扫[4]
20%甘露醇　125ml iv gtt bid d1～d3[1]	头颅 MRI[4]
呋塞米　20mg iv qd d1～d3[1]	全身骨骼 ECT[4]
	纤维支气管镜检查或 CT 定位下肺部肿物穿刺[5]
	听力检查[6]
	全身 PET-CT 检查[7]
	化疗前深静脉置管[8]
	NS　100ml 格拉司琼 最大量 9mg/d　│ iv gtt（化疗前 30min）bid[9]

续表

长期医嘱	临时医嘱
	NS 100ml 长春瑞滨 25mg/m^2 │ iv gtt (15min) d1、d8❿
	NS 250ml（长春瑞滨输注前后冲管）
	NS 500ml 顺铂 75mg/m^2 │ iv gtt（避光） d1

❶ 化疗期间需注意患者的尿量情况，大剂量顺铂（>60mg/m^2）每日输液量3000～4000ml，持续3天，同时碱化尿液，嘱患者多饮水，根据患者尿量情况，必要时予甘露醇、呋塞米等利尿，注意肾功能。

❷ 非小细胞肺癌的治疗是一个多学科综合治疗的过程，实施治疗前需详细检查，而后组织相关学科会诊后制订综合的治疗程序。

❸ 我国预防HBV感染再活动共识中，建议所有应用化疗和免疫抑制药患者要检查乙肝二对半及HBV DNA，只要HBsAg阳性，则化疗前7天应开始服用抗病毒药，以预防HBV再活动，抗病毒治疗应持续用药至化疗结束后至少12周。

❹ 术后辅助化疗前，应行胸部+上腹部CT检查以了解术后基线情况，可以作为以后患者是否复发、转移的重要参考依据，若患者有条件可选用全身PET-CT检查。患者若血液检查提示碱性磷酸酶增高或出现骨痛症状应考虑行骨ECT检查。

❺ 化疗前一定要明确病理学诊断，可行纤维支气管镜、CT定位下肺部肿物穿刺等手段以明确病理。

❻ 顺铂可能对听力和肾功能造成损害，故应用前需检查听力。

❼ 如患者条件许可，可在多学科会诊前行全身PET-CT检查，协助明确病期，以便更好地制订综合治疗方案。

❽ 长春瑞滨为发泡性化疗药物，渗出血管外易导致周围组织坏死且不易愈合；反复多次浅静脉输注化疗药物易导致外周静脉破坏，给后续静脉给药造成困难；故推荐化疗前予以深静脉置管，可

以采用PICC、锁骨下静脉置管或输液港。

⑨ 该方案可出现较明显的恶心呕吐，化疗前后可常规应用5-HT_3受体拮抗药（如格拉司琼）预防。

⑩ 长春瑞滨骨髓抑制较明显，主要表现为中性粒细胞减少，化疗前后应注意观察血常规，有时需要给予粒细胞集落刺激因子支持治疗。长春瑞滨神经毒性主要表现为腱反射减弱和便秘，部分患者可出现肠麻痹，应加以注意。

注：1. 该医嘱为NP方案，每21天为1个周期。

2. 没有单独的新辅助化疗方案，术前进行一般化疗、放疗，如果是化疗±放疗，也是参考辅助化疗方案的。

3. 新辅助化疗的适应证　经病理证实边缘可切除的Ⅲ期非小细胞肺癌。

4. 原则

(1) 行新辅助化疗2～3个周期后应评价疗效，如病情转为可切除，转为手术切除，如果仍不能切除，应行同步放疗、化疗。

(2) 目前术前化疗方案没有一致的公认标准，含铂类的方案进行新辅助化疗可能有生存期的延长，但证据仍然有限。

(3) 治疗晚期非小细胞肺癌三代新药联合铂类的两药方案在新辅助化疗中仍需更多高水平证据及多中心随机对照研究来进一步证实。

5. 其他新辅助化疗方案

方案一：紫杉醇＋卡铂（PCb方案）

5%GS	500ml	iv gtt（持续3h）
紫杉醇	200mg/m^2	d1
5%GS	500ml	iv gtt
卡铂	(AUC=6)	d1

说明：A. 本方案21天为1个周期。用于有并发症或无法耐受顺铂者。

B. 本方案参考了S9900术前化疗研究方案，因辅助化疗已有阳性结果，再用单独手术做对照不符合伦理学原则，该临床研究已于2004年7月结束。

C. 紫杉醇药较易发生过敏反应，其预防、处理见晚期鼻咽癌的姑息性化疗。

D. 本方案骨髓抑制严重，国内多采用紫杉醇 175mg/m^2 d1，卡铂（AUC=5）d1，每 21 天为 1 个周期的方案。

方案二：吉西他滨+顺铂（GP 方案）

NS 100ml	iv gtt
吉西他滨 1250mg/m^2	d1、d8

NS 250ml	iv gtt
顺铂 75mg/m^2	d1

说明：A. 本方案 21 天为 1 个周期。

B. 本方案参考了 Scagliotti 牵头的 Cest Ⅲ期临床试验，该研究比较术前 3 周期健择（吉西他滨）/顺铂然后手术和单独手术的疗效差别，原计划入组 700 例，因辅助化疗已有阳性结果，再用单独手术做对照不符合伦理学原则，该临床研究提前结束入组。

C. 吉西他滨的主要副作用是骨髓抑制，主要表现为中性粒细胞下降和血小板下降，血小板下降较其他方案更常见。此外，还可引起发热、皮疹和流感样症状。

D. 本方案使用大剂量顺铂，要充分水化、利尿、镇吐。注意观察患者尿量情况，特别是呕吐剧烈的患者，应加大补液量，并给予利尿处理。

方案三：多西他赛+顺铂（DP）方案

5%GS 250ml	iv gtt
多西他赛 75mg/m^2	d1（1h）

NS 250ml	iv gtt
顺铂 75mg/m^2	d1

说明：A. 本方案 21 天为 1 个周期。

B. 骨髓抑制是多西他赛主要的剂量限制性毒性，必要时给予重组人粒细胞集落刺激因子支持治疗。

C. 为了预防过敏反应和液体潴留，推荐在用药前一天开始口服地塞米松 8mg bid，连用 3 天。

D. 本方案使用大剂量顺铂，要充分水化、利尿、镇吐。注意观察患者尿量情况，特别是呕吐剧烈的患者，应加大补液量，并给予利尿处理。

方案四：培美曲塞+顺铂方案

NS　100ml	iv gtt
培美曲塞　500mg/m²	d1（10min以上）

NS　250ml	iv gtt
顺铂　75mg/m²	d1

说明：A. 本方案21天为1个周期。

B. 该方案用于病理学检查为腺癌、大细胞癌的非小细胞肺癌的术后辅助化疗。

C. 在培美曲塞治疗前1～2周开始每日口服补充叶酸400μg，每9周重复1次肌内注射维生素B_{12} 1000μg直至最后1个治疗周期结束后3周。用培美曲塞前1天、当天和第2天口服地塞米松片4mg，每天2次。

D. 本方案使用大剂量顺铂，要充分水化、利尿、镇吐。注意观察患者尿量情况，特别是呕吐剧烈的患者，应加大补液量，并给予利尿处理。

方案五：顺铂＋依托泊苷

NS　250ml 顺铂　100mg/m²	iv gtt

NS　250ml	iv gtt
依托泊苷　100mg/m²	d1～d3 q4w

6. 随访与监测

（1）每周期化疗后需密切随访观察血常规、肝肾功能、听力和心脏功能变化情况。建议化疗后每周复查2次血常规，连查2周；每2周复查1次肝肾功能；每2周期对目标病灶评估1次，如病情出现明显进展，可在化疗1个周期后即予以评估，以免延误治疗。

（2）如新辅助化疗2～4个周期后，患者取得良好效果，应及时予以手术治疗。如无效进展，则应重新评估后制订新的治疗方案。

二、术后辅助化疗

长期医嘱	临时医嘱
肿瘤内科护理常规	多学科评估
二级护理	血常规、尿常规、粪常规

续表

长期医嘱	临时医嘱
深静脉置管护理常规	血生化全套
普食	血 CEA
	HBV DNA 测定
	胸部、上腹部 CT(平扫+增强)❶
	心电图
	骨 ECT❷
	颈内静脉置管术❸
	NS　20ml 格拉司琼　3mg　│ iv(首次于化疗前 0.5h)❹
	NS　40ml 长春瑞滨　25 mg/m²　│ iv d1、d8❺
	NS　250ml 顺铂　75mg/m²　│ iv gtt❻ d1

❶ 术后辅助化疗前，应行胸部+上腹部 CT 检查以了解术后基线情况，可以作为以后患者是否复发、转移的重要参考依据，若患者有条件可选用全身 PET-CT 检查。

❷ 患者若血液检查提示碱性磷酸酶增高或出现骨痛症状，应考虑行骨 ECT 检查。

❸ 长春瑞滨为发泡性化疗药物，渗出血管外易导致周围组织坏死且不易愈合；反复多次浅静脉输注化疗药物易导致外周静脉破坏，给后续静脉给药造成困难；故推荐化疗前予以深静脉置管，可以采用 PICC、锁骨下静脉置管或输液港。

❹ 该方案可出现较明显的恶心呕吐，化疗前后可常规应用 5-HT_3 受体拮抗药（如格拉司琼）预防。

❺ 长春瑞滨的骨髓抑制较明显，主要表现为中性粒细胞减少，化疗前后应注意观察血常规，必要时给予重组人粒细胞集落刺激因子支持治疗。长春瑞滨的神经毒性主要表现为腱反射减弱和便秘，部分患者可出现肠麻痹，应加以注意。

❻ 本方案使用大剂量顺铂，要充分水化、利尿、镇吐等处理，

大剂量水化至少3天（化疗前1天及d1、d2），首次可于化疗前1天开始。注意观察患者尿量情况，特别是呕吐剧烈的患者，应加大补液量，并给予利尿处理。

注：1. 辅助化疗的适应证　术后辅助化疗的主要受益人群是Ⅱ期、Ⅲ期术后的非小细胞肺癌患者，对于ⅠB期的患者，如果有高危因素［包括低分化肿瘤（肺神经内分泌肿瘤应除外高分化神经内分泌肿瘤）侵犯脉管，楔形切除术，肿瘤靠近切缘，肿瘤＞4cm，脏层胸膜受累，不完全淋巴结取样化］，也可以考虑行术后辅助化疗。

2. 原则

（1）术后辅助化疗一般给予4个周期。

（2）对于切缘阴性的患者，应给予化疗、序贯化放疗（只针对N_2）；切缘阳性者，考虑再手术＋化疗，或序贯或同步化放疗［$T_{2b}N_0$考虑化疗，R2（除$T_{2b}N_0$）考虑同步化放疗］。

（3）术后辅助化疗方案以含顺铂的方案为主，如果患者存在合并症或不能耐受顺铂，可给予紫杉醇联合卡铂的方案化疗。

3. 其他辅助化疗方案

方案一：吉西他滨＋顺铂（GP）方案

NS　100ml	iv gtt
吉西他滨　1000mg/m^2	d1、d8

NS　250ml	iv gtt
顺铂　75mg/m^2	d1

说明：A. 本方案21天为1个疗程。

B. 吉西他滨的主要副作用是骨髓抑制，主要表现为中性粒细胞下降和血小板下降，其血小板下降较其他方案更常见。此外，还可引起发热、皮疹和流感样症状。

C. 本方案使用大剂量顺铂，要充分水化、利尿、镇吐。注意观察患者尿量情况，特别是呕吐剧烈的患者，应加大补液量，并给予利尿处理。

方案二：多西他赛＋顺铂（DP）方案

5%GS　250ml	iv gtt
多西他赛　75mg/m^2	d1（1h）

NS 250ml | iv gtt
顺铂 $75mg/m^2$ | d1

说明：A. 本方案21天为1个周期。

B. 骨髓抑制是多西他赛主要的剂量限制性毒性，必要时给重组人粒细胞集落刺激因子支持治疗。

C. 为了预防过敏反应和液体潴留，推荐在用药前一天开始口服地塞米松8mg bid，连用3天。

D. 本方案使用大剂量顺铂，其使用注意事项参见前文相关内容。

方案三：培美曲塞+顺铂方案

NS 100ml | iv gtt（持续10min以上）
培美曲塞 $500mg/m^2$ | d1

NS 250ml | iv gtt
顺铂 $75mg/m^2$ | d1

说明：A. 本方案21天为1个疗程。

B. 该方案用于病理学检查为腺癌、大细胞癌的非小细胞肺癌术后辅助化疗。

C. 在培美曲塞治疗前1～2周开始每日口服补充叶酸400μg，每9周重复1次肌内注射维生素B_{12} 1000μg，直至最后一个治疗周期结束后3周。用培美曲塞前1天、当天和第2天口服地塞米松片4mg，每天2次。

D. 本方案使用大剂量顺铂，其使用注意事项参见前文相关内容。

方案四：紫杉醇+卡铂方案

5%GS 500ml | iv gtt（持续3h）
紫杉醇 $200mg/m^2$ | d1

5%GS 500ml | iv gtt
卡铂 （AUC=5～6）| d1

说明：A. 本方案21天为1个疗程。

B. 该方案用于存在合并症或不能耐受顺铂的患者。

C. 该药较易发生过敏反应，其预防、处理见晚期鼻咽癌姑息性化疗。

D. 本方案骨髓抑制严重，国内多采用紫杉醇$175mg/m^2$ d1，卡铂（AUC=5～6）d1，每21天为1个周期的方案。

4. 随访与监测

(1) 所有患者都应接受系统的随访，包括全面的病史询问、病情变化和体格检查，前2年每4～6个月1次，之后每年1次。手术后2年内推荐每4～6个月进行一次胸部螺旋增强CT，而后推荐每年1次胸部非增强CT。PET或头颅MRI不用于常规随访。

(2) 建议患者戒烟将有助于肺癌的治疗以及提高患者的生活质量。

三、同步化放疗——EP方案

长期医嘱	临时医嘱
肿瘤内科护理常规	多学科评估
二级护理	血常规、尿常规、粪常规
普食	血生化全套
NS 20ml 格拉司琼 3mg ｜ iv（化疗前0.5h）	心电图 血CEA
NS 500ml 依托泊苷 $50mg/m^2$ ｜ iv gtt❶ d1～d5、d29～d33	HBV DNA测定 纤维支气管镜检查❸
NS 250ml 顺铂 $50mg/m^2$ ｜ iv gtt❷ d1、d8、d29、d36	胸部＋上腹部CT平扫＋增强❹ 头颅MRI❺
同期胸部放疗(总量61 Gy)	肺功能检查
	全身骨ECT❻

❶ 依托泊苷在5%GS中不稳定，可形成细微沉淀；一般用0.9%氯化钠溶液稀释配制。另外，依托泊苷除化疗药物常见的毒性作用外，在快速滴注时可发生直立性低血压，应嘱患者卧床，不要骤然起立、站立，注射于血管外可引起局部刺激。

❷ 顺铂必须用0.9%氯化钠溶液配制，顺铂引起的恶心、呕吐较为明显，需用5-HT_3受体拮抗药，如格拉司琼、昂丹司琼等预防性镇吐治疗，必要时可以加用地塞米松、甲氧氯普胺。顺铂还有肾脏及听神经损害，应注意多饮水及输液，肾功能不全者慎用。

❸ 若纤维支气管镜检查无法获得病理学检查，可选择CT定位下肺部肿物穿刺或胸腔镜活检，必要时可选用纵隔镜活检。

❹ 若患者有条件可选用全身 PET-CT 检查。

❺ 由于肺癌易转移至颅脑，患者若有条件或有头痛等脑部相关症状，可选择头颅 MRI。

❻ 患者若血液检查提示碱性磷酸酶增高或出现骨痛症状应考虑行骨 ECT 检查。

注：1. 不可切除的Ⅱ期和Ⅲ期非小细胞肺癌和术后有肿瘤残留者推荐给予同步放化疗；虽然在副作用的发生率，尤其是食管炎发生率上，同步化放疗组比序贯化放疗要高，但可获得生存上的益处；随机研究资料支持含顺铂的方案优于含卡铂的方案，并且顺铂应予全量，含卡铂的方案尚待研究。

2. 其他同步化放疗方案

方案一：VP 方案

NS　30ml	iv
长春花碱　5mg/m^2	qw×5

NS　250ml	iv gtt
顺铂　100mg/m^2	d1、d29

同期胸部放疗 60Gy

说明：本方案中使用大剂量顺铂，必须充分水化，碱化利尿以保护肾脏。联合应用镇吐药，必须用 5-HT_3 受体拮抗药。

方案二：培美曲塞＋顺铂方案

NS　100ml	iv gtt
培美曲塞　500mg/m^2	d1（10min 以上）

NS　250ml	iv gtt
顺铂　75mg/m^2	d1

说明：A. 每 21 天为 1 个周期，共 3 个周期，同步胸部放疗（非鳞癌）。

B. 在培美曲塞治疗前 1～2 周开始每日口服补充叶酸 400μg，每 9 周重复 1 次肌内注射维生素 B_{12} 1000μg 直至最后一个治疗周期结束后 3 周。用培美曲塞前 1 天、当天和第 2 天口服地塞米松片 4mg，每天 2 次。

C. 本方案使用大剂量顺铂，要充分水化、利尿、镇吐。注意观察患者尿量情况，特别是呕吐剧烈的患者，应加大补液量，并给予利尿处理。

方案三：培美曲塞＋卡铂方案

NS 100ml	iv gtt
培美曲塞 500mg/m²	d1（10min 以上）

5％GS 500ml	iv gtt
卡铂 （AUC＝5）	d1

说明：每 21 天为 1 个周期，共 4 周期，同步胸部放疗（非鳞癌）。

（黄 诚 吴 标）

四、晚期非小细胞肺癌姑息化疗

（一）晚期非小细胞肺癌的一线化疗——GP 方案

长期医嘱	临时医嘱
肿瘤内科护理常规	多学科评估❸
二级护理	血常规❹、尿常规、粪常规
普食	生化全套❺
NS 500ml │ iv gtt❶ 顺铂 60～80mg/m² │ d1	心电图
	CEA、CYFRA21-1、神经元特异性烯醇化酶(NSE)❻
NS 20ml │ iv bid❷ 托烷司琼 5mg │ d1～d3	HBV DNA 测定❼
	胸部、腹部 CT 平扫＋增强❽
	听力检查❾
	骨 ECT❿
	头颅 MRI⓫
	NS 100ml │ iv gtt (30min)⓬ 吉西他滨 1250mg/m² │ d1、d8

❶ 顺铂总量为 60～80mg/m²，每天补液 2000ml 以上，建议多饮水，减轻肾毒性。顺铂也可一次性给予（大剂量），但需提前 1 天水化，连续 3 天，并利尿，记尿量，胃肠道反应及肾毒性大。因顺铂大剂量用法与分 3 天使用疗效无差别，故临床上亦常总量分 2～3 天使用。

② 该方案可出现明显恶心、呕吐，化疗前后可常规应用 5-HT_3 受体拮抗药（如托烷司琼）预防。必要时可加甲氧氯普胺（10mg im qd 或 bid，日最大剂量为 0.5mg/kg），或地西泮（10mg im qd）或地塞米松（5～10mg iv gtt qd）。

③ 肺癌的治疗是一个多学科综合治疗的过程，实施治疗前需详细检查，确定疾病分期，组织相关学科会诊后制订综合的治疗程序。化疗前一定要明确病理类型，禁止未取得病理结果即化疗。

④ 吉西他滨的剂量限制性毒性为骨髓抑制，常见血小板减少，需密切监测血常规，化疗后每周查 2 次血常规，如出现Ⅱ级以上骨髓抑制，应予相应治疗。

⑤ 该方案可致肝、肾功能损害，应监测肝、肾功能。

⑥ 肺癌常用的肿瘤标志物，可用于治疗后监测和随访。

⑦ 如 HBV DNA 测定呈高拷贝，提示病毒高复制，化疗可能导致病毒复制增强，严重者并发急性重型肝炎，危及生命，故化疗期间可予拉米夫定预防性抗病毒治疗。

⑧ 治疗前查 CT 平扫＋增强做为基线资料，因肺癌易发生肾上腺转移，故建议查上腹部 CT。

⑨ 顺铂可能对听力造成损害，故用前需检查听力。

⑩ 肺癌易发生骨转移，治疗前常规查骨 ECT 扫描，以准确分期。

⑪ 颅脑为肺癌的常见转移部位，治疗前应常规检查，且应做头颅 MRI，不建议做 CT。

⑫ 吉西他滨只能用 0.9%氯化钠溶液配制。输注时间为半小时，若延长输注时间会增加其毒性，尤其是骨髓抑制毒性。

注：1. GP 方案每 21 天为 1 周期。ECOG1594 研究中 GP 方案有效率和生存期与紫杉醇＋顺铂、多西他赛＋顺铂、紫杉醇＋卡铂组无差异，但 GP 组中位疾病进展期最长（4.2 个月），提示吉西他滨的优点。

2. 姑息化疗适应证　包括：晚期或复发，全身一般情况较好(ECCG 评分为 0～2 分)，无明显重要脏器功能异常的非小细胞肺癌患者。姑息性化疗的目的是缓解症状，延长生命。初始采用的方案称一线化疗方案，无效后需换用其他的二线方案、三线方案，称为补救化疗。

3. 原则

(1) 与最佳支持治疗相比，含铂类的化疗方案可以延长生存期，改善症状控制，提高生活质量。

(2) 在功能状态评分（PS）较好的患者中，新药联合铂类化疗的疗效达到较稳定的水平：总有效率（ORR）为25%～35%，至疾病进展期为4～6个月，中位生存期为8～10个月，1年生存率为30%～40%，2年生存率为10%～15%。

(3) 没有哪一种含铂的联合化疗方案明显优于其他方案。

(4) PS较差（PS评分为3～4分）的任何年龄患者都不能从化疗（细胞毒药物治疗）中获益。

(5) 首选两药联合方案，加入第三个细胞毒药物并没有进一步延长生存期，但贝伐组单抗和西妥昔单抗例外。

(6) 顺铂或卡铂与以下任何一种药物联合都是有效的：紫杉醇、多西他赛、吉西他滨、长春瑞滨、伊立替康、培美曲塞。

(7) 新药/非铂类联合方案在现有数据显示有效和毒性可耐受的情况下，可视为替代方案（如吉西他滨/多西他赛）。

(8) 化疗过程中要及时评估疗效，常在化疗2周期后评估，如肿瘤出现明显进展时，1周期后也可评估，如病情进展则换方案。

(9) 晚期非小细胞肺癌，一线化疗以4周期化疗较合适，一般不超过6个周期。

(10) 对PS评分为2分的老年患者，单药治疗或含铂的联合治疗是合理的选择。

4. 其他姑息一线化疗方案

方案一：吉西他滨＋卡铂方案（GC）

5%GS　500ml 卡铂　AUC＝5	iv gtt d1
NS　100ml 吉西他滨　1.0g/m²	iv gtt（持续1/2h）d1、d8

说明：A. 本方案21天为1个周期。

B. 该方案可引起严重的骨髓抑制，尤其注意血小板的下降。故吉西他滨的剂量建议为1g/m²。

C. 卡铂较顺铂的神经系统、耳、肾、消化道等毒性较小，不

需要水化，使用方便。剂量应按曲线下面积（AUC）计算。

D. 卡铂只能用5% GS配制。

E. 对于非小细胞肺癌，卡铂与顺铂的有效率相近，且毒性作用较小，故可与顺铂一样，可与新药组成联合方案。

方案二：紫杉醇＋顺铂方案（TP）

地塞米松　20mg po（用紫杉醇前12h）

地塞米松　20mg po（用紫杉醇前6h）

苯海拉明　50mg im（用紫杉醇前30min）

NS　20ml
西咪替丁　300mg　| iv（用紫杉醇前30min）

5%GS　500ml
紫杉醇　135～175mg/m^2　| iv gtt（持续3h）d1

使用输注紫杉醇过程进行心电监护

NS　500ml
顺铂　60～80mg/m^2　| iv gtt d1

说明：A. 本方案21天为1个周期。

B. 骨髓抑制是紫杉醇主要的剂量限制性毒性，白细胞减少最低值一般出现在用药后第11天。

C. 紫杉醇易发生过敏反应，其预防、处理见晚期鼻咽癌的姑息化疗。

D. 总剂量为135～175mg/m^2，首次用药可先取1支静滴，若无过敏反应，剩余剂量放入第2瓶内静滴以免浪费。若无过敏反应，其后的化疗周期可不必先取1支分开滴注。

E. 紫杉醇可用5%GS或NS配制，滴注应采用非聚氯乙烯材料的输液器。

F. 顺铂应在紫杉醇后用。若先给顺铂，可产生严重的骨髓抑制。

方案三：多西他赛＋顺铂方案（DP）

NS　250ml
多西他赛　75mg/m^2　| iv gtt（持续1h）d1

NS　500ml
顺铂　60～80mg/m^2　| iv gtt d1

说明：A. 本方案 21 天为 1 个周期。

B. 多西他赛可用 5%GS 或 NS 配制。

方案四：长春瑞滨＋顺铂方案（NP）

NS 40ml 长春瑞滨 25mg/m²	iv（持续 6～10min）d1、d8
NS 500ml 顺铂 60～80mg/m²	iv gtt d1

说明：A. 本方案 21 天为 1 个周期。

B. 长春瑞滨的剂量限制性毒性是骨髓抑制，应密切监测血常规变化。

C. 长春瑞滨有神经毒性，个别患者有肠麻痹，若用后出现腹胀、便秘症状应予排除。

D. 长春瑞滨静脉注射时须在短时间（6～10min）内给药，或静滴 15min 后盐水冲洗血管。

E. 长春瑞滨静脉注射有不同程度的局部刺激反应，如漏出血管外，可能导致局部组织坏死，故建议通过深静脉置管给药。

方案五：培美曲塞＋顺铂方案

NS 100ml 培美曲塞 500mg/m²	iv gtt（持续 0.5h）d1
NS 500ml 顺铂 60～80mg/m²	iv gtt d1

说明：A. 本方案 21 天为 1 个周期。

B. 培美曲塞只能用 NS 溶解稀释，静滴超过 10min。

C. 培美曲塞引起皮疹的发生率较高，应预防性服用地塞米松降低皮肤反应的发生率及严重程度，用量 4mg bid，于本品给药前 1 天起连服 3 天。

D. 为减少毒性作用，应补充维生素。于用培美曲塞前 7 天至少服用 5 天的叶酸（每天 350～1000μg），可服用多维元素片（29）（善存）每天一片，一直服用至最后一次给本药治疗后 21 天。另第一次给培美曲塞治疗前 7 天内肌注维生素 B_{12} 1000μg，以后每 3 个周期肌注 1 次，可与本药在同一天进行。

E. JMDB 研究证明用于非小细胞肺癌的一线治疗，对于非鳞癌患者培美曲塞联合顺铂优于吉西他滨联合顺铂，但对鳞癌有效率低，不建议用于肺鳞癌患者。

顺铂或卡铂联合伊托泊苷、长春花碱、白蛋白结合型紫杉醇均可用于一线治疗。

方案六：白蛋白结合型紫杉醇＋卡铂方案

NS 100ml 白蛋白结合型紫杉醇 $100mg/m^2$	iv gtt（持续 0.5h） d1、d8、d15
或 NS 100ml 白蛋白结合型紫杉醇 $260mg/m^2$	iv gtt（30min） d1
5%GS 500ml 卡铂 AUC＝5	iv gtt d1

说明：A. 白蛋白结合型紫杉醇是应用白蛋白纳米微粒技术生产的靶向化疗药物，NCCN 指南推荐其可用于非小细胞肺癌的一线化疗。有两种用法可每周用药 1 次或 3 周用药 1 次，均是 21 天为 1 个周期。

B. 该药物输注仅需 30min，并且给药前无需抗过敏预防用药。

C. 主要剂量限制性毒性为骨髓抑制，如在给药前中性粒细胞数低于 $1.5\times10^9/L$ 或血小板数低于 $75\times10^9/L$，不应继续给药。治疗期间如患者出现严重中性粒细胞减少（$<0.5\times10^9/L$，持续 1 周或 1 周以上）或出现严重感觉神经毒性则应将后续疗程的治疗剂量减到 $220mg/m^2$。如再次出现上述严重中性粒细胞减少或感觉神经毒性则应再将随后的治疗剂量减到 $180mg/m^3$。对于出现Ⅲ级感觉神经毒性的患者应暂停给药，待神经毒性恢复至Ⅱ级及Ⅱ级以下后方可继续治疗，并在后续治疗时需降低剂量。

D. CA 031Ⅲ期研究证明白蛋白结合型紫杉醇联合卡铂方案疗效与普通紫杉醇联合卡铂方案相仿，有效率为 33%对 25%，无进展生存期为 6.3 个月对 5.8 个月，总生存期为 12.1 个月对 11.2 个月，对于鳞癌亚组，前者优于后者，有效率为 41%对 24%，且≥70 岁老年人亚组无进展生存期与总生存期均显著获益。故对于肺鳞癌白蛋白结合型紫杉醇优于普通紫杉醇。

5. 随访与监测

（1）每周期治疗后需密切随访，观察血常规、肝肾功能，建议化疗后每周复查2次血常规，连查2周；每2周复查1次肝肾功能；每周期复查1次心电图。每1～2个周期复查1次血CEA、CYFRA21-1等肿瘤标志物。若化疗后出现严重的骨髓抑制、肝肾功能损害等副作用，以后的化疗周期应予预防性处理或酌情调整剂量。

(2) 每2个周期进行疗效评估，如病情出现明显进展，可在化疗1个周期后即予以评估，以免延误治疗，若进展则进入二线治疗。若肿瘤缓解或病情稳定，可续用原方案。

(3) 若化疗4～6个周期后病情无进展，首选密切随访，定期复查（一般2个月复查1次），也可考虑进行维持治疗，若病情进展则行二线治疗。

(二) 晚期非小细胞肺癌的二线化疗

长期医嘱	临时医嘱
肿瘤内科护理常规	血常规[2]、尿常规、粪常规
二级护理	血生化全套
普食	心电图
地塞米松　8mg bid（化疗前1天及d1、d2）	CEA、CYFRA21-1、NSE[3] 胸部、上腹部CT平扫＋增强
硫糖铝　1.0g po tid（化疗前1天及d1、d2）[1]	骨ECT（酌情选择）[4] 头颅MRI（酌情选择）
西咪替丁　0.4g po bid（化疗前1天及d1、d2）	腹部B超（包括肾上腺）
	NS　250ml 多西他赛　$75mg/m^2$　| iv gtt（持续1h）d1
	NS　20ml 托烷司琼　5mg　| iv（用多西他赛前30min）[5]

❶ 用地塞米松有诱发消化道溃疡的可能，可常规口服硫糖铝、西咪替丁等保护胃黏膜、制酸治疗。

❷ 多西他赛的剂量限制性毒性是中性粒细胞减少，应密切监测血常规；若发生骨髓抑制，需予重组人粒细胞集落刺激因子升白治疗。

❸ 为常用的肿瘤标志物，可用于治疗后监测和随访。

❹ 骨 ECT、头颅 MRI 并非二线治疗前的必查项目，若怀疑新出现骨、脑转移，应予以相关检查。若一线治疗前已有骨或脑转移，病情进展后局部症状加重，亦可复查。

❺ 多西他赛化疗前可常规予 5-HT_3 受体拮抗药行镇吐治疗。

注：1. 单药多西他赛 75mg/m^2，每 3 周为 1 个周期，该方案为非小细胞肺癌的二线标准治疗方案之一。有证据表明，多西他赛每周方案（35mg/m^2 第 1、第 8、第 15 天，28 天为 1 个周期）缓解率与 3 周方案相似，但中性粒细胞减少较 3 周方案少见，故亦可作为二线治疗选择。

2. 二线化疗的适应证　包括：一线方案治疗期间出现病情进展；接受含铂方案治疗后，短期复发者，指一线治疗后 6 个月内出现疾病进展；PS 评分应小于等于 2 分。

3. 原则

（1）二线化疗方案，应选用与一线作用机制不同的化疗药物。

（2）根据 NCCN 指南，目前二线治疗可选择的标准方案为多西他赛、培美曲塞或 EGFR-TKIs（厄洛替尼）。

（3）PS 评分为 3～4 分的患者，不可能从化疗中获益，故可仅给予最佳支持治疗，EGFR-TKIs 的副作用较小，故可考虑用于 PS 评分为 3 分或 4 分的患者。

（4）二线化疗的有效率一般小于 10%。多西他赛二线治疗较最佳支持治疗可明显延长无疾病进展期和生存期。

（5）JMEI 研究证实在腺癌或大细胞癌患者中培美曲塞二线治疗与多西他赛疗效相似，但毒性较小。

（6）在未经选择的晚期非小细胞肺癌二线治疗患者中，EGFR-TKIs 和多西他赛疗效相当，且毒性小，安全性和耐受性更好。

（7）二线化疗过程中要及时评估化疗疗效，常在化疗 2 周期后评估。二线化疗没有明确规定化疗几个周期，可根据病情及患者身体状况综合考虑。

4. 其他二线化疗方案

方案一：培美曲塞单药方案

NS　100ml	iv gtt（持续 1/2h）d1
培美曲塞　500mg/m^2	

说明：A. 本方案 21 天为 1 个周期。

B. 培美曲塞具体使用注意事项详见晚期非小细胞肺癌一线化疗方案六。

C. JMEI 研究中培美曲塞二线治疗的有效率为 9.1%，疾病稳定率为 45.8%，无进展生存期为 2.9 个月，中位生存期为 8.3 个月。谷丙转氨酶升高率高于多西他赛达 7.9%，应注意监测肝功能。

D. 有Ⅲ期研究表明培美曲塞 900mg/m² 较 500mg/m² 并不能提高有效率及改善患者生存。

方案二：吉西他滨单药方案

NS 100ml	iv gtt d1、d8、d15
吉西他滨 1000mg/m²	（持续 0.5h）

说明：A. 本方案 28 天为 1 个周期。

B. 吉西他滨具体使用注意事项详见晚期非小细胞肺癌的一线化疗方案。

C. NCCN 指南中提供的有关吉西他滨二线治疗的几个研究中有效率为 6%～19%，不差于多西他赛等二线化疗的药物，化疗反应可耐受，可改善患者的生活质量评分，但与最佳支持治疗相比，不改善总生存。

5. 随访与监测

（1）每周期治疗后需密切随访观察血常规、肝肾功能，建议化疗后每周复查 2 次血常规，连查 2 周；每 2 周复查 1 次肝肾功能；每周期复查 1 次心电图。每 1～2 周期复查 1 次血 CEA、CYFRA21-1 等肿瘤标志物。若化疗后出现严重的骨髓抑制、肝肾功能损害等副作用，以后的化疗周期应酌情作剂量调整。

（2）每 2 个周期对目标病灶评估近期疗效，如病情出现明显进展，可在化疗 1 个周期后即予以评估，以免延误治疗，若进展则进入三线治疗。若肿瘤缓解或病情稳定，可续用原方案。

（3）二线化疗后病情无进展，应密切随访，定期复查（一般 2 个月复查 1 次），若病情进展根据 PS 状态选择三线治疗方案。

（三）晚期非小细胞肺癌的维持化疗——培美曲塞单药方案

长期医嘱	临时医嘱
肿瘤内科护理常规	血常规、尿常规、粪常规
二级护理	血生化全套
普食	心电图
多维元素片(29)　1片 po qd	CEA、CYFRA21-1、NSE
地塞米松　4mg po bid（化疗前1天及d1、d2）	胸部、上腹部CT平扫＋增强
	骨ECT(酌情选择)
硫糖铝　1.0g po tid（化疗前1天及d1、d2）	头颅MRI(酌情选择)
	腹部B超(包括肾上腺)
西咪替丁　0.4g po bid（化疗前1天及d1、d2）	NS　100ml 培美曲塞　$500mg/m^2$　iv gtt（持续1/2h）d1[1]
	维生素 B_{12}　1000μg im(用培美曲塞前7d)

[1] 一线治疗后评价疗效没有出现疾病进展者可予维持治疗。Ⅲ期临床研究（JMEN）表明：培美曲塞换药维持治疗与安慰剂对比，可取得无进展生存期4个月对2个月，总生存期为13.4个月对10.6个月的疗效，明显延长总生存期。本方案不适用于鳞癌。故培美曲塞可用于换药维持化疗。Ⅲ期临床研究（PARAMOUNT）表明：培美曲塞联合顺铂一线化疗后再用培美曲塞原药维持治疗优于安慰剂，可延长无进展生存期（4.1个月对2.8个月）及总生存期（13.9个月对11个月），故培美曲塞可用于原药维持化疗。培美曲塞具体用药注意事项详见晚期非小细胞肺癌的一线化疗方案六。本方案2天为1个周期。

注：1. 维持治疗的适应证　晚期非小细胞肺癌的在一线治疗后进行序贯治疗或巩固治疗以维持疗效，达到提高生活质量和延长生存期的目的。可分为继续维持治疗和换药维持治疗。

2. 原则

(1) 晚期非小细胞肺癌的一线治疗后肿瘤无进展生存期仅有

4～5个月，大部分患者在经历一个疾病稳定期后仍会复发或转移。故临床上探索给予维持治疗以延长无进展生存期，改善生存。

(2) 继续维持治疗是指在一线治疗4～6个周期之后，如果没有出现疾病进展，使用至少一种在一线治疗中使用过的药物进行治疗。换药维持治疗是指在一线治疗4～6个周期之后，如果没有出现疾病进展，开始使用另一种不包含在一线方案中的药物进行治疗。

(3) 理想的维持治疗药物应具有以下特点：单药治疗有效，耐受性良好且无累积毒性，使用方便。

(4) 已有的维持治疗的临床研究表明多数药物不是毒性作用太大不能耐受，就是仅能延长无进展生存期而生存期得不到实质性的延长。

(5) NCCN指南指出继续维持治疗可考虑以下几点：

a. 4～6个周期含铂两药化疗联合贝伐组单抗治疗后用贝伐组单抗维持治疗。

b. 4～6个周期长春瑞滨+顺铂联合西妥昔单抗治疗后用西妥昔单抗维持治疗。

c. 非鳞癌患者4～6个周期培美曲塞联合顺铂化疗后，用培美曲塞维持治疗。

(6) NCCN指南指出换药维持治疗可考虑以下几点：

a. 非鳞癌患者一线治疗中不含培美曲塞治疗后疾病没出现进展，可予培美曲塞维持治疗。

b. 一线化疗后予厄洛替尼维持治疗。

3. 其他维持化疗方案

方案：吉西他滨单药方案

NS 100ml 吉西他滨 1250mg/m^2	iv gtt (持续0.5h) d1、d8

说明：A. IFCT-GFPC 0502研究为吉西他滨联合顺铂治疗后分为吉西他滨维持、厄洛替尼维持及安慰剂维持，无进展生存期分别为3.8个月、2.9个月、1.9个月，明显延长了无进展生存期。

B. 本方案每21天为1个周期，维持治疗直到肿瘤进展或副作用不能耐受为止。

C. 具体用药注意事项详见晚期非小细胞肺癌的一线化疗方案。

4. 随访与监测

(1) 每2周期维持治疗或每2个月厄洛替尼维持治疗后复查评估疗效，如病情出现明显进展可提前复查。若病情进展则改变治疗方案。

(2) 注意观察毒性作用。若患者不能耐受毒性作用，严重影响生活质量也应停止治疗。

（何勇　王强）

五、晚期非小细胞肺癌的靶向治疗

(一) 晚期非小细胞肺癌的一线靶向治疗

长期医嘱	临时医嘱
肿瘤内科护理常规	多学科评估[1]
二级护理	血常规、尿常规、粪常规
普食	生化全套
	心电图
	CEA、CYFRA21-1、NSE
	HBV DNA 测定
	胸部、上腹部 CT 平扫＋增强
	骨 ECT
	头颅 MRI
	腹部 B 超(包括肾上腺)
	地塞米松　20mg po(用紫杉醇前 12h、6h)
	NS　20ml 西咪替丁　300mg　｜ iv(用紫杉醇前 30min)
	苯海拉明　50mg im(用紫杉醇前 30min)
	5%GS　250ml 紫杉醇　30mg　｜ iv gtt（持续 2h）d1[2] 5%GS　500ml 紫杉醇　135～175mg/m^2　｜ iv gtt（持续 3h）d1
	心电监护(测 BP、P、SaO_2 q5min×6 次后 q0.5h 至结束)

续表

长期医嘱	临时医嘱	
	5%GS 500ml 卡铂 AUC=5～6	iv gtt d1③
	NS 20ml 托烷司琼 5mg	iv(化疗前后各1次) d1
	NS 100ml 贝伐组单抗 15mg/kg	iv gtt(滴注时间>90min) d1④

① 治疗前各项评估原则详见晚期非小细胞肺癌的一线化疗。

② 紫杉醇用法及注意事项详见晚期非小细胞肺癌的一线化疗其他姑息一线化疗方案二。

③ 卡铂用法及注意事项详见晚期非小细胞肺癌的一线化疗其他姑息一线化疗方案二。

④ 本方案21天为1个周期，共化疗6个周期后予贝伐组单抗维持直到疾病进展或出现不能耐受的毒性作用和副作用，贝伐组单抗用法同联合用药。贝伐组单抗需用NS稀释，不能用葡萄糖溶解。滴注应在化疗后，滴注时间应超过90min，第一次滴注耐受性好，第二次滴注时间应超过60min，仍耐受好，以后滴注时间超过30min即可。贝伐组单抗的最常见副作用为高血压、无力、腹泻、白细胞减少、蛋白尿、血栓等，最严重的副作用为胃肠穿孔或伤口并发症、出血、高血压危象、肾病综合征、充血性心力衰竭。若出现严重副作用应永久停用。

注：1. BCP方案的适应证　用于一线治疗无脑转移、无咯血史、ECOG评分为0～1分的晚期非鳞癌的非小细胞肺癌。

2. 原则

(1) 一线靶向治疗包括两个部分：小分子化合物（表皮生长因子受体-TKIs，如吉非替尼、厄洛替尼、重组人血管内皮抑制素）和单克隆抗体（C225、贝伐组单抗）。

(2) 在非选择性人群中，表皮生长因子受体-酪氨酸激酶不能作为一线治疗的选择。表皮生长因子受体突变（19外显子缺失或21外显子、L858R点突变）患者是选择表皮生长因子受体-酪氨酸激酶治疗获益的真正标准，而表皮生长因子受体野生型患者接受表皮生长因子受体-酪氨酸激酶治疗的疗效最差。故表皮生长因子受体突变检测对于一线使用表皮生长因子受体-酪氨酸激酶是必要的。

（3）单克隆抗体（C225、贝伐组单抗）目前在晚期非小细胞肺癌一线治疗应用尚无明确的疗效预测指标，一线化疗患者可选择联合应用C225或贝伐组单抗可提高近期有效率及延长无进展生存期。

（4）ECOG 4599研究结果显示，CP化疗联合贝伐组单抗组与单纯化疗组相比，中位生存期为12.3个月对10.3个月，无进展生存期为6.2个月对4.5个月，生存率为35%对15%。均达到统计学上的显著差异，首次将晚期非小细胞肺癌的中位生存期提高到12个月以上。

（5）联合贝伐组单抗组的高血压、出血、血栓、蛋白尿及中性粒细胞下降等不良反应增加，故不宜用于鳞癌、脑转移或有咯血的患者。任何具有导致血小板减少并造成出血危险的方案与贝伐组单抗联用都需谨慎。ECOG评分差（≥2分）的患者联合贝伐组单抗治疗的毒性作用更大，故不宜联合治疗。

（6）不应单药使用贝伐组单抗，除非作为与化疗联合后的维持治疗。

3. 其他一线靶向治疗方案

方案一：吉西他滨＋顺铂＋贝伐组单抗方案（BCG方案）

NS 100ml 吉西他滨 1250mg/m²	iv gtt d1、d8
NS 500ml 顺铂 30～50mg（总量80mg/m²）	iv gtt d1～d3
NS 250ml 贝伐组单抗 7.5mg/kg	iv gtt d1

NS 100ml iv gtt d1（贝伐组单抗后冲管）

说明：A. 本方案21天为1个周期，共化疗6个周期后予贝伐组单抗维持，直到疾病进展或出现不能耐受的毒性作用，贝伐组单抗用法同联合用药。

B. Avail研究结果显示：GC加高剂量贝伐组单抗组（15mg/kg）或加低剂量组（7.5mg/kg）均较加安慰剂组无进展生存期延长。

高剂量组疗效不优于低剂量组。

C. 本方案适应证同 BCP 方案。

D. 贝伐组单抗用法及注意事项详见 BCP 方案。

方案二：长春瑞滨+顺铂+重组人血管内皮抑素（NPY 方案）

NS 40ml 长春瑞滨 25mg/m²	iv d1、d5
NS 100ml 顺铂 30mg/m²	iv gtt d2～d4
NS 500ml 重组人血管内皮抑素 7.5mg/m²	iv gtt（持续 3～4h） d1～d14

说明：A. 该方案 21 天为 1 个周期。

B. 国内一项多中心Ⅲ期临床试验结果显示：NP 联合重组人血管内皮抑素与单纯 NP 化疗对比，有效率为 35.4%对 19.5%，临床获益率为 73.3%对 64%，中位无进展期为 6.3 个月对 3.6 个月，中位生存期 14.8 个月对 9.9 个月，均达到统计学上的显著差异。两组在中重度不良反应上无统计学意义。

C. 用顺铂应适当水化。重组人血管内皮抑素只能用 NS 稀释，应滴注 3～4h。长春瑞滨和顺铂的注意事项详见晚期非小细胞肺癌的一线治疗方案。

方案三：厄洛替尼单药方案

厄洛替尼 150mg po qd（直到肿瘤进展或出现不耐受的毒性作用）

说明：A. 厄洛替尼应于饭前 1h 或饭后 2h 服用。最常见的不良反应为皮疹（75%）和腹泻（54%），多为Ⅰ级或Ⅱ级，无需干预。Ⅲ级或Ⅳ级皮疹和腹泻的发生率为 9%和 6%，应予对症处理。可能发生肝功能异常，应注意监测肝功能。

B. 间质性肺病（ILD）是厄洛替尼罕见的副作用，一旦出现进行性的不能解释的肺部症状，如呼吸困难、咳嗽和发热时，应排除间质性肺病。若确诊是间质性肺病，应停用厄洛替尼，给予适当的治疗。

C. 西班牙学者罗塞尔的研究显示：有表皮生长因子受体突变的患者一线予厄洛替尼治疗，取得了有效率为 70.6%，临床获益率为 90%，无进展生存期为 14 个月，总生存期为 27 个月的疗效，明显优于目前的一线化疗。

D. NCCN指南指出对于表皮生长因子受体突变阳性患者（主要为外显子19缺失或外显子21的L858点突变）可一线使用厄洛替尼单药治疗。

E. 如患者表皮生长因子受体突变状态不明，不建议用厄洛替尼一线治疗。如明确存在*KRAS*基因突变，应考虑厄洛替尼以外的治疗方法。

F. 每1个月复查评估疗效。若进展则改为含铂方案联合化疗。

方案四：吉非替尼单药方案

吉非替尼　250mg po qd（直至肿瘤进展或出现不耐受的毒性作用）

说明：A. 每日1次，口服，空腹或与食物同服。

B. 最常见的副作用为皮疹、腹泻、皮肤干燥、瘙痒和痤疮；少见间质性肺病，但常较严重，应注意排除并及时治疗。

C. IPASS研究为比较紫杉醇＋卡铂与吉非替尼单药一线治疗非小细胞肺癌，结果表皮生长因子受体突变患者吉非替尼与PC方案化疗比较，缓解率明显提高，无进展生存期显著延长。

D. NCCN指南指出对于表皮生长因子受体突变阳性患者可一线使用吉非替尼单药治疗。

E. 如患者表皮生长因子受体为野生型或突变状态不明，不宜用吉非替尼一线治疗。

F. 每1个月复查评估疗效。若进展则改为含铂方案联合化疗。

方案五：阿法替尼单药方案

阿法替尼　40mg po qd（直至肿瘤进展或出现不耐受的毒性作用）

说明：A. 每日1次口服，应于饭前1h或饭后2h服用。

B. 最常见的不良反应为皮疹、腹泻、皮肤干燥、高血压、厌食、口腔炎和肝功能损害；少见间质性肺病，但常较严重，应注意排除并及时治疗。

C. 阿法替尼为不可逆转的ErbB家族阻滞药，抑制多个ErbB家族成员（包括EGFR、Her-2、ErbB3及ErbB4），故可用于表皮生长因子受体突变型及Her-2阳性的患者。

D. LUX-Lung3研究证实表皮生长因子受体突变阳性晚期非小细胞肺癌的一线治疗阿法替尼优于培美曲塞＋顺铂，LUX-Lung6研究亦证实一线治疗阿法替尼优于吉西他滨＋卡铂，均能提高客观缓解率、疾病控制率及延长无进展生存期。

E. NCCN指南指出对于表皮生长因子受体突变阳性患者可一线使用阿法替尼单药治疗。

F. 如患者表皮生长因子受体为野生型或突变状态不明，不宜用阿法替尼一线治疗。

F. 每1～2个月复查评估疗效。若进展则改为含铂方案联合化疗。

方案六：克唑替尼单药方案

克唑替尼　250mg po bid（直至肿瘤进展或出现不耐受的毒性作用）

说明：A. 每日早晚各服1次，与食物同服或不同服均可。整粒吞服，不可嚼碎或溶解服用。服药期间不能食用葡萄汁柚子汁。

B. 最常见的不良反应为肝功能损害、视觉异常、神经病变、胃肠不适、水肿、皮疹等。

C. 克唑替尼为针对*ALK*融合基因的抑制剂，也可用于ROS-1重排、MET扩增的患者靶向治疗。对于*ALK*融合基因重排患者的客观缓解率约60%、中位无进展生存期为8～10个月。

D. PROFILE1005Ⅱ期研究证实了克唑替尼对*ALK*融合基因阳性患者的有效性。PROFILE1007Ⅲ期研究中二线治疗克唑替尼与培美曲塞或多西他赛相比，客观缓解率为65.3%对19.5%，无进展生存期为7.7个月对3个月，均有统计学显著性。PROFILE1014Ⅲ期研究比较克唑替尼一线治疗与培美曲塞含铂方案化疗亦为阳性结果。

E. NCCN指南指出对于*ALK*融合基因重排阳性患者可一线使用克唑替尼单药治疗。

F. 每1～2个月复查评估疗效。若进展则改为含铂方案联合化疗或第二代*ALK*融合基因抑制剂色瑞替尼治疗。

4. 随访与监测

（1）BCP、BCG、NCC方案治疗每2个周期或表皮生长因子受体-TKIs治疗每1～2个月复查评估疗效。若病情进展则进入二线治疗。

（2）4～6个周期化疗加单抗靶向治疗后疾病无进展可考虑予西妥昔单抗或贝伐组单抗继续维持治疗。

（二）晚期非小细胞肺癌的二线靶向治疗

长期医嘱	临时医嘱
肿瘤内科护理常规	血常规、尿常规、粪常规
二级护理	血生化全套
普食	心电图
厄洛替尼　150mg qd po[1]	CEA、CYFRA21-1、NSE
	胸部、上腹部CT平扫＋增强
	骨ECT(酌情选择)
	头颅MRI(酌情选择)
	腹部B超(包括肾上腺)

[1] 厄洛替尼要一直用到肿瘤进展或出现不耐受的毒性作用。厄洛替尼的用法、毒性作用及注意事项详见晚期非小细胞肺癌的一线靶向治疗方案五。

注：1. 二线靶向治疗的适应证　一线化疗治疗期间或治疗结束后短期复发（6个月内）出现疾病进展者可选择二线靶向治疗。因其毒性作用小，亦可适用于PS评分为3～4分，一般状况差不能耐受化疗的患者。

2. 原则

(1) BR21证实厄洛替尼明显优于最佳支持治疗，能改善生存期，延迟症状恶化。

(2) 有试验数据表明，厄洛替尼的二线治疗在非选择性的患者中疗效与二线化疗相当。

(3) 若表皮生长因子受体突变阳性患者一线治疗为化疗，二线治疗可首选厄洛替尼。

(4) 日本的DELTA研究表明对于EGFR野生型患者二线治疗多西他赛要优于厄洛替尼，无进展生存期为2.9个月对1.3个月，总生存期无差别，另一相同的欧美开展的TAILOR研究也得出相同结论，故二线治疗应检测*EGFR*基因状态，表皮生长因子受体野生型患者二线治疗首选二线化疗。

(5) 每1～2个月复查评估疗效。用药直至肿瘤进展或出现无法耐受的毒性作用。

3. 其他二线靶向治疗方案

方案一：吉非替尼单药治疗

吉非替尼 250mg po qd（直至肿瘤进展或出现不耐受的毒性作用）

说明：A. 吉非替尼用法、毒性作用及注意事项详见晚期非小细胞肺癌的一线靶向治疗方案六。吉非替尼二线治疗的适应证同厄洛替尼。

B. ISEL临床研究中亚裔亚组患者吉非替尼中位生存期显著长于安慰剂组19.5个月对5.5个月（$P=0.01$）。

C. Interest、V-1532等吉非替尼与多西他赛二线治疗直接对照研究结果证明吉非替尼与多西他赛疗效相似，毒性作用更小，生活质量更优。

D. 若表皮生长因子受体突变阳性患者一线治疗为化疗，二线治疗亦可首选吉非替尼。

E. CT0806研究表明对于EGFR野生型患者二线治疗培美曲塞要优于厄洛替尼，无进展生存期为4.8个月对1.6个月，总生存期无差别，故二线治疗应检测*EGFR*基因状态，EGFR野生型患者二线治疗首选二线化疗。

F. 每1～2个月复查评估疗效。用药直至肿瘤进展或出现无法耐受的毒性。

方案二：埃克替尼单药方案

埃克替尼 125mg po tid（直至肿瘤进展或出现不耐受的毒性作用）

说明：A. 每日3次，口服，空腹或与食物同服。

B. 最常见的不良反应为皮疹、腹泻、转氨酶升高；少见间质性肺病，但常较严重，应注意排除并及时治疗。

C. ICOGEN研究为比较埃克替尼与吉非替尼单药二线治疗非小细胞肺癌，结果埃克替尼与吉非替尼疗效相仿，缓解率、无进展生存期均无差别。

D. 目前埃克替尼批准用于非小细胞肺癌的二线靶向治疗。

E. 每1～2个月复查评估疗效。若进展则改为含铂方案联合化疗。

方案三：色瑞替尼单药治疗

色瑞替尼 750mg po qd（直至肿瘤进展或出现不耐受的毒性作用）

说明：A. 色瑞替尼为二代 *ALK* 融合基因抑制剂，适用于 *ALK* 融合基因重排患者二线治疗。

B. 每天 1 次，口服，空腹服用，服药期间不能食用葡萄汁柚子汁。

C. 最常见的不良反应（发生率至少为 25%）为腹泻、恶心、转氨酶升高、呕吐、腹痛、疲乏、食欲缺乏、便秘。

D. 色瑞替尼的临床研究表明对于 *ALK* 融合基因阳性的患者一线治疗有效率可达 60%，用于克唑替尼耐药的患者有效率可达 56%。

4. 随访与监测

（1）建议治疗后每月复查血常规、肝肾功能 1 次，必要时可复查血癌胚抗原、CYFRA21-1 等肿瘤标志物。

（2）每 1～2 个月对目标病灶评估近期疗效，若进展根据 PS 评分选择三线治疗方案。

（三）晚期非小细胞肺癌的维持靶向治疗

注：维持治疗的适应证及治疗原则详见晚期非小细胞肺癌的维持化疗。

方案一：厄洛替尼单药方案

厄洛替尼 150mg/d po qd

说明：A. 维持治疗直到肿瘤进展或不能耐受毒性作用为止。

B. SATURN 研究结论显示：4 个周期含铂二联方案化疗后没出现疾病进展的患者予厄洛替尼维持治疗较安慰剂明显延长无进展生存期和总生存期。

方案二：贝伐组单抗维持治疗方案（详见晚期非小细胞肺癌的一线靶向治疗）。

方案三：贝伐组单抗＋培美曲塞维持治疗方案

贝伐组单抗 7.5mg/kg iv gtt d1

培美曲塞 500mg/m^2 iv gtt d1

说明：A. 该方案 21 天为 1 个周期。具体贝伐组单抗及培美曲塞用法详见晚期非小细胞肺癌的一线化疗及一线靶向治疗。

B. POINTBREAK 研究表明贝伐组单抗＋培美曲塞维持治疗较单用贝伐组单抗维持治疗延长了无进展生存期为 6 个月对 5.6 个月。AVAPERL 研究表明贝伐组单抗＋培美曲塞＋顺铂一线治疗后用贝伐组单抗＋培美曲塞维持治疗较单用贝伐组单抗维持治疗延长了无进展生存期，为 7.4 个月对 3.7 个月。

（何勇　陈誉）

第二节　小细胞肺癌

一、局限期小细胞肺癌的化疗

长期医嘱	临时医嘱
肿瘤内科护理常规	多学科评估
二级护理	血常规、尿常规、粪常规
深静脉置管术后护理	生化全套
软质半流质	血神经特异性烯醇化酶(NSE)
NS　500ml　iv gtt qd 依托泊苷　120mg/m²　d1～d3	心电图
	胸部、上中腹部 CT 平扫＋增强[1]
	头颅 MRI 或头颅 CT 平扫＋增强[1]
	骨 ECT 或 PET-CT[1]
	单侧骨髓穿刺[2]
	肺功能检测[3]
	听力检查[4]
	PICC 置管
	NS　500ml　iv gtt(避光)[5] 顺铂　60mg/m²　d1

[1] 小细胞肺癌在原发肿块较小时即可能发生血行转移、淋巴结转移，其常见转移部位包括：肺内、纵隔、骨、肾上腺、脑、肝等部位，故治疗前应注意排除。通过检查取得基线资料以作为疗效评价依据。PET-CT 可能发现更多的隐匿性转移病灶而改变治疗策

略，在条件许可时可作为一种初治评估手段。但对脑转移肿瘤而言，PET-CT 的检出敏感性不如 MRI 和增强 CT。如果 PET-CT 不能确定是否有骨转移存在，可考虑做骨扫描或 MRI 检查。必要时还可考虑骨活检以确定是否发生骨转移。

❷ 尽管小细胞肺癌发生单纯的骨髓转移率小于 5%，但在外周血常规提示有核红细胞减少、贫血、粒细胞减少或血小板减少的病例仍建议行单侧骨髓穿刺检查，骨髓是否受累。

❸ 小细胞肺癌的发生与吸烟史密切相关，对于临床呈现气短、胸闷、桶状胸等表现或对年老体弱化疗后肺部感染率较高的病例应考虑行肺功能及影像学检查，了解肺功能储备及排除感染。

❹ 顺铂具较强的神经毒性，听神经损害致耳鸣、听力下降较常见，故治疗前应行听力检查。累积性及剂量相关性肾功能不良是顺铂的主要限制性毒性，主要为肾小管损伤，目前除水化外尚无有效预防本品所致的肾毒性的手段。本方案顺铂用量达 $60mg/m^2$，故应自使用顺铂前 8～12h 开始常规给予 3 天水化，每日液体入量不少于 2000ml，每日尿量保持在 1500～2000ml 以上，必要时给予 20%甘露醇 150ml 静滴或呋塞米 20mg 静推以保证每日尿量。顺铂用量＞$50mg/m^2$ 时，呈高致吐性，应按高致吐化疗镇吐方案处理。除给予 5-HT_3 受体拮抗药外，还应给予地塞米松、西咪替丁、阿瑞匹坦、苯海拉明等药物以减少暴发性呕吐的发生。顺铂注射液在光照下会发生很强的光降解反应直至金属铂析出，从而使疗效下降。所以，使用顺铂注射液应注意避光。

注：1. EP 方案 21 天为 1 个周期。对局限期小细胞肺癌建议行 4～6 个周期 EP 方案化疗联合放疗（联合放疗应在化疗的第 1～2 个周期介入，尽可能达到完全缓解；完全缓解后考虑给予预防性全脑放疗，在初始治疗不良反应缓解后方可施行预防性全脑放射治疗，对于 PS 评分差或神经认知功能受损的患者，不建议予预防性全脑放射治疗。初治有效率达 70%～90%，2 年生存率约 40%，中位生存期为 14～20 个月。EP 方案与放疗联合时可能导致更严重的食管炎、肺毒性和血液学毒性发生，在治疗过程中应注意监测。一般建议 EP 方案化疗 4～6 个周期。

2. 局限期小细胞肺癌定义为病灶可以有效地在 1 个放射野中得

到治疗，除外 $T_{3\sim4}$，由于肺内多发结节，或者瘤体结节体积过大而不能纳入到 1 个放射野计划中完成。目前国内常用的局限期定义为病变局限于一侧胸腔、纵隔、前斜角肌及锁骨上淋巴结，但不能有明显的上腔静脉压迫、声带麻痹、胸腔积液和心包积液。

3. 局限期其他化疗方案

方案一：依托泊苷+顺铂方案（EP 方案）

NS 500ml 顺铂 60mg/m²	iv gtt（避光） d1
NS 500ml 依托泊苷 100mg/m²	iv gtt d1～d3

说明：A. 本方案顺铂用量达 60mg/m²，故应自使用顺铂前 8～12h 开始常规给予 3 天水化，每日液体入量不少于 2000ml，给予 20%甘露醇 150ml 静滴以保证每日尿量在 1500～2000ml 以上。

B. 余注意事项同上。

方案二：依托泊苷+卡铂方案（EC_{BP} 方案）

5%GS 500ml 卡铂 AUC=5～6	iv gtt d1
NS 500ml 依托泊苷 100mg/m²	iv gtt d1～d3

说明：A. 21 天为 1 个周期。

B. 与顺铂相比，卡铂因其较低的致吐率、神经毒性和肾毒性而常用被用来替代顺铂。然而，卡铂具较高的骨髓抑制，在化疗方案的选择中应予考虑。同时，对于局限期小细胞肺癌，卡铂与顺铂疗效的优劣目前尚无定论。所以，建议仅在有顺铂使用禁忌或无法耐受的患者中给予卡铂替代。

C. 卡铂只能用 5% GS 配制。

二、广泛期小细胞肺癌的化疗

长期医嘱	临时医嘱
肿瘤内科护理常规	多学科评估
二级护理	血常规、尿常规、粪常规

续表

长期医嘱		临时医嘱	
深静脉置管术后护理		生化全套	
半流质		NSE	
NS 500ml 依托泊苷 100mg/m^2	iv gtt qd d1～d3	心电图	
		胸部、上中腹部CT平扫＋增强	
		头颅MRI或头颅CT平扫＋增强	
		骨ECT或PET-CT(酌情选择)	
		听力检查	
		PICC置管	
		NS 500ml 顺铂 75mg/m^2	iv gtt(避光)❶ d1

❶ 顺铂的使用注意事项见前文EP方案。

注：1. AJCC Ⅳ期或$T_{3\sim4}$肺内多发结节，或者瘤体结节体积过大而不能纳入到1个放射野计划中。

2. 化疗周期数 Schiller等研究表明4～6个周期后的维持治疗或巩固治疗并不能延长患者的生存和无疾病生存期，反而增加化疗毒性作用。所以，目前多主张4～6个周期化疗后予随访，当观察到肿瘤进展时再予化疗干预。

3. 二联含铂方案仍是小细胞肺癌化疗的标准一线化疗方案。与二联含铂方案相比，非铂类方案的生存率相当或更差。

4. 交替方案、剂量密度和高剂量方案并未改善预后。加拿大NCI比较了CAV与CAV和EP交替化疗的疗效，中位生存期分别为8个月、9.6个月，并有统计学差异。然而日本和东南肿瘤研究协作组的研究都没能重复这个结果。同样，大剂量化疗或重组人粒细胞集落刺激因子支持下的剂量密度疗法同样未能改善预后。鉴于EP和CAV相比有更小的骨髓抑制、神经毒性、心脏毒性和以上结果，目前仍主张EP方案作为小细胞肺癌广泛期的标准一线化疗方案。

5. 三药联合并未提高疗效。EP方案基础上加上第三种化疗药通常导致增加毒性，而并未提高疗效。

6. 其他化疗方案。

方案一：依托泊苷＋顺铂方案（EP 方案）

NS　500ml　　iv gtt（避光）
顺铂　80mg/m²　　d1

NS　500ml　　iv gtt
依托泊苷　80mg/m²　　d1～d3

说明：A. 21 天为 1 个周期。

B. 注意事项同局限期 EP 方案二。

方案二：依托泊苷＋卡铂方案（EC_{BP} 方案）

5%GS　500ml　　iv gtt d1
卡铂　AUC＝5～6

NS　500ml　　iv gtt
依托泊苷　100mg/m²　　d1～d3

说明：A. 21 天为 1 周期。

B. 对于广泛期的病例，Okamoto H 等研究表明含卡铂与含顺铂方案化疗效果相近，故以卡铂替代顺铂更易为临床医师所接受。

方案三：伊立替康＋顺铂方案（IP 方案）

NS　250ml　　iv gtt
伊立替康　60mg/m²　　d1、d8、d15

NS　500ml　　iv gtt（避光）
顺铂　60mg/m²　　d1

说明：A. 28 天为 1 个周期。

B. 伊立替康的使用注意事项见伊立替康＋顺铂方案。

方案四：伊立替康＋顺铂方案（IP 方案）

NS　250ml　　iv gtt
伊立替康　65mg/m²　　d1、d8

NS　500ml　　iv gtt（避光）
顺铂　30mg/m²　　d1、d8

说明：21 天为 1 个周期。

方案五：伊立替康＋卡铂方案（IC_{BP} 方案）

5%GS　500ml　　iv gtt d1
卡铂　AUC＝5

NS 250ml | iv gtt
伊立替康 50mg/m² | d1、d8、d15

说明：A. 21天为1个周期。

B. 该方案有效率为67%，无疾病进展期为9个月。

C. 腹泻发生率约为18%。

三、二线化疗方案

（一）一线化疗后3个月内复发（化疗耐药）的小细胞肺癌

方案一：拓扑替康单药

NS 100ml | iv gtt（>30min）
拓扑替康 1.5mg/m² | d1～d5

说明：A. 21天为1个周期。

B. 对化疗耐药人群，该方案有效率为2%～11%，中位生存期为16.3～20.4周。

C. 该方案骨髓抑制明显，建议适当减量。

方案二：紫杉醇单药

（1）剂量密集疗法

5%GS 250ml | iv gtt（持续3h）
紫杉醇 150mg/m² | qw×6

说明：A. 8周为1个周期。

B. 给药前12h和6h分别口服地塞米松20mg；给药前30min肌注或口服苯海拉明50mg和静脉注射西咪替丁300mg或雷尼替丁50mg。

C. 该方案血液学毒性较大，其中Ⅲ～Ⅳ级中性粒细胞减少发生率约为22%、贫血发生率约为9%、中性粒细胞减少性发热发生率约为6%。非血液学毒性主要表现为感觉神经损害，发生率约为26%。

（2）周疗法

5%GS 250ml | iv gtt（持续1h）
紫杉醇 80mg/m² | qw×6

说明：A. 8周为1个周期。

B. 预防变态反应方案同上。

方案三：多西他赛

5%GS 250ml	iv gtt（持续 1h）
多西他赛 80mg/m²	d1

说明：A. 21 天为 1 个周期。

B. 使用多西他赛时应给予糖皮质激素类（常用地塞米松 8mg bid）以减轻体液潴留的发生，地塞米松自化疗前 1 天开始服用，连用 3 天。

C. 多西他赛使用中可能发生严重的过敏反应，故使用时应具备相应的急救设施，常规心电监护 2h。过敏反应常发生在开始滴注的最初几分钟内，故用药前 10min 应有医护人员于床边密切观察，如发生过敏反应的症状轻，仅表现为面部潮红或局部皮肤反应，不需要停止治疗；如发生严重的过敏反应，如血压下降超过 30mmHg，支气管痉挛或全身皮疹或红斑，需立即停止滴注并予抗过敏反应治疗。

方案四：吉西他滨

NS 100ml	iv gtt（30min）
吉西他滨 1.0g/m²	d1、d8、d15

说明：A. 28 天为 1 个周期。

B. 注意骨髓抑制，特别是血小板下降。

方案五：伊立替康

NS 500ml	iv gtt（≥90min）
伊立替康 60mg/m²	d1、d8、d15

说明：A. 28 天为 1 个周期。

B. 余不良反应见 IP 方案。

方案六：替莫唑胺

NS 100ml 替莫唑胺 75mg/m²	iv gtt d1～d21

说明：A. 28 天为 1 个周期。

B. 该药最常见的不良反应是胃肠道功能紊乱，特别是恶心、呕吐，其他不良反应包括疲乏、便秘、头痛及血小板和中性白细胞减少。

(二) 一线化疗后3个月以后复发 (化疗敏感) 的小细胞肺癌

方案一：拓扑替康单药

NS 100ml	iv gtt (>30min)
拓扑替康 1.5mg/m^2	d1～d5

说明：A. 3周为1个周期。

B. 对于化疗敏感的复发的小细胞肺癌，拓扑替康单药化疗和CAV方案化疗的疗效相当，化疗有效率达14%～38%，中位进展期为10.3～17.7周，中位生存期为25～30周。

方案二：吉西他滨单药

NS 100ml	iv gtt (30min)
吉西他滨 1.0g/m^2	d1、d8、d15

说明：A. 28天为1个周期。

B. ECOG-1597研究显示该方案有效率约11.9%，中位生存期约7.1个月，常见副作用为Ⅲ～Ⅳ级骨髓抑制 (27%)、血小板减少 (27%)、肺毒性 (9%)、神经毒性 (14%)。

方案三：替莫唑胺

NS 100ml 替莫唑胺 75mg/m^2	iv gtt d1～d21

说明：28天为1个周期。

方案四：紫杉醇单药 (同上)。

方案五：多西他赛单药 (同上)。

方案六：依托泊苷单药

依托泊苷 50mg po qd×21d

说明：28天为1个周期。

方案七：长春瑞滨

NS 40ml 长春瑞滨 25mg/m^2	iv d1、d8

说明：A. 21天为1个周期。

B. 可有粒细胞减少、贫血 (常见)、深腱反射消失 (神经毒性)、感觉异常、四肢无力、小肠麻痹 (便秘)、麻痹性肠梗阻 (罕见)、恶心、呕吐呼吸困难、支气管痉挛、脱发、下颌痛及静滴药液外漏致组织坏死等不良反应。

方案八：环磷酰胺＋多柔比星＋长春新碱（CAV方案）

NS 100ml 环磷酰胺 1.0g/m^2	iv gtt d1
NS 100ml 长春新碱 1mg/m^2	iv gtt d1
NS 100ml 多柔比星 40～50mg/m^2	iv gtt d1

说明：3周为1个周期。

方案九：拓扑替康

拓扑替康 2.3mg/m^2 po d1～d5

说明：3周为1个周期。

（林小燕 郑建伟）

第九章 乳腺癌

一、新辅助化疗——TAC方案

长期医嘱	临时医嘱
肿瘤内科护理常规	多学科评估
二级护理	血常规[2]、尿常规、粪常规
半流质饮食	血生化全套(包括碱性磷酸酶)
深静脉置管护理常规	心电图[3]
地塞米松 8mg po bid (化疗前1天及d1、d2)[1]	心脏彩超、或心功能显像[3] 心肌酶谱[3]
法莫替丁 20mg po bid	血肿瘤标志物(CEA、CA153)[4]
	乙肝两对半、HBV DNA测定[5]
	双侧乳腺钼靶X线摄片[6]
	乳腺及相应区域淋巴结超声检查[6]
	乳腺MRI[6]
	胸部影像学检查[7]
	骨ECT[6]
	腹部±盆腔超声[7]
	CT或MRI检查[7]
	全身PET-CT检查酌情选择[7]
	肿瘤空芯针活检[8]
	病理学检查[8]
	免疫组化(ER、PR和Her-2)[8]
	PICC置管术[9]
	NS 100ml / 格拉司琼 3mg	iv gtt bid (首次于化疗前30min)
	甲氧氯普胺 10mg im bid

续表

长期医嘱	临时医嘱	
	NS 500ml iv gtt bid	
	NS 250ml 多西他赛 75mg/m^2	iv gtt d1 ⑩
	注射用水 50ml 多柔比星 50mg/m^2	iv（避光） d1
	NS 50ml 环磷酰胺 500mg/m^2	iv d1

❶ 应用多西他赛前后数日应给予地塞米松预防水钠潴留，同时注意保护胃黏膜治疗。

❷ 化疗前需检查血常规，评估骨髓功能。化疗后至少每周复查 2 次血常规，必要时密切复查。

❸ 乳腺癌新辅助化疗方案常含有蒽环类、紫杉类抗肿瘤药物。蒽环类药物引起的心脏毒性反应分急性、亚急性和慢性毒性反应，严重者可危及生命。紫杉醇化疗的心脏毒性严重程度较轻，主要为心脏节律改变。应用上述药物特别是蒽环类药物化疗前和化疗期间必须做心脏彩超评估左心射血分数，至少每 3 个月 1 次，用药期间如果出现有症状的心脏毒性或无症状但左心射血分数＜50％或较基线下降 10％，应先停药并充分评估心脏功能，且后续治疗应慎重。

心电图检查尽管简单、方便、无创伤，但由于受到的影响因素太多，特异性不高。超声心动图常用于监测心脏毒性，但是心肌受损早期很少出现结构和功能的异常，且易受人为因素干扰，准确性较低。同位素心脏血池显像较敏感，能够早期检测出心肌损害，但由于其放射性损伤，价格昂贵，重复性较差，应用受到限制。有条件者可检测心肌肌钙蛋白。心肌肌钙蛋白（cTn）作为心肌细胞微量损伤敏感而特异的指标，可检出某些肌酸激酶同工酶（CK-MB）不能检出的微小心肌损伤，目前已逐渐成为诊断心肌损伤首选的血清标志物。

❹ 肿瘤标志物：不能单独应用于判断疗效，但治疗前肿瘤标志物高于正常水平时，临床评价完全缓解时，所有的标志物需恢复

正常。

❺ 为预防乙肝病毒感染者化疗后发生乙肝病毒再激活和肝炎发作，在化疗前数周前可给予拉米夫定等口服抗病毒药物。若化疗前 HBV DNA 测定呈高拷贝，但是＜10^4 copies/ml，化疗后宜继续应用应用抗病毒药物 6 个月；若化疗前 HBV DNA＞10^4 copies/ml，化疗后宜继续应用应用抗病毒药物直至 HBV DNA 检测不出和谷丙转氨酶正常。

❻ 基线和随诊应用同样的技术和方法评估病灶。可测量乳腺超声、乳腺 X 线下肿瘤的最长径，有条件者可作 MRI 评估。MRI 可作为乳腺 X 线检查、乳腺临床体检或乳腺超声检查发现的疑似病例的补充检查措施。

❼ 局部晚期乳腺癌或炎性乳腺癌患者还需加做全身骨扫描（患者如有骨痛和碱性磷酸酶升高及ⅢA 期以上的患者，也应行全身骨 ECT 检查，排除是否并发骨转移癌）。胸部 CT、腹部脏器超声检查。若腹部和（或）盆腔超声检查怀疑有脏器转移，再行 CT 或 MRI 检查；有条件者行全身 PET-CT 检查，但是 PET-CT 扫描并不适用于临床Ⅰ期、临床Ⅱ期或可切除的Ⅲ期乳腺癌的分期，PET-CT 扫描具有在检测较小（＜1cm）和（或）低级别病灶时的假阴性率高，发现腋窝淋巴结转移的敏感性低等缺点。在标准影像学检查方法的结果模棱两可或存有疑问时最适于使用 PET-CT 扫描。只要可能，通过 PET-CT 检测发现的模棱两可或可疑的部位应当行活检进行确认，转移的部位将影响治疗决策。

❽ 术前必须对乳腺原发灶行空芯针活检明确组织学诊断及免疫组化检查并对后续外科治疗的瘤床位置进行定位。

❾ 为避免反复多次浅静脉输注化疗药物致外周静脉破坏，防止外漏，故推荐化疗前予以深静脉置管。

❿ 上述为 TAC 方案，每 21 天为 1 个周期，骨髓抑制为主要限制性毒性。因骨髓抑制明显，所有周期均用重组人粒细胞集落刺激因子支持。

注：1. 新辅助化疗的适应证　一般适合临床ⅡB 期、Ⅲ期的乳腺癌患者。Ⅰ期、ⅡA 期患者行术前化疗的意义尚不肯定。Ⅳ期患者化疗为姑息解救治疗手段，而非辅助治疗手段。对隐匿性乳腺癌

行新辅助化疗是可行的。

2. 隐匿性乳腺癌为一类以腋淋巴结转移癌为表现的，排除了其他部位的原发癌灶所引起的腋窝淋巴结转移，但临床体检和现有的影像学检查均不能发现乳腺内病灶，甚至术后病理学检查也未查到乳腺原发病灶的特殊类型乳腺癌。

3. 乳腺癌新辅助化疗的原则

(1) 化疗前应行粗针穿刺获取病理、激素受体（雌激素受体、孕激素及 Her-2）表达资料。对于腋窝有淋巴结肿大者可行细针穿刺明确有无转移。

(2) 由于化疗后常见肿瘤的完全缓解或接近完全缓解，鼓励在化疗前在超声或其他方法的定位下在乳腺中置入定位夹，标记肿瘤位置，这有助于化疗后手术时切除最初肿瘤区域。

(3) 目前化疗方案尚无金标准，所有用于乳腺癌术后辅助化疗和治疗转移性乳腺癌的化疗药物和方案都可作为新辅助化疗方案。含蒽环类的药物联合化疗效果优于 CMF 方案，联合或序贯应用紫杉类药物可提高乳腺癌新辅助化疗的有效率和保乳手术的成功率。对于 Her-2 阳性的患者，在新辅助化疗方案中加入曲妥组单抗可提高有效率。

(4) 新辅助化疗一定要及时评估疗效，一般化疗后 2 个周期评估，必要时 1 个周期后也可评估，如果肿瘤明显增大，要考虑早期进展的可能。

(5) 若 2 个周期化疗后肿瘤无变化或反而增大时，及时更换化疗方案或其他疗法。2 个周期化疗后完全缓解或者部分缓解的患者的处理有争议，可以选择：a. 直接手术；b. 相同方案继续 2～4 个周期（共 4～6 个周期），后手术；c. 相同方案继续 2 个周期，然后更换方案（如 AC→T）继续 4 个周期化疗后评估化疗的效果及手术。

(6) 接受新辅助化疗的患者手术之后的辅助化疗：一般可以根据术前化疗的周期、疗效以及术后病理学检查结果而选择相同的化疗方案、更换化疗方案以及不采用辅助化疗，鉴于目前尚无足够证据故无法统一。

4. 常见新辅助化疗方案

方案一：剂量密集 AC→P 方案

注射用水 50ml 多柔比星 $60mg/m^2$	iv d1
NS 50ml 环磷酰胺 $600mg/m^2$	iv d1

14 天为 1 个周期，共 4 个周期。

序贯

NS 500ml 紫杉醇 $175mg/m^2$	iv gtt（持续 3h） d1

14 天为 1 个周期，共 4 个周期。

说明：A. 本方案粒细胞缺乏症性发热的发生率较高，需密切观察血常规。该方案常与 TAC 方案推荐用于耐受性较好的患者。所有周期均用重组人粒细胞集落刺激因子支持。

B. 由于紫杉醇注射剂中含有的表面活性剂聚氧乙基蓖麻油会引起变态反应，严重者可危及生命。即使在紫杉醇注射给药前给予糖皮质激素（如地塞米松）、抗组胺药物（苯海拉明或异丙嗪）和 H_2 受体拮抗药（如西咪替丁、雷尼替丁等），仍不能有效、彻底防止所有患者的毒性作用，仍有约 2% 的患者发生速发型变态反应，表现为支气管痉挛引起的呼吸困难、荨麻疹和低血压，如发生休克者应立即停药按过敏性休克立即予以肾上腺素等抢救。

C. 紫杉醇导致的神经毒性较常见，主要表现为四肢末端感觉异常和麻痹，和总剂量相关，具有可逆性，停药后可渐恢复正常。参见药物毒性作用——神经系统毒性的相关内容。

方案二：P→FEC＋曲妥组单抗方案

NS 500ml 曲妥组单抗 4mg/kg	iv gtt（于第 1 次使用紫杉醇之前使用）

随后

NS 250ml 曲妥组单抗 2mg/kg	iv gtt qw×23 周
NS 500ml 紫杉醇 $225mg/m^2$	iv gtt（持续 24h） d1

21 天为 1 个周期，共 4 个周期。

（可替换为紫杉醇 $80mg/m^2$ iv d1，每周 1 次，共 12 周）

序贯

NS　500ml　　　　　　　　| iv gtt（持续 24h）
氟尿嘧啶　$500mg/m^2$　| d1、d4

注射用水　50ml　　　　| iv d1
表柔比星　$75mg/m^2$　|

NS　50ml　　　　　　　　| iv d1
环磷酰胺　$500mg/m^2$　|

21 天为 1 个周期，共 4 个周期。

方案三：TCH 方案

NS　250ml　　　　　　| iv gtt
多西他赛　$75mg/m^2$　| d1

5%GS　500ml　| iv gtt
卡铂　AUC=6　|

21 天为 1 个周期，共 6 个周期。

加

NS　500ml　　　　　　| iv gtt
曲妥组单抗　4mg/kg　| 第 1 周

随后

NS　250ml　　　　　　| iv gtt qw×17 周
曲妥组单抗　2mg/kg　|

随后

NS　500ml　　　　　　| iv gtt 每 3 周 1 次（直至共用 1 年）
曲妥组单抗　6mg/kg　|

方案四：AC→D+H+P（帕妥组单抗）方案

注射用水　50ml　　　　| iv d1
多柔比星　$60mg/m^2$　|

NS　50ml　　　　　　　　| iv d1
环磷酰胺　$600mg/m^2$　|

21 天为 1 个周期，共 4 个周期

NS　250ml　　　　　　| iv gtt（60min）
帕妥组单抗　840mg　| d1

NS　100ml　　　　　　　　　| iv gtt d1
多西他赛　$75\sim100mg/m^2$　|

NS 500ml	iv gtt
曲妥组单抗 8mg/kg	（第 1 周）

随后

NS 250ml	iv gtt（30～60min）
帕妥组单抗 420mg	d1
NS 500ml	iv gtt
曲妥组单抗 6mg/kg	（每 3 周 1 次，直至共用 1 年）

说明：A. Her-2 抗体用于 *Her-2/neu* 基因过表达的乳腺癌。*Her-2/neu* 基因过表达是指：免疫组化法（IHC）（＋＋＋），或荧光原位杂交法（FISH）阳性，或者色素原位杂交法（CISH）阳性。Her-2（IHC）（＋＋）的患者值得进一步 FISH 或 CISH 明确。

B. Her-2 抗体可改善 *Her-2/neu* 基因过表达乳腺癌患者的无病生存率。

C. Her-2 抗体的主要副作用为过敏反应、输液反应，可预防性使用糖皮质激素、苯海拉明；心脏毒性、充血性心力衰竭，尤其与蒽环类药物合用时发生率更高，用药前及用药过程应监测心脏毒性，常做胸部 X 线片、心电图、超声心动图；血液学毒性，与化疗药物合用时加重骨髓抑制，用药中应监测血常规。

D. 本方案于基线时开始并每 3 个月监测心功能。治疗中若出现左心室射血分数低于 50%或较基线下降 15%，应暂停治疗，并跟踪监测左心室射血分数结果，直至恢复 50%以上方可继续用药。若不恢复、或继续恶化、或出现心力衰竭症状则应当终止曲妥组单抗治疗。

5. 其他新辅助化疗方案

（1）Her-2 阴性方案

a. AC（多柔比星＋环磷酰胺）→紫杉醇周疗。

b. TC（多西他赛＋环磷酰胺）。

c. AC（多柔比星＋环磷酰胺）。

d. FAC/CAF（氟尿嘧啶＋多柔比星＋环磷酰胺）。

e. FEC/CEF（氟尿嘧啶＋表柔比星＋环磷酰胺）。

f. CMF（环磷酰胺＋甲氨蝶呤＋氟尿嘧啶）。

g. AC→多西他赛 3 周疗。

h. A→T→C（多柔比星→紫杉醇→环磷酰胺），每 2 周方案，同时 G-CSF 支持。

i. FEC→T（氟尿嘧啶＋表柔比星＋环磷酰胺→多西他赛）。

j. FAC→T（氟尿嘧啶＋多柔比星＋环磷酰胺→多西他赛）。

k. FEC（氟尿嘧啶＋表柔比星＋环磷酰胺）→紫杉醇周疗。

（2）Her-2 阳性方案

a. AC→T＋曲妥组单抗±帕妥组单抗（多柔比星＋环磷酰胺→紫杉醇＋曲妥组单抗±帕妥组单抗）。

b. TCH（多西他赛＋卡铂＋曲妥组单抗）±帕妥组单抗。

c. AC→D＋曲妥组单抗±帕妥组单抗（多柔比星＋环磷酰胺→多西他赛＋曲妥组单抗±帕妥组单抗）。

d. DCH（多西他赛＋环磷酰胺＋曲妥组单抗）。

e. FEC→T＋曲妥组单抗＋帕妥组单抗（氟尿嘧啶＋表柔比星＋环磷酰胺→紫杉醇＋曲妥组单抗＋帕妥组单抗）。

f. FEC→D＋曲妥组单抗＋帕妥组单抗（氟尿嘧啶＋表柔比星＋环磷酰胺→多西他赛＋曲妥组单抗＋帕妥组单抗）。

g. 紫杉醇＋曲妥组单抗。

h. D＋曲妥组单抗＋帕妥组单抗→FEC（多西他赛＋曲妥组单抗＋帕妥组单抗→氟尿嘧啶＋表柔比星＋环磷酰胺）。

i. T＋曲妥组单抗＋帕妥组单抗→FEC（紫杉醇＋曲妥组单抗＋帕妥组单抗→氟尿嘧啶＋表柔比星＋环磷酰胺）。

6. 随访与监测　每周期化疗后需密切随访观察血常规、肝肾功能、心脏功能变化等情况。建议化疗后每周至少复查 2 次血常规，连查 2 周；每 2 周复查 1 次肝肾功能；每周期复查 1 次心肌酶谱、心电图、心脏彩超、血 CEA、CA153 等；每 2 周期对目标病灶评估 1 次，如病情出现明显进展，可在化疗 1 个周期后即予以评估，以免延误治疗。

二、辅助化疗

长期医嘱	临时医嘱
肿瘤内科护理常规	多学科评估
二级护理＋健康教育	血常规[1]、尿常规、粪常规

续表

长期医嘱	临时医嘱
半流质饮食	血生化全套(包括碱性磷酸酶)❶
深静脉置管护理常规	心电图❷
	心脏彩超❷
	心脏彩超、或心功能显像❷
	心肌酶谱(有条件可检测心肌肌钙蛋白)❷
	乙肝两对半、HBV DNA 测定❸
	尿妊娠试验❹
	乳腺钼靶 X 线摄片
	乳腺及相应区域超声检查
	胸部影像学检查❷
	骨 ECT
	腹部±盆腔超声
	PICC 置管术❺
	注射用水　50ml | iv 多柔比星　$60mg/m^2$ | d1❻ NS　50ml | iv 环磷酰胺　$600mg/m^2$ | d1
	NS　500ml | iv gtt 紫杉醇❸　$80mg/m^2$ | d1 qw×12 周

❶ 化疗前需检查血常规，评估骨髓功能。化疗后至少每周复查 2 次血常规，必要时密切复查。定期随访复查肝肾功能。

❷ 众多的抗肿瘤药物有心脏毒性。应用上述药物特别是蒽环类药物、曲妥组单抗治疗前和期间需检查心电图和心肌酶谱等，有条件时可进一步检查心脏彩超等并测算射血分数。

心电图、超声心动图、同位素心脏血池显像、心肌肌钙蛋白(cTn)作为心肌细胞损伤的检查方法各有优缺点，可酌情选择使用。

❸ 注意预防乙肝病毒感染者化疗后发生乙肝病毒再激活和肝炎发作。

❹ 育龄妇女应做妊娠试验，阴性才可予化疗并嘱化疗期间

避孕。

❺ 化疗前予以深静脉置管可避免浅静脉输注化疗药物所致外周静脉破坏。

❻ 上述为AC→P方案，21天为1个周期，共4个周期，P部分每周1次，共12个周期。

注：1. 乳腺癌术后复发风险的分组 见表9-1。

表9-1 乳腺癌术后复发风险的分组

危险度分级	临床表现	
低度危险	腋淋巴结阴性 并要同时具备以下所有特性：	
	标本中病灶大小(pT)≤2cm，	且
	分级1级[①]	且
	瘤周脉管未见肿瘤侵犯[②]	且
	ER和(或)PR表达	且
	Her-2 基因没有过度表达或扩增[③]	且
	年龄≥35岁	
中度危险	腋淋巴结阴性 且具备下列至少一条：	
	标本中病灶大小(pT)>2cm，	或
	分级为2～3级	或
	有瘤周脉管肿瘤侵犯	或
	ER和PR阴性	且
	Her-2 基因过度表达或扩增	或
	年龄<35岁	
	腋淋巴结1～3个阳性者和 *Her-2* 基因过度表达和扩增，而且ER和(或)PR阳性	
高度危险	腋淋巴结1～3个阳性者和 *Her-2* 基因过度表达或扩增，或EP和PR阴性	
	腋淋巴结4个或以上转移者	

① 为组织学分级/核分级。

② 为瘤周脉管侵犯存在争议，它只影响腋淋巴结阴性的患者的危险度分级；但并不影响淋巴结阳性者的分级。

③ 测定 *Her-2* 基因的方法必须是经由严格质量把关的免疫组化或FISH、CISH法。

2. 辅助化疗的适应证 具有复发风险者，包括T>2cm、淋巴结阳性、激素受体阴性、Her-2阳性、组织学分级为3级。

对肿瘤<1cm、无淋巴结转移、无其他潜在复发风险（脉管浸润）者，可不给予任何全身治疗，激素受体反应型者可接受内分泌治疗。三阴性（ER、PR、Her-2均为阴性）患者由于高复发风险，绝大部分应接受化疗，而对于特殊类型乳腺癌［如髓样癌（此型应与病理科再次确认，因典型髓样癌极少见）、顶泌型癌及腺囊癌］，由于其低危性可不接受化疗，但若为三阴性患者也应接受化疗。

3. 辅助化疗方案的选择

a. Her-2阴性优先选择的方案包括剂量密集AC序贯紫杉醇、密集AC序贯单周紫杉醇、TC；其他包括密集AC、AC、FAC/CAF、FEC/CEF、CMF、AC序贯多西他赛、AC序贯单周紫杉醇、EC、FEC/CEF序贯多西他赛、FEC/CEF序贯单周紫杉醇、FAC序贯单周紫杉醇、TAC。

b. Her-2阳性优先选择的方案包括AC序贯多西他赛＋曲妥组单抗±帕妥组单抗、TCH±帕妥组单抗；其他包括AC序贯多西他赛＋曲妥组单抗±帕妥组单抗、DCH、FEC序贯多西他赛＋曲妥组单抗＋帕妥组单抗、FEC序贯紫杉醇＋曲妥组单抗＋帕妥组单抗、紫杉醇＋曲妥组单抗、多西他赛＋曲妥组单抗＋帕妥组单抗序贯FEC、紫杉醇＋曲妥组单抗＋帕妥组单抗序贯FEC。

4. 术后辅助化疗的注意事项　70岁以上患者化疗获益不明确，应根据患者情况个体化治疗。术后首程化疗建议待手术伤口愈合后开始，一般在术后3～4周开始辅助化疗，不同化疗方案的周期数不同，一般为4～8个周期，原则上不超过6个月，若无特殊情况，不建议减少周期数和剂量。辅助化疗一般不与内分泌治疗或放疗（除CMF方案）同时进行。化疗结束后再开始进行内分泌治疗。放疗与内分泌治疗可先后或同时进行。

5. 其他辅助化疗方案（以下方案为NCCN指南推荐的辅助化疗方案，剂量应根据患者个体情况进行调整）

（1）Her-2阴性方案

方案一：TC方案

NS　100ml	iv gtt
多西他赛　75mg/m²	d1

NS 50ml	iv
环磷酰胺 600mg/m²	d1

21天为1个周期，共4个周期

说明：本方案和CMF方案适用于老年、低风险、蒽环类禁忌或不能耐受的患者。70岁以上患者进行化疗可能会有获益可能，但应评估化疗带来的风险。

方案二：AC方案

注射用水 50ml	iv
多柔比星 60mg/m²	d1
NS 50ml	iv
环磷酰胺 600mg/m²	d1

21天为1个周期，共4个周期

说明：根据患者的具体情况和初始治疗后的不良反应情况，可以适当调整化疗药物的剂量强度，但一般不得低于推荐剂量的85%。

(2) Her-2阳性方案

方案一：AC→T＋曲妥组单抗方案

注射用水 50ml	iv
多柔比星 60mg/m²	d1
NS 50ml	iv
环磷酰胺 600mg/m²	d1

21天为1个周期，共4周期，此后给予

NS 500ml	iv gtt
紫杉醇 175mg/m²	d1

每21天1个周期，共4个周期（可替换为紫杉醇80mg/m² iv d1，每周1次，共12周）

加

NS 500ml	iv gtt
曲妥组单抗 4mg/kg	（于第一次使用紫杉醇前使用）

随后

NS 250ml	iv gtt
曲妥组单抗 2mg/kg	（每周1次，共用1年）

（可替换为曲妥组单抗 6mg/kg，每 3 周 1 次，共 1 年）

说明：A. Her-2 过度表达，肿瘤＞1cm 或淋巴结阳性患者，术后建议行曲妥珠单抗治疗。

B. 曲妥组单抗对于 Her-2 过度表达者的效果已被公认，可称为乳腺癌靶向治疗的里程碑式药物。然而，因价格非常昂贵，只能个体化选择应用。

C. 目前推荐的曲妥组单抗辅助治疗的期限仍为 1 年。

D. 基线时、3 个月、6 个月和 9 个月时应监测心功能。

方案二：多西他赛＋曲妥组单抗→FEC 方案

NS　100ml	iv gtt
多西他赛　$100mg/m^2$	d1

21 天为 1 个周期，共 3 个周期

加

NS　500ml	iv gtt
曲妥组单抗　4mg/kg	（第一周，第一次使用多西他赛时用）

随后

NS　250ml	iv gtt
曲妥组单抗　2mg/kg	（每周一次，共用 9 周）

序贯

NS　500ml	iv gtt（持续 24h）
氟尿嘧啶　$600mg/m^2$	d1

注射用水　50ml	iv
表柔比星　$60mg/m^2$	d1

NS　50ml	iv
环磷酰胺　$600mg/m^2$	d1

21 天为 1 个周期，共 3 个周期。

说明：A. 曲妥组单抗首次治疗后观察 4～8h。

B. 曲妥组单抗与蒽环类化疗同期应慎重，但可以序贯应用。与非蒽环类化疗、内分泌治疗以及放疗可以同期应用。

6. 随访与监测

（1）随访的频率　第 1～2 年每 3 个月 1 次，第 3～4 年每 4～6 个月，第 5 年之后每 6～12 个月 1 次。

(2) 随访的内容　体检，肝脏超声，肺部CT平扫（或胸部X线片），颈、腋下淋巴结彩超，血生化和血常规。

(3) 每12个月1次乳腺钼靶X线摄片（保乳放疗者每6～12个月1次）。

(4) 接受他莫昔芬治疗者，如保留子宫，每6～12个月进行1次妇科检查。

(5) 接受芳香化酶抑制剂治疗或出现治疗所致的卵巢功能衰竭者，应在基线及之后定期监测骨密度。

（郑弘宇　黄伟炜）

三、乳腺癌术后辅助内分泌治疗[1]

门诊医嘱
血常规、尿常规、血生化全套（肝功能、肾功能、电解质）
心电图
胸部X线
乳腺彩超或钼靶
浅表淋巴结彩超
B超（子宫[2]、附件、肝、脾、肾）
骨密度检测[3]
他莫昔芬　20mg po qd[4]
或 戈舍瑞林　3.6mg H qm[5]
他莫昔芬　20mg po qd
或 来曲唑　2.5mg po qd[6]
或 阿那曲唑　1mg po qd[6]
或 依西美坦　25mg po qd[6]

❶ 所有乳腺癌患者均应检测肿瘤的雌激素受体、孕激素受体状态。患者开始内分泌治疗后每4～6个月进行1次随访和体格检查，持续5年，此后每12个月1次，每12个月进行1次乳腺钼靶X线摄片检查。

❷ 接受他莫昔芬治疗者如子宫仍保留，每6～12个月进行1次

妇科检查。注意子宫内膜厚度，如有异常出血，应及时检查。

③ 接受芳香化酶抑制剂治疗或化疗所致卵巢功能衰竭的患者，应在基线状态及之后定期监测骨密度，并在适当的时间开始骨质疏松的治疗或预防。

④ 他莫昔芬的主要副作用包括潮热、盗汗、阴道干燥、子宫内膜癌和深静脉血栓。

⑤ 芳香化酶抑制剂对卵巢有功能的患者治疗是无效的，不能用于因治疗诱发闭经的患者。对于治疗引起停经的女性如考虑使用芳香化酶抑制剂，应考虑有效的卵巢抑制，双侧卵巢完全切除或药物抑制（如戈舍瑞林），或连续多次检测雌二醇（E_2）及卵泡刺激素（FSH）已确认患者是处于绝经后状态。该药不良反应是卵巢功能低下而导致的各种症状，主要是潮红和性欲减低，偶有头痛、情绪变化和阴道干燥。

⑥ 目前研究认为三种芳香化酶抑制剂来曲唑（非甾体类芳香化酶抑制剂）、阿那曲唑、依西美坦（甾体类芳香化酶抑制剂）疗效相同、毒性作用相似，主要副作用包括潮热、盗汗、阴道干燥、肌肉骨骼症状和骨质疏松。

注：1. 辅助内分泌治疗的适应证　大部分雌激素受体或孕激素受体阳性乳腺癌患者不论绝经状态、年龄或肿瘤 Her-2 状态、是否需要化疗均应接受辅助内分泌治疗，例外的情况包括：无淋巴结转移，肿瘤≤0.5cm，或肿瘤直径为 0.6～1cm 但具有预后较好的病理类型，这些患者预后很好，从内分泌治疗中获益有限。

尽管一些研究发现 Her-2 阳性可能是内分泌治疗相对抵抗的标志，但考虑内分泌治疗副作用相对较轻，因此专家建议 Her-2 阳性患者若激素受体阳性仍应予内分泌治疗。

他莫昔芬是作用最为肯定的辅助内分泌治疗，不论绝经前还是绝经后，可降低雌激素受体阳性乳腺癌年复发率 39%，年病死率降低 31%，且不依赖患者年龄、绝经状况和腋窝淋巴结状况。

2. 辅助内分泌治疗原则

(1) 如术后需要接受辅助化疗的患者内分泌治疗在辅助化疗结束后开始，如需接受辅助放疗，一般辅助化疗结束后开始辅助放疗，内分泌治疗可与放疗同时开始。

(2) 辅助内分泌治疗模式　2014年美国临床肿瘤学会（ASCO）临床实践指南更新：确诊为激素受体阳性的绝经前或围绝经期女性乳腺癌患者，应接受5年的他莫昔芬辅助内分泌治疗，此后根据绝经状态给予额外治疗。如果是绝经前，应给予他莫昔芬持续10年治疗。如果是绝经后，应给予他莫昔芬持续10年治疗，或者芳香酶抑制剂辅助内分泌治疗，共10年。

绝经后给予以下辅助内分泌治疗方案中的一种：10年他莫昔芬治疗；芳香酶抑制剂5年治疗；5年他莫昔芬后交叉5年芳香酶抑制剂；或者他莫昔芬2～3年并交叉5年芳香酶抑制剂治疗。

绝经后和对他莫昔芬或者芳香酶抑制剂不能耐受的女性患者，应给予一种替代性辅助内分泌治疗。如果已经接受芳香酶抑制剂治疗，但治疗不满5年停止，或可给予他莫昔芬共5年治疗。如果已经接受2～3年的他莫昔芬治疗，应该接受芳香酶抑制剂治疗长达5年，即辅助内分泌治疗共计7～8年。

3. 绝经的定义［美国国立综合癌症网络（NCCN）指南］

(1) 已经进行双侧卵巢切除。

(2) 年龄≥60岁。

(3) 年龄＜60岁，在没有应用化疗、他莫昔芬、托瑞米芬、卵巢抑制剂的情况下12个月没有月经，并且卵泡刺激素及血清雌二醇在绝经后水平。

(4) 如果应用他莫昔芬或托瑞米芬，年龄＜60岁，那么卵泡刺激素和血清雌二醇要已经达到绝经后水平。

(5) 对于正在应用黄体激素-释放激素（LH-RH）类似物或拮抗剂的妇女，无法确定是否已经绝经。在辅助化疗时还没有绝经的妇女，停经并非绝经的可靠标志。

4. 中国女性绝经判断标准与换药共识（以下称新《共识》）

(1) 新《共识》适用人群

a. 乳腺癌患者在手术治疗时或药物治疗前并未达到停经的状态，在接受化疗和（或）内分泌治疗后或过程中月经不再来潮者。

b. 未接受化疗或内分泌治疗，没有因药物诱导停经，自然形成闭经者可根据NCCN标准判断月经状态。

c. 接受黄体激素-释放激素激动剂或拮抗剂，无法判断月经状态者，不在适用范围内。

（2）新《共识》中关于绝经的判断标准

a. 子宫完整

• ≥50 岁：闭经＞12 个月，雌二醇、卵泡刺激素水平至少连续 3 次均达到绝经后水平。

• 45～50 岁：闭经＞24 个月，雌二醇、卵泡刺激素水平至少连续 3 次均达到绝经后水平。

• ＜45 岁：卵巢功能恢复概率较大，原则上不适用本标准。

b. 子宫不完整或子宫切除

• ≥50 岁：化疗后满 1 年，期间至少连续 3 次雌二醇、卵泡刺激素水平均达到绝经后水平。

• 45～50 岁：化疗后满 2 年，期间至少连续 3 次雌二醇、卵泡刺激素水平达均到绝经后水平。

• ＜45 岁：卵巢功能恢复概率较大，原则上不适用本标准。

注：上述标准中年龄可参考患者家族女性平均绝经年龄作出个例调整；激素检测时间间隔建议大于 1 个月，激素水平推荐参考值：卵泡刺激素＞40U/L 且雌二醇＜110pmol/L（或 30pg/ml）。

（3）新《共识》中的内分泌治疗建议

a. 对于手术或者化疗前未绝经患者，在化疗后出现闭经者原则上建议先予以 SERM 治疗，不推荐直接 AI 起始治疗。

b. 对于大于 45 岁因治疗而导致停经，符合绝经判断标准的患者，可建议改用 AI 内分泌治疗，如依西美坦等具有更高选择性和耐受性的 AI 进行治疗，但仍建议定期进行连续监测卵泡刺激素及雌二醇水平，一旦定期测定的雌二醇、卵泡刺激素水平回复到绝经前水平，应当立即停用 AI 改回 SERM 治疗。

c. 对于小于 45 岁的患者不推荐单独使用 AI，如临床需要应用需同时联合卵巢去势。

d. 在接受 AI 治疗过程中，一旦出现可能是月经的出血，应立即停药，同时进行雌二醇、卵泡刺激素水平测定和相关妇科（子宫、宫颈等）检查。如果临床诊断为月经回复，应终止 AI 治疗，予以 SERM 治疗。

e. 在服用 AI 期间的患者均应当采取有效的避孕措施。

5. 随访与监测

(1) 随访的频率　第1～2年每3个月1次，第3～4年每4～6个月，第5年之后每6～12个月1次。

(2) 随访的内容　体检，肝脏超声，血生化和血常规。

(3) 每12个月1次乳腺钼靶X线摄片（保乳放疗者每6～12个月1次）。

(4) 接受他莫昔芬治疗者，如保留子宫，每6～12个月进行1次妇科检查。

(5) 接受芳香化酶抑制剂治疗或出现治疗所致的卵巢功能衰竭者，应在基线及之后定期监测骨密度。

(6) 评估辅助内分泌治疗的依从性，鼓励患者坚持治疗。

（施纯玫）

四、姑息化疗——ET方案[1]

长期医嘱	临时医嘱
肿瘤内科护理常规	多学科评估
二级护理	血常规、尿常规、粪常规
普食	肝、肾功能检查
深静脉置管护理常规	乙肝两对半、HBV DNA检测
地塞米松[9]　8mg po bid（化疗前1天及d1、d2）	乳腺及相关区域淋巴结彩超
	心电图
西咪替丁　0.4g po bid（化疗前1天及d1、d2）[9]	心功能检查[2]
	胸部影像学检查[X线和(或)CT]
	全腹CT或MRI检查
	骨ECT
	骨X线检查[3]
	活检病理学检查[4]
	ER、PR、Her-2检测[5]
	深静脉置管[6]

续表

长期医嘱	临时医嘱
	NS　20ml 昂丹司琼　8mg　｜iv（首次于化疗前0.5h）q12h d1 甲氧氯普胺　10mg im q12h（首次于化疗前0.5h） 注射用水　50ml 表柔比星　75mg/m²　｜iv⑦ d1（先于多西他赛）
	心电监护（2h，自多西他赛使用前10min开始）
	NS　250ml 多西他赛　75mg/m²　｜iv gtt（持续1h）⑧
	补液　1000ml
	NS　100ml 唑来膦酸　4mg　｜iv gtt（20min）⑩

① 该方案为复发转移乳腺癌的首选方案之一。21d为1个周期。紫杉醇可替代多西他赛，但须预处理以防止过敏反应；多柔比星可替代表柔比星，但心脏毒性可能性增大。本方案可造成严重的骨髓抑制及肝功能损害，应监测血常规及肝功能。

② 使用蒽环类药物要监测左心室射血分数。若基线＜50%，或使用过程中较基线下降15%者禁用蒽环类药物。

③ 对有症状的骨或ECT扫描异常的长骨及承重骨行X线检查。

④ 如有可能对首次复发病例行活检病理学检查。

⑤ 如肿瘤雌激素受体、孕激素受体及Her-2状况未知、初次检查结果阴性或没有过表达，考虑再次检查确定。

⑥ 对于使用蒽环类、长春瑞滨等静脉刺激性大的化疗药物，应建议行深静脉置管。

⑦ 由于紫杉醇是P糖蛋白（PGP）底物，与蒽环类药物竞争P糖蛋白介导的排泄，导致蒽环类药物清除减少，毒性作用增大，因此紫杉醇与蒽环类药物合用时应先给予蒽环类药物，后紫杉醇，两

药最好间隔4～24h，并注意蒽环类药物总剂量应控制在多柔比星及等效应药物<360mg/m²，表柔比星700mg/m²，单次剂量多柔比星及等效应药物≤50mg/m²，表柔比星≤90mg/m²。

⑧ 多西他赛使用中可能发生较严重的过敏反应，故使用时应具备相应的急救设施，常规心电监护2h。过敏反应的发生常在该药开始滴注的最初几分钟，故用药前10min应有医护人员在床边密切观察。如果过敏反应的症状轻微，如脸红或局部皮肤反应则无需终止治疗；但如果发生严重的过敏反应，如血压下降超过30mmHg，支气管痉挛或全身皮疹或红斑，则需立即停止滴注并进行抗过敏性休克治疗。

⑨ 多西他赛有两个独特的水肿综合征：一种是血管水肿，一般用药后很快出现，用糖皮质激素治疗后缓解；另一种是液体潴留综合征，特点是进行性外周水肿、胸腔积液和腹水，多发生于治疗4～5周期后，（多西他赛累积量400～500mg/m²），一般可逆，应用皮质激素可使其发生率降低。所有患者在接受本药治疗前均需口服糖皮质激素（如地塞米松），在本药滴注前1日服用，持续至少3天，以预防过敏和体液潴留。西咪替丁为胃黏膜保护药，也可选用其他药物。

⑩ 有骨转移或骨转移致高钙血症的患者可用双膦酸盐，此类药物包括：伊班膦酸钠、帕米膦酸二钠、氯屈磷酸二钠、唑来膦酸等，每3～4周用药1次。

注：1. 复发转移乳腺癌姑息化疗的适应证（具备以下1个因素即可考虑首选化疗）

（1）激素受体阴性。

（2）有症状的内脏转移。

（3）激素受体阳性但内分泌治疗耐药。

（4）年龄<35岁。

2. 复发转移乳腺癌姑息化疗药物的选用原则

（1）辅助治疗仅用内分泌治疗而未用化疗的患者可以选择CMF（CTX/MTX/5-FU）或CAF（CTX/ADM/5-FU）或AC（ADM/CTX）方案。

（2）辅助化疗未用过蒽环类和紫杉类化疗的患者，如CMF辅助治疗失败的患者，首选 AT 方案（蒽环类联合紫杉类），部分辅助治疗用过蒽环和（或）紫杉，但临床未判断耐药和治疗失败的患者也可使用 AT 方案。

(3) 蒽环类辅助治疗失败的患者，推荐联合化疗方案为 XT（卡培他滨联合多西他赛）和 GT（吉西他滨联合紫杉醇）。

(4) 紫杉类治疗失败的患者目前尚无标准方案推荐，可以考虑的药物有卡培他滨、长春瑞滨、吉西他滨和铂类，采用单药或联合。

(5) 联合化疗较单药化疗有更好的客观缓解率和疾病至进展时间，但毒性较大且生存获益有限，单药序贯使用可降低患者需要较小剂量的可能性。因此，需要使肿瘤迅速缩小缓解症状的患者选择联合化疗，耐受性和生活质量作为优先考虑因素的患者选择单药序贯化疗。

(6) 对于 Her-2 扩增的乳腺癌使用曲妥组单抗可提高缓解率、无进展生存期和总生存率（Her-2 扩增的判断参见辅助化疗）。

3. 其他姑息化疗方案

(1) 首选单药方案

方案一：蒽环类药物［多柔比星（ADM）、表柔比星、脂质体多柔比星］

NS 100ml 多柔比星 60～75mg/m²	iv gtt （避光）

21 天为 1 周期。

或 NS 50ml 多柔比星 20mg/m²	iv qw 每周给药 1 次 （避光）

或 NS 100～150ml 表柔比星 60～90mg/m²	iv gtt （避光）

说明：A. 21 天为 1 个周期。

B. 静脉给药时，用灭菌注射用水稀释后的终浓度≤2mg/ml。

C. 本药终生累积剂量为 550～800mg/m²。

或 NS 100ml 脂质体多柔比星 35～45mg/m²	iv d1

28 天为 1 个周期

说明：脂质体多柔比星疗效与多柔比星的相同，但可减轻心脏毒性。

方案二：紫杉醇药物（紫杉醇、多西他赛、白蛋白结合型紫杉醇）

NS 500ml	iv gtt（3h）
紫杉醇 175mg/m²	d1

21天为1个周期

或 NS 500ml	iv gtt（1h）
紫杉醇 80mg/m²	每周1次

说明：A. 本药引起的过敏反应多为Ⅰ型过敏反应，几乎均在最初用药后10min发生，表现为皮肤潮红、皮疹、瘙痒、支气管痉挛性呼吸困难等，必须在住院时给药，使用时必须备抗过敏药及相应的抢救器械，心电监护。

B. 为预防过敏反应，用药前应给予预处理：地塞米松20mg po（紫杉醇前12h及6h），苯海拉明50mg po或异丙嗪（非那根）25mg im。西咪替丁0.3g po（紫杉醇前30min）。

NS 250ml	iv gtt（1h）
多西他赛 60～100mg/m²	d1

21天为1个周期

或 NS 250ml	iv gtt（1h） d1
多西他赛 40mg/m²	每周1次×6次（休2周再重复）

说明：用法参见前述。

NS 100ml	iv d1、d8、d15
白蛋白结合型紫杉醇 100或150mg/m²	

28天为1个周期

或 NS 100ml	iv
白蛋白结合型紫杉醇 260mg/m²	

21天为1个周期

方案三：抗代谢类药物（卡培他滨、吉西他滨）

卡培他滨 1000mg/m² po d1～d14

21天为1个周期

说明：A. 本药应与食物同服或进餐后30min内服用。

B. 该药是适合老年和体弱者首选的二线、三线方案，有一定的疗效。

C. 主要的副作用为手足综合征、腹泻、疲劳、恶心。

NS 100ml 吉西他滨 800～1200mg/m^2	iv d1、d8、d15

每28天为1个周期

方案四：其他微管抑制类药物［长春瑞滨（NVB）］

NS 125ml	iv gtt［短时间（15～20min）内用完］
长春瑞滨 25mg/m^2	每周1次

NS 250ml iv gtt（冲洗血管）

说明：本药必须溶于NS 125ml中于短时间（15～20min）内静滴，然后输入大量NS冲洗血管。最好中心静脉置管。

方案五：其他单药（环磷酰胺或米托蒽醌或顺铂或依托泊苷或伊沙匹隆）

NS 50ml	iv
环磷酰胺 600～800mg/m^2	每2～3周1次

说明：A. 本药代谢产物有尿路刺激性，用药期间应多饮水，大剂量应用时应水化、利尿，同时给予尿路保护剂美司钠。

B. 肝、肾功不全/透析者、骨髓转移或既往曾接受多程化、放疗者，本药剂量应减至治疗量的1/3～1/2。

C. 本药水溶液仅能稳定2～3h，最好现配现用。

NS或5%GS 100ml 米托蒽醌 12～14mg/m^2	iv gtt（>30min）

或NS或5%GS 100ml 米托蒽醌 5～10mg/(m^2·次)	iv gtt（>30min）

说明：本药总累积量<140～160mg/m^2，既往接受蒽环类药物、胸部放疗或有心脏疾病者总累积量≤100mg/m^2。

顺铂 30～40mg/m^2 iv gtt d1、d2

21天为1个周期

依托泊苷 30mg/m^2 po d1～d10

21天为1个周期

伊沙匹隆 40mg/m^2 iv gtt（3h）

每3周重复

说明：伊沙匹隆是一种半合成埃坡霉素（epothilone）B的衍生

物，本品与微管结合，使有丝分裂停止，导致细胞死亡，对蒽环类和紫杉类药物耐药的晚期乳腺癌有一定的疗效。美国FDA于2007年10月批准其单用或与卡培他滨合用治疗对其他化疗药物无效的转移性或局部晚期乳腺癌，常见的不良反应有感觉神经病、肌痛、口腔炎、中性粒细胞减少和血小板减少。

(2) 联合用药方案

方案一：环磷酰胺＋甲氨蝶呤＋氟尿嘧啶（CMF）

环磷酰胺　100mg/m^2 po d1～d14

环磷酰胺　40mg/m^2 iv d1、d8

氟尿嘧啶　600mg/m^2 iv d1、d8

28天为1个周期。

方案二：多柔比星＋环磷酰胺（AC）

多柔比星　60mg/m^2 iv d1

环磷酰胺　600mg/m^2 iv d1

21天为1个周期。

方案三：环磷酰胺＋多柔比星＋氟尿嘧啶（CAF或FAC）

环磷酰胺　100mg/m^2 po d1～d14

多柔比星　30mg/m^2 iv d1、d8

氟尿嘧啶　500mg/m^2 iv d1、d8

28天为1个周期。

或 环磷酰胺　500mg/m^2 iv d1

　多柔比星　50mg/m^2 iv（48h）d1

　氟尿嘧啶　500mg/m^2 iv d1、d8

21天为1个周期。

说明：多柔比星的持续输注有助于减轻消化道反应和心脏毒性。

方案四：氟尿嘧啶＋表柔比星＋环磷酰胺（FEC）

氟尿嘧啶　500mg/m^2 iv d1、d8

表柔比星　50mg/m^2 iv d1、d8

环磷酰胺　400mg/m^2 iv d1、d8

28天为1个周期。

方案五：多柔比星＋紫杉醇或多西他赛

多柔比星　50mg/m^2（或表柔比星75mg/m^2）iv d1

紫杉醇 175mg/m^2（或多西他赛 75mg/m^2）iv gtt d1

说明：A. 本方案21天为1个周期。

B. 该方案是目前用得最多的方案，有效率为58%～68%，尤其对有预后不良因素，如肝转移、多脏器侵犯者是较好的选择。

C. 最常见的副作用为中性粒细胞减少与粒细胞缺乏性发热。

方案六：卡培他滨＋多西他赛（XD）

多西他赛 75mg/m^2 iv gtt d1

或 多西他赛 30～35mg/m^2 iv gtt d1 每周1次

卡培他滨 950mg/m^2 po bid d1～d14

说明：A. 本方案21天为1个周期。

B. 该方案为蒽环类药物耐药的晚期乳腺癌标准解救方案，二线治疗有效率约为42%，疾病进展生存期为6.1个月，中位总生存期为4.5个月。

C. 主要的不良反应为胃肠道反应，如腹泻和口腔炎以及手足综合征，一般均可耐受，可不予处理。

D. 多西他赛改为每周给药后骨髓抑制可明显减轻。

方案七：吉西他滨＋紫杉醇（GT）

紫杉醇 175mg/m^2 iv gtt（持续3h）

吉西他滨 1000～1250mg/m^2 iv d1、d8（第1天在紫杉醇之后）

说明：A. 本方案21天为1个周期。

B. 该方案为蒽环类治疗失败的晚期乳腺癌解救方案，有效率为40.8%。

方案八：吉西他滨＋顺铂（GC）

吉西他滨 1000mg/m^2 iv d1、d8

顺铂 75mg/m^2 iv gtt d2

说明：A. 本方案28天为1个周期。

B. 该方案可作为晚期乳腺癌一线、二线、三线解救方案。

C. 主要毒性为骨髓抑制、胃肠道反应和手足综合征。

D. 吉西他滨与顺铂联合时，因有拮抗作用而降低药效，应先用吉西他滨，后用顺铂。

方案九：表柔比星＋环磷酰胺（EC）方案

表柔比星 75mg/m^2 iv d1

环磷酰胺　600mg/m^2 iv d1

21 天为 1 个周期。

方案十：伊沙匹隆＋卡培他滨

伊沙匹隆　40mg/m^2 iv gtt（3h）

卡培他滨　1000mg/m^2 iv gtt bid×14d

说明：A. 本方案 21 天为 1 个周期。

B. 2007 年 ASCO 会议报道的一项国际多中心Ⅲ期临床试验共入组 752 例既往接受过蒽环类药物及对紫杉类耐药的转移性乳腺癌患者，84%有内脏转移，48%接受过 1 个姑息治疗方案，43%接受过 2 个方案。治疗组：伊沙匹隆联合卡培他滨与单用卡培他滨的对照组比较，中位无进展生存期显著优于对照组（5.8 个月对 4.2 个月，HR=0.75，P=0.0003）。在亚组分析中，包括 Her-2（－）/ER（－）/PR（－）和 Her-2（＋）亚组，也显示治疗组优于对照组。Ⅲ～Ⅳ级不良事件包括神经毒性（23%对 0%）、手足综合征（18%对 17%）和乏力（9%对 3%）。Ⅲ～Ⅳ级粒细胞缺乏分别为 68%、11%，治疗组有 5%的粒细胞缺乏性发热，毒性相关病死率分别为 3%、1%。

（3）与贝伐组单抗合用的首选药物

方案：紫杉醇＋贝伐组单抗方案

紫杉醇　90mg/m^2 iv gtt（1h）d1、d8、d15

贝伐组单抗　10mg/kg iv gtt d1、d15

说明：A. E2100、AVADO、RIBBON-1 及 ATHENA 研究及四项研究的荟萃分析显示该方案一线治疗较单用紫杉醇显著延长三阴性乳腺癌无进展生存期及客观缓解率，但总生存期无统计学差异。由于贝伐组单抗在进展期乳腺癌中并未显示总生存期延长，严重副作用较多，因此该药在乳腺癌中的地位以及哪些器官可以获益还需更充分的数据。

B. 目前如使用该药治疗复发转移乳腺癌建议仅可与紫杉醇联合。

（4）Her-2 阳性的联合方案

1）一线优选方案

方案一：帕妥组单抗＋曲妥组单抗＋多西他赛

帕妥组单抗　840mg iv d1，随后　420mg iv

曲妥组单抗　8mg/kg iv d1，随后　6mg/kg iv

多西他赛 75～100mg/m^2 iv d1

21 天为 1 个周期

方案二：帕妥组单抗＋曲妥组单抗＋紫杉醇

帕妥组单抗 840mg iv d1，随后 420mg iv

帕妥组单抗 8mg/kg iv d1，随后 6mg/kg iv 每 3 周 1 次

或 帕妥组单抗 4mg/kg iv d1，随后 2mg/kg iv 每周 1 次

多西他赛 75～100mg/m^2 iv d1 每 3 周 1 次

或 多西他赛 80mg/m^2 iv d1 qw

2）其他一线方案

方案一：曲妥组单抗单药

曲妥组单抗 8mg/kg iv d1

随后

曲妥组单抗 6mg/kg iv 每 3 周 1 次

或 曲妥组单抗 4mg/kg iv d1

随后

曲妥组单抗 2mg/kg iv qw

方案二：紫杉醇＋卡铂＋曲妥组单抗（PCH）

曲妥组单抗 4mg/kg iv (90min) d1，以后 2mg/kg iv (30min) qw

或 曲妥组单抗 8mg/kg iv (180min) d1，以后 6mg/kg iv (120min) 每 3 周 1 次

卡铂 AUC＝6 iv gtt d1

紫杉醇 175mg/m^2 iv gtt (3h) d1

说明：A. 本方案 21 天为 1 个周期。

B. 曲妥组单抗用于 Her-2 过表达的乳腺癌，要求免疫组化检测（＋＋＋），或 FISH/CISH 检测阳性，免疫组化检测（＋＋）应通过 FISH 或 CISH 检测确定。

C. 曲妥组单抗主要副作用参见前文相关内容。

方案三：紫杉醇＋卡铂＋曲妥组单抗（TCH）

曲妥组单抗 4mg/kg iv (90min) d1，以后 2mg/kg iv (30min) qw

或 曲妥组单抗 8mg/kg iv (90min) d1，以后 6mg/kg iv (90min) 每 3 周 1 次

紫杉醇 80mg/m^2 iv gtt (3h) d1、d8、d15

卡铂　AUC=2 iv gtt d1、d8、d15

28 天为 1 个周期。

方案四：与单药联合方案

曲妥组单抗　4mg/kg iv (90min) d1，以后 2mg/kg iv (30min) qw

或 曲妥组单抗　8mg/kg iv (90min) d1，以后 6mg/kg iv (90min) 每 3 周 1 次

联合

紫杉醇　175mg/m^2 iv gtt (3h) d1

21 天为 1 个周期。

或 紫杉醇　80mg/m^2 iv gtt (3h) qw

或 多西他赛　80～100mg/m^2 iv gtt (1h) d1

21 天为 1 个周期。

或 多西他赛　35mg/m^2 iv gtt (1h) qw

长春瑞滨　30mg/m^2 iv (6～10min) qw

卡培他滨　1000～1200mg/m^2 po bid d1～d14 (21d 为 1 周期)

3) 曲妥组单抗

曲妥组单抗　3.6mg/kg iv d1

21 天为 1 个周期

4) 拉帕替尼方案

方案一：拉帕替尼

或 拉帕替尼　500mg po bid

拉帕替尼　1250mg po qd

说明：A. 拉帕替尼早餐前或早餐后 1h 口服。如漏服，不能在第 2 天服双倍剂量，而应按计划服第 2 天剂量。

B. 本药主要用于 Her-2 过度表达且蒽环类、紫杉醇类及曲妥组单抗治疗失败的复发转移性乳腺癌。

C. 主要副作用为腹泻、皮肤反应等，用药期间应监测心电图、左心室射血分数。

方案二：拉帕替尼+卡培他滨

拉帕替尼　1250mg po qd d1～d21

卡培他滨　1000mg/m^2 po bid d1～d14

说明：A. 本方案 21 天为 1 个周期。

B. 常见胃肠道反应。腹泻是导致停药的最常见不良反应，应给予止泻药处理不良反应；严重腹泻需口服或静脉补充电解质和液体，应中断或停止本方案治疗。其他不良反应：皮肤反应、疲倦等。

方案三：拉帕替尼＋曲妥组单抗（LT）

拉帕替尼 1250mg/m^2 po qd d1～d21

曲妥组单抗 4mg/kg（首次），2mg/kg（维持）iv gtt qw

说明：A. 本方案治疗至疾病进展。

B. 该方案为不含细胞毒药物的联合方案，EGF104900 研究显示对于曲妥组单抗和多程化疗失败的患者，两药有协同作用，较单用拉帕替尼显示了无进展生存期和总生存期的绝对优势。

（施纯玫）

五、挽救内分泌治疗

长期医嘱	临时医嘱
肿瘤内科护理常规	血常规、尿常规、粪常规
二级护理	肝、肾功能检查
普食	血清肿瘤标志物(CEA、CA242、CA199)
来曲唑❶ 2.5mg po qd	心电图
	心功能检查
	乳腺及相关区域淋巴结彩超
	胸部影像学检查[X线和(或)CT]❷
	全腹 CT 或 MRI❷
	骨 ECT
	骨 X 线检查❸
	骨密度检测❹
	活检病理学检查❺
	ER、PR、Her-2 检测❻

❶ 本药仅可用于绝经患者（参见绝经的定义）。

❷ 对于复发转移性乳腺癌，包括初治的Ⅳ期乳腺癌应全面检查，了解病变累及范围。

❸ 对有症状骨及骨扫描异常的长骨、承重骨行 X 线摄片检查。

❹ 芳香化酶抑制剂可降低循环中雌激素水平，可能致骨密度下降，伴骨质疏松或潜在骨质疏松风险的妇女，应在治疗开始及其后定期进行骨密度检测，并在适当的时间开始骨质疏松的治疗或预防。

❺ 如有可能对首次复发病灶活检。

❻ 如肿瘤雌激素受体、孕激素受体、Her-2 状况未知、初次检查结果阴性或没有过表达，应考虑再次检查确定。

注：1. 复发转移性乳腺癌内分泌治疗的适应证

(1) 对于仅有骨或软组织转移或无症状内脏转移乳癌患者可先于内分泌治疗。

(2) 对于雌激素受体、孕激素受体阴性或雌激素受体和（或）孕激素受体阳性但内分泌治疗无反应，Her-2 阴性，患者仅有骨或软组织转移，或无症状内脏转移，如没有内分泌治疗耐药，考虑严格遵循 GCP 原则试用一次内分泌治疗。

2. 复发转移性乳腺癌内分泌治疗的选择原则

(1) 尽量不重复使用辅助治疗或一线治疗用过的药物。

(2) 他莫昔芬辅助治疗失败的绝经后患者首选芳香化酶抑制剂。

(3) 芳香化酶抑制剂治疗失败者可选孕激素（醋酸甲地孕酮/甲羟孕酮）或氟维司群。

(4) 非甾体类芳香化酶抑制剂（阿那曲唑或来曲唑）治疗失败者可选甾体类芳香化酶抑制剂（依西美坦）、孕激素（醋酸甲地孕酮或甲羟孕酮）或氟维司群。

(5) 既往未用过抗雌激素治疗者，仍可试用他莫昔芬或托瑞米芬。

(6) 雌激素受体阳性的绝经前如果一年内接受过抗雌激素治疗，首选二线内分泌治疗方案为卵巢手术切除或其他有效的卵巢功能抑制剂治疗联合内分泌治疗药物；如果未接受抗雌激素治疗，初始治疗未单用抗雌激素治疗，可选卵巢抑制或去势，然后联合抗血管生成药物（TKi）治疗。

(7) 对于肿瘤进展快、内脏侵犯、症状严重的患者可先予以化疗，病情控制后再行内分泌治疗。

(8) 芳香化酶抑制剂仅可用于绝经的患者。

(9) 内分泌治疗起效较慢，有时 2～4 个月才起效，对于肿瘤无明显进展者，至少应用药 1 个月才能评价疗效。

（10）3%～13%的患者在口服他莫昔芬2天至3周时，会出现短暂的骨痛症状加剧、转移性皮肤结节或皮肤红斑增大或变多，5%的患者还伴有高钙血症，即所谓“肿瘤闪烁”现象，这主要发生在大剂量雌激素治疗时，但也可见于芳香化酶抑制剂（如氨鲁米特、来曲唑、阿那曲唑）。这往往提示内分泌治疗有效，应密切观察，对症处理，而不应过早停药，症状严重者，治疗应该暂缓，待症状改善后再继续。“肿瘤闪烁”现象应在4～6周消失，如未消失应判断为肿瘤进展。

3. 其他常用内分泌治疗药物处方

（1）阿那曲唑　1mg po qd

（2）依西美坦　25mg po qd

（3）他莫昔芬　20mg po qd

（4）托瑞米芬　60mg po qd

（5）氟维司群　500mg im qm

（6）甲地孕酮　160mg po qd

（7）甲羟孕酮　500mg po qd

（8）戈舍瑞林　3.6mg ih qm

（9）依西美坦＋依维莫司　10mg po qd（适用于来曲唑/阿那曲唑治疗进展患者）

（10）乙炔雌二醇　0.0125～0.05mg po qn

4. 内分泌治疗药物的常见副作用

（1）他莫昔芬　常见的有潮热、阴道出血、白带增多、月经失调、高胆固醇血症，不常见的有子宫内膜癌、肺梗死、深静脉血栓。

（2）戈舍瑞林　其副作用是卵巢功能低下而导致的各种症状，主要是潮红和性欲减低，偶有头痛、情绪变化和阴道干燥。

（3）孕激素类药物　肥胖、水肿、乳痛、血压升高、阴道出血及血栓性疾病等。

（4）芳香化酶抑制剂　子宫内膜癌、阴道出血、排液、潮热、高胆固醇血症和缺血性脑血管事件的发生率较他莫昔芬低，但关节疼痛和骨折的发生率较他莫昔芬增高。

5. 绝经的定义　参见乳腺癌术后辅助内分泌治疗。

（施纯玫）

第十章　消化系统肿瘤

第一节　食管癌

一、术前联合放化疗——紫杉醇＋卡铂

长期医嘱	临时医嘱
肿瘤内科护理常规	多学科评估[2]
二级护理	胃镜[3]
软质半流质或流质[1]	或 超声胃镜[4]
	食道吞钡[5]
	血常规、尿常规、粪常规
	血生化全套
	心电图
	血 CEA、CA199
	胸腹部 CT 平扫＋增强
	全身 PET-CT 检查(酌情选择)[6]
	心电监护 1h(用紫杉醇时)
	地塞米松　10mg po(于用紫杉醇前 12h)
	地塞米松　10mg po(于用紫杉醇前 6h)
	苯海拉明　50mg po(于用紫杉醇前 30min)
	NS　40ml 西咪替丁[7]　300mg │ iv(于用紫杉醇前 30min)
	5%GS　500ml 紫杉醇[8]　$50mg/m^2$ │ iv gtt(持续 3h) d1、d8、d15、d22、d29
	5%GS　100ml iv gtt(持续 30min)
	NS　100ml iv gtt(持续 30min)
	5%GS　500ml 卡铂[9]　AUC＝2 │ iv gtt(持续 1h) d1、d8、d15、d22、d29

❶ 联合放化疗致黏膜炎发生率高，故建议予半流质或流质以减少粗糙食物对黏膜的刺激。

❷ 多学科评估专家小组应包括肿瘤外科、肿瘤内科、放疗科、病理科、影像科、临床药师等专科的专家共同组成并制订患者的最佳治疗策略。

❸ 胃镜是获取组织学证据的必须检查。胃镜检查应注意肿瘤的部位、距离门齿的距离、肿瘤长度、梗阻程度等。肿瘤长度是食管腺癌的一个独立预后因素。活检标本应能够满足病理学检查需要。在巴雷特食管的随访中行大块活检以协助明确是否存在不典型增生。

❹ 超声内镜有助于判定肿瘤浸润程度、更准确判定食管区域淋巴结转移情况。

❺ 食管吞钡检查有助于直观反应肿瘤长度和位置、梗阻程度。

❻ PET-CT 检查对判断食管癌患者预后的价值有待进一步研究。

❼ 西咪替丁在此处除了作为制酸药外，更重要的是 H_2 受体阻滞药可以作为预防过敏反应的一种措施。

❽ 稀释的紫杉醇药液应储藏在瓶内或塑料袋，采用聚氯乙烯给药设备滴注；用药前应给予抗过敏预处理，包括糖皮质激素、5-HT_1 受体阻滞药、苯海拉明等；用药全程应给予心电、血压监护。

❾ 卡铂仅限以 5%GS 配制，用药时间需与紫杉醇间隔 1h。卡铂较顺铂的神经系统、耳、肾、消化道等毒性较小，不需要水化，使用方便。使用剂量应按曲线下面积（AUC）计算。

注：1. 术前联合放化疗的适应证　包括适用于 AJCC 第 7 版 cTNM 分期 T_2（肿瘤侵犯达固有肌层）或以上（包括 T_{4a}，即肿瘤侵犯胸膜、心包或横膈但具有切除可能）伴或不伴有区域淋巴结转移的病例。

2. 原则

(1) 治疗后应再次行胸部增强 CT 扫描、胃镜（包括重新活检）、食管吞钡等检查，考虑行 PET-CT 检查，评估治疗效果及手术切除的可能性。

(2) PET-CT 检查结果对食管癌患者预后判断的价值有待进一步研究。已有的前瞻性和回顾性研究，所选择的 PET-CT 检查时间在化疗后至术前 2～6 周不等，采用的治疗前后 FDG 标化摄入量（SUV 值）的界值也差别较大（35%～85%）。MUNICON Ⅱ研究探讨了治疗前后 SUV 值变化与预后之间的关系。经过 2.3 年的随访，研究者发现治疗后 PET-CT SUV 值降低＞35%的病例与＜35%的病例中位生存期、无事件生存期、主要病理缓解率（癌存留＜10%）分别为＞27 个月对 25.8 个月、29.7 个月对 14 个月、58%对 0%；但该研究所入组病例数少于预期，并包括 10 例局部晚期食管-胃交处癌。另一些回顾性研究却显示治疗后的病理反应率及患者生存期仅与术前放化疗结束后的 PET-CT SUV 值有相关。Swisher 等发现 SUV 值＜4 的患者 2 年生存率为 60%，SUV 值＞4 者仅为 34%。Bruzzi 却认为，PET-CT 虽可发现局部进展期患者的远处转移病灶，但其疗效评估作用有限。此外，由于术前放化疗导致的食管溃疡常导致假阳性 PET-CT 结果，会影响 PET-CT 对肿瘤残留病灶的检出；而 PET-CT 联合内镜检查有助于甄别术前联合放化疗后病灶残留的高危患者。因此，建议患者行 PET-CT 检查及判读结果时应考虑上述因素。

（3）术前联合放化疗联合手术是治疗可切除食管癌的常用方法。Urschel JD. 和 Fiorica F. 各自发表了荟萃分析显示术前联合放化疗可有效降期、降低 3 年病死率、复发率。2011 年一项荟萃分析报道了术前联全放化疗联合手术治疗有利于延长可切除食管腺癌患者生存期。Swisher 等对比了术前联合放化疗与术前化疗之间的疗效差异，发现两组之间的病理缓解率（28%对 4%）、3 年生存率（48%对 29%）差异有显著性。上述结果似乎肯定了术前联合放化疗对局部进展期食管癌的积极治疗作用。但对低位局部进展期食管腺癌合并巴雷特食管的患者采用术前联合放化疗的治疗，其总生存期（32 个月对 53 个月）低于那些未合并巴雷特食管的患者，Ajani 等认为应该在分子医学层面进行更深入的研究以解释这一现象。制订治疗策略时应该考虑肿瘤类型和部位而区别对待。

（4）术前联合放化疗对比单纯手术的临床试验却显示了迥然不同的结果。CROSS Ⅲ期临床研究对比了可切除食管癌（$T_{2\sim3}$，$N_{0\sim1}$，M_0）患者接受术前紫杉醇/卡铂方案联合放疗或单纯手术之间的差异，前者在未将第一站淋巴结完全清除术（R0）的切除率（92%对

69%）、中位生存期（49个月对24个月）、2年复发率（35%对58%）、1年生存率（82%对70%）、2年生存率（67%对50%）、3年生存率（58%对44%）、5年生存率（47%对34%）优于后者。术前联合放化疗组降低了局部复发率（由34%降至14%）和腹腔肿瘤种植率（由14%降为4%）。但FFCD9901 Ⅲ期临床研究却得出了完全相反的结论。该研究入组病例为肿块局限的Ⅰ、Ⅱ期食管癌病例，采用顺铂与氟尿嘧啶作为术前联合放化疗方案对比单纯手术。经过93.6个月的随访发现，前者的R0切除率（93.8%对92.1%）、3年生存率（47.5%对53.0%）较单纯手术未见改善。相反，术前联合放化疗增加了术后病死率（11.1%对3.4%）。

（5）局部进展期食管鳞癌患者联合放化疗之后是否应该手术切除病灶的临床研究，因研究设计、入组率和病例数等原因未能得出最终结论。Stahl等对比了172例局部进展期鳞癌患者随机接受诱导化疗随后联合放化疗±手术切除之间的疗效差异。结果显示，尽管手术切除组的患者有更好的2年无疾病进展期（64.3%对40.7%），但两组间的总生存率并无差异，手术切除组治疗相关病死率高于对照组（12.8对3.5%）。FFCD9102研究表明，对联合放化疗有反应的局部进展期表皮样胸部食管癌患者，手术治疗未能使患者2年生存率获益，却增加了3个月病死率（9.3%对0.8%）。因此，针对局部进展期食管鳞癌患者，手术治疗相关病死率是值得考虑的问题。

3. 其他化疗方案

方案一：顺铂+氟尿嘧啶

NS　100ml	iv gtt（<30min，避光）
顺铂　75～100mg/m^2	d1、d29

氟尿嘧啶　3.0～4.0g/m^2 civ（持续96h）d1、d29

说明：A. 铂具较强的神经毒性，听神经损害致耳鸣、听力下降较常见，故治疗前应行听力检查。

B. 铂注射液在光照下会发生很强的光降解反应直至金属铂析出，从而使疗效下降。所以，在使用顺铂注射液时应注意避光。

C. 物累积性及剂量相关性肾功不良是顺铂的主要限制性毒性，主要为肾小管损伤。目前除水化外，目前尚无有效预防本品所致的肾毒性的手段。本方案顺铂用量100mg/m^2，故应自使用顺铂前8～

12h开始常规给予3天水化，每日液体入量不少于4000ml，每日尿量保持在1500～2000ml以上，一般尚需给予20%甘露醇150ml静滴以保证每日尿量。

D. 顺铂用量＞50mg/m^2，呈高致吐性，应按高致吐化疗止吐方案处理。除给予5-HT_3受体拮抗药外，还应给予地塞米松、西咪替丁、阿瑞匹坦、苯海拉明等药物以减少暴发性呕吐的发生。

E. 在使用发泡性化疗药物或需长时间输注化疗药物（如氟尿嘧啶持续滴注）治疗时应给予深静脉置管，以避免化学性烧伤或严重的外周静脉炎。

F. 为了便于输注，氟尿嘧啶可经静脉化疗泵给予。值得注意的是，研究发现深静脉导管血栓发生率2%～75%不等，多数导管血栓并无临床症状。因而，临床症状对导管血栓形成诊断的敏感度和特异度较低，无助于发现血栓。血管超声检查对导管血栓诊断的敏感度（97%）和特异度（96%）较好，临床高度怀疑血栓形成但超声检查阴性者可行静脉造影术进一步诊断。发现导管血栓形成，应考虑该导管是否为临床需要及其位置、功能是否良好，但不建议立即拔除导管。可进行：a. 低分子肝素或华法林全身抗凝不少于3个月；b. 静脉导管不再需要时予拔除；c. 必要时溶栓或介入治疗。

或 NS 80ml | civ（持续120h）
氟尿嘧啶 4.0g/m^2 | d1、d22

NS 250ml | iv gtt（1h，避光）
顺铂 15mg/m^2 | d1～d5、d22～d26

说明：A. 应注意深静脉血栓的预防（见前文）。

B. 为减小肾毒性应予水化3天，每日液体量不少于1000ml。

方案二：奥沙利铂＋氟尿嘧啶

5%GS 250ml | iv gtt（120min，避冷24h）
奥沙利铂 85mg/m^2 | d1

5%GS 250ml | iv gtt（120min）
亚叶酸钙 200mg/m^2 | d1

氟尿嘧啶 400mg/m^2 bolus（10min）d1

氟尿嘧啶 1600mg/m^2 civ（48h）d1

说明：A. 14天为1个周期，共6个周期，前3个周期与放疗联合。

B. PRODIGE5/ACCORD17研究对比了放疗联合FOLFOX方案或顺铂/氟尿嘧啶方案的疗效和安全性，结果显示二个治疗组间的中位无疾病进展时间相近。但FOLFOX方案比顺铂/氟尿嘧啶方案的使用更为便利。

C. 奥沙利铂必须用葡萄糖溶液配制，其与氯化钠和碱性溶液（特别是氟尿嘧啶）之间存在配伍禁忌，故不要与上述制剂混合或通过同一条静脉同时给药。本品出现铂类化合物的一般毒性反应。无顺铂的肾脏毒性，在肾功能衰竭的患者中并不需要调整用药剂量，骨髓毒性较卡铂小。

D. 奥沙利铂致末梢感觉神经炎为剂量限制性、蓄积性、可逆性外周神经障碍，约12%患者发生3度感觉性神经病变。主要表现为肢体麻木和感觉迟钝，发生于咽部及口角较少，受凉可诱发或加重病情。极个别患者发现肢体功能障碍，有时可伴有口腔周围、上呼吸道和上消化道的痉挛及感觉障碍，甚至类似于喉痉挛的临床表现而无解剖学依据。可自行恢复而无后遗症。这些症状常因感冒而激发或加重。感觉异常可在治疗休息期减轻，但在累积剂量大于800mg/m^2（6个周期）时，有可能导致永久性感觉异常和功能障碍。

E. 氟尿嘧啶应通过深静脉置管给予，并注意给予"华法林1mg qd"口服预防深静脉血栓。

或5%GS 250ml	iv gtt（2h，避冷24h）
奥沙利铂 85mg/m^2	d1、d15、d29

氟尿嘧啶 180mg/（m^2·d）civ（24h）d8～d42

方案三：顺铂＋卡培他滨

NS 100ml	iv gtt（1h，避光）
顺铂 30mg/m^2	周1/周 共5周

卡培他滨 800mg/m^2 bid 周1～周5/周 共5周

说明：A. 该方案用于联合放疗期间，此前应先予2个周期的顺铂＋卡培他滨诱导化疗（顺铂60mg d1，卡培他滨1.0g bid d1～d14，21天为1个周期）。

B. 2007年，Lee等对比了本联合放化疗方案与单纯化疗在已发生远处转移食管癌患者中的疗效。结果显示，本方案联合放疗与单纯化疗相比，可延长无疾病进展期（8.4 个月对 5.9 个月）和中位生存期（13.8 个月对 8.2 个月）。

方案四：奥沙利铂＋卡培他滨

5%GS 250ml	iv gtt（2h，避冷 24h）
奥沙利铂 85mg/m²	d1、d15、d29

卡培他滨 1.25g/m² bid d1～d5、d8～d12、d15～d22、d29～d36

说明：主要毒性作用为手足综合征，约 1/2 发生手足综合征，表现为麻木、感觉迟钝、感觉异常、麻刺感、无痛感或疼痛感，皮肤肿胀或红斑、脱屑、水泡或严重的疼痛。常见皮炎和脱发，但严重者少见。

方案五：伊立替康＋顺铂

NS 250ml	iv gtt（1h，避光）
顺铂 30mg/m²	d1、d8、d22、d29

5%GS 250ml	iv gtt（2h）
伊立替康 65mg/m²	d1、d8、d22、d29

说明：A. Sharma R. 等报道本化疗方案联合放疗（DT 45～50.4Gy，1.8Gy/F）治疗Ⅱ～Ⅳb 期患者 44 例，病理缓解率达 25%，中位无疾病生存期为 24 个月，中位生存期为 34 个月，3 年生存率达 34%。主要不良反应的发生率分别为：疲劳（24/44）、腹泻（19/44）、呕吐（15/44）、便秘（11/44）、血液学毒性（11/44）、神经毒性（7/44）。

B. 伊立替康的主要毒性为急性胆碱能综合征、延迟性腹泻和骨髓抑制。急性胆碱能综合征常在 24h 内发生，表现为出汗、流泪及流涎、腹痛、低血压等。一般予用阿托品治疗（0.25mg 皮下注射）可缓解。对发生急性、严重的胆碱能综合征患者，下次使用本品时，应预防性使用硫酸阿托品。伊立替康导致的迟发性腹泻为剂量限制性毒性反应，主要为其代谢物 SN38 直接作用于肠道黏膜的拓扑异构酶Ⅰ所致。迟发性腹泻发生首次稀便的中位时间是用药后第 5 天，当出现第一次稀便时应立即开始止泻治疗。推荐的治疗措施为口服洛哌丁胺（2mg/2h）至最后一次稀便结束后 12h，治疗的持续时间在 12～48h 为宜。超过 48h 腹泻未能控制，应考虑进一步检查以排除是否合并消化道感染。

方案六：紫杉醇＋氟尿嘧啶类

5％GS　500ml	iv gtt（3h）
紫杉醇　45mg/m^2	d1/周，共 5 周

氟尿嘧啶　1.0～1.5/m^2 civ（120h）d1/周 共 5 周

或 5％GS　500ml	iv gtt（3h）
紫杉醇　45mg/m^2	d1/周 共 5 周

卡培他滨　625～825mg/m^2 bid d1～d5/周 共 5 周

说明：Jaffer A. 等报道的一项Ⅱ期研究（RTOG9904）中共 49 例Ⅰb～Ⅲ期食管癌患者入组本方案化疗联合放疗（DT 为 45Gy/25F），其中病理缓解率为 26％，R0 切除率为 77％；21％（8/43）的入组患者发生Ⅳ度不良反应，包括血栓形成（2/43）、疲劳（1/43）、厌食（3/43）、腹泻（1/43）、呕吐（1/43）；Ⅲ度不良反应主要包括白细胞减少（6/43）、血小板减少（3/43）、疲劳（3/43）、厌食（3/43）、脱水（8/43）、腹泻（5/43）、恶心（7/43）、胃炎（4/43）、呕吐（6/43）。可见此方案联合放疗毒性较大，采用本方案治疗时应予注意。

二、围手术期化疗——表柔比星（EPI）＋顺铂＋氟尿嘧啶[1]（ECF 方案）

长期医嘱	临时医嘱
肿瘤内科护理常规	多学科评估
二级护理	血常规、尿常规、粪常规
深静脉置管护理常规	血生化全套
半流质饮食	心电图
氟尿嘧啶　200mg/m^2 civ(持续 24h) d1～d21	心脏彩超
	血 CEA、CA199
	胃镜 或 超声胃镜
	胸腹 CT 平扫＋增强
	听力检查
	骨 ECT(酌情选择)
	全身 PET-CT 检查(酌情选择)

续表

长期医嘱	临时医嘱	
	PICC 置管术	
	记 24h 出入量	
	注射用水　50ml 表柔比星❷　50mg/m^2	iv d1
	NS　250ml 顺铂❸　60mg/m^2	iv gtt（持续 60min，避光）d1

❶ 21 天/周期×6 周期，术前、术后各予 3 周期。David Cunningham 等报道的随机对照研究显示围手术期 ECF 方案联合手术切除治疗可延长胃/食管癌患者的生存期、5 年生存率、无疾病进展期，且不增加化疗不良反应。

❷ 表柔比星须用用灭菌注射用水稀释，终浓度不超过 2mg/ml。建议经深静脉置管给药，避免化疗药物外漏造成组织的严重损伤甚至坏死。蒽环类药物可导致心肌损伤、心力衰竭。在治疗期间仍应严密监测心功能，以减少发生心力衰竭的危险。这种心力衰竭甚至可以在终止治疗几周后发生，并可能对相应的药物治疗无效。对既往或正在接受纵隔放疗的患者，表柔比星心脏毒性的潜在危险增加，化疗剂量适减并注意定期心脏功能检查。在每个疗程前后都应进行心电图检查，观察有无 QRS 波群持续性低电压、收缩间期的延长超过正常范围（PEP/LVET），以及射血分数减低等心肌病表现。如有必要，可通过放射性核素血管造影术测量射血分数。表柔比星经肝脏系统排泄，肝功能不全者应减量，以免蓄积中毒。中度肝功能受损者（胆红素 1.4～3mg/100ml），药量应减少 50%。重度肝功能受损者（胆红素大于 3mg/100ml），药量应减少 75%。因为仅少量的药物经肾脏排出，中度肾功能受损患者无需减少剂量，但应注意肿瘤细胞的迅速崩解而引起高尿酸血症，对此类患者应检查血尿酸水平，根据尿酸水平调整药物用量。

❸ 顺铂＞50mg/m^2 致吐风险＞90%，应联合应用 5-HT_3 受体拮拉药、H_2 受体阻滞药、糖皮质素、神经激肽 1 阻滞药、镇静药等强镇吐方案。顺铂水化参见术前联合放化疗。

注：1. 围手术期化疗尤其适用于食管下段及食管-胃结合部腺癌，化疗期间及手术前应注意复查CT以评价肿瘤疗效及评估手术可能性。术前化疗周期数不宜过多，特别对肿瘤分化程度较低、化疗效果不佳的病例应及时选择手术治疗，以免丧失手术时机。

2. CALGB和MAGIC研究表明围手术期化疗显著延长可手术食管癌及胃-食管结合部腺癌患者的生存期。

3. 其他方案

方案一：ECF改良方案

(1) **EOF**

注射用水　50ml | iv
表柔比星　50mg/m² | d1

5%GS　250ml | iv gtt（持续2h，避冷24h）
奥沙利铂　130mg/m² | d1

NS　80ml | civ（持续24h）
氟尿嘧啶　200mg/m² | d1～d21

21天为1个周期。

(2) **ECX**

注射用水　50ml | iv
表柔比星　50mg/m² | d1

NS　250ml | iv gtt（持续1h，避光）
顺铂　60mg/m² | d1

卡培他滨　500～625mg/m² bid

21天为1个周期。

(3) **EOX**

注射用水　50ml | iv
表柔比星　50mg/m² | d1

5%GS　250ml | iv gtt（持续2h，避冷24h）
奥沙利铂　130mg/m² | d1

卡培他滨　500～625mg/m² bid

方案二：氟尿嘧啶+顺铂

NS　250ml | iv gtt（2h，避冷24h）
顺铂　75～80mg/m² | d1

NS 80ml | civ (24h)
氟尿嘧啶 800mg/m² | d1～d5

说明：A. 28 天为 1 个周期。

B. 诱导化疗 2～3 个周期，术后继续该方案化疗 3～4 个周期，共计 6 个周期。

C. YCHOU M. 等报道该方案可提高低位食管癌、食管-胃交界处癌或胃癌患者的根治性切除率，并延长生存期、无疾病生存期。

三、根治性放化疗——顺铂＋氟尿嘧啶❶

长期医嘱	临时医嘱
肿瘤内科护理常规	血常规、尿常规、粪常规
二级护理	血生化全套
深静脉置管护理常规	心电图
半流质饮食	血 CEA、CA199
NS 80ml 氟尿嘧啶 750～1000mg/m²	civ (24h) d1～d4	胃镜 或 超声胃镜
	胸腹 CT 平扫＋增强
	听力检查
	骨 ECT(酌情选择)
	全身 PET-CT 检查(酌情选择)
	PICC 置管术
	记 24h 出入量
	NS 100ml 顺铂 75～100mg/m²	iv gtt (持续 30min，避光) d1

❶ 28 天为 1 个周期，共 4 周期。

注：1. 第 1、第 2 周期联合根治性放疗，第 3、第 4 周期化疗应在同步放化疗后停止 28 天后开始。INT0123 研究显示，“高剂量 (64.8Gy) 放疗＋化疗”对比“标准剂量 (50.4Gy/28F) 化疗”未能取得更好疗效，反而增加毒性作用。根治性联合放化疗适用于存

在不良预后因素（如：临床分期 T4）或因并发症无法手术切除的患者。

2. 其他方案

方案一：奥沙利铂＋氟尿嘧啶

5%GS 250ml	iv gtt（2h，避冷 24h）
奥沙利铂 85mg/m^2	d1、d15、d29

氟尿嘧啶 180mg/m^2 civ（24h）d8～d42

说明：A. Nikhil I. 等放疗联合 3 周期上述方案化疗结果显示本方案安全性及有效性良好，主要的治疗不良反应为疲劳、腹泻、恶心、呕吐、脱水、食管炎、中性粒细胞减少等。

B. 联合放疗自第 1 个周期化疗第 8 天开始，剂量 DT 50.4Gy/28F。

或 5%GS 250ml	iv gtt（2h，避冷 24h）
奥沙利铂 85mg/m^2	d1

5%GS 250ml	iv gtt（2h）
亚叶酸钙 200mg/m^2	d1

氟尿嘧啶 400mg/m^2 bolus（10min）d1

氟尿嘧啶 1600mg/m^2 civ（48h）d1

说明：注意事项参见术前联合放化疗方案。

方案二：顺铂＋卡培他滨

NS 100ml	iv gtt（30min，避光）
顺铂 30mg/m^2	周 1/周 共 5 周

卡培他滨 800mg/m^2 bid 周 1～周 5/周 共 5 周

说明：上述方案为联合放疗期间使用，此前应先予 2 个周期的诱导化疗（卡培他滨 1.0g bid d1～d14，顺铂 60mg/m^2 d1）。

方案三：奥沙利铂＋卡培他滨

5%GS 250ml	iv gtt（2h，避冷 24h）
奥沙利铂 85mg/m^2	d1、d15、d29

卡培他滨 625mg/m^2 bid d1～d35

说明：Javle 等报道奥沙利铂＋卡培他滨联合放疗（50.4G）的ⅠB 期研究显示，该方案的最大安全剂量为奥沙利铂 85mg/m^2，卡培他滨 1250mg/d。

方案四：紫杉醇＋卡铂

内容参见术前联合放化疗方案。

方案五：紫杉醇+顺铂

NS 250ml	iv gtt（2h，避光）
顺铂 75mg/m²	d1

5%GS 500ml	iv gtt（3h）
紫杉醇 60mg/m²	d1、d8、d15、d22

说明：A. Susan G. 等前瞻性研究显示：69 例患者接受本方案联合放疗（DT 45Gy/25F），治疗耐受性良好，其中Ⅲ～Ⅳ中性粒细胞发生率为 13%；90%的肿瘤局限于食管伴/不伴局部淋巴结转移的患者可进一步行手术切除，病理完全缓解率达 19%；中位生存期为 24 个月，1、2、3 年生存率分别达 75%、50%、34%。

B. Susan G. 等的研究中在第 4 剂紫杉醇给药结束后 24h 予重组粒细胞刺激因子（G-CSF）5μg/(kg·d) 支持，当中性粒细胞绝对值超过 10×10^9/L 时停止给予 G-CSF。

方案六：多西他赛+顺铂 1

NS 250ml	iv gtt（1h，避光）
顺铂 80mg/m²	d1

5%GS 250ml	iv gtt（1h）
多西他赛 60mg/m²	d1

说明：A. 21 天为 1 个周期。

B. Li 等报道本方案联合放疗（DT 60～64Gy）治疗 59 例Ⅱ～Ⅳ期食管鳞癌患者中位生存期为 22.6 个月。3 年局部无进展生存率、无进展生存率、生存率分别为 59.6%、29.2%和 36.7%；Ⅲ、Ⅳ度血液学毒性发生率分别为 39.0%和 20.3%。研究认为本方案联合放疗治疗食管鳞癌效果良好，毒性反应可控。

方案七：多西他赛+顺铂 2

NS 250ml	iv gtt（1h，避光）
顺铂 20～30mg/m²	d1、d8、d15、d22、d29

5%GS 250ml	iv gtt（1h）
多西他赛 20～30mg/m²	d1、d8、d15、d22、d29

说明：A. 2011 年，Day FL 等报道的一项Ⅰ期临床研究显示本方案联合放疗（DT 50Gy/25F）治疗局部晚期的食管癌患者总有效率为 50%（完全缓解率为 33%，部分缓解率为 17%），并推荐对本

方案行Ⅱ期临床研究。

方案八：伊立替康＋顺铂

用法参见术前放化疗方案。

方案九：紫杉醇＋氟尿嘧啶/卡培他滨

用法参见术前放化疗方案。

四、术后联合放化疗——氟尿嘧啶＋亚叶酸钙[1]

长期医嘱	临时医嘱
肿瘤内科护理常规	多学科评估
二级护理	血常规、尿常规、粪常规
深静脉置管护理常规	血生化全套
半流质饮食	心电图
氟尿嘧啶[2] 42.5mg/m^2 iv d1～d8	血 CEA、CA199
NS 50ml iv	胸腹 CT 平扫＋增强
亚叶酸钙 20mg/m^2 d1～d5	PICC 置管术
	记 24h 出入量

❶ SWOG9008/INT-O116 研究显示术后联合放化疗可延长患者生存期，接受术后联合放化疗患者中位生存期（36 个月）优于单纯手术患者的中位生存期（27 个月）。研究者建议对存在复发高危因素的胃腺癌或食管-胃交界部癌的患者应该进行术后联合放化疗。尽管该研究中术后联合组取得了生存获准，但该研究中Ⅲ～Ⅳ度血液学毒性和消化道毒性的发生率分别为 54%和 33%。因此，可以考虑以毒性作用更温和的改良方案化疗（见下文）。

❷ 28 天为 1 个周期。联合放化疗（DT 45Gy/25F）自首次化疗 28 天开始，氟尿嘧啶剂量调整为 400mg/m^2，化疗时间为放疗第 1 天至第 4 天、第 31 天至第 33 天。

放疗结束后 1 个月，继续给予第 3、第 4 个周期化疗。

注：1. SWOG9008/INT-0116 研究确立术后联合放化疗在胃癌或食管-胃结合部癌中的地位，研究表明术后联合放化疗可提高患者生存率、延长无复发生存期。然而此项研究因入组的 556 患者中 54%病例接受的是 D0 切除术、36%患者接受 D1 切除术，仅有

10%患者接受D2切除术。而在我国，D2根治术是治疗进展期胃癌的标准术式。因此，术后根治性放化疗是否适用于中国胃癌人群尚有待于进一步研究。

2. 其他方案　氟尿嘧啶诱导化疗+联合放化疗（推荐）

诱导化疗方案

5%GS　250ml ｜ iv gtt（2h）
亚叶酸钙　20mg/m^2 ｜ d1、d2、d15、d16

氟尿嘧啶　400mg/m^2 bolous（<15min）d1、d2、d15、d16

氟尿嘧啶　1200mg/m^2 civ（48h）d1、d15

或 卡培他滨　750～1000mg/m^2 bid d1～d5 28天为1个周

联合放化疗方案

氟尿嘧啶　200～250mg/m^2 civ（24h）周1～周5（共5周）

或 卡培他滨　625～825mg/m^2 bid 周1～周5（共5周）

说明：A. 单纯化疗方案适用于联合放化疗前1个周期及联合放化疗结束后1个月继续进行的第3、第4个周期化疗。

B. 联合放化疗肿瘤量45Gy/25F。

C. Lee等报道以在联合放疗时以卡培他滨代替氟尿嘧啶耐受性良好，疗效、毒性谱相似。卡培他滨给药方便，但于门诊联合放化疗。

五、局部晚期或已发生转移的食管癌根治性化疗

(一) 一线方案

长期医嘱	临时医嘱
肿瘤内科护理常规	血常规、尿常规、粪常规
二级护理	血生化全套
半流质饮食	血 CEA、CA199
深静脉置管护理	PET-CT 检查(推荐)
地塞米松　8mg po 化疗前1天及d1、d2	胸部/全腹 CT 平扫+增强
	全身骨 ECT(必要时)
阿瑞匹坦　80mg po d2～d3	胃镜检查
法莫替丁　20mg po bid d1～d2	超声内镜[2]

续表

长期医嘱	临时医嘱
和(或)劳拉西泮 0.5～2mg po 或 iv d1～d4	支气管镜[3]
	心电图
NS 20ml 昂丹司琼 8mg ｜ iv d1～d3[1] (化疗前 0.5h)	可疑转移病灶活检
	多学科评估
	深静脉置管
	5%GS 250ml 多西他赛 $75mg/m^2$ ｜ iv gtt(持续 1h)d1
	NS 250ml 顺铂 $75mg/m^2$ ｜ iv gtt(持续 60min,避光)d1
	氟尿嘧啶 $5.0mg/m^2$ civ(120h) d1
	阿瑞匹坦 125mg po d1

❶ 若呕吐明显可每 4h 使用 1 次，每日剂量不超过 32mg。

❷ 若已排除远处转移，必要时行内镜下细针穿刺活检。

❸ 若肿瘤位于气管隆嵴以上，并排除远处转移。

注：1. 28 天为 1 个周期。

2. V325 研究结果显示与“氟尿嘧啶+顺铂”（CF）方案相比，DCF 方案可延长胃癌患者生存期、无进展生存期，并可提高治疗的客观有效率。但Ⅲ～Ⅳ级中性粒细胞减少、胃炎、倦怠等不良反应发生率较 CF 方案高。因此，当选择本方案治疗时应考虑患者的一般情况，并注意不良反应的预防和处理。

3. Her-2-neu 过度表达的患者联用曲妥组单抗可提高疗效

曲妥组单抗 8mg/kg（首剂） iv（>90min）

6mg/kg（此后） iv

说明：A. 21 天为 1 个周期。

B. 在 Her-2-neu 过度表达的患者中，曲妥组单抗与化疗联用可延长患者生存期。

C. 首剂输注时间不少于 90min。

D. 第一次输注本药时，约 40%患者会出现包括寒战和（或）发热等的症状群。这些症状一般为轻或中度，很少需停用，可用解热镇痛药如对乙酰氨基酚或抗组胺药如苯海拉明治疗。其他症状和（或）体征包括：恶心、呕吐、疼痛、寒战、头痛、眩晕、呼吸困难、低血压、皮疹和乏力。

E. 使用本品时应注意观察是否发生心脏毒性。观察有无心脏功能减退的症状和体征，如呼吸困难、咳嗽增加、夜间阵发性呼吸困难、周围性水肿、S3 奔马律或射血分数减低。对接受本品治疗的患者应进行全面的基础心脏评价，包括病史、体检和以下一或多项检查：心电图、超声心动图等。若患者出现临床显著的左室功能减退应考虑停用曲妥组单抗。出现下列情况时，应停止曲妥组单抗治疗至少 4 周，并每 4 周检测 1 次左心室射血分数（LVEF）：a. 左心室射血分数较治疗前绝对数值下降≥16%。b. 左心室射血分数低于该检测中心正常范围并且较治疗前绝对数值下降≥10%。4～8 周内左心室射血分数回升至正常范围或较治疗前绝对数值下降≤15%，可恢复使用曲妥组单抗。c. 左心室射血分数持续下降（>8 周），或者 3 次以上因心肌病而停止曲妥组单抗治疗，应永久停止使用曲妥组单抗。

F. 本药用配套提供的注射用灭菌水溶解后在 2～8℃冰箱中可稳定保存 28 天。配好的溶液中含防腐剂，因此可多次使用。28 天后剩余的溶液应弃去。含 NS 的配好的曲妥组单抗输注液，可在聚氯乙烯或聚乙烯袋中在 2～8℃条件下稳定保存 24h。

4. 根治性化疗适用于无法耐受联合放化疗者。

5. 推荐两药联合或单药化疗方案，一般情况较好的患者可考虑三药联合方案。

6. 其他治疗方案

方案一：DCF 改良方案 1

(1) 多西他赛+顺铂+氟尿嘧啶

5%GS 250ml	iv gtt（持续 1h）
多西他赛 40mg/m²	d1

NS 500ml	iv gtt（持续 2h）
亚叶酸钙 400mg/m²	d1

氟尿嘧啶 400mg/m² bolus d1

氟尿嘧啶 2.0g/m² civ（持续 48h） d1

NS 250ml | iv gtt（持续 60min，避光）
顺铂 40mg/m^2 | d3

说明：A. 14 天为 1 个周期。

B. Ⅲ～Ⅳ度副作用主要是中性粒细胞减少（48%）、白细胞减少（27.8%）、腹泻（14.8%）、疲劳（11.1%）。

（2）多西他赛＋奥沙利铂＋氟尿嘧啶

5%GS 250ml | iv gtt（持续 1h）
多西他赛 50mg/m^2 | d1

5%GS 250ml | iv gtt（持续 2h，避冷 24h）
奥沙利铂 85mg/m^2 | d1

氟尿嘧啶 2.4g/m^2 civ（持续 24h）d1

说明：A. 14 天为 1 个周期。

B. 2009 年 ASCO 会议上，Shankaran 等报道的一项Ⅱ期临床研究数据显示上述方案较 DCF 方案有较好的肿瘤稳定时间，中位无进展期和中位生存期分别为 34.7 周和 44.8 周；观察到的主要毒性作用为中性粒细胞减少、神经毒性、黏膜炎症、腹泻、贫血、高血糖、疲劳、血小板减少、恶心、呕吐、感染、脱发等。

（3）多西他赛＋顺铂＋氟尿嘧啶

5%GS 250ml | iv gtt（持续 1h）
多西他赛 60mg/m^2 | d1

NS 250ml | iv gtt（持续 60min，避光）
顺铂 60mg/m^2 | d1

氟尿嘧啶 3.0g/m^2 civ（持续 96h）d1

说明：A. 21 天为 1 个周期。

B. 在 2010 年 ASCO 会议上，Ozal 等报道接受此方案化疗的 42 例进展期胃癌患者总有效率为 33.3%，中位无进展期为 5.5 个月，中位生存期为 15 个月，该组患者中Ⅲ～Ⅳ度毒性作用主要为中性粒细胞减少（16.7%）、血小板减少（7.2%）、贫血（2.4%）、黏膜炎（11.9%）、恶心呕吐（4.8%）。该研究认为本 DCF 改良方案与标准 DCF 方案一样有效、毒性谱相似。

（4）多西他赛＋顺铂＋氟尿嘧啶

5%GS 250ml | iv gtt（持续 1h）
多西他赛 75～85mg/m^2 | d1

NS 250ml | iv gtt（持续 60min，避光）
顺铂 75mg/m² | d1

氟尿嘧啶 300mg/ m² civ（持续 24h）d1～d14

说明：A. 21 天为 1 个周期。

B. Arnaud D. 等在 2007 年 JCO 上发表一项Ⅱ期临床研究显示，上述方案总有效率为总有效率为 36.6%，中位生存期为 10.4 个月。本方案Ⅲ～Ⅳ级中性粒细胞减少的发生率（57%）高于 ECF 方案（34%）。与 ECF 方案相比，本方案总有效率似乎略高，但可能增加骨髓抑制及复杂感染。因此，对于接受本方案的患者建议给予预防性粒细胞刺激因子以缩短骨髓抑制时间。

(5) 多西他赛＋卡铂＋氟尿嘧啶（DF-Carbo 方案）

5%GS 250ml | iv gtt（持续 1h）
多西他赛 75mg/m² | d1

5%GS 250ml | iv gtt
卡铂 AUC＝6 | d2

氟尿嘧啶 3.6g/m² civ（持续 72h）d1

说明：A. 21 天为 1 个周期。

B. Y. M. 等一项对比本方案与 ECF 方案对进展期胃癌一线疗效的研究结果显示：本方案总有效率为 66.7%、中位生存期为 12.4 个月，2 年生存率优于 ECF 方案。鉴于上述 2 种方案严重抑制骨髓的发生率较高，研究中针对所有患者均给予粒细胞刺激因子，以预防性升白细胞治疗。

方案二：表柔比星＋顺铂＋氟尿嘧啶（ECF 方案）

注射用水 50ml | iv
表柔比星 50mg/m² | d1

NS 250ml | iv gtt（持续 60min，避光）
顺铂 60mg/m² | d1

氟尿嘧啶 200mg/(m²·d) civ（持续 24h）d1～d21

说明：A. 21 天为 1 个周期，注意事项参见围手术期治疗。

B. 目前，本方案被多数研究者作为研发新方案的标准对照方案。

方案三：ECF 改良方案

(1) EOF 方案

注射用水　50ml　| iv
表柔比星　50mg/m² | d1
5%GS　250ml　| iv gtt（持续 2h，避冷 24h）
奥沙利铂　130mg/m² | d1
氟尿嘧啶　200mg/m² civ（持续 24h）d1～d21

说明：A. 21 天为 1 个周期。

B. 2008 年 David 等在《新英格兰医学杂志》发表了一项关于卡培他滨和奥沙利铂在进展期胃癌中治疗作用的研究，比较了 ECF、ECX、EOF、EOX 四种方案对胃癌患者的疗效。结果还显示：a. 接受卡培他滨或奥沙利铂治疗的晚期胃癌患者死亡风险更低；b. 卡培他滨与氟尿嘧啶毒性作用相当；c. 奥沙利铂导致Ⅲ～Ⅳ级中性粒细胞减少、脱发、肾毒性、血小板减少等副作用低于顺铂，但腹泻、神经毒性的发生风险较高。作者认为卡培他滨、奥沙利铂对进展期胃癌的治疗效果与各自的类似物（氟尿嘧啶、顺铂）相当。其中接受 EOF 方案治疗的患者中位生存期为 9.3 个月，1 年生存率为 40.4%。

（2）ECX 方案

注射用水　50ml　| iv
表柔比星　50mg/m² | d1
NS　250ml　| iv gtt（持续 60min，避光）
顺铂　60mg/m² | d1
卡培他滨　625mg/m² po bid d1～d21

说明：A. 21 天为 1 个周期。

B. David 等发表了一项关于对比 ECF、ECX、EOF、EOX 四种方案对胃癌患者疗效的研究显示，接受 ECX 方案治疗的胃癌患者中位生存期为 9.9 个月，1 年生存率为 40.8%。

（3）EOX 方案

注射用水　50ml　| iv
表柔比星　50mg/m² | d1
5%GS　250ml　| iv gtt（持续 2h，避冷 24h）
奥沙利铂　130mg/m² | d1
卡培他滨　625mg/m² po bid d1～d21

说明：A. 21 天为 1 周期。

B. 研究显示 EOX、EOF、ECX、ECF 四种方案中，接受 EOX 方案治疗的胃癌患者的中位生存期最长，为 11.2 个月，1 年生存率为 46.8%。

方案四：氟尿嘧啶/卡培他滨＋顺铂

(1) 氟尿嘧啶＋顺铂 1 (CF 方案)

NS 250ml	iv gtt（持续 60min，避光）
顺铂 75～100mg/m^2	d1

氟尿嘧啶 3.0～4.0g/m^2 civ（持续 96h）d1

说明：A. 28 天为 1 个周期。

B. 2009 年 Lorenzen 等报道了一项对比“C225＋CF”方案与“CF”方案治疗进展期食管鳞癌的Ⅱ期随机对照研究。结果显示“C225＋CF”组的总有效率、疾病控制率、中位无进展生存期、中位生存期分别为 19%、75%、5.9 个月、9.5 个月，“CF”组的总有效率、疾病控制率、中位无进展生存期、中位生存期分别为 13%、57%、3.6 个月和 5.5 个月。

(2) 氟尿嘧啶＋顺铂 2 (FLP 方案)

NS 250ml	iv gtt（持续 60min，避光）
顺铂 50mg/m^2	d1

5%GS 250ml	iv gtt（持续 2h）
亚叶酸钙 200mg/m^2	d1

氟尿嘧啶 2000mg/m^2 civ（持续 24h）d1

说明：A. 14 天为 1 个周期。

B. 2008 年 Al-Batran SE 等报道了一项对比“氟尿嘧啶＋亚叶酸钙＋奥沙利铂”(FLO) 方案与“氟尿嘧啶＋亚叶酸钙＋顺铂”(FLP) 方案治疗进展期胃癌的研究，结果显示，FLP 治疗组的不良反应高于 FLO 组。FLP 治疗组的主要副作用为贫血 (72%)、恶心 (70%)、呕吐 (52%)、脱发 (39%)、疲劳 (34%)、肾毒性 (34%)、血栓形成 (7.8%)、神经毒性 (22%)。接受本方案治疗患者的中位无进展生存期、中位生存期、中位治疗失败时间分别为 3.9 个月、8.8 个月、2.3 个月，有效率为 16.7%。

(3) 卡培他滨＋顺铂 (XP 方案)

NS　250ml | iv gtt（持续 60min，避光）
顺铂　80mg/m^2 | d1

卡培他滨　1.0g/m^2 po bid d1～d14

说明：A. 21 天为 1 个周期。

B. 2004 年 Kang，YK 等对比了"卡培他滨＋顺铂"（XP）方案与"氟尿嘧啶＋亚叶酸钙＋顺铂"（FLP）方案对进展期胃癌的治疗作用，结果显示 XP 治疗组的中位生存期为 10.5 个月，优于 FLP 治疗组。XP 治疗组的Ⅲ～Ⅳ度副作用主要为中性粒细胞减少（16%）、呕吐（7%）、胃炎（2%），不良反应的发生率低于 FLP 治疗组。

方案五：氟尿嘧啶/卡培他滨＋奥沙利铂

（1）FOLFOX 方案

5%GS　250ml | iv gtt（持续 2h，避冷 24h）
奥沙利铂　85mg/m^2 | d1

NS　250ml | iv gtt（持续 2h）
亚叶酸钙　400mg/m^2 | d1

氟尿嘧啶　0.4g/m^2 bolus d1

氟尿嘧啶　2.4g/m^2 civ（持续 48h）d1

说明：14 天为 1 个周期。

（2）FLO 方案

5%GS　250ml | iv gtt（持续 2h，避冷 24h）
奥沙利铂　85mg/m^2 | d1

NS　250ml | iv gtt（持续 2h）
亚叶酸钙　200mg/m^2 | d1

氟尿嘧啶　2.6g/m^2 civ（持续 24h）d1

说明：A. 14 天为 1 个周期。

B. 2008 年 Al-Batran SE 等研究显示"氟尿嘧啶＋亚叶酸钙＋奥沙利铂"（FLO）对比"氟尿嘧啶＋亚叶酸钙＋顺铂"（FLP）方案治疗进展期胃癌疗效略优，且不良反应的发生率低。FLO 治疗组的主要不良反应为贫血（54%）、恶心（53%）、呕吐（31%）、脱发（22%）、疲劳（19%）、肾毒性（11%）、血栓形成（0.9%）等，但神经毒性的发生率（63%）高于 FLP 治疗组。接受本方案治疗患者的中位无进展生存期、中位生存期分别为 5.8 个月和 10.7

个月。

方案六：氟尿嘧啶+伊立替康

(1) IF 方案

5%GS 250ml	iv gtt（持续 2h）
伊立替康 80mg/m^2	d1、d8、d15、d22、d29，d36
5%GS 250ml	iv gtt（持续 2h）
亚叶酸钙 500mg/m^2	d1、d8、d15、d22、d29、d36

氟尿嘧啶 2.0g/m^2 civ（持续 24h）d1、d8、d15、d22、d29、d36

说明：A. 49 天为 1 个周期。

B. 2008 年 M. Dank 等对比了“氟尿嘧啶+伊立替康”（IF）方案与“氟尿嘧啶+顺铂”（CF）方案对进展期胃癌的治疗作用，IF 治疗组的中位生存期为 9.0 个月。IF 组的治疗失败时间（TTF）优于 CF 组，并有统计学差异（$P=0.018$）。IF 治疗组的治疗相关病死率、毒性相关治疗中断发生率、严重骨髓抑制发生率、血小板减少发生率、胃炎发生率等低于 CF 组，但腹泻发生率相反。

(2) FOLFIRI 方案

5%GS 250ml	iv gtt（持续 2h）
伊立替康 180mg/m^2	d1
5%GS 250ml	iv gtt（持续 2h）
亚叶酸钙 400mg/m^2	d1

氟尿嘧啶 0.4g/m^2 bolus d1

氟尿嘧啶 2.4g/m^2 civ（持续 48h）d1

说明：A. 14 天为 1 个周期。

B. 2008 年 ASCO 会议上 Samalin E. 等报道了关于 FOLFIRI 治疗已发生转移的胃癌疗效研究，结果显示本方案治疗有效率为 29%，中位生存期、中位无进展生存期分别为 12.9 个月、5.8 个月，主要Ⅲ～Ⅳ度副作用的发生率分别为中性粒细胞减少（19%）、黏膜炎（2%）、恶心（5%）、呕吐（6%）、腹泻（5%）。

(3) Iri+5-FU 方案

5%GS 250ml	iv gtt（持续 2h）
伊立替康 80mg/m^2	d1、d8、d15、d22、d29、d36
5%GS 250ml	iv gtt（持续 2h）
亚叶酸钙 500mg/m^2	d1、d8、d15、d22、d29、d36

氟尿嘧啶 2.0g/m² civ（持续24h）d1、d8、d15、d22、d29、d36

说明：A. 56天为1个周期。

B. 2009年Wolff K等报道伊立替康（Iri）联合AIO方案治疗局部晚期或已发生转移的食管癌患者，研究发现接受本方案治疗患者的中位生存期为13.6个月，无进展生存期为6.6个月。

方案七：紫杉醇＋顺铂/卡铂

（1）紫杉醇＋顺铂1

5%GS 500ml	iv gtt（持续3h）
紫杉醇 135mg/m²	d1

NS 250ml	iv gtt（持续60min，避光）
顺铂 75mg/m²	d2

说明：A. 21天为1个周期。

B. 2000年Ilson DH等研究显示接受本方案治疗38例晚期食管癌中位生存期为6.9个月，主要的严重副作用发生率分别为Ⅲ～Ⅳ度疲劳35%，Ⅳ级中性粒细胞减少47%。接受本方案治疗的食管癌患者中50%因毒性作用需住院治疗，4例（11%）患者因治疗并发症死亡。因此，选用本方案时应慎重，应根据患者一般体质适当调整化疗剂量。

（2）紫杉醇＋顺铂2

5%GS 500ml	iv gtt（持续3h）
紫杉醇 90mg/m²	d1

NS 250ml	iv gtt（持续60min，避光）
顺铂 50mg/m²	d1

说明：A. 14天为1个周期。

B. 1998年Petraschl S等报道双周“紫杉醇＋顺铂”方案治疗晚期食管癌患者20例，结果显示本方案的有效率为40%（包括15%完全缓解患者），主要副作用为Ⅲ级中性粒细胞减少（10%）、Ⅳ度神经毒性（5%）。

（3）紫杉醇＋卡铂

5%GS 500ml	iv gtt（持续3h）
紫杉醇 200mg/m²	d1

NS 250ml	iv gtt（持续60min，避光）
卡铂 AUC＝6	d1

说明：A. 21天为1个周期。

B. 2003年Gadgeel SM等报道27例接受本方案治疗的胃癌患者有效率为33%，中位生存期为7.5个月，1年生存率为23%。本方案的主要副作用为Ⅲ～Ⅳ级中性粒细胞减少9例（33%）、中性粒细胞减少性发热1例、Ⅲ度外周神经毒性2例、Ⅲ度肌痛1例、Ⅲ度疲劳1例。研究显示该方案耐受性良好，疗效与其他方案相似。

方案八：多西他赛＋顺铂（DC方案）

5%GS 250ml	iv gtt（持续1h）
多西他赛 70～85mg/m²	d1

NS 250ml	iv gtt（持续60min，避光）
顺铂 70～75mg/m²	d1

说明：A. 21天为1个周期。

B. 2005年Jaffer A. 等报道一项对比DC方案与DCF方案治疗进展期胃癌或食管癌的Ⅱ期临床研究，结果显示接受DC方案治疗的患者有效率为26%，中位无进展生存期、中位生存期分别为5.0个月和10.5个月，Ⅲ～Ⅳ级中性粒细胞减少症的发生率为87%。DC方案有效率低于DCF方案，故而选择DCF方案与CF方案对比作为Ⅲ期临床试验（V325研究）。

方案九：多西他赛＋伊立替康

5%GS 500ml	iv gtt（持续3h）
多西他赛 35mg/m²	d1、d8

5%GS 250ml	iv gtt（持续60min）
伊立替康 50mg/m²	d1、d8

说明：A. 21天为1个周期。

B. 2009年Burtness B. 等报道了上述方案治疗晚期食管癌的Ⅱ期临床研究，该研究共入组患者44例（初治病例29例、复治病例15例）。结果显示该方案的主要副作用为腹泻、中性粒细胞减少、低钠血症。在26例具可评价病灶初治患者中7例（26.9%）部分缓解，1例（3.8%）完全缓解；复治的患者中2例获部分缓解，1例获完全缓解。初治患者与复治患者的中位无进展生存期分别为4.0个月和3.5个月，中位生存期分别为9.0个月和11.4个月。

方案十：氟尿嘧啶单药

（1）氟尿嘧啶单药1（LV5-FU2方案）

5%GS　250ml	iv gtt（持续2h）
亚叶酸钙　400mg/m^2	d1

氟尿嘧啶　0.4g/m^2 bolus d1

氟尿嘧啶　2.4g/m^2 civ（持续48h）d1

说明：A. 14天为1个周期。

B. 2004年Olivier Bouché. 等报道了FFCD 9803的研究结果，本研究对比了LV5-FU2、LV5-FU2＋顺铂、LV5-FU2＋伊立替康在晚期胃癌中的治疗作用。结果显示LV5-FU2总有效率为13%，中位无进展生存期、中位生存期分别为3.2个月和6.8个月。研究结果显示三组治疗中LV5-FU2＋伊立替康疗效最好，并对之进行Ⅲ期临床研究。

（2）氟尿嘧啶单药2

氟尿嘧啶　4.0g/m^2 civ（持续96h）d1

说明：A. 21天为1个周期。

B. 2003年日本学者Atsushi Ohtsu等报道了JCOG9205的研究结果，本研究对比了氟尿嘧啶、氟尿嘧啶＋顺铂、替加氟（UFT）＋丝裂霉素在无法切除的进展期胃癌中的治疗作用。研究结果显示氟尿嘧啶单药方案治疗胃癌患者的中位生存期为7.1个月，1年生存率为28%。氟尿嘧啶方案的血液学毒性低于其余两组。

（3）卡培他滨单药

卡培他滨　1.0g/m^2 po bid d1～d14

说明：A. 21天为1个周期。

B. 2004年韩国学者Hong等报道了一项6周期卡培他滨治疗无法手术切除或已发生转移的初治胃癌患者，结果显示单药卡培他滨的有效率为34%，中位无进展生存期为3.2个月，中位生存期为9.5个月；手足综合征、恶心、呕吐、腹泻、厌食是本方案的常见副作用。Ⅲ～Ⅳ度手足综合征的发生率为9%，相对少见。研究认为卡培他滨是一种胃癌一线治疗的有效方案且耐受性良好。

方案十一：紫杉类单药

（1）多西他赛单药

5%GS 250ml	iv gtt（持续 1h）
多西他赛 75～100mg/m^2	d1

说明：A. 21 天为 1 个周期。

B. 2007 年瑞典学者 Albertsson M. 等报道了一项对比多西他赛单药与多西他赛联合吉西他滨方案治疗晚期食管癌的Ⅱ期临床研究，结果表明多西他赛单药方案有效率为 31%，联合吉西他滨增加副作用的发生率但未增加治疗的有效率。

（2）紫杉醇单药 1

5%GS 250ml	iv gtt（持续 3h）
紫杉醇 135～175mg/m^2	d1

说明：21 天为 1 个周期。

（3）紫杉醇单药 2

5%GS 250ml	iv gtt（持续 3h）
紫杉醇 80mg/m^2	qw

说明：A. 28 天为 1 周期，本方案中紫杉醇输注时间为 1h。

B. 2007 年 D. H. Ilson 等报道了一项紫杉醇单药治疗食管癌的研究，结果显示本方案治疗食管癌中位生存期为 274 天，有反应中位时间为 172 天。本方案与粒系集落刺激因子联用耐受性良好，Ⅲ～Ⅳ级中性粒细胞减少、贫血、神经毒性、乏力的发生率分别为 5%、9%、3%和 3%。因此，作者认为对于无法耐受联合化疗的晚期食管癌患者，单药紫杉醇是一种可供选择的方案。

（二）二线化疗方案

曲妥组单抗

曲妥组单抗 6mg/kg iv（持续≥90min）q21d

说明：适用于 Her-2-neu 阳性且一线未使用该药的患者，与化疗联用可延长患者生存期。注意事项见前文。

方案一：伊立替康＋顺铂（IC 方案）

5%GS 250ml	iv gtt（持续 3h）
伊立替康 65mg/m^2	d1、d8
NS 250ml	iv gtt（持续 60min，避光）
顺铂 25～30mg/m^2	d1、d8

说明：A. 21 天为 1 个周期。

B. 注意事项见术前联合放化疗方案五。

方案二：伊立替康＋氟尿嘧啶/卡培他滨

(1) 伊立替康＋卡培他滨

5%GS 250ml | iv gtt (持续 2h)
伊立替康 250mg/m^2 | d1

卡培他滨 1.0g/m^2 po bid d1～d14

说明：A. 21 天为 1 个周期。

B. 2008 年 Alexandra Leary 等报道了“伊立替康＋卡培他滨”联合治疗 29 例食管-胃癌患者，结果显示本方案的有效率、中位无进展生存期、中位生存期分别为 17%、3.1 个月、6.5 个月。Ⅲ～Ⅳ度副作用主要为腹泻（15%）、恶心呕吐（7%）、疲劳（31%）、中性粒细胞减少（31%）、贫血（14%）、血小板减少（7%）。

(2) FOLFIRI 方案

5%GS 250ml | iv gtt (持续 2h)
伊立替康 180mg/m^2 | d1

5%GS 250ml | iv gtt (持续 2h)
亚叶酸钙 400mg/m^2 | d1

氟尿嘧啶 0.4g/m^2 bolus d1

氟尿嘧啶 2.4g/m^2 civ (持续 24h) d1

说明：A. 14 天为 1 个周期。

B. 2009 年 ASCO 会议上 L. Di Lauro 等报道了以 FOLFIRI 方案二线治疗 38 例既往未暴露于氟尿嘧啶的食管癌患者，研究显示该方案的有效率、中位无进展生存期、中位生存期分别为 24%、4.0 个月、6.2 个月。主要副作用为Ⅲ～Ⅳ级中性粒细胞减少(29%)、中性粒细胞减少性发热（5%）、血小板减少（3%）、贫血(8%)、腹泻（13%）、黏膜炎（5%）、呕吐（5%）。研究认为 FOLFIRI 方案是既往未接受氟尿嘧啶化疗食管癌患者的一种有效的二线方案，该方案耐受性良好。

方案三：伊立替康＋多西他赛

5%GS 500ml | iv gtt (持续 1h)
多西他赛 35mg/m^2 | d1、d8

5%GS 250ml | iv gtt (持续 2h)
伊立替康 50mg/m^2 | d1、d8

说明：A. 21 天为 1 个周期。

B. 注意事项见一线方案。

方案四：伊立替康＋丝裂霉素

(1) 伊立替康＋丝裂霉素 1

NS 30ml	iv
丝裂霉素 8mg/m²	d1

5%GS 250ml	iv gtt（持续 2h）
伊立替康 150mg/m²	d1、d15

说明：A. 28 天为 1 个周期。

B. 2005 年 Giuliani F. 等报道以上述方案二线治疗 38 例进展期胃癌，结果显示本方案的有效率、中位无进展生存期、中位生存期分别为 32%、4 个月和 8 个月。本方案的主要副作用为白细胞减少(8%)、中性粒细胞减少（21%）、贫血（5%）。研究者认为该方案作为进展期胃癌的二线治疗方案有效且患者耐受性良好。

(2) 伊立替康＋丝裂霉素 2

NS 30ml	iv
丝裂霉素 5mg/m²	d1

5%GS 250ml	iv gtt（持续 2h）
伊立替康 125mg/m²	d1

说明：A. 14 天为 1 个周期。

B. 2003 年，BAMIAS A. 等报道以上述方案治疗既往曾接受氟尿嘧啶治疗的进展期胃癌及结肠癌患者 40 例，结果显示本方案有效率、中位无进展生存期、中位生存期分别为 12.5%、5 个月、8 个月。腹泻、中性粒细胞减少的发生率分别为 25%、12.5%，仅 7.5%患者发生Ⅲ～Ⅳ级化疗不良反应。研究者认为本方案对曾接受氟尿嘧啶治疗的患者疗效尚可、毒性作用较低。

方案五：紫杉类单药

(1) 多西他赛单药

5%GS 250ml	iv gtt（持续 1h）
多西他赛 75～100mg/m²	d1

说明：A. 21 天为 1 个周期。

B. 注意事项参见一线方案。

（2）紫杉醇单药 1

5%GS 250ml	iv gtt（持续 3h）
紫杉醇 135～175mg/m^2	d1

说明：A. 21 天为 1 个周期。

B. 注意事项参见一线方案。

（3）紫杉醇单药 2

5%GS 250ml	iv gtt（持续 3h）
紫杉醇 80mg/m^2	d1、d8、d15、d22

说明：A. 28 天为 1 个周期。

B. 注意事项参见一线方案。

方案六：伊立替康单药

（1）伊立替康单药 1

5%GS 250ml	iv gtt（持续 2h）
伊立替康 250～350mg/m^2	d1

说明：A. 21 天为 1 个周期。

B. 2009 年 ASCO 会议上 PC Thuss-Patience 等报道了以伊立替康对比最佳支持治疗胃癌二线治疗方案的Ⅲ期临床研究，结果显示伊立替康治疗组的肿瘤相关症状改善率（44%对 5%）、中位生存期（123 天对 72.5 天）优于最佳支持治疗组。

（2）伊立替康单药 2

5%GS 250ml	iv gtt（持续 2h）
伊立替康 180mg/m^2	d1

说明：14 天为 1 个周期。

（3）伊立替康单药 3

5%GS 250ml	iv gtt（持续 2h）
伊立替康 125mg/m^2	d1、d8

说明：21 天为 1 个周期。

方案八：其他供选择的方案

（4）吉西他滨（Gem）＋氟尿嘧啶

NS 100ml	iv gtt（持续 30min）
吉西他滨 1.0g/m^2	d1、d8、d15
NS 50ml	bolus
亚叶酸钙 30mg/m^2	d1、d8、d15

氟尿嘧啶　0.5g/m² bolus d1、d8、d15

说明：28天为1个周期。

(5) 脂质体多柔比星 (PLDH)+顺铂+氟尿嘧定

5%GS　100ml	iv gtt（持续30min）
脂质体多柔比星　20mg/m²	d1

NS　250ml	iv gtt（持续60min，避光）
顺铂　50mg/m²	d1

氟尿嘧啶　0.4g/m² bolus d1

氟尿嘧啶　1.2g/m² civ（持续48h）d1

说明：A. 14天为1个周期。

B. 白细胞减少是患者最常见的不良反应，也可见贫血和血小板减少。这些反应一般在治疗早期便可见，而且是暂时的。临床试验中很少因骨髓抑制而停药。出现血液学毒性作用可能需要减少用量或暂停及推迟治疗。当中性粒细胞计数<1.0×10⁹/L，或血小板计数<50×10⁹/L时应暂停使用本品。当中性粒细胞计数<1.0×10⁹/L时，可同时使用重组人粒细胞集落刺激因子或重组人粒细胞-巨噬细胞集落刺激因子来维持血液细胞数量。

C. 在临床研究中使用本品常见有临床意义的实验室检查异常(≥5%)包括碱性磷酸酶增加以及门冬酰胺转移酶和胆红素增加，这些反应被认为与基础疾病有关，而与本品无关。

D. 滴注反应主要有潮红、气短、面部水肿、头痛、寒战、背痛、低血压及胸部和喉部收窄感。在多数情况下，不良反应发生在第一个疗程。采用某种对症处理，暂停滴注或减缓滴注速率后几个小时即可消除这些反应。

E. 手掌-足底红斑性感觉迟钝是一种有痛感的红色斑症。一般在治疗6周或更多时间后会出现这种反应。该反应似乎与剂量和用法有关，通过延长给药间期1～2周或减量后得以缓解。多数患者1～2周后便会消除，可使用糖皮质激素。

F. 用常规多柔比星制剂治疗时充血性心力衰竭的发生率高。虽然对10例接受本品累积用量>460mg/m² 的获得性免疫缺陷综合征相关卡波西肉瘤患者做心肌内膜活组织检查时，9例并未显示蒽环类药物性心肌病，但进一步的证实，使用本品发生心肌病变的风险与多柔比星相近。建议获得性免疫缺陷综合征相关卡波西肉瘤患者的用药剂量为每2周或3周20mg/m^2。

G. 当累积剂量＞400mg/m^2时要注意心脏毒性，这要经过20个周期，历时40～60周。

H. 本品仍被认为是一种刺激性药物。动物研究显示，盐酸多柔比星以脂质体形式给药可减少外渗伤害的可能。如果发生任何外渗的迹象（如刺痛、红斑）都应立即中止滴注，而从另一静脉重新开始。本品不可用于肌注和皮下注射。

(6) 丝裂霉素＋伊立替康

NS 30ml | iv
丝裂霉素 6mg/m^2 | d1

5%GS 250ml | iv gtt（持续2h）
伊立替康 125mg/m^2 | d2、d9

说明：A. 28天为1个周期。

B. 2010年Lustberg MB，等报道本方案的有效率为52%。

(7) 丝裂霉素＋顺铂＋氟尿嘧啶（MCF方案）

NS 30ml | iv
丝裂霉素 7mg/m^2 | d1

NS 250ml | iv gtt（持续60min，避光）
顺铂 60mg/m^2 | d1

氟尿嘧啶 0.3g/m^2 bolus d1～d42

说明：A. 42天为1个周期。

B. Ross P. 等研究显示MCF治疗进展期食管癌的有效率、中位生存期分别为44.1%和8.7个月。与ECF方案比较，MCF方案致Ⅲ～Ⅳ级中性粒细胞减少、Ⅱ度脱发的发生率更高。

(8) 丝裂霉素＋氟尿嘧啶

NS 30ml | iv
丝裂霉素 10mg/m^2 | d1、d22

NS 250ml | iv gtt（持续2h）
亚叶酸钙 500mg/m^2 | d1、d8、d15、d22、d29、d36

氟尿嘧啶 2.6g/m^2 civ（持续24h）d1、d8、d15、d22、d29、d36

说明：A. 56天为1个周期。

B. 2002 年 Hofheinz 等报道一项以高剂量氟尿嘧啶联合丝裂霉素治疗进展期胃癌的Ⅱ期临床研究显示本方案的有效率、中位生存期、中位无进展生存期分别为 54.6%、10.2 个月和 7.6 个月，观察到的Ⅲ～Ⅳ级化疗副作用主要为白细胞减少（6.1%）、血小板减少（6.1%）、腹泻（3.0%）。本组研究中 2 例患者（6.25%）发生尿毒症性溶血，因此在选用此方案时应结合患者肾功能并对此并发症的发生风险作出评估。注意监测肾功能变化及其他血液学毒性。

（9）依托泊苷（VP-16）

NS　250ml	iv gtt（持续 2h）
依托泊苷　90～120mg/m²	d1～d3

说明：A. 28 天为 1 个周期。

B. 不能用于皮下或肌内注射，以免引起局部坏死。

C. 静脉注射或静脉滴注时不能外漏，应充分注意注射部位、注射方法。本品易引起低血压，注射速度尽可能要慢，至少 30min。

D. 不能用于胸腹腔注射及鞘内注射。

E. 不能与葡萄糖液混合使用，在 5%葡萄糖注射液中不稳定，可形成微粒沉淀，应用 0.9%氯化钠溶液稀释溶解后尽可能及时使用。

（10）厄洛替尼（erlotinib）

厄洛替尼　150mg po qd

说明：A. 最常见的不良反应为皮疹（75%）和腹泻（54%）。多为Ⅰ度或Ⅱ度，无需中断用药即可处理。厄洛替尼治疗的患者Ⅲ～Ⅳ度皮疹和腹泻的发生率分别为 9%和 6%。厄洛替尼治疗的患者因皮疹或腹泻而终止试验的比例均为 1%。分别有 6%和 1%的患者因皮疹和腹泻需要减量。BR. 21 中出现皮疹的中位生存期为 8 天，出现腹泻的中位生存期为 12 天。

B. 偶有报道用厄洛替尼治疗的患者发生严重间质性肺病样事件，包括致命的情况。在随机单药治疗非小细胞肺癌试验中，在厄洛替尼组和安慰剂组间质性肺病样事件的发生率（0.8%）一样。在治疗胰腺癌试验中联合吉西他滨，间质性肺病样事件的发生率在厄洛替尼＋吉西他滨组为 2.5%，在安慰剂＋吉西他滨组为 0.4%。症状可在服用厄洛替尼后 5 天到 9 个月以上（中位 39 天）出现。大多数病例合并有其他引起间质性肺病的因素，如同时或既往的化疗、既往放疗、之前存在间质性肺病、转移性肺疾病或肺部感染。

C. 一旦出现新的急性发作或进行性的不能解释的肺部症状(如呼吸困难、咳嗽和发热时)，要暂时停止厄洛替尼治疗。一旦确诊是间质性肺病，则停止厄洛替尼治疗，并给予适当的治疗。

(11) 西妥昔单抗 (Cetuximab, C225)

西妥昔单抗 250mg/m^2 iv gtt (持续 1h) qw

说明：A. 第 1 周应给予负荷量 400mg/m^2，滴注时间为 2h，滴速应控制在 5ml/min 以内。提前给予 H_1 受体拮抗药，对预防输液反应有一定作用。

B. 本品针对表皮细胞生长因子受体的 IgG1 单克隆抗体，两者特异性结合后，通过对与表皮细胞生长因子受体结合的酪氨酸激酶的抑制作用，阻断细胞内信号转导途径，从而抑制癌细胞的增殖，诱导癌细胞凋亡，减少基质金属蛋白酶和血管内皮生长因子的产生。

C. 2008 年 ASCO 会议上 Gold 等报道以西妥昔单抗作为表皮生长因子受体过表达食管癌患者的二线治疗，结果显示 55 例接受西妥昔单抗治疗的晚期食管癌患者中位生存期为 4 个月、中位无进展生存期为 1.8 个月，疗效与化疗耐药结肠癌采用西妥昔单抗治疗的相近。该组患者中 4 例发生Ⅲ度皮疹，其中 3 例存活超过 6 个月。

(陈 强 钟东塔 郑建伟)

第二节 胃癌

一、新辅助化疗

长期医嘱	临时医嘱
肿瘤内科护理常规	多学科评估❸
二级护理	血常规❹、尿常规、粪常规
深静脉置管护理常规	血生化全套
半流质饮食❶	心肌酶谱❺
记 24h 出入量	心电图❺
	心脏彩超❺
	血 CEA、CA199

续表

长期医嘱	临时医嘱
NS 500ml 氟尿嘧啶 375～425mg/m² ｜ civ d1～d5	乙肝两对半测定[6]
NS 20ml 昂丹司琼 8mg ｜ iv（首次于化疗前0.5h）q12h d1～d5[2]	胃镜检查[7]
	胸部CT平扫、全腹CT平扫+增强[8]
	听力检查[9]
	骨ECT（酌情选择）[10]
	全身PET-CT检查（酌情选择）[11]
	PICC置管术[12]
	NS 50ml 表柔比星 50mg/m² ｜ iv[13] d1
	NS 500ml 顺铂 60mg/m² ｜ iv gtt[9] d1
	大剂量水化3天（d1～d2）（首次于化疗前1天）
	呋塞米 20mg iv（输液结束前）

① 患者化疗期间食欲较差且消化道黏膜不同程度受损，故推荐予以半流质饮食。半流质饮食种类可以根据患者基础疾病情况选择予以低脂、低盐、低嘌呤等饮食。

② 该方案可出现较明显的恶心呕吐，化疗前后可常规应用5-HT_3受体拮抗药（如昂丹司琼）预防。

③ 胃癌的治疗是一个多学科综合治疗的过程，实施治疗前需详细检查，确定疾病状态和病期，而后组织相关学科会诊后制订综合的治疗程序。

④ 化疗前需检查血常规，评估骨髓功能。化疗后每周复查2次血常规，本方案常在化疗后7～10天出现骨髓抑制高峰，需密切观察。如出现Ⅱ级以上骨髓抑制，应予相应治疗。

⑤ 表柔比星具有心脏毒性，其发生率和严重程度与本药累积量成正比，迟发的心力衰竭大多在用药半年后或总剂量＞700～800mg/m²时，故应用表柔比星前和期间需检查心电图和心肌酶

谱，有条件时可进一步检查心脏彩超并测算射血分数。

⑥ 接受化疗前，患者应行乙肝两对半测定，常规筛查 HBsAg。若为阳性，即使 HBV DNA 阴性和 ALT 正常，也应在治疗前 1 周开始服用拉米夫定或其他核苷（酸）类似物。对 HBsAg 阴性、抗 HBcAb 阳性患者，在给予长期或大剂量免疫抑制药或细胞毒药物（特别是针对 B 或 T 淋巴细胞单克隆抗体）治疗时，应密切监测 HBV DNA 和 HBsAg，若出现阳转则应及时加用抗病毒治疗。因为化疗可能会导致急性乙肝发作，严重者可并发急性重型肝炎，危及生命。如化疗前同时转氨酶升高，提示并发乙型肝炎，则需予以拉米夫定抗病毒治疗及适当保肝治疗。

⑦ 胃镜检查明确病理诊断，指导制订治疗方案。

⑧ 新辅助化疗前推荐行胸部 CT 平扫和全腹 CT 平扫＋增强作为基线资料。肺部首次检查不建议用胸部 X 线平片，因其对肺部小病灶敏感性较差，易漏诊。

⑨ 顺铂可能对听力和肾功能造成损害，故应用前需检查听力和肾功能，化疗期间予以大剂量水化，且需监测 24h 出入量。

⑩ 患者如有骨痛或碱性磷酸酶升高，可行全身骨 ECT 检查，排除是否并发骨转移癌。

⑪ 如患者条件许可，可在多学科会诊前行全身 PET-CT 检查（印戒细胞癌和黏液腺癌不推荐使用），协助明确病期，以便更好地制订综合的治疗方案。

⑫ 表柔比星为发泡性化疗药物，渗出血管外易导致周围组织坏死且不易愈合；反复多次浅静脉输注化疗药物易导致外周静脉破坏，给后续静脉给药造成困难；氟尿嘧啶持续静脉滴注若自浅静脉给药，极易损伤血管壁，致静脉炎。故推荐化疗前予深静脉置管，可以采用 PICC、锁骨下静脉置管或输液港。

⑬ 表柔比星外渗后可致局部疼痛、严重组织损害和坏死。国外资料提示处理方法：于外渗区域使用氢化可的松局部皮下浸润，然后局部外用倍他米松-庆大霉素软膏，并使用弹性绷带（开始两天每 12h 更换 1 次，然后每 24h 更换 1 次，直至愈合）。

注：1. 上述为 ECF 方案（国内常用），每 21 天为 1 个周期。

2. 新辅助化疗的适应证　经病理证实的局部进展期（Ⅱ、ⅢA、

ⅢB、ⅣM_0 期）的胃癌患者。

3. 原则

(1) 行新辅助化疗时不要一味追求化疗的有效性而延误手术切除的时机，手术切除仍然是最好的手段。

(2) 化疗方案目前没有金标准。新辅助化疗一定要获得患者的知情同意。

(3) 在新辅助化疗时一定要及时评估疗效，常在化疗后 2 周期后评估，必要时 1 个周期后也可评估，以免患者对化疗耐药，延迟发现疾病进展而丧失手术机会。

(4) 新辅助化疗对胃癌的治疗效果仍需更多高水平证据及多中心随机对照研究来进一步证实。

4. 其他新辅助化疗方案——ECF 改良方案

方案一：表柔比星＋奥沙利铂＋氟尿嘧啶方案（EOF）

NS 50ml	iv
表柔比星 50mg/m²	d1
5%GS 500ml	iv gtt（持续 2h）
奥沙利铂 130mg/m²	d1
NS 500ml	iv gtt（持续 24h）
氟尿嘧啶 200mg/m²	d1～d21

说明：A. 本方案 21 天为 1 个周期。

B. 和 ECF 方案比较，血栓栓塞事件及肾毒性较少，粒细胞缺乏性发热较高，需密切观察血常规。该方案常推荐用于肾功能减退者和老年人等耐受性较差的患者。

C. 配制奥沙利铂用葡萄糖或注射用水，不能用 0.9%氯化钠溶液；末梢神经炎为其特征性的剂量限制性毒性，发生严重上呼吸道痉挛时可危及生命，故用药当日需禁食冷食、注意保暖避免接触冷物品；奥沙利铂的超敏反应发生率不高，常在用药 5～6 个周期后发生，程度较轻者在之后治疗中预防性应用地塞米松和抗组胺药能使其完成足量治疗。

D. 国内患者常无法接受持续静脉滴注 21 天，所以国内常把氟尿嘧啶改成每天持续静脉滴注 375mg/m²，连续滴注 5 天。

方案二：表柔比星＋奥沙利铂＋卡培他滨方案（EOX）

NS 50ml | iv
表柔比星 50mg/m² | d1

5%GS 500ml | iv gtt（持续 2h）
奥沙利铂 130mg/m² | d1

卡培他滨 625mg/m² po bid（d1～d21）

说明：A. 本方案 21 天为 1 个周期。

B. 该方案常推荐用于肾功能减退者和老年人等耐受性较差的患者。

C. 手足综合征为卡培他滨（希罗达）的常见副作用，发生率约 50%，症状表现为麻木、感觉异常、感觉迟钝、刺痛感、手足干裂等。预防和处理：可同时口服维生素 B_6 预防，每日剂量可达 200mg；若局部出现干裂可以外敷尿素霜治疗。

D. 国内卡培他滨常用方法：850～1000mg/m²，每天 2 次，口服，用药日期 d1～d14，休息 7 天。

5. 随访与监测

（1）每周期化疗后需密切随访观察血常规、肝肾功能、听力、神经系统和心脏功能变化情况。建议化疗后每周复查血常规 2 次，连查 2 周；每 2 周复查 1 次肝肾功能；每个周期复查 1 次心肌酶谱、心电图、心脏彩超、血癌胚抗原、CA199；每 2 个周期对目标病灶评估 1 次，如病情出现明显进展，可在化疗 1 个周期后即予以评估，以免延误治疗。

（2）如新辅助化疗 2～4 个周期后，患者取得良好效果，应及时予以手术治疗。如无效进展，则应重新评估后制订新的治疗方案。

二、术后辅助化疗

长期医嘱	临时医嘱
肿瘤内科护理常规	血常规、尿常规、粪常规
二级护理	血生化全套
深静脉置管护理常规	血 CEA、CA199[1]
半流质饮食	乙肝两对半测定
	胃镜检查[2]

续表

长期医嘱	临时医嘱
	胸部 CT 平扫、全腹 CT 平扫＋增强❸
	心电图
	骨 ECT(酌情选择)
	PICC 置管术
	5%GS 250ml / 奥沙利铂 85mg/m² — iv gtt(持续 2h)❹ d1
	5%GS 250ml / 亚叶酸钙 100mg/m² — iv gtt(持续 2h,d1 和奥沙利铂同时输注)d1～d2❺
	NS 10ml / 氟尿嘧啶 400mg/m² — iv(用亚叶酸钙后) d1、d2 续
	NS 500ml / 氟尿嘧啶 600mg/m² — iv gtt d1、d2(持续 22h,建议用化疗泵)

❶ 术后辅助化疗期间复查血 CEA、CA199 呈进行性升高，高度提示肿瘤复发，需仔细检查，必要时需更换化疗方案。

❷ 建议在术后 3～6 个月复查胃镜。

❸ 术后辅助化疗患者，胸部 CT 平扫、全腹 CT 平扫＋增强建议每 3 个月复查 1 次，其间复查可选用胸部 X 线片和全腹 B 超替代。

❹ 该方案的常见副作用为神经毒性，主要表现为冷敏感性的四肢末端感觉异常和麻痹，和总剂量相关，具可逆性，停药后可渐恢复正常。奥沙利铂的剂量调整原则：当疼痛性感觉异常和（或）功能障碍开始出现时，给药量减少 25%；如剂量调整后症状仍持续存在或加重，应停止用药；在症状完全或部分消失之后仍可全量或减量使用该药。

❺ 亚叶酸钙如为左旋结构剂量 100mg/m²，如为非左旋结构剂量 200mg/m²。

注：1. 上述 FOLFOX4 方案，每 14 天为 1 个周期。

2. 辅助化疗的适应证　R0 切除后胃癌患者。

(1) 部分有高危因素（肿瘤低分化或组织学分级高、淋巴管浸润、神经系统浸润或年龄小于50岁）的 $T_2N_0M_0$。

(2) T_3、T_4 或任何 T，N＋（淋巴结阳性）。

3. 原则

(1) 目前没有标准的术后辅助化疗方案。方案的选择可参照 MAGIC 研究，选择在晚期胃癌中安全有效的方案，如 ECF 方案、改良 ECF 方案、氟尿嘧啶类（包括卡培他滨和替吉奥）±铂类等。

(2) 对于 D0/D1 根治术后的胃癌患者，局部复发为主要的远期生存影响因素（美国报道局部复发率可达 72%），故术后仍应采用辅助放化疗；D2 根治术后局部复发率仅为 25%左右，并非主要的远期生存影响因素，可予以辅助化疗，而不联合放疗。

(3) 胃癌根治术后标准的辅助化疗方案仍需进一步探索，需要更多的高水平证据及多中心随机对照研究来进一步证实。

4. 其他辅助化疗方案

方案一：ECF 方案和 ECF 改良方案

(1) 表柔比星＋顺铂＋氟尿嘧啶方案（ECF） 详见新辅助化疗部分。

(2) 表柔比星＋奥沙利铂＋氟尿嘧啶方案（EOF） 详见新辅助化疗部分。

(3) 表柔比星＋奥沙利铂＋卡培他滨方案（EOX） 详见新辅助化疗部分。

方案二：单药替吉奥（S-1）

替吉奥　40～60mg/m^2 po bid（连服 4 周，6 周为 1 个周期）

说明：A. 主要副作用有食欲下降、恶心呕吐、肝毒性、腹泻、皮疹、乏力、口腔炎、骨髓抑制等。消化道反应和骨髓抑制均较轻，单药口服该药安全性和耐受性良好。

B. 替吉奥主要经肝脏代谢，可导致部分患者出现Ⅲ～Ⅳ级的转氨酶或胆红素升高（肝毒性），因此治疗期间应密切监测肝功能变化。

方案三：单药卡培他滨

卡培他滨　1250mg/m^2 po bid（d1～d14，21d 为 1 个疗程）

说明：A. 主要副作用有手足综合征、高胆红素血症、腹泻、血糖升高、碱性磷酸酶升高、黏膜炎、骨髓抑制等。单药口服该药安全性和耐受性良好。

B. 进食时服用或饭后半小时内服用，可减轻胃肠道反应。

方案四：亚叶酸钙＋氟尿嘧啶＋放疗方案（LF＋放疗方案）

5％GS 250ml	iv gtt
亚叶酸钙 20mg/m²	d1～d5、d92～d96、d120～d124

5％GS 250ml	iv gtt
氟尿嘧啶 425mg/m²	d1～d5、d92～d96、d120～d124

放疗 180cGy/d 每周 5 天 d29～d63（共 5 周）总剂量为 4500cGy

5％GS 250ml	iv gtt
亚叶酸钙 20mg/m²	d29～d32、d59～d61

5％GS 250ml	iv gtt
氟尿嘧啶 400mg/m²	d29～d32、d59～d61

说明：A. 主要副作用有胃肠道反应和骨髓抑制，经对症处理和调整药物剂量后，多数患者可耐受。

B. 该方案主要针对 D0/D1 根治术后的胃癌患者，辅助放化疗显示的获益，可能是术后的放化疗弥补了手术切除的不彻底性。当前，我国广泛开展 D2 手术，该方案是否能够真正获益仍有待进一步研究。

C. 国内治疗常把该方案中的亚叶酸钙和氟尿嘧啶替换为卡培他滨，是否有相同疗效也有待进一步研究。

方案五：紫杉醇＋氟尿嘧啶（PF）

5％GS 500ml	iv gtt
紫杉醇 150mg/m²	d1（持续 3h）

5％GS 250ml	iv gtt
亚叶酸钙 200mg/m²	d1（持续 2h）

NS 10ml	iv
氟尿嘧啶 400mg/m²	d1

续

NS 500ml	iv gtt
氟尿嘧啶 2400mg/m²	（持续 46h，建议用化疗泵）

说明：A. 本方案 14 天为 1 个周期。

B. 骨髓抑制是紫杉醇主要的剂量限制性毒性，中性粒细胞减少最低值一般在用药后第 11 天出现。

C. 该药较易发生过敏反应，预防和处理参见前文相关内容。

D. 亚叶酸钙如为左旋结构剂量200mg/m^2，如为非左旋结构剂量400mg/m^2。

E. 胃癌目前尚无标准的术后辅助化疗方案。该方案在晚期胃癌治疗中显示较好疗效。但在术后辅助化疗中的地位仍有待进一步探索。

方案六：奥沙利铂＋卡培他滨方案（XELOX）

5%GS　250ml　| iv gtt（持续2h）

奥沙利铂　130mg/m^2　| d1

卡培他滨　1000mg/m^2 po bid d1～d14

说明：A. 本方案21天为1个周期。

B. 该方案的不良反应最常见且主要的副作用是奥沙利铂所致的神经毒性；手足综合征的发生与卡培他滨密切相关。

C. 该方案的安全性较好，不良反应较少且轻，患者耐受性较好，服药方便，住院时间短，值得推荐。

5. 随访与监测

（1）所有患者都应接受系统的随访，包括全面的病史询问、病情变化和体格检查，术后头3年每4～6个月1次，之后每年1次。检查内容根据临床情况选择以下检查项目：三大常规、生化全套、血CEA、CA199、心电图、心脏彩超、影像学检查、内镜、维生素B_{12}及贫血测定了解铁缺乏情况。

（2）如在随访期间出现胃癌复发转移，即进入晚期胃癌治疗流程。

三、姑息化疗

长期医嘱	临时医嘱
肿瘤内科护理常规	血常规、尿常规、粪常规
二级护理	血生化全套[3]
深静脉置管护理常规	心电图
半流质饮食	血CEA、CA199
记24h出入量	乙肝两对半测定

续表

长期医嘱	临时医嘱
NS 500ml 氟尿嘧啶 750mg/m² │ iv gtt（持续 120h）d1～d5❶	胸部 CT 平扫、全腹 CT 平扫＋增强
	听力检查
NS 20ml 昂丹司琼 8mg │ iv（首次于化疗前 0.5h）q12h d1～d5	神经系统检查❹
	骨 ECT(酌情选择）
	PICC 置管术
地塞米松 8mg q12h（化疗前 1d 及 d1、d2）❷	心电监护(2h，自多西他赛用前 10min 开始）❺
	NS 250ml 多西他赛 75mg/m² │ iv gtt(持续 1h)❻ d1
	NS 500ml 顺铂 75mg/m² │ iv gtt（持续 1～3h）d1❶
	大剂量水化 3 天（化疗前 1d 及 d1、d2）
	呋塞米 20mg iv（输液结束前）

❶ 该方案医嘱中的常规处理和辅助检查说明、顺铂和氟尿嘧啶的使用注意事项详见前述。

❷ 多西他赛会导致患者体液潴留的发生，少数病例可出现胸腔积液、腹水、心包积液，停止使用本药治疗后，液体潴留可逐渐消失。故所有患者在接受本药治疗前需预服地塞米松以减轻体液潴留的发生。

❸ 多西他赛经肝脏代谢，治疗过程中需监测肝功能变化。

❹ 多西他赛使用时可出现罕见的惊厥或暂时性意识丧失，及较常见的外周神经毒性，故需密切观察神经系统的症状和体征变化。

❺ 多西他赛使用中可能发生较严重的过敏反应，故使用时应具备相应的急救设施，常规心电监护 2h。过敏反应的预防和处理见前文内容。

❻ 多西他赛应在顺铂前用，因为顺铂会使多西他赛清除率明显下降，而造成严重的骨髓抑制。

注：1. 上述为 DCF 方案，每 21 天为 1 个周期。该方案粒细胞缺乏性发热和粒细胞缺乏伴感染的发生率较高（约 30%），可发生治疗相关性死亡，故需密切监测血常规变化，必要时可预防性使用重组人粒细胞集落刺激因子。因此该方案推荐用于年轻、体质较好的患者，老年人和其他耐受较差者慎用。当患者中性粒细胞$>1.5\times10^9/L$以上时才能接受本药的治疗，本药治疗期间如果发生严重的中性粒细胞减少（$<0.5\times10^9/L$并持续 7 天或 7 天以上），在下一个疗程中建议降低剂量。

2. 姑息化疗的适应证　晚期扩散或转移、全身一般情况较好（ECOG 评分为 0～2 分）、无明显重要脏器功能异常的胃癌患者。姑息化疗的作用是有限的，目的是缓解症状，延长生命。初始采用的方案称一线化疗方案，需换用其他的二线、三线化疗方案，称为补救化疗。

3. 原则

(1) 鼓励进展期患者参与设计良好的临床试验。

(2) 姑息治疗包括最佳支持治疗、化疗和临床试验。在患者全身情况许可的条件下，姑息化疗加最佳支持治疗在提高肿瘤进展时间、总生存期、1 年生存率和提高患者生存质量上明显优于最佳支持治疗。

(3) 一线化疗方案目前没有金标准，1 类推荐方案有 DCF 方案和 ECF 或其改良方案。晚期胃癌二线化疗疗效将明显下降，二线治疗方案尚未确定，肿瘤内科医师可根据实际病情变化选择具体方案。

(4) 对于体力状态较差的胃癌患者，姑息化疗不受益，建议单用最佳支持治疗，包括内镜放置支架、胃肠造口术、局部姑息放疗等。

(5) 姑息化疗过程中要及时评估化疗疗效，常在化疗 2 个周期后评估，如肿瘤出现明显进展时 1 个周期后也可评估，以免造成无效化疗。

(6) 在没有合适化疗方案备选或患者一般情况稍差无法耐受联合化疗方案时，建议先用单药（如紫杉醇）化疗，这样不仅可以观察单药疗效，也可在患者情况改善后在此基础上联合其他药物化疗。当然，这必须在有良好经验的临床医师指导下进行，并密切观察病情变化，适时调整。

4. 其他姑息化疗方案

方案一：ECF方案和ECF改良方案

(1) 表柔比星＋顺铂＋氟尿嘧啶方案（ECF） 详见新辅助化疗部分。

(2) 表柔比星＋奥沙利铂＋氟尿嘧啶方案（EOF） 详见新辅助化疗部分。

(3) 表柔比星＋奥沙利铂＋卡培他滨方案（EOX） 详见新辅助化疗部分。

方案二：氟尿嘧啶类单药

(1) 单药替吉奥（S1） 详见辅助化疗部分。

(2) 单药卡培他滨 详见辅助化疗部分。

(3) 氟尿嘧啶＋亚叶酸钙方案

5%GS 250ml 亚叶酸钙 200mg/m²	iv gtt（持续2h） d1、d2
NS 10ml 氟尿嘧啶 400mg/m²	iv d1、d2

续

NS 500ml 氟尿嘧啶 600mg/m²	iv gtt（持续22h，也可以用化疗泵）d1、d2

说明：A. 本方案14天为1个周期。

B. 用药顺序为亚叶酸钙在氟尿嘧啶之前应用。

C. 本方案中等程度致吐，可用5-HT_3受体拮抗药对症处理。常见副作用有食欲下降、恶心呕吐、腹泻、黏膜炎、骨髓抑制等。

方案三：氟尿嘧啶类联合顺铂

(1) 氟尿嘧啶＋顺铂方案（FP）

NS 500ml 氟尿嘧啶 800mg/m²	iv gtt（持续120h，建议用化疗泵）d1～d5
NS 500ml 顺铂 80mg/m²	iv gtt（持续3h） d1

说明：A. 本方案21天为1个周期。

B. 在用本方案前应先检查肾功能和听力，以防止肾毒性和耳

毒性；为防止肾毒性的发生，在用顺铂前后，采用水化疗法，降低顺铂血药浓度，增加其肾脏清除率，并可加用甘露醇和呋塞米加速肾的排泄功能。顺铂可分 2～3 天（每天不超过 60mg）使用，则无需水化。

C. 本方案耐受性良好，但疗效较低（有效率为 29%），可试用于耐受性较差的患者。

D. 顺铂为强致吐化疗药物，可常规预防性应用 5-HT_3 受体拮抗药镇吐。

（2）卡培他滨＋顺铂方案（XP）

卡培他滨　1000mg/m^2 bid po d1～d14

NS　500ml	iv gtt（持续 3h）
顺铂　80mg/m^2	d1

说明：A. 本方案 21 天为 1 个周期。

B. 和 FP 方案比较，疗效和毒性作用均相似（除了手足综合征较高外），但卡培他滨服用方便，住院时间短，故值得推荐。

（3）替吉奥＋顺铂方案（SP）

替吉奥　40mg（体表面积 BSA＜1.25m^2）或 50mg（BSA 为 1.25～1.5m^2）或 60mg（BSA＞1.5m^2）bid po 连服 3 周（d1～d21）

NS　500ml	iv gtt（持续 3h）
顺铂　60mg/m^2	d8

说明：A. 本方案 35 天为 1 个周期。

B. 该方案有效率可达 54%，耐受性较好，毒性较 DCF（多西他赛＋氟尿嘧啶＋顺铂）、ECF（表柔比星＋氟尿嘧啶＋顺铂）和 EOX（表柔比星＋奥沙利铂＋卡培他滨）方案低，疗效却不差，值得推荐。

方案四：紫杉醇＋氟尿嘧啶（PF）　详见辅助化疗部分。

方案五：奥沙利铂＋氟尿嘧啶类　详见辅助化疗部分。

（1）奥沙利铂＋氟尿嘧啶方案（FOLFOX4）。

（2）奥沙利铂＋卡培他滨方案（XELOX）。

方案六：氟尿嘧啶联合伊立替康

5%GS　250ml	iv gtt（持续 2h）
亚叶酸钙　500mg/m^2	d1、d8、d15、d22、d29、d36、d43

5%GS 500ml | iv gtt（持续 22h）
氟尿嘧啶 2000mg/m² | d1、d8、d15、d22、d29、d36、d43

NS 250ml | iv gtt（持续 0.5h）
伊立替康 80mg/m² | d1、d8、d15、d22、d29、d36、d43

说明：A. 本方案 49 天为 1 个周期。

B. 该方案心血管毒性、腹泻、神经毒性、肾毒性发生率均较高，毒性较大，建议应用于不适合铂类药物的年轻患者。该方案需每周用药一次，在临床上使用不方便，已渐为 FOLFIRI 双周方案所替代。

C. 伊立替康的使用注意事项参见前文相关内容。

方案七：曲妥组单抗（赫赛汀）＋顺铂＋氟尿嘧啶方案（TPF）

曲妥组单抗 首次 8mg/kg iv gtt（随后每疗程 6mg/kg）d1

NS 500ml | iv gtt（持续 120h，也可以用化疗泵）
氟尿嘧啶 800mg/m² | d1～d5

NS 500ml | iv gtt（持续 2h）
顺铂 80mg/m² | d1

说明：A. 本方案 21 天为 1 个疗程。

B. 在用本方案前应先检查 Her-2 状态，免疫组化（3＋）或免疫组化（2＋）且 FISH（＋）或 FISH（＋）可以应用曲妥组单抗。Her-2 过度表达提示患者预后较差。

C. 曲妥组单抗有明显心脏毒性，用药前需行心电图检查，评估心功能。如有心功能不全者慎用该药。

D. 曲妥组单抗可引起输液反应，严重者可致死，其常在输液期间或输液后 12h 内发生，个别在 24h 后或更长。首次使用该药发生率高达 40%，随后发生率和严重程度均减低。为防止输液反应，应用该药前，可预先使用苯海拉明、对乙酰氨基酚预防。

E. 配制曲妥组单抗用 NS，不能用葡萄糖溶液。

方案八：甲磺酸阿帕替尼

甲磺酸阿帕替尼 850mg po qd

说明：A. 本方案每 28 天为 1 个疗程。

B. 该药适用于既往至少接受过 2 种系统化疗后进展或复发的晚期胃腺癌或胃-食管结合部腺癌患者，且患者接受治疗时的一般状况应良好。

C. 该药宜连续服用，直至疾病进展或出现不可耐受的不良反应。宜于餐后半小时服用（每日服药的时间应尽可能相同），以温开水送服。若在疗程中有漏服阿帕替尼，则不能补充漏服剂量。

D. 该药系 VEGFR 抑制剂类抗肿瘤药物，有潜在增加出血危险、延迟伤口愈合及心血管毒性，故对有活动性出血、溃疡、肠穿孔、肠梗阻、大手术后 30 天内、药物不可控制的高血压、Ⅲ～Ⅳ级心功能不全（NYHA 标准）者应禁用该药。

5. 随访与监测　参见新辅助化疗的随访与监测。

（陈　强　侯培锋）

第三节　大肠癌

一、新辅助化疗[1]

长期医嘱	临时医嘱
肿瘤内科护理常规	多学科评估
二级护理	血常规、尿常规、粪常规
深静脉置管护理常规[2]	血生化全套
半流质饮食[3]	心肌酶谱
NS　20ml 格拉司琼　3mg　│ iv(化疗前后 1/2h) bid d1～d3	心电图 心脏彩超(必要时) 血 CEA、CA199、TPS、CA724
5%GS　250ml 亚叶酸钙　$400mg/m^2$　│ iv gtt(持续 2h) qd d1[4]	乙肝及丙肝相关标志物检查[5] 中低位直肠癌(距肛缘 12cm 以下直肠)可行盆腔 MRI 平扫＋增强扫描[6]
	胸、腹、盆腔 CT 平扫＋增强扫描 腹部 MRI 平扫＋增强扫描[6]
	深静脉置管(如 PICC 置管术、颈内静脉置管等)[2]

续表

长期医嘱	临时医嘱
	检测 *K-RAS* 基因状态[7]
	心电监护[用西妥昔单抗(c225)期间]
	苯海拉明 20mg im (c225 前半小时)
	地塞米松 10mg iv (c225 前半小时)
	c225 400mg/m² iv gtt(首瓶 100mg 输注 1h,余量每 100mg 输注 1/2h)[8]
	NS 100ml iv gtt (冲管)
	5%GS 250ml 伊立替康 180mg/m² | iv gtt(持续 30～90min)d1[9] NS 10ml 氟尿嘧啶 400mg/m² | iv(亚叶酸钙后)d1[10] 续 NS 100ml 氟尿嘧啶 2400mg/m² | civ(持续 48h) NS 100ml iv gtt (冲管)

❶ FOLFIRI 联合西妥昔单抗（c225）方案作为新辅助化疗方案可以提高化疗疗效，进而提高切除率。如因经济原因无法承受靶向治疗，可以仅采用 FOLFIRI 方案。FOLFIRI±西妥昔单抗方案用药顺序。a. 如果在同一天内用药，用药物顺序为西妥昔单抗、伊立替康、亚叶酸和 5-氟尿嘧啶；b. 我科常规先用西妥昔单抗（d0），再用 FOLFIRI（d1)。便于分开观察分子靶向和化疗毒性，个体化调整药物剂量。该方案 2 周为 1 个疗程，建议治疗时限为 2～3 个月。

❷ 为避免化疗药物外渗，建议常规深静脉置管。

❸ 饮食安排注意患者有无高血压病、糖尿病等合并疾病。辅助检查也存在类似情况。

❹ 亚叶酸钙为近 20 年来发现最有效的生物调节剂，与氟尿嘧啶在体内的活性代谢物——氟尿嘧啶脱氧核苷酸（FDUMP）和胸苷酸合成酶（TS）形成稳定的三重复合物，抑制 DNA 的合成，增

强氟尿嘧啶的疗效。可用0.9%氯化钠溶液或葡萄糖注射液配制成输注液，配制后的输注液 pH 不得少于 6.5。临床使用应现配液，避光。不可与氟尿嘧啶混合输用，因可能产生沉淀。不良反应很少见，偶见皮疹、荨麻疹或哮喘等其他过敏反应。恶性贫血及维生素 B_{12} 缺乏引起的巨幼细胞贫血禁用本品。

❺ 化疗中药物（如激素）可能激活嗜肝病毒，必要时先用核苷类似物抗病毒。化疗后如果出现肝损害，应注意鉴别病毒性肝炎、药物性肝炎和肝转移等原因引起肝损害。

❻ 以下情况推荐首选 MRI 检查：a. 直肠癌术前分期；b. 大肠癌肝转移灶评价；c. 怀疑腹膜及肝被膜下病灶。中低位直肠癌（距肛缘<12cm 以下直肠）可行盆腔 MRI 平扫＋增强扫描。

❼ NCCN 指南（2015 年英文版）建议：所有转移性结直肠癌患者都应检测肿瘤组织的 KRAS 和 NRAS 突变状态和基因分型。若有可能，还应检测患者 KRAS 和 NRAS 的非外显子 2 突变状态。携带任何 RKAS 突变或 NRAS 突变（外显子 2 或非外显子 2）的患者均不宜使用西妥昔单抗；但是目前执行存在 2 个问题：a. 不同人种存在基因多态性，是否在国人同样需要检测 NRAS，仍在Ⅲ期临床验证中；b. 目前 NRAS 检测技术还需推广。

❽ 西妥昔单抗可与细胞表面的表皮生长因子受体特异性结合，抑制与表皮生长因子受体结合的酪氨酸激酶（TK）的作用，阻断细胞内信号转导途径，从而抑制癌细胞增殖，诱导癌细胞凋亡。本品耐受性好，不良反应大多可耐受，最常见的是痤疮样皮疹、疲劳。常引起不同程度的皮肤毒性反应，用药期间患者应注意避光。轻至中度皮肤毒性反应无需调整剂量，发生重度皮肤毒性反应者，应酌情减量。一过性痤疮样皮疹是西妥昔单抗持续治疗时最常出现的不良反应，随治疗时间的延长，症状逐渐减轻，此外还有皮肤干燥、皲裂、甲沟炎等，以上皮肤毒性反应通过局部用药均可得到控制。值得注意的是，西妥昔单抗治疗后皮肤反应的发生和严重程度与疗效具有相关性，皮肤反应越重的患者，西妥昔单抗治疗的有效率越高，患者中位生存期越长，因此可将皮肤反应作为西妥昔单抗疗效的预测指标，具体机制尚不清楚，但基础研究表明，Her-1/表皮生长因子受体在皮肤毛囊和角化细胞的正常分化和生长中扮演重

要角色，抑制 Her-1/表皮生长因子受体可能引起皮肤毒性反应。

西妥昔单抗，首次剂量为 400mg/m^2。其后每周 250mg/m^2。西妥昔单抗是一种人鼠嵌合性单克隆抗体，为预防过敏反应，首次注滴本品之前，患者必须接受肾上腺皮质激素和抗组胺药物治疗，建议在随后每次使用本品之前都对患者进行这种治疗。我科通过延长输注时间，对预防反应有一定的作用。推荐起始剂量为 400mg/m^2，滴注时间 120min，滴速应控制在 5ml/min 以内。维持剂量为一周 250mg/m^2，滴注时间不少于 60min。

⑨ 伊立替康是特异性 DNA 拓扑异构酶抑制剂，通过与拓扑异构酶和 DNA 形成的复合体稳定结合，特异性抑制 DNA 重连步骤，引起 DNA 单链断裂，使 DNA 产生不可逆损伤。用作大肠癌一线治疗盐酸伊立替康的有效率为 15%～32%，二线治疗的有效率为 17%～27%，与氟尿嘧啶/亚叶酸钙疗效相似。对氟尿嘧啶治疗失败者 CPT-11 仍有效。禁忌证包括慢性肠炎和（或）肠梗阻炎性肠病和（或）肠梗阻，对盐酸伊立替康三水合物或盐酸伊立替康（开普拓）中的赋型剂有严重过敏反应史；孕期和哺乳期；胆红素超过正常值上限的 1.5 倍；严重骨髓功能衰竭。伊立替康持续静脉滴注 30～90min，主要毒性为延迟性腹泻和骨髓抑制，按出现时间先后。

a. 急性胆碱能综合征：用药后第一个 24h 内发生，出现腹痛、结膜炎、低血压、血管舒张、出汗、流泪及流涎增多。与其抑制乙酰胆碱酯酶有关。用硫酸阿托品治疗（0.25mg 皮下注射）。对气喘的患者应小心谨慎。对有急性、严重的胆碱能综合征患者，下次使用本品时，应预防性使用硫酸阿托品。

b. 迟发性腹泻：是伊立替康剂量限制性毒性反应。在使用本品 24h 后及在下周期化疗前任何时间均有发生迟发性腹泻的危险，发生首次稀便的中位时间是第 5 天，既往接受过腹部或盆腔放疗的患者基础白细胞升高及行为状态评分＞2 分的患者，当治疗不当时其腹泻的危险性增加；腹泻可能危及生命，尤其对于合并中性粒细胞减少症的患者更是如此。出院的患者应携带一定数量的药物以便腹泻发生时及时治疗。一旦出现第一次稀便（有消化道造口的患者，粪便形态异常，应该具体分析），开始抗腹泻治疗。目前，推荐的抗腹泻治疗措施为：高剂量的洛哌丁胺（2mg/2h）首剂 4mg

后，这种治疗需持续到最后一次稀便结束后 12h，中途不得更改剂量，本药有导致麻痹性肠梗阻的危险。故所有患者以此剂量用药一方面不得少于 12h，但也不得连续使用超过 48h。可加用奥曲肽抗腹泻治疗［NS 45ml＋奥曲肽 0.3mg civ（持续 12h），q12h］；当腹泻合并严重的中性粒细胞减少症（粒细胞计数＜0.5×10^9/L）时，应用广谱抗菌素预防性治疗。洛哌丁胺不应用于预防性治疗，甚至前一周期出现过迟发性腹泻的患者也不应如此。出现严重腹泻的患者，在下个周期用药应减量。

c. 中性粒细胞减少症是可逆转和非蓄积的；无论在单药治疗或联合治疗中，到最低点的中位时间为 8 天。

⑩ 氟尿嘧啶应用于大肠癌的临床治疗已有四十余年，是治疗大肠癌最有效的药物。为周期特异性药物，在人体内转化为其活性代谢物抑制胸腺嘧啶苷酸合成酶，阻断胸腺嘧啶脱氧核苷形成，干扰 DNA 形成，主要杀灭增殖周期 S 期细胞。氟尿嘧啶的半衰期短(8～20min，平均 16min)，滴注可以维持有效血药浓度，增加 S 期肿瘤细胞的暴露，发挥更好的瘤细胞减灭作用。可用等渗盐水或5％葡萄糖液配制。

注：1. 新辅助治疗的适应证

(1) 直肠癌 T_3 和（或）N＋的可切除直肠癌患者，推荐新辅助放化疗。

(2) T_4 或局部晚期不可切除的直肠癌患者，必须新辅助放化疗后，重新评价能否手术治疗。

(3) 结直肠癌患者合并肝转移和（或）肺转移，可切除或者潜在可切除，推荐术前化疗或化疗联合靶向药物治疗。

2. 新辅助治疗的目的　提高手术切除率，提高保肛率，延长患者无病生存期，推荐用于距肛缘＜12cm 的直肠癌。除结肠癌肝转移外，不推荐结肠癌患者术前新辅助治疗。随着对结直肠癌生物学认识的进展和治疗水平提高，在多学科综合治疗小组指导下，对肺或盆腔等部位孤立转移灶手术＋围手术期治疗，是学术热点和前沿，需要具体问题具体分析。

3. 其他新辅助化疗方案

方案一：FOLFOX

5%GS 250ml | iv gtt（持续 2h）
奥沙利铂 85mg/m² | d1

5%GS 250ml | iv gtt（持续 2h，输注）
亚叶酸钙 400mg/m² | d1

NS 10ml | iv（用亚叶酸钙后）d1
氟尿嘧啶 400mg/m² |

续

NS 100ml | civ（持续 48h）
氟尿嘧啶 2400mg/m² |

说明：A. 奥沙利铂第 3 代铂类化合物，抑制 DNA 的合成及复制。因与氯化钠和碱性溶液（特别是氟尿嘧啶）之间存在配伍禁忌，必须用葡萄糖溶液配制。无顺铂的肾毒性，肾功能衰竭的患者不需要调整剂量。亦无卡铂的骨髓毒性。奥沙利铂致末梢感觉神经炎为剂量限制性、蓄积性、可逆性，约 12%患者发生Ⅲ度感觉性神经病变。主要表现为肢体麻木和感觉迟钝，发生于咽部及口角较少，受凉可诱发或加重病情。可自行恢复而无后遗症。感觉异常可在治疗休息期减轻，但在累积剂量大于 800mg/m²（6 个周期）时，有可能导致永久性感觉异常和功能障碍。治疗结束后 6 个月约 94%的病例部分或完全恢复。

B. 本方案 14 天为 1 个周期。

方案二：FOLFOX±贝伐组单抗

5%GS 250ml | iv gtt（持续 2h）
奥沙利铂 85mg/m² | d1

5%GS 250ml | iv gtt（持续 2h，输注）d1
亚叶酸钙 400mg/m² |

NS 10ml | iv（用亚叶酸钙后）d1
氟尿嘧啶 400mg/m² |

续

NS 100ml | civ（持续 48h）
氟尿嘧啶 2400mg/m² |

心电监护（贝伐组单抗期间）

苯海拉明 20mg im（于贝伐组单抗前半小时）

NS 1ml/1mg 贝伐组单抗 5mg/kg	iv gtt d1

说明：A. 贝伐组单抗注射液是重组的人源化单克隆抗体。与人血管内皮生长因子（VEGF）结合并阻断其生物活性，可减少肿瘤微血管生成并抑制转移病灶进展。当然，该药可以在一线和二线化疗，跨线使用。推荐剂量为5mg/kg，每2周静脉注射1次直至疾病进展。贝伐组单抗（安维汀）需用100ml 0.9%氯化钠溶液稀释，不应使用糖溶液配制或与糖溶液混合。不能静脉推注，第一次静脉滴注应在化疗后，滴注时间应超过90min。第一次滴注耐受性好，第二次静脉滴注时间应超过60min，仍然耐受好，以后滴注时间超过30min即可。其常见6个毒性作用：a. 高血压：血压大等于160/100mmHg，应暂停治疗；b. 动静脉血栓；c. 蛋白尿：尿蛋白（＋＋＋＋），或24h尿蛋白定量大于2g，应暂停治疗；d. 胃肠穿孔；e. 出血；f. 伤口愈合延迟。

B. 贝伐组单抗注射液是完全人源化单克隆抗体，所以药品说明书未提到抗过敏处理，但其毕竟是异体蛋白，推荐苯海拉明预处理，并心电监护。

C. FOLFIRI±贝伐组单抗方案的用药顺序。a. 如果在同一天内用药，先用伊立替康，随后滴注亚叶酸和氟尿嘧啶，最后为贝伐组单抗（安维汀）；b. 我科常规先用贝伐组单抗（安维汀）（d0），用FOLFIRI（d1）。便于分开观察分子靶向和化疗毒性，个体化调整药物剂量。

D. 贝伐组单抗有影响伤口愈合的潜在危险。最后一次贝伐组单抗治疗与手术时间要间隔至少6周。

E. 本方案14天为1个周期。

方案三：CapeOX±贝伐组单抗

5%GS 250ml 奥沙利铂 130mg/m^2	iv gtt（持续2h） d1

卡培他滨 850～1000mg/m^2 po bid d1～14

NS 1ml/1mg 贝伐组单抗 7.5mg/kg	iv gtt［50mg/(50ml·h)］ d1

说明：A. 卡培他滨（希罗达）为一种新的口服肿瘤内激活氟

尿嘧啶类药物，口服本品后经小肠壁以原形迅速吸收。通过体内三步酶链反应转换为氟尿嘧啶而作用于肿瘤细胞。其疗效与肿瘤组织的胸腺嘧啶磷酸化酶表达水平和体内双氢嘧啶脱氢酶的表达明显相关。肿瘤组织内高表达胸腺嘧啶磷酸化酶导致肿瘤组织与正常组织的药物差梯度而达到相对选择性肿瘤杀伤效应。代谢产物主要由肾排出，71%在尿中恢复原形，α-氟-β-丙氨酸为其主要代谢产物(52%)。最常见的副作用为可逆性胃肠道反应，如腹泻、恶心、呕吐、腹痛、胃炎等。主要毒性作用为手足综合征，约1/2发生手足综合征，表现为麻木、感觉迟钝、感觉异常、麻刺感、无痛感或疼痛感，皮肤肿胀或红斑、脱屑、水疱或严重的疼痛。皮炎和脱发常见，但严重者少见。卡培他滨的建议剂量是每日口服2500mg/m²，分2次/天（早晚各1次），治疗2周后停药一周，3周为1个周期。卡培他滨片应在餐后半小时内用水吞服。

B. 氟尿嘧啶/LV为大肠癌公认的基本化疗方案，但是长期应用不便，卡培他滨作为氟尿嘧啶/LV一种有效的可靠替代方案，在大肠癌辅助治疗、转移性大肠癌的一线治疗，与传统Mayo方案相比，它具有更高的缓解率（26%对7%）；相同的无进展生存期（PFS）和总生存期（OS）；副作用更低，并且显著降低医疗资源的使用。

C. 本方案21天为1个周期。

方案四：FOLFIRI±贝伐组单抗

心电监护（贝伐组单抗期间）

苯海拉明　20mg im（于贝伐组单抗前0.5h）

NS　1ml/1mg 贝伐组单抗　5mg/kg	iv gtt［50mg/(50ml·h)］
5%GS　250ml 亚叶酸钙　400mg/m²	iv gtt（持续2h，输注）d1
NS　10ml 氟尿嘧啶　400mg/m²	iv（用亚叶酸钙后）d1

续

NS　100ml 氟尿嘧啶　2400mg/m²	civ（持续48h）

说明：每14天为1个周期。余参见前文相关内容。

二、大肠癌辅助化疗——mFOLFOX6

长期医嘱	临时医嘱
肿瘤内科护理常规	多学科评估
二级护理	血常规、尿常规、粪常规
深静脉置管护理常规	血生化全套
半流质饮食[1]	血CEA、CA199、组织多肽特异性抗原(TPS)
NS 20ml 格拉司琼 3mg	iv bid d1～d3[2]	乙肝及丙肝相关标志物检查
	胸、腹、盆腔CT平扫+增强扫描或盆腔MRI平扫+增强
	心电图
	骨ECT(酌情选择)
	PICC深静脉置管术[3]
	纤维结肠镜检查[4]
	5%GS 250ml 奥沙利铂 85mg/m²	iv gtt(持续2h) 5%GS 250ml 亚叶酸钙 400mg/m²	iv gtt(持续2h,第1天和奥沙利铂同时输注)d1 NS 10ml 氟尿嘧啶 400mg/m²	iv(用亚叶酸钙后)d1 续 NS 100ml 氟尿嘧啶 2400mg/m²	civ(持续48h)

❶ 患者化疗期间食欲较差且消化道黏膜不同程度受损，故推荐予以半流质饮食。半流质饮食种类可以根据患者基础疾病情况选择予以低脂、低盐、低嘌呤等饮食。

❷ 化疗前后可常规应用5-HT_3受体拮抗药（如格拉司琼）预防恶心呕吐，可明显减轻该副作用。

❸ 氟尿嘧啶持续静脉滴注如自浅静脉给药，极易损伤血管壁，致静脉炎。故推荐化疗前予以行PICC深静脉置管术。

❹ 若术前因肿瘤梗阻无法行全结肠镜检查，予术后3～6个月内检查。

注：1. 该方案每14天为1个周期。

2. 辅助化疗的适应证

(1) Ⅰ期或有化疗禁忌的患者，不推荐辅助治疗。

(2) Ⅱ期大肠癌患者复发率为25%～35%，高危Ⅱ期及以上，需要术后辅助化疗。高危因素包括组织分化差（Ⅲ或Ⅳ级）、T4、血管淋巴管浸润、术前肠梗阻/穿孔、标本检出淋巴结不足12枚。

(3) Ⅲ期复发率为25%～45%，常规行辅助化疗。

(4) 化疗时限不超6个月。

(5) 错配修复（MMR）蛋白表达缺失或高度微卫星不稳定（MSI-H）是Ⅱ期结肠癌预后良好的一个标志物，所有＜50岁或者Ⅱ期患者均需考虑进行MMR蛋白检测。因为MSI-H的Ⅱ期患者可能预后较好，且不能从氟尿嘧啶辅助化疗中受益。

3. 其他辅助化疗方案

方案一：CapeOX方案

5%GS 250ml 奥沙利铂 130mg/m^2	iv gtt（持续2h） d1

卡培他滨 850～1000mg/m^2 po bid d1～14

说明：每21天为1个周期。

方案二：卡培他滨单药方案

卡培他滨 1250mg/m^2 po bid d1～14

说明：每21天为1个周期。

方案三：亚叶酸钙/氟尿嘧啶方案

5%GS 250ml 亚叶酸钙 400mg/m^2	iv gtt（持续2h） d1
NS 10ml 氟尿嘧啶 400mg/m^2	iv（用亚叶酸钙后）d1

续

NS 100ml 氟尿嘧啶 2400mg/m^2	civ（持续48h）

说明：每14天为1个周期。

三、姑息化疗——FOLFIRI±贝伐组单抗❶

长期医嘱	临时医嘱
肿瘤内科护理常规	多学科评估
二级护理	血常规、尿常规、粪常规❷
深静脉置管护理常规	血生化全套
半流质饮食	心电图
5%GS　250ml 亚叶酸钙　400mg/m² │ iv gtt（持续 2h） d1 NS　20ml 格拉司琼　3mg │ iv（化疗前后 0.5h） bid d1～d3	血 CEA、CA199、TPS、CA724❸ HBV DNA 测定 胸、腹、盆腔 CT 平扫+增强❸ 或 腹部 MRI 检查 或 盆腔 MRI 平扫+增强扫描 骨 ECT（酌情选择）❹ 全身 PET-CT 检查（酌情选择）
	PICC 置管术
	5%GS　250ml 伊立替康　180mg/m² │ iv gtt（持续 30～90min）d1 NS　10ml 氟尿嘧啶　400mg/m² │ iv（用亚叶酸钙后）d1 续 NS　100ml 氟尿嘧啶　2400mg/m² │ civ（持续 48h） NS　1ml/1mg 贝伐组单抗　5mg/kg │ iv gtt（50mg/50ml/h）d1❺

❶ FOLFIRI 联合贝伐组单抗方案作为姑息化疗方案可以提高疗效。如因经济原因无法承受靶向治疗，可以仅采用 FOLFIRI 方案。如果晚期患者一般情况或器官功能很差，推荐最佳支持治疗；三线以上化疗的患者可以考虑进入临床研究。该方案每 14 天为 1 个周期。

❷ 血常规了解是否贫血，尿常规观察血尿，结合影像学检查了解肿瘤是否侵及泌尿系统；粪常规检查消化道出血（如日出血

5ml，即有粪 OB 试验阳性)。

③ 有肝转移时可查 AFP。有卵巢转移时查 CA125。

④ 肠癌骨转移较少。

⑤ 因为贝伐组单抗有影响伤口愈合的潜在危险，最少应在术后 6 周才开始贝伐组单抗治疗。在开始贝伐组单抗治疗时，手术切口应完全愈合。

注：1. FIRE-3 研究，显示初始治疗选择 FOLFIRI 联合西妥昔单抗优于联合贝伐组单抗。但其后披露的 CALGB 80405 研究认为化疗＋西妥昔单抗的疗效等于化疗＋贝伐组单抗。一线含贝伐组单抗方案治疗进展后二线换用其他方案±贝伐组单抗如果之前的治疗没有使用贝伐组单抗，疾病进展后可以考虑在后续的治疗中使用贝伐组单抗。目前对于初治肠癌患者化疗与靶向药物的联合使用尚无定论，以下列出其他姑息化疗方案供参考：

方案一：FOLFOX±贝伐组单抗（详见新辅助化疗部分）

方案二：CapeOX±贝伐组单抗（详见新辅助化疗部分）

方案三：FOLFIRI±西妥昔单抗（详见新辅助化疗部分）

方案四：CPT-11±西妥昔单抗（详见新辅助化疗部分）

方案五：亚叶酸钙/氟尿嘧啶±贝伐组单抗

5%GS 250ml 亚叶酸钙 400mg/m²	iv gtt（持续 2h） d1
NS 10ml 氟尿嘧啶 400mg/m²	iv（用亚叶酸钙后）d1

续

NS 100ml 氟尿嘧啶 2400mg/m²	civ（持续 48h）
NS 1ml/1mg 贝伐组单抗 5mg/kg	iv gtt（50mg/50ml/h）

说明：每 14 天为 1 个周期。

方案六：CapeOX±西妥昔单抗（详见新辅助化疗部分）

方案七：FOLFOXIRI 方案（先静脉滴注奥沙利铂 2h，滴完 1h 后再静脉滴注伊立替康）

5%GS 250ml 奥沙利铂 85mg/m²	iv gtt（持续 2h） d1

5%GS　250ml 伊立替康　165mg/m^2	iv gtt（持续 30～90min） d1
5%GS　250ml 亚叶酸钙　400mg/m^2	iv gtt（持续 2h，第 1 天和 奥沙利铂同时输注）d1
NS　100ml 氟尿嘧啶　3200mg/m^2	civ（持续 48h）

说明：每 14 天为 1 个周期。

2. 其他将来可能选择的新药

（1）阿柏西普　是一个有人血管内皮生长因子受体 1 和 2 及人 IgG1de Fc 位点的重组蛋白。作用机制是作为一种血管内皮生长因子的捕捉剂，来阻止血管内皮生长因子受体激活，继而抑制血管生成。相关临床试验对阿柏西普二线用于奥沙利铂治疗失败的转移性结直肠癌进行了研究。结果组建议阿柏西普仅在联合 FOLFIRI 或伊立替康仅用于二线治疗之前未用过伊立替康的进展性结直肠癌。

（2）瑞戈非尼　是一个多途径影响肿瘤生长和血管生成的多靶点（包括血管内皮生长因子受体、成纤维细胞生长因子受体、血小板衍生因子受体、BRAF、KIT 和 RET）小分子抑制剂。目前临床研究数据提示：瑞戈非尼仅对标准治疗后进展的患者有效。建议转移性结直肠癌化疗耐药时可使用瑞戈非尼。瑞戈非尼可用于 *KRAS* 基因突变型患者的三线治疗；对 *KRAS* 基因野生型患者，瑞戈非尼可用于三线或四线治疗。

（3）帕尼单抗　是纯人源化的作用于表皮生长因子受体的单克隆抗体，可以抑制下游的信号通路传导。从 PRIME 研究的，FOLFOX＋帕尼单抗是 mCRC 一线治疗的一个治疗选择。

3. 大肠癌治疗后随访

（1）病史和体检　每 3～6 个月 1 次，共 2 年；然后每 6 个月 1 次，总共 5 年；5 年后每年 1 次。

（2）监测癌胚抗原、CA199　每 3～6 个月 1 次，共 2 年；然后每 6 个月 1 次，总共 5 年；5 年后每年 1 次。

（3）腹部或盆腔超声、胸部 X 线片　每 3～6 个月 1 次，共 2 年；然后每 6 个月 1 次，总共 5 年；5 年后每年 1 次。

（4）腹部或盆腔 CT 或 MRI　每年 1 次。

(5) 肠镜检查 术后1年内行肠镜检查，如有异常，1年内复查。如未见息肉，3年内复查；然后5年1次，随诊检查出现的大肠腺瘤均推荐切除。

(杨建伟 高炜)

第四节 胰腺癌

胰腺癌化疗

长期医嘱	临时医嘱
肿瘤内科护理常规	多学科评估[2]
二级护理	血常规、尿常规、粪常规[3]
静脉置管护理(置管选择)	血生化全套[4]
健康教育	乙肝两对半
半流质或软食[1]	HBV DNA 测定[5]
留伴一人	血 CEA、CA199[6]
NS 10ml 肝素钠 0.08ml │ iv 每周2次 冲管 (置管选择)	心电图
	心脏彩超[7]
	胸部 CT 平扫、全腹 CT 平扫＋增强(或 MRI)[8]
	头颅 MRI[10]
	骨 ECT[9]
	全身 PET-CT 检查[11]
	PICC 置管术[11]
	甲氧氯普胺 20mg im (于化疗前30min) 或 NS 100ml 格拉司琼 3mg │ iv gtt(于化疗前30min)d1、d8、d15 每4周1次
	NS 100ml 吉西他滨 1000mg/m² │ iv gtt(30min) d1、d8、d15 每4周1次

❶ 胰腺癌患者多伴有消化功能不全，化疗期间食欲较差且消化道黏膜有不同程度受损，故推荐予半流质饮食或软食。饮食种类可以根据患者基础疾病情况选择予低脂、低盐、低嘌呤等饮食。

❷ 治疗前需详细检查，确定疾病状态、分期，评估疾病预后，通过讨论制订治疗计划。

❸ 化疗前需检查血常规，评估骨髓功能。化疗后每周复查2次血常规。吉西他滨所致的骨髓抑制主要表现为中性粒细胞减少和血小板的减少，需密切观察。如出现Ⅱ级以上骨髓抑制，应予相应治疗。

❹ 化疗前需检查血生化全套，了解肝肾功能及电解质情况，一旦发现伴有低蛋白血症、电解质紊乱等应在化疗前予以纠正，如合并肝肾功能异常，需先给予治疗，待好转后方可全身化疗。

❺ 我国预防HBV感染再活动共识中，建议所有应用化疗和免疫抑制药患者要检查乙肝五项及HBV DNA，只要HBsAg阳性，则化疗前7天开始服用抗病毒药预防HBV再活动，抗病毒治疗应持续用药至化疗结束后至少12周。

❻ 化疗前后测定血CEA、CA199水平，对于疾病诊断及疗效判断有帮助。

❼ 化疗前检查心电图、心脏彩超并测算左心室射血分数，主要为了了解患者心脏基本功能情况。

❽ 首次治疗前推荐行胸部CT平扫和全腹CT平扫+增强（或全腹MRI）作为基线资料。肺部检查不建议用胸部X线平片，因其对肺部小病灶敏感性较差，易漏诊。

❾ 患者如有头晕、头痛、呕吐、肢体无力、抽搐、精神障碍等症状，可行头颅MRI检查排除是否并发脑转移癌。

❿ 患者如有骨痛或碱性磷酸酶升高，可行全身骨ECT检查，排除是否并发骨转移癌。

⓫ 反复多次浅静脉输注化疗药物易导致外周静脉破坏，给后续静脉给药造成困难，故推荐化疗前予以深静脉置管，可以采用PICC、锁骨下静脉置管或输液港。

注：1. 胰腺癌化疗的临床应用

（1）适应证　用于辅助治疗、局部晚期不可切除和转移性胰腺癌的治疗。

（2）原则

a. 鉴于各分期胰腺癌的预后均较差，鼓励患者参与设计良好的临床试验。

b. 在开始化疗之前，应该进行充分的治疗目的和辅助治疗策略的讨论，并获得知情同意。

c. 开始治疗后应密切随访，及时评估疗效，常在化疗后 2 个周期评估，必要时 1 个周期后也可评估。

d. 吉西他滨单药是晚期胰腺癌患者的标准一线治疗。

e. 吉西他滨联合方案可以选择性用于 ECOG 评分为 0～1 分体力状态良好的患者。

f. 首次治疗获益的晚期胰腺癌患者疾病进展后，体力状态良好者可能从二线治疗中获益。

g. 术后辅助化疗可能改善无病生存期和总生存期，但目前尚无标准方案。备选方案包括基于氟尿嘧啶的化放疗联合吉西他滨化疗，单药吉西他滨、氟尿嘧啶或卡培他滨（2A 类）。

h. 新辅助化疗的疗效不确定，目前仅推荐用于临床试验。

2. 晚期胰腺癌（包括局部晚期和转移性胰腺癌）的姑息化疗

（1）适应证　局部扩散或全身转移或局部治疗后复发转移、全身一般情况较好（ECOG 评分为 0～2 分）、无明显重要脏器功能异常的胰腺癌患者。姑息化疗的作用是有限的，目的是缓解症状，延长生命。初始采用的方案称为一线化疗方案，初始治疗后需换用其他方案称为二线方案。

（2）晚期胰腺癌的一线治疗原则

a. 吉西他滨单药方案被推荐为晚期胰腺癌患者的标准一线治疗方案（1 类）。

b. 吉西他滨固定剂量率（FDR）给药［10mg/(m^2·min)］视为标准的吉西他滨 30min 输注方案的合理替代用法（2B 类）。

c. 吉西他滨与铂类或氟嘧啶类联合的方案可作为体力状态良好的局部晚期或远处转移患者在临床试验之外愿意尝试较激进治疗时的合理选择（2A 类）。

d. 化放疗列为局部晚期不可切除但无远处转移且体力状态良好患者的治疗选择（2A 类）。

e. 基于氟尿嘧啶的化放疗被推荐用于肿瘤不可切除、无远处转移、体力状态良好的患者。最近的证据提示同步联合使用吉西他滨和放疗能获得相同的疗效。推荐采用CT模拟加三维放射治疗计划。治疗体积应该基于术前CT扫描结果和手术所置入的夹子（如果放置的话）来确定。当使用基于氟尿嘧啶的化放疗时，治疗体积应包括原发肿瘤和区域淋巴结所在部位。基于氟尿嘧啶的根治性化放疗中放疗剂量为50～60Gy（1.8～2.0Gy/d）。

f. 对于局部晚期胰腺癌患者，吉西他滨单药或吉西他滨联合治疗可作为氟尿嘧啶联合放疗的一种替代方案。

g. 新近数据提示，一段时间的化疗（基于吉西他滨）序贯巩固性化放疗可能优于直接进行化放疗。

h. 当全身化疗于化放疗之前进行时，在放疗前应通过CT扫描重新分期。

（3）晚期胰腺癌的一线治疗推荐方案

方案一：吉西他滨单药方案（GEM）

NS 100ml 吉西他滨 1.0g/m^2	iv gtt（30min）或［（FDR）10mg/（m^2·min）］d1、d8、d15 每4周1次

或第1个周期连用7周休息1周，第2个疗程起每3周休息1周。

说明：A. 吉西他滨单药是30年来首次被美国FDA批准（1996年）为治疗晚期胰腺癌的药物，已取代氟尿嘧啶成为标准的抗胰腺癌药物。

B. 吉西他滨单药方案的不良反应轻，高龄患者（65岁以上）、体力状态较差（ECOG 2～3）患者也能很好地耐受。

C. 该方案具有骨髓抑制作用，常为轻中度，主要表现在中性粒细胞减少和血小板的减少，需密切观察，酌情治疗。

D. 约1/3的患者出现恶心和呕吐反应，20%的患者需药物治疗。

E. 约25%的患者可有皮疹，通常为轻度皮疹，可酌情给予抗组胺药物治疗及局部治疗。

F. 滴注药物时间延长和增加用药频率可增大药物的毒性。

G. 吉西他滨固定剂量率给药：吉西他滨是一种前体药物，必须被磷酸化后才能发挥抗肿瘤活性。临床试验显示，吉西他滨固定剂量率给药［10mg/(m^2·min)］可将磷酸化吉西他滨的细胞内浓度最大化。在一项随机Ⅱ期试验中，与更高剂量吉西他滨（30min）给药比较，吉西他滨固定剂量率给药可获得更高的缓解率和更好的生存期。因此，专家组将吉西他滨固定剂量率给药［10mg/(m^2·min)］视为标准的吉西他滨30min输注方案的合理替代用法（2B类）。有关晚期胰腺癌吉西他滨固定剂量率给药的进一步研究还在进行。

方案二：吉西他滨＋卡培他滨方案（GEMCAP）

NS 100ml	iv gtt（持续30min）
吉西他滨 1000mg/m^2	d1、d8 每3周1次

卡培他滨 650mg/m^2 po bid d1～d14 每3周1次

说明：A. 两药联合使用，毒性同时存在，Ⅲ～Ⅳ度不良事件以中性粒细胞减少最常见。

B. 推荐用于ECOG评分为0～1分、体力状态较好患者。

C. 卡培他滨的常见副作用有手足综合征、高胆红素血症、腹泻、血糖升高、碱性磷酸酶升高、黏膜炎、骨髓抑制等。

D. 手足综合征的发生率约为50%，其临床表现、预防和处理参见胃癌其他新辅助化疗方案。

E. 对于有轻到中度肝肾功能损害患者应密切监护，必要时降低剂量。

方案三：吉西他滨＋奥沙利铂方案（GEMOX）

NS 100ml	iv gtt（持续30min）或［(FDR)
吉西他滨 1000mg/m^2	10mg/(m^2·min)］d1 qiw

5%GS 500ml	iv gtt（持续2h）
奥沙利铂 85mg/m^2	d1 qiw

或

NS 100ml	iv gtt（持续30min）或［(FDR) 10mg/
吉西他滨 1000mg/m^2	(m^2·min)］d1、d8 每3周1次

5%GS 500ml	iv gtt（持续2h）
奥沙利铂 100mg/m^2	d1 每3周1次

说明：A. 联合用药，吉西他滨、奥沙利铂的不良反应同时存在。推荐用于ECOG评分为0～1分、体力状态较好者。

B. 配制奥沙利铂用葡萄糖或注射用水，不能用0.9%氯化钠；避免接触铝制品；输注时应注意避光。

C. 奥沙利铂的神经毒性发生率为82%，为剂量限制性毒性。主要表现为感觉迟钝或感觉异常，遇冷加重，发生严重上呼吸道痉挛时可危及生命。因此用药期间需禁冷水漱口、冷水洗脸及冷食，注意保暖避免接触冷物品。

D. 奥沙利铂的超敏反应发生率不高，常在用药5～6个周期后发生，程度较轻者在之后治疗中预防性应用地塞米松和抗组胺药能使其完成足量治疗。

E. 奥沙利铂神经毒性与总剂量相关，为可逆性，停药后可渐恢复正常。

F. 奥沙利铂的剂量调整原则：当疼痛性感觉异常和（或）功能障碍开始出现时，给药量减少25%；如剂量调整后症状仍持续存在或加重，应停止用药；在症状完全或部分消失之后仍可全量或减量使用该药。

方案四：吉西他滨＋顺铂方案（GEM＋DDP）

NS 100ml | iv gtt（持续30min）
吉西他滨 800～1000mg/m^2 | d1、d8、d15 每4周1次

NS 500ml | iv gtt
顺铂 25mg/m^2 | d1、d8、d15 每4周1次

或 NS 100ml | iv gtt（持续30min）
吉西他滨 1000mg/m^2 | d1 qiw

NS 500ml | iv gtt
顺铂 50mg/m^2 | d1 qiw

说明：A. 联合用药，吉西他滨、顺铂不良反应同时存在。推荐用于体力状态较好（ECOG评分为0～1分）患者。

B. 顺铂为强致吐化疗药物，可常规预防性应用5-HT_3受体拮抗药。

C. 顺铂有一定的肾毒性，在用药（每天剂量超过60mg）前后，采用水化疗法，降低血药浓度，增加其肾脏清除率，并可加用甘露醇和呋塞米加速肾排泄，可以防止肾毒性的发生。

D. 每天记录24h出入量。

E. 定期检查肾功能、电解质、血常规和听力。

F. 用药期间，禁用氨基糖苷类抗生素。

方案五：吉西他滨＋厄洛替尼方案

NS 100ml	iv gtt（持续 30min）
吉西他滨 1000mg/m²	d1 qw

第 1 个疗程连用 7 周休息 1 周，第 2 个疗程起每 3 周休息 1 周

厄洛替尼 100mg po qd

说明：A. FDA 批准厄洛替尼联合吉西他滨作为局部晚期不可切除或远处转移胰腺癌患者的一线治疗方案。

B. 推荐厄洛替尼在饭前 1h 或饭后 2h 服用。

C. 厄洛替尼的主要副作用有皮疹、腹泻，Ⅲ～Ⅳ度发生率分别为 9%和 6%。皮疹发生的中位时间为 8 天，腹泻发生的中位时间为 12 天。皮疹可用氢化可的松软膏处理。腹泻可用洛哌丁胺处理。

方案六：氟尿嘧啶/亚叶酸钙方案（5-FU/LV）

NS 250ml	iv gtt（持续 2h）
亚叶酸钙 200mg/m²	d1～d5 每 4 周 1 次
NS 500ml	iv gtt
氟尿嘧啶 500mg/m²	d1～d5 每 4 周 1 次

说明：A. 5-FU/LV 的主要副作用有胃肠道反应和骨髓抑制，经对症处理和调整药物剂量后，多数患者可耐受。

B. 氟尿嘧啶的局部刺激较大，注射部位可引起静脉炎，建议经深静脉置管输注。

方案七：氟尿嘧啶/亚叶酸钙＋奥沙利铂＋伊立替康方案

NS 10ml 氟尿嘧啶 400mg/m²	iv d1
5%GS 250ml	iv gtt（持续 2h）
奥沙利铂 85mg/m²	d1
5%GS 250ml	iv gtt（持续 30～120min）
伊立替康 180mg/m²	d1
5%GS 250ml	iv gtt（持续 2h，d1 和
亚叶酸钙 400mg/m²	奥沙利铂同时输注）d1

NS　10ml	civ（在亚叶酸钙后使用，持续 46h，
氟尿嘧啶　2400mg/m^2	推荐使用化疗泵）qiw

说明：A. FOLFIRINOX 方案包括第 1 天氟尿嘧啶 400mg/m^2 团注后，奥沙利铂 85mg/m^2，伊立替康 180mg/m^2 和甲酰四氢叶酸 400mg/m^2，接下来氟尿嘧啶 2400mg/m^2 46h 持续滴注，注意奥沙利铂应用前后最好予葡萄糖注射液冲管。

B. 2011 年《NCCN 胰腺癌临床实践指南》（中国版）基于循证医学证据，对于体力状态良好者（ECOG 评分为 0～1 分）增加了 FOLFIRINOX 治疗的 1 类推荐。

方案八：吉西他滨＋白蛋白结合型紫杉醇方案

NS　100ml	iv gtt（30～40min）
白蛋白结合型紫杉醇　125mg/m^2	d1、d8、d15 每 4 周 1 次

NS　100ml	iv gtt（30min）
吉西他滨　1000mg/m^2	d1、d8、d15 每 4 周 1 次

说明：A. 2013 年 9 月 FDA 宣布批准 Abraxane——白蛋白结合型紫杉醇联合吉西他滨用于转移性胰腺癌的一线治疗。

B. Abraxane（125mg/m^2）的周期为 28 天，在每个周期的第 1、第 8、第 15 天经静脉给药，随后立即序贯应用吉西他滨。

C. Abraxane＋吉西滨他联合疗法有关的常见不良事件有中性粒细胞减少、血小板减少、周围神经病变、恶心、脱发、周围水肿、腹泻、发热、呕吐、皮疹和脱水。

方案九：替吉奥（S1）单药方案

替吉奥　40～60mg bid d1～d28 每 6 周 1 次

说明：替吉奥（S1）是新型的口服氟尿嘧啶制剂，包括替加氟（FT）及以下两类调节剂——吉美嘧啶（CDHP）、奥替拉西（OXO）。替吉奥是氟尿嘧啶的前体药物，具有优良的口服生物利用度，能在活体内转化为氟尿嘧啶。近年研究表明，替吉奥在胰腺癌治疗方面疗效较好，单药或联合方案可用于晚期胰腺癌的姑息治疗及可手术切除胰腺癌的术后辅助化疗。根据体表面积给予推荐剂量：$<1.25m^2$ 者，予 80mg/d；1.25～1.5m^2 者，予 100mg/d；$>1.5m^2$ 者，予 120mg/d，口服，第 1～28 天，每 6 周重复。

（4）晚期胰腺癌的二线治疗原则

a. 首次治疗获益的晚期胰腺癌患者疾病进展后，体力状态良好者可能从二线治疗中获益。

b. 既往未接受吉西他滨治疗的患者二线治疗可首选吉西他滨。

c. 其他可选择的方案有卡培他滨联合或不联合奥沙利铂，或氟尿嘧啶加奥沙利铂方案（均为2B类）。

(5) 晚期胰腺癌的二线治疗推荐方案

方案一：吉西他滨单药方案（详见晚期胰腺癌一线治疗部分）

说明：用于既往未接受吉西他滨治疗者。

方案二：卡培他滨单药方案

卡培他滨　1000mg/m² po bid d1～d14 每3周1次

说明：A. 单药治疗患者耐受较好，体力状态较差（KPS评分为60～80分）者也可以选择应用。

B. 卡培他滨的常见副作用见前文。

C. 副作用的发生与剂量相关，因此建议使用低剂量治疗。

方案三：奥沙利铂＋氟尿嘧啶/亚叶酸钙方案（OFF）

5%GS　500ml	iv gtt（持续2h）
奥沙利铂　85mg/m²	d8、d22 每6周1次
NS　250ml	iv gtt（持续2h）
亚叶酸钙　200mg/m²	d1、d8、d15、d22 每6周1次
NS　250ml	iv gtt（持续24h）
氟尿嘧啶　2000mg/m²	d1、d8、d15、d22 每6周1次

说明：A. 该方案的毒性通常为轻中度，患者可以很好地耐受，推荐用于体力状态较好者。

B. CONK003研究显示OFF方案能够明显改善晚期胰腺癌一线治疗失败后患者的生存期。

方案四：卡培他滨＋奥沙利铂方案（CApoX）

卡培他滨　800～1000mg/m² po bid d1～d14 每3周1次

5%GS　500ml	iv gtt（持续2h）
奥沙利铂　130mg/m²	d1 每3周1次

说明：A. 联合用药，卡培他滨、奥沙利铂同时存在，如一线方案中所述。

B. 推荐用于ECOG评分为0～1分的体力状态较好者。

方案五：卡培他滨＋厄洛替尼方案

卡培他滨 1000mg/m^2 po bid d1～d14 每3周1次

厄洛替尼 150mg po qd

说明：A. 本方案可考虑用于吉西他滨耐药的进展期胰腺癌。

B. 药物不良反应如一线方案中所述。

3. 胰腺癌术后辅助治疗（辅助化疗或辅助化放疗）

（1）适应证 仅考虑用于未接受新辅助治疗，并且已经完全从手术中恢复的患者。（多项研究显示无论对淋巴结阴性及阳性，或肿瘤切缘阴性和阳性患者，吉西他滨辅助化疗均显示了生存优势）

（2）原则

a. 一般情况下辅助治疗应在术后4～8周内开始。

b. 术后辅助化疗可能改善无病生存期和总生存期，但目前尚无标准方案。备选方案包括：基于氟尿嘧啶的化放疗联合吉西他滨化疗、单药吉西他滨、氟尿嘧啶或卡培他滨（2A类）。

c. 当单纯化疗作为辅助治疗时，对于多数患者吉西他滨优于氟尿嘧啶或卡培他滨。

d. 放疗常和氟尿嘧啶持续静脉输注或卡培他滨联合进行。

e. 辅助治疗中基于氟尿嘧啶的化放疗可以和吉西他滨全身治疗同时进行。

f. 目前化疗与放疗的最佳联合方式和进行顺序尚未确定，NCCN专家组推荐当给予术后放疗时，剂量应在45～54Gy（1.8～2.0Gy/d），强烈推荐使用CT模拟和三维放疗计划。治疗体积应根据术前CT扫描结果和手术中所置入的夹子（如果放置的话）确定，应包括原发肿瘤和区域淋巴结所在部位。

g. 关于局部晚期胰腺癌的新近试验数据提示，一段时间的化疗序贯巩固化放疗或许优于直接化放疗。因此，专家组推荐当考虑将化放疗作为辅助治疗时，应该在一段足够疗程的全身化疗后进行化放疗。

h. 如果全身化疗早于化放疗，每种治疗后应该进行CT扫描再分期。

i. 应推荐对患者术后且在辅助化放疗开始前进行基线状态评估，包括CT扫描（2B类）和CA199水平，明确是否存在疾病远处转移。

(3) 胰腺癌术后辅助化疗的推荐方案

方案一：吉西他滨单药方案

NS 100ml	iv gtt（持续 30min）
吉西他滨 1000mg/m²	d1、d8、d15 每 4 周 1 次×6 个周期

说明：CONKO-001 研究显示胰腺癌完全切除（R0 或 R1）后辅助吉西他滨治疗可以明显改善生存期。

方案二：卡培他滨单药方案（详见晚期胰腺癌的二线治疗部分）

方案三：氟尿嘧啶/亚叶酸钙方案（5-FU/LV）（详见晚期胰腺癌的一线治疗部分）

4. 晚期胰腺癌的姑息治疗

(1) 晚期胰腺癌患者一旦出现胆管或胃梗阻、严重腹痛、或其他肿瘤相关临床症状应该给予相应的姑息治疗。

(2) 对于胆道梗阻最佳姑息治疗为内镜下置入胆道支架。

(3) 胃出口处梗阻可以通过内镜下置入肠道支架获得姑息性缓解，另一种替代方法为经皮内镜胃造瘘（PEG）导管置入。

(4) 腹腔神经丛毁损术治疗显著改善了晚期胰腺癌患者的疼痛。

(5) 对于有胰腺外分泌酶缺乏症状（如脂肪泻）的胰腺癌患者，推荐给予口服胰腺外分泌酶替代治疗。

(6) 胰腺癌患者发生静脉血栓栓塞疾病的风险显著升高。对于发生静脉血栓，专家组推荐低分子量肝素（LMWH）优于华法林。

(7) 对于伴有抑郁、疼痛、营养不良的局部晚期或转移性胰腺癌患者应接受姑息医学服务的正规评估和治疗。

5. 随访与监测　每周期化疗后需密切随访观察血常规、肝肾功能、听力、神经系统和心脏功能变化情况。建议化疗后每周复查 2 次血常规，连查 2 周；每 2 周复查 1 次肝肾功能；每周期复查 1 次心电图、血癌胚抗原、CA199；每 2 个周期对目标病灶评估 1 次，如病情出现明显进展，可在化疗 1 个周期后即予以评估，以免延误治疗。

（许 慎　詹丽芬）

第五节 原发性肝癌

一、姑息化疗——FOLFOx4 方案（EACA 研究）

长期医嘱	临时医嘱
肿瘤内科护理常规	多学科评估
二级护理	血常规、尿常规
深静脉置管护理常规	粪常规＋OB 试验
健康教育	血生化全套
半流质饮食❶	血凝全套＋DIC 全套
	AFP 定量
	乙肝、丙肝相关抗体检查❷
	心电图
	胸部影像学检查
	肝脏 CT 或肝脏 MRI 扫描❸
	PICC 置管术
	NS 20ml 昂丹司琼 8mg | iv（化疗前 30min）
	5%GS 250ml 奥沙利铂 85mg/m² | iv gtt（持续 2h）❹ d1
	5%GS 250ml 亚叶酸钙 100mg/m² | iv gtt（持续 2h，第 1 天和奥沙利铂同时输注） d1～d2❺
	NS 10ml 氟尿嘧啶 400mg/m² | iv（用亚叶酸钙后） d1、d2
	续 NS 500ml 氟尿嘧啶 600mg/m² | iv gtt（持续 22h，推荐使用化疗泵） d1、d2

❶ 患者化疗期间食欲较差，且患者如合并肝硬化食管静脉曲张等情况，推荐予半流质膳食，并根据具体情况酌情调整。

❷ 最好包括乙肝表面抗原（HBsAg）：如果 HBsAg 阳性，应该包括 HBe 和抗-HBc（IgM）检查；乙肝表面抗体（仅在球蛋白检查或疫苗评估时检查）。丙肝病毒抗体：如果检查结果低度阳性，可行重组免疫印迹法检查确诊。

❸ 如患者有骨痛或碱性磷酸酶升高，可行全身骨 ECT 检查。

❹ 该方案不良反应以神经毒性常见，主要表现为冷敏感性的四肢末端感觉异常和麻痹，和总剂量相关，具可逆性，停药后可渐恢复正常。奥沙利铂剂量调整原则当疼痛性感觉异常和（或）功能障碍开始出现时，给药量减少 25%；如剂量调整后症状仍持续存在或加重，应停止用药；在症状完全或部分消失之后仍可全量或减量使用该药。

❺ 若亚叶酸钙为左旋结构，剂量为 100mg/m^2；若为非左旋结构，剂量为 200mg/m^2。

注：1. 姑息化疗的适应证　无根治手术指征，肝脏弥漫性病变，门静脉主干或下腔静脉瘤栓，已有肝外转移或肝血管变异等不适合经动脉灌注化疗栓塞（TACE），多次 TACE 后肝血管阻塞以及或 TACE 后复发，全身一般情况较好（ECOG 评分为 0～2 分）、无明显重要脏器功能异常的患者。姑息化疗的作用有限，晚期肝癌姑息化疗仍缺乏大规模的临床试验数据，仅少数几项研究显示，与最佳支持治疗相比，姑息化疗能延长患者的总生存期。

2. 原则

（1）鼓励患者参与设计良好的临床试验。

（2）对于体力状态较差的患者（ECOG 评分＞2 分），姑息化疗不受益，根据肝功能分级可酌情考虑靶向药物治疗或单用最佳支持治疗。

（3）姑息化疗过程中要及时评估化疗疗效，常在化疗 2 个周期后评估，如肿瘤出现明显进展时 1 个周期后也可评估，以免造成无效化疗，加速患者死亡。

3. 其他姑息化疗方案

方案一：多柔比星单药方案

多柔比星　60mg/m^2 iv d1

说明：本方案 21 天为 1 个周期。

方案二：低剂量PF持续注射方案

氟尿嘧啶 170mg/m^2 civ d1～d7

顺铂 3mg/m^2 civ d1～d5

说明：本方案连用4周，休息1周。

方案三：FI持续注射方案

氟尿嘧啶 200mg/(m^2·d) civ d1～d21

干扰素α-2b 4×10^{6}U/(m^2·d) sc 每周3次

说明：本方案28天为1个周期。

方案四：吉西他滨联合铂类方案

(1) NS 100ml
吉西他滨 1000mg/m^2 | iv gtt d1、d8

NS 500ml
顺铂 70mg/m^2 | iv gtt d1

说明：本方案21天为1个周期。

(2) NS 100ml
吉西他滨 1000mg/m^2 | iv gtt d1、d8

5%GS 250ml
奥沙利铂 100mg/m^2 | iv gtt d1 (2h)

说明：本方案21天为1个周期。

方案五：奥沙利铂联合表柔比星方案

灭菌注射用水 50ml
注射用盐酸表柔比星 60mg/m^2 | iv d1

5%GS 250ml
奥沙利铂 130mg/m^2 | iv gtt (持续2h) d1

说明：本方案21天为1个周期。

方案六：卡培他滨联合铂类方案

(1) XELOX方案

5%GS 250ml
奥沙利铂 130mg/m^2 | iv gtt (持续2h) d1

卡培他滨 1000mg/m^2 po bid d1～d14

说明：本方案21天为1个周期。

(2) XP方案

NS 500ml | iv gtt
顺铂 75mg/m² | d1

卡培他滨 1000mg/m² po bid d1～d14

说明：本方案21天为1个周期。

二、靶向治疗

长期医嘱	临时医嘱
肿瘤内科护理常规	多学科评估
二级护理	血常规、尿常规
深静脉置管护理常规	粪常规+OB试验
健康教育	血生化全套
半流质饮食	血凝全套+DIC全套
索拉非尼 400mg po bid❶	AFP定量
	肝炎标志物检查
	心电图
	胸部影像学检查
	肝脏CT或肝脏MRI扫描

❶ 推荐索拉非尼的剂量为每次0.4g，每日2次，空腹或伴低脂、中脂饮食服用。轻度和中度肝损害者（Child-Pugh A和B）无需调整剂量。

注：上述治疗针对肝功能分级Child-Pugh A和B（评分标准见表10-1）的患者，Child-Pugh C患者对症姑息治疗。

表10-1 Child-Pugh评分

化学和生物化学指标	评分点/分		
	1	2	3
肝性脑病分级	无	1～2	3～4
腹水	无	轻	中
白蛋白/(g/L)	>35	28～35	<28
凝血酶原时间延长/s	1～4	4～6	>6
胆红素/(μmol/L)	<34	34～51	>51
对初级胆管硬化患者	1～4	4～10	>10

注：A级为5～6分，B级为7～9分，C级为10～15分。

三、并发症的处理

（一）消化道出血

长 期 医 嘱	临 时 医 嘱
肿瘤内科护理常规	血常规 st!
一级护理	急诊全套 st!
半流质膳食❶	尿常规
吸氧 prn	粪常规+OB 试验 st!
卧床休息	血凝全套+DIC 全套 st!
心电监测 prn	生化全套
测 BP、P、R q4h	血型血交叉 术前四项❸ 输注浓缩红细胞❸ } prn❸
记 24h 出入量	
冷 NS 20ml 去甲肾上腺素 3mg } q6h～q12h 分次口服	内镜下直视止血❹
冷 NS 20ml 凝血酶 500U } q6h～q8h❷ 分次口服	肝动脉造影+栓塞术❺
奥美拉唑 40mg iv q12h～q8h	
NS 100ml 酚磺乙胺 0.5g } iv gtt bid～tid	
NS 50ml 生长抑素 3000μg } iv（泵入）（4～8ml/h）	

❶ 呕血时暂禁食，必要时予胃肠减压防止窒息，出血停止后逐渐过渡到米汤膳食、胃出血膳食、半流质膳食。

❷ 必要时凝血酶加至 1000U，可与去甲肾上腺素交替口服。

❸ 对于中、重度出血或有出血性休克的患者应积极补充血容量，除用林格液、右旋糖酐或其他血浆代用品，输血的参考指标为“1.3.7.9”，即脉搏 100 次/分以上，红细胞低于 3.0×10^{9}/L，血红蛋白低于 70g/L，收缩压低于 90mmHg（12kPa）。补液量根据估计的失血来决定或建立中心静脉压监护。食管静脉曲张破裂出血者，输血量应控制在出血量的 2/3～1/2。库存血含氨量较多，可诱发肝性脑病。肝硬化患者宜用鲜血。

④ 必要时可行内镜下直视止血处理。

⑤ 必要时可行肝动脉造影＋栓塞术治疗。

（二）肝性脑病

长期医嘱		临时医嘱
肿瘤内科护理常规		去除诱因②
一级护理		血常规 st!
限蛋白饮食①		急诊全套 st!
吸氧　prn		尿常规
卧床休息		粪常规＋OB 试验
心电监测　prn		血凝全套＋DIC 全套 st!
测 BP、P、HR　q4h		生化全套
记 24h 出入量		血氨
乳果糖　10～20ml po tid		胸部 CT 检查
NS　70ml 白米醋　30ml	保留灌肠 bid～tid	心电图 全腹 B 超、CT 平扫
甲硝唑　0.8g/d po		
肝脑清　250ml iv gtt qd～bid		

① 每日供热量 1200～1600kcal 和足量的维生素，食物成分以碳水化合物为主，病情改善后即可给少量豆浆、牛奶，逐步加蛋白质至每日 30～40g。

② 预防和治疗感染或上消化道出血；避免大量应用排钾利尿药或放腹水；及时纠正水、电解质紊乱及酸碱平衡失调；原则上禁用吗啡及其衍生物、镇静药、副醛等，必要时可用小剂量地西泮或水合氯醛灌肠。

注：1. 纠正水电解质、酸碱平衡失调，每日入液量不超过 2500ml 为宜。

2. 用冰帽降低颅内温度，以减少能量消耗，保护脑细胞功能。

3. 保持呼吸道通畅。防治脑水肿：必要时静滴高渗葡萄糖、甘露醇等脱水药。

4. 防止出血与休克：有出血倾向者可静滴维生素 K 或者输血，纠正休克、缺氧和肾前性尿毒症。

(三) 肝肾综合征

肝肾综合征又称为功能性肾功能衰竭，是指严重肝脏疾病患者体内代谢产物的损害，血流动力学的改变及血流量的异常，导致肾脏血流量的减少和滤过率降低所引起，而其肾脏并无解剖和组织学方面的病变，肝肾综合征主要由于肾脏有效循环血容量不足等因素所致，肾脏无病理性改变，表现为自发性少尿或无尿、氮质血症、稀释性低钠血症和低尿钠。其关键环节是肾血管收缩，导致肾血流量与肾小球滤过率降低，治疗以去除诱因，补足血容量，扩张肾血管为主。

（崔同建　张桂枫）

第六节　胆管系统肿瘤

姑息化疗

长期医嘱	临时医嘱
肿瘤内科护理常规	多学科评估
二级护理	血常规、尿常规
深静脉置管护理常规	粪常规＋OB 试验
半流质饮食[1]	血生化全套
	血凝全套
	AFP 定量
	心电图
	胸部 CT 平扫检查
	全腹 CT 或全腹 MRI 平扫＋增强[2] 或 MRCP 检查[2]
	PICC 置管术
	NS　20ml 昂丹司琼　8mg　| iv（化疗前 30min） 5%GS　250ml 草酸铂　$100mg/m^2$　| iv gtt(持续 2h)[3] d1

续表

长期医嘱	临时医嘱
	NS 100ml 吉西他滨 1000mg/m² │ iv gtt d1、d8（30min 内） 5% GS 100ml 冲管用（奥沙利铂前后） NS 100ml 冲管用（吉西他滨前后）

❶ 患者化疗期间食欲较差，且患者如合并肝硬化食管静脉曲张等情况，推荐半流质膳食，根据具体情况酌情调整。

❷ 选用磁共振胰胆管造影（MRCP）检查，全腹 CT 或全腹 MRI 平扫＋增强中可仅选用中下腹范围。

❸ 奥沙利铂的副作用及剂量调整见肝细胞癌姑息化疗的相关内容。

注：1. 姑息化疗的适应证 局部晚期不能切除的患者，或因远处转移而未手术切除原发灶，全身一般情况较好（ECOG 评分为 0～2 分）、无明显重要脏器功能异常的患者。

2. 原则

（1）鼓励患者参与设计良好的临床试验。

（2）对于体力状态较差的患者（ECOG 评分＞2 分），姑息化疗不受益，应单用最佳支持治疗。

（3）姑息化疗过程中要及时评估化疗疗效，常在化疗后 2 个周期评估，如肿瘤出现明显进展时 1 个周期后也可评估，以免造成无效化疗，加速患者死亡。

3. 其他姑息化疗方案

方案一：吉西他滨

NS 100ml │ iv gtt
吉西他滨 1000mg/m² │ d1、d8

说明：本方案 21 天为 1 个周期。

方案二：吉西他滨＋卡培他滨

NS 100ml │ iv gtt
吉西他滨 1000mg/m² │ d1、d8
卡培他滨 650mg/m² po bid d1～d14

说明：本方案 21 天为 1 个周期。

方案三：吉西他滨＋顺铂

NS　100ml	iv gtt
吉西他滨　1000mg/m^2	d1、d8

NS　500ml	iv gtt
顺铂　70mg/m^2	d1

说明：A. 本方案 21 天为 1 个周期。

B. 顺铂可能对听力和肾功能造成损害，故应用前需检查听力和肾功能，化疗期间予以大剂量水化及碱化，且需监测 24h 出入量。

（崔同建　张桂枫）

第十一章 骨与软组织肿瘤

第一节 骨肉瘤

一、术前化疗、术后辅助化疗——HD-MTX/DDP+ADM/IFO[1]

(一) 治疗前及共同医嘱

长期医嘱	临时医嘱
肿瘤内科护理常规	多学科评估[2]
二级护理	三大常规
普食	肝(包括 LDH[3])、肾功能、AKP
深静脉置管护理常规	乙肝两对半 或 HBV DNA
记 24h 出入量	
测体重 qd	骨平片
NS 100ml 兰索拉唑 30mg | iv gtt bid	肺部 CT[4] MRI±CT(病变部位)[5]
NS 100ml 托烷司琼 5mg | iv gtt qd (于首次化疗前 30min)	PET-CT 或骨 ECT 骨科会诊[2] 肿瘤活检病理学诊断[6]
地塞米松 5mg iv（于化疗前 30min）	深静脉置管术
甲氧氯普胺 10mg im q12h (于首次化疗前 30min)	

[1] 此序贯大剂量甲氨蝶呤、大剂量顺铂联合多柔比星、大剂量 IFO 方案为我国骨肉瘤专家推荐的骨肉瘤化疗方案，用于骨肉瘤术前、术后化疗，一般术前 6 个周期，第 14 周手术，如术前疗效好，(手术标本连续切片 90%以上肿瘤坏死) 术后继续原方案化疗 9 个周期，如疗效不佳，(病理连续切片显示未达到大于 90%肿瘤

坏死)，术后应更换化疗方案。此方案剂量强度大，应在有经验的医院施行，密切注意化疗的毒性作用和副作用处理。

② 对于临床怀疑骨肉瘤准备病灶活检应请骨肿瘤外科医师会诊，肿瘤活检应在将来负责患者手术的医院进行。

③ LDH 升高与预后差相关。

④ 骨肉瘤肺转移发生率高，单个或几个可切除肺转移者生存率接近无转移者。

⑤ 各种影像学检查，对于骨肿瘤患者非常重要，是医师了解最原始病灶的各种客观表现的重要资料。骨肉瘤一旦经过不当治疗，无法还原病灶，尤其在术前诊断为良性肿瘤，术后为恶性肿瘤时，将给患者造成不可逆的损失。

⑥ 穿刺活检是在术前明确诊断的唯一步骤，是得到正确诊断的关键，活检应遵循一定的原则（详见下文注 2)。

（二）HD-MTX（大剂量甲氨蝶呤）①

长期医嘱	临时医嘱
NS 1000ml 10%KCl 20ml	iv gtt bid d0～d3	NS 500ml 甲氨蝶呤 $8\sim12g/m^2$	iv gtt (持续 6h))②
5%GNS 1000ml 10%KCl 20ml	iv gtt bid d1～d3	测甲氨蝶呤血药浓度(甲氨蝶呤结束时及开始后第 24h、第 48h、第 72h)⑧
5% $NaHCO_3$② 200ml iv gtt bid d1～d3	
测体重 qd d0～d4	
记 24h 出入量 d0～d4③	
每次排尿测尿 pH 值④	
碳酸氢钠(小苏打)片 1.0g po (尿 pH<7 时)d1～d4	
测电解质 qd	
测尿常规 qd	
亚叶酸钙 150mg NS 500ml	分次漱口 d1～d3⑤	
亚叶酸钙⑥ 15mg/m^2 im q6h	

❶ 此方案应在有血药浓度监测条件医院才可进行，大剂量甲氨蝶呤化疗的主要副作用为骨髓抑制、黏膜炎，用药过程应水化、碱化尿液、使用亚叶酸钙解救，并根据甲氨蝶呤血药浓度调整解救剂量。

❷ 用药前 1 天，用药当天及用药后 2 天应持续水化，尿液应碱化，补液量 $3000ml/m^2$，5% $NaHCO_3$ 占补液量 1/10，水化应持续不可中断。

❸ 每天记尿量，查尿常规，若尿量少，出入量不平衡时可使用速尿。

❹ 每次排尿查 pH 值，应维持 8＞pH＞7。当 pH＜7，临时口服碳酸氢钠片 1.0g；当 pH＞7 时再开始 HD-MTX。

❺ 配合使用亚叶酸钙 150mg＋NS 500ml 分次漱口，用药当天开始，共 3 天，降低口腔溃疡的发生率。

❻ 亚叶酸钙解救剂量：正常情况下亚叶酸钙 $15mg/m^2$ im q6h，甲氨蝶呤结束后 8～12h 开始至甲氨蝶呤血药浓度＜1×10^{-7} mmol/L，根据甲氨蝶呤的血药浓度调整，见表 11-1。

表 11-1　甲氨蝶呤的血药浓度与亚叶酸钙解救剂量调整

甲氨蝶呤血药浓度		CF
mol/L	μmol/ml	
＜1×10^{-6}	1	15mg
2×10^{-6}	2	30mg
3×10^{-6}	3	45mg
4×10^{-6}	4	60mg
＞5×10^{-6}	＞5	5×体重(kg)

注：如 24h 或之后甲氨蝶呤＞5μmol/L，亚叶酸钙＝甲氨蝶呤血药浓度(5μmol/L)×体重（kg），由于亚叶酸钙含 Ca^{2+}，当亚叶酸钙＞20mg/kg 时应静脉滴注。

❼ 甲氨蝶呤结束后 8～12h 起至甲氨蝶呤血药浓度＜1×10^{-7} mmol/L。

❽ 测甲氨蝶呤血药浓度应使用干管抽血 2ml，最后一次抽血参考 48h 血药浓度，若最后一次抽血在 14～15 时，患者午餐宜清淡，以免食物影响测定结果。

甲氨蝶呤的有效治疗浓度为 10^{-6}～10^{-5} mmol/L，滴注结束时

最好为 10^{-3} mmol/L。当浓度为 10^{-6} mmol/L 即无治疗作用，但仍有副作用，<2.5×10^{-7} mmol/L 即安全，但临床上安全浓度应达到<1×10^{-7} mmol/L。

HD-MTX 6h 给药，安全的血药浓度见表 11-2。

表 11-2　HD-MTX 给药时间与安全的血药浓度

时间	标准值	
	mol/L	μmol/ml
甲氨蝶呤开始后 6h	<1000×10^{-6}	<1000
甲氨蝶呤开始后 24h	<5×10^{-6}	<5
甲氨蝶呤开始后 48h	<1×10^{-6}	<1
甲氨蝶呤开始后 72h	<1×10^{-7}	<0.1

使用 HD-MTX 时尽量少用其他药物，以免干扰甲氨蝶呤的血药浓度。早期甲氨蝶呤中毒的表现为皮疹、口腔黏膜充血、溃疡。用药期间 10 天内不应合并应用非甾体消炎药；有报道合并使用苯唑西林、万古霉素出现肾衰竭，亦应避免。

（三）HD-ADM+DDP（大剂量多柔比星+顺铂）[1]

长期医嘱	临时医嘱
记 24h 出入量	NS　1000ml 10%KCl　20ml　iv gtt（化疗前 12h）
测体重 qd	
测尿常规 qd	NS　200ml 顺铂[3][4][5] 80～100mg/m²　iv gtt d1（30～40min，避光）
NS　500ml 10%KCl　10ml　iv gtt qd d1～d3	
5%GS　500ml 10%KCl　10ml　iv gtt bid d1～d3	20%甘露醇　250ml iv gtt qd（快滴，顺铂后）
5%GNS　500ml 10%KCl　10ml　iv gtt bid d1～d3	
NS　500ml 10%KCl　10ml　iv gtt bid d1～d3	
5%GS　500ml iv gtt d2～d3	
NS　500ml 多柔比星[2]　20mg/m²　civ（24h，避光）d1～d3	

❶ 多柔比星、顺铂为骨肉瘤敏感的药物，不建议用表柔比星代替多柔比星、卡铂代替顺铂。

❷ 多柔比星的主要副作用为心脏毒性，大剂量给药时采用持续 24h 给药法可提高疗效降低心脏毒性，使用中应注意避光，药液应每日配制。

❸ 大剂量顺铂指给药剂量 80～120mg/m^2，在无水化及利尿措施时肾毒性发生率为 100%，水化可缩短顺铂的血浆浓度半衰期，增加顺铂肾脏清除率，水化不改变顺铂血药浓度及尿中顺铂的排泄量，但可降低尿中顺铂浓度，减少与肾小管细胞结合，从而减少顺铂肾脏毒性。

❹ 大剂量顺铂化疗水化及利尿的程序

a. 在顺铂给药前 12h 静滴加 20mmol 氯化钾的 NS 1000ml，滴速 5～6ml/min。

b. 顺铂加 NS 200ml 中 30～40min 滴完。

c. 顺铂滴完后给予 20%甘露醇 250ml，每小时 50～60ml，同时静脉滴注加 40～60mmol 氯化钾的 NS 2000～3000ml，每小时 200～300ml，每日输液总量 4000～5000ml（3000ml/m^2）。

d. 水化至少 3 日。

❺ 大剂量顺铂化疗的注意事项

a. 密切注意出入量平衡，并避免输液过快，增加心脏负担，尽量维持输液速度 150ml/h。尿量不足、体重增加提示水潴留，可给予 20%甘露醇 125ml 快速静滴后，呋塞米 20mg 静推脱水。

b. 疗中应监测尿常规、血尿素氮及肌酐，了解肾功能情况。

c. 治疗中应检测电解质，维持电解质平衡。

d. 出现难以控制的严重呕吐时应停药。

（四）HD-IFO（大剂量异环磷酰胺）

长期医嘱		临时医嘱
NS 500ml 10%KCl 10ml	iv gtt d1～d5	
5%GS 500ml 10%KCl 10ml	iv gtt d1～d5	

续表

长期医嘱	临时医嘱
5%GNS　500ml 10%KCl　10ml　iv gtt d1～d5 NS　1000ml 异环磷酰胺❶　3000mg/m^2　iv gtt 4h d1～d5 美司钠　600mg/m^2 iv（于用异环磷酰胺时及用后 4h、8h）d1～d5	

❶ 本药代谢产物对尿路有刺激性，与美司钠合用可避免膀胱毒性，并应予维持足够的水化，每天液体摄入应不少于 2L，配制的浓度不超过 4%。美司钠解救剂量为异环磷酰胺 60%，分 3 次。本药水溶液不稳定，须现配现用。出血性膀胱炎为本药剂量限制性毒性，表现为尿频、尿急、尿痛及血尿，可于给药后几小时至几天内出现，通常停药后几天内消失。

注：1. 骨肉瘤的综合治疗原则　骨肉瘤的治疗强调早期综合治疗，以手术和化疗为主。若诊断明确尚无肺转移，应先行术前化疗，然后手术彻底切除肿瘤加人工关节置换，术后应继续辅助化疗。根据术前化疗反应判断，如术前疗效好，（手术标本连续切片 90%以上肿瘤坏死）术后继续原方案化疗 9 个周期；如疗效不佳，（未达到大于 90%肿瘤坏死）术后应更换化疗方案。10%～20%的患者在诊断时即为转移性骨肉瘤。尽管化疗显著改善了非转移性高恶骨肉瘤的预后，但诊断时即发生转移的骨肉瘤的预后仍然比较低。其独立预后因素包括转移灶的数量和所有临床可发现病灶的完整切除。单肺转移和结节数量比较少的患者化疗后的预后较好。对于转移灶（肺、内脏或骨）可切除者，推荐先行术前化疗，然后进行原发肿瘤的广泛切除，对转移灶的治疗方式包括化疗和手术切除；对于转移灶不可切除者，推荐先行化疗或化疗联合对原发灶的放疗，然后对原发灶再进行评估，选取恰当的方式进行局部控制。但因放射治疗对骨肉瘤不敏感，仅用于通过化疗肿瘤未缩小到可以手术切除者。

骨肉瘤化疗可经动脉，也可经静脉，且化疗期间应恰当使用细胞生长因子支持。一线化疗方案（初始化疗/新辅助化疗/辅助化疗）应包括：顺铂、多柔比星、大剂量甲氨蝶呤、异环磷酰胺、依托泊苷。化疗应定量、定时、多药联合。

约30%的无远处转移患者（Ⅱ期）和80%的有远处转移患者（Ⅲ期）最终会发生疾病的进展。这些患者的预后影响因素包括：转移灶是否为单发、进展距诊断的时间、初次进展时病灶能否被完整切除。不能接受手术，反复发生进展者的预后通常不好，对于诊断时未发生肺转移者，发生肺转移的时间间隔越长，通常预后越好。因此，对于进展的或难治性的骨肉瘤，还没有理想的最佳治疗方案。但如果发生进展，患者应该接受二线治疗。推荐的二线治疗药物包括：多西他赛、吉西他滨、环磷酰胺、依托泊苷、拓扑替康、异环磷酰胺、卡铂、^{153}Sm-乙二胺四甲基膦酸（EDTMP）、索拉非尼。对于接受二线治疗仍然进展者，应该考虑手术、姑息性放疗或者给予最佳的支持治疗。强烈建议经过标准治疗进展的患者加入临床试验。

在2014版指南中，根据2013年WHO最新骨肿瘤分类，将骨的恶性纤维组织细胞瘤改名为骨的未分化多形性肉瘤。同时提出：对于非骨肉瘤的骨高度恶性肿瘤，如骨的未分化多形性肉瘤，可以采用与骨肉瘤同样的方法进行治疗。

2. 骨肿瘤的活检原则

(1) 活检前应像制订手术方案一样受到高度重视，周密计划。因为这是肿瘤治疗的开始，是至关重要的第一步，不正确的活检会给患者带来灾难性的后果。

(2) 应严格遵守无菌操作原则，像常规手术一样进行皮肤准备，止血缝合。

(3) 确保取材的针道位于手术切口上，以便能在彻底手术时完整切除，并确保不影响以后手术方案的制订。

(4) 确保有足够的有代表性的组织标本供病理医师诊断，如病理医师不能明确诊断，应及时提供详细的临床及影像学检查资料。

(5) 细针抽吸细胞学检查或套管针穿刺活检技术污染正常组织的风险较小，因此首选这两项技术，只要有可能诊断为肉瘤的均应避免施行切开活检。

3. 随访与监测

（1）每3个月进行1次病情随访，持续2年；第3年，每4个月1次；第4年、第5年每6个月1次。

（2）随访应包括体检、肢体功能评价、胸部影像学、肢体平片，胸部X线平片发现异常者应行胸部CT检查。

（3）可考虑行骨扫描。

4. 我国骨肉瘤专家推荐的骨肉瘤化疗方案

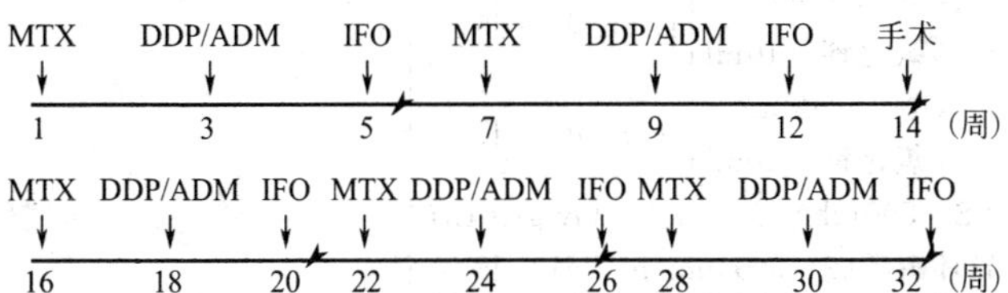

（1）甲氨蝶呤（MTX）　8～12g/m^2，iv gtt（6h），8～12h后CF解救。

（2）顺铂（DDP）　120～150mg/m^2，iv gtt，水化。

（3）多柔比星（ADM）　60～90mg/m^2，分3天，civ（24h）。

（4）异环磷酰胺（IFO）　15g/m^2，iv gtt，分5天。

二、姑息化疗——IE方案[1]

长期医嘱	临时医嘱
肿瘤内科护理常规	多学科评估
二级护理	三大常规
深静脉置管护理常规	肝功能（包括LDH、AKP）、肾功能
健康教育	
普食	乙肝两对半 或HBV DNA
NS　100ml 兰索拉唑　30mg　iv gtt bid	骨X线平片
NS　100ml 托烷司琼　5mg　iv gtt qd（首次化疗前30min）	MRI±CT(病变部位） 肺部CT或X线
地塞米松　5mg iv（化疗前30min）	

续表

长期医嘱	临时医嘱
甲氧氯普胺 10mg im q12h（首次化疗前 30min）	PET-CT 或骨 ECT
	肿瘤活检病理学检查❷
NS 1000ml 依托泊苷 100mg/m^2 ｜ iv gtt d1～d5	
5%GS 500ml 10%氯化钾 10ml ｜ iv gtt d1～d5	
5%GNS 500ml 10%氯化钾 10ml ｜ iv gtt d1～d5	
NS 500ml 异环磷酰胺 3000mg/m^2 ｜ iv gtt(4h) d1～d5	
美司钠 600mg/m^2 iv(用异环磷酰胺时及用后 4h、8h) d1～d5	

❶ IE 方案可用于复发或转移性骨肉瘤的姑息治疗，每 21 天为 1 个周期，主要副作用为骨髓抑制及出血性膀胱炎。用药中注意补液，使用美司钠解救，第 6 天开始使用重组人粒细胞集落刺激因子支持。

❷ 活检原则见上文。

注：1. 复发或转移性骨肉瘤的治疗原则　初次复发可予以二线方案化疗，如可切除应再予以切除。

2. 复发骨肉瘤的其他可选化疗方案

方案一：多西他赛＋吉西他滨

NS 100ml ｜ iv gtt（＜30min）
吉西他滨 1.0g/m^2 ｜ d1、d8

NS 250ml ｜ iv gtt
多西他赛 60mg/m^2 ｜ d8

地塞米松 8mg po bid d7～d9

说明：21 天为 1 个周期。

方案二：环磷酰胺＋依托泊苷

NS 50ml ｜ iv d1
环磷酰胺 1.0g/m^2

NS　1000ml
依托泊苷　100mg/m^2　| iv gtt d1～d5

说明：21 天为 1 个周期。

方案三：环磷酰胺＋拓扑替康

NS　50ml
环磷酰胺　1.0g/m^2　| iv d1

NS 或 5％GS　100ml　| iv gtt（＞30min)
拓扑替康　1.5mg/m^2　| d1～d5

说明：21 天为 1 个周期。

方案四：吉西他滨

NS　100ml　| iv gtt（＜30min)
吉西他滨　1.0g/m^2　| d1、d8、d15

说明：28 天为 1 个周期。

方案五：异环磷酰胺＋卡铂＋依托泊苷

NS　500ml　| iv gtt (4h)
异环磷酰胺　3000mg/m^2　| d1～d5

美司钠　600mg/m^2 iv (用异环磷酰胺时及用后 4h、8h) d1～d5

5％GS　500ml
卡铂　AUC＝5　| iv gtt d1

NS　1000ml
依托泊苷　75mg/m^2　| iv gtt d1～d4

说明：21 天为 1 个周期。

方案六：大剂量 MTX＋依托泊苷＋异环磷酰胺

NS　500ml
甲氨蝶呤　8～12g/m^2　| iv gtt（持续 6h)（亚叶酸钙解救)

NS　1000ml
依托泊苷　75mg/m^2　| iv gtt d1～d4

NS　500ml　| iv gtt（4h)
异环磷酸胺　3000mg/m^2　| d1～d5

美司钠　600mg/m^2 iv (用异环磷酸胺时及用后 4h、8h) d1～d5

说明：21 天为 1 个周期。

第二节　尤因肉瘤

一、尤因肉瘤初治

初始治疗方案——环磷酰胺+长春新碱+多柔比星/放线菌素 D (CVA/D)[1]

长期医嘱	临时医嘱
肿瘤内科护理常规	血常规
二级护理	尿常规
普食	粪常规
深静脉置管护理常规	肝功能(LDH)、肾功能
NS　100ml 兰索拉唑　30mg　iv gtt bid	乙肝两对半及 HBV DNA 测定 MRI±CT(原发部位)
NS　100ml 托烷司琼　5mg　iv gtt qd (首次化疗前 30min)	肺部 CT 骨 ECT 脊柱、骨盆 MRI
地塞米松　5mg iv (化疗前 30min)	骨髓活检 肿瘤活检[4]
甲氧氯普胺　10mg im bid (首次化疗前 30min)	细胞基因学检测[5] NS　50ml 环磷酰胺　1200mg/m²　iv d1[6]
NS　500ml 10%氯化钾　10ml　iv gtt bid	美司钠　0.4g/m² iv(用环磷酰胺时及用后 4h、8h)[7]
5%GS　500ml 10%氯化钾　10ml　iv gtt bid	NS　30ml 长春新碱　1.5mg/m² (最大 2mg)　iv d1
10%GS　500ml 10%氯化钾　10ml　iv gtt bid	NS　100ml 多柔比星　75mg/m²　iv gtt (避光) d1[8]
呋塞米　20mg iv (补液 2000ml 后)[2]	或 NS　250ml 放线菌素 D 1.25mg/m²　iv gtt (避光) d1[9]
记 24h 尿量[3]	
测体重 qd[3]	

❶ 此方案为 EICESS（European International Cooperative Ewing's Sarcoma Studies）方案，每 21 天为 1 个周期。

❷ 患者尿少，水潴留可给予呋塞米利尿。

❸ 每日测体重，记尿量，保持 24h 尿量在 3000ml 以上，如患者尿少，出现水潴留，可给予 20％甘露醇 125ml 快速静滴后使用呋塞米 20mg 静推。

❹ 患者就诊时如可疑为尤因肉瘤，应在行活检前对患者先进行全面检查分期，检查应包括胸部 CT、累及部位骨 X 线平片、CT、MRI、全身骨 ECT、脊柱、骨盆 MRI，还应包括预后评价指标检查（骨髓检查、血清乳酸脱氢酶等）。

❺ 有条件的医院可进行尤因肉瘤特征性的融合基因检测，85％患者可检测到 *EWS-FLI1* 融合基因，该基因与较好预后相关。

❻ 本药代谢产物对尿路有刺激，用药期间应鼓励患者多饮水，水化利尿，使用尿路保护剂美司钠。

❼ 美司钠用量为环磷酰胺用量的 60％，分 3 次，于用环磷酰胺同时及用后 4h、8h 静推。

❽ 使用多柔比星应注意监测心脏功能，多柔比星应避光，当多柔比星累积量达 375mg/m^2 时使用放线菌素 D 替代。

❾ 放线菌素 D 静脉滴注最高浓度为 10μg/ml，一次静滴时间应≥15min，本药对光敏感，配制及使用时应避光。

注：1. 尤因肉瘤的治疗原则

（1）尤因家族肿瘤是一组小圆细胞肿瘤，包括尤因肉瘤、原始神经外胚层肿瘤（PNET）、胸壁的原始神经外胚层肿瘤（Askin's 肿瘤）、骨 PNET、骨外尤因肉瘤。

（2）化疗方案应包含 IFO 或环磷酰胺、依托泊苷、多柔比星类、长春新碱、放线菌素 D 等药物，初治患者优先使用 VAD（非交替）方案。

（3）进行局部治疗前至少化疗 12～24 周后重新分期，对于治疗有效的患者（包括病情稳定者）可采用以下方法：a. 广泛切除病灶，如切缘阳性，术后予以化疗序贯放疗或同步放化疗，如切缘阴性术后予以化疗；b. 放疗后继续化疗；c. 放疗后广泛切除病灶，术后化疗联合或不联合放疗；d. 截肢（足部肿瘤），术后化疗，切缘不足者考虑放疗。目前推荐术后化疗 28～49 周。对于化疗无效进展者给予局部姑息放疗或手术以控制局部症状，术后化疗或最佳支持治疗。

(4) 由于 90%的尤固肉瘤家族会发生 4 个细胞遗传学移位中的 1 个移位，现在强烈建议尤因肉瘤家族患者进行细胞遗传学和（或）分子生物学研究（可能需要再次活检）。另外，建议 12 岁以上的尤因肉瘤家族患者进行生育咨询。

2. 其他化疗方案

方案一：长春新碱＋多柔比星或放线菌素 D＋环磷酰胺，或异环磷酰胺＋依托泊苷交替（VACA/IE）

(1) VACA

NS 50ml
环磷酰胺 1200mg/m^2 | iv d1

NS 10ml
美司钠 0.4g/m^2 | iv（用环磷酰胺时及用后 4h、8h）

NS 30ml
长春新碱 1.5mg/m^2（最大 2mg） | iv d1

NS 50ml
多柔比星 75mg/m^2 | iv（避光）d1

或 NS 250ml
放线菌素 D 1.25mg/m^2 | iv（避光）d1（当多柔比星总量达 375mg/m^2 时使用放线菌素 D 替代）

(2) IE

NS 1000ml
异环磷酰胺 1800mg/m^2 | iv gtt（3h）d1～d5

美司钠 0.4g/m^2（用异环磷酰胺时及用后 4h、8h）d1～d5

NS 500ml
依托泊苷 100mg/m^2 | iv gtt（1h）d1～d5

说明：A. 本方案 21 天为 1 个周期，两个方案交替共 17 个周期（49 周），第 12 周时给予局部治疗。有研究表明双周密集给药疗效好于每 3 周给药。

B. 异环磷酰胺可致出血性膀胱炎，应水化利尿，配合使用美司钠。美司钠用量为异环磷酰胺用量的 60%，分 3 次，于用异环磷

酰胺的同时及4h、8h静推。异环磷酰胺可使用复方氯化钠、NS、5%GS配制，注射液浓度不超过4%。

C. 长春新碱有神经毒性，每周期最大剂量为2mg。

D. 本方案可用于尤因肉瘤的新辅助化疗、辅助化疗及初治一线化疗。

方案二：长春新碱+异环磷酰胺+多柔比星+依托泊苷（VIDE）

NS　1000ml 异环磷酰胺　3000mg/m²	iv gtt d1～d3

美司钠　600mg/m² iv（用异环磷酰胺的同时及用后4h、8h）d1～d3

NS　500ml 多柔比星　20mg/m²	iv gtt（4h，避光）d1～d3
NS　1000ml 依托泊苷　150mg/m²	iv gtt（1h）d1～d3
NS　30ml 长春新碱　1.5mg/m²（最大2mg）	iv d1

说明：本方案21天为1个周期。

方案三：长春新碱+多柔比星或放线菌素D+异环磷酰胺（VAI）

NS　30ml 长春新碱　1.5mg/m²（最大2mg）	iv d1
NS　1000ml 异环磷酰胺　2000mg/m²	iv gtt d1～d3

美司钠　400mg/m² iv（用异环磷酰胺的同时及用后4h、8h）d1～d3

NS　500ml 多柔比星　30mg/m²	iv gtt（4h，避光）d1～d3
或NS　250ml 放线菌素D　0.5mg/m²	iv（避光） d1～d3

说明：A. 本方案21天为1个周期。

B. 当多柔比星总量达375mg/m²时使用放线菌素D替代。

3. 随访与监测　头2年每2～3个月体检、肺部和局部影像学检查1次，2年后半年1次，5年后每年1次。

二、复发尤因肉瘤化疗

长期医嘱	临时医嘱
肿瘤内科护理常规	三大常规
二级护理	肝功能(LDH)、肾功能
普食	MRI±CT(病灶部位)检查
深静脉置管护理常规	乙肝两对半 或 HBV DNA 测定
NS 100ml 兰索拉唑 30mg iv gtt bid	
NS 100ml 托烷司琼 5mg iv gtt qd (首次化疗前 30min)	
地塞米松 5mg iv (化疗前 30min)	
甲氧氯普胺 10mg im bid (化疗前 30min 及 8h 后)	
NS 500ml 10%氯化钾 10ml iv gtt bid 5%GS 500ml 10%氯化钾 10ml iv gtt bid 10%GS 500ml 10%氯化钾 10ml iv gtt bid	
呋塞米 20mg iv(补液 2000ml 后)	
NS 1000ml 异环磷酰胺 1800mg/m² iv gtt (4h) d1～d5	
美司钠 400mg/m² iv (用异环磷酰胺的同时及用后 4h、8h) d1～d3	
NS 500ml 依托泊苷 100mg/m² iv gtt (1h) d1～d5 5%GS 500ml 卡铂[1] 400mg/m² iv gtt d1、d2	
记 24h 尿量	
测体重 qd	

❶ 本方案 21 天为 1 个周期。联合使用卡铂应注意骨髓抑制。

注：1. 复发尤因肉瘤的治疗原则

（1）30%～40%的患者出现复发，复发者预后差。复发类型与复发时间是重要的预后因素，2 年后复发、局部复发及仅有肺转移者预后好于 2 年内复发和广泛转移者，初治及复发时 LDH 高者预后差。

（2）大于 2 年复发者可考虑使用初治时方案。

（3）局部复发者应考虑再根治手术或放疗控制。

2. 其他姑息化疗方案

方案一：环磷酰胺＋托泊替康

NS 50ml
环磷酰胺 250mg/m^2 | iv d1～d5

NS 500ml
托泊替康 0.75mg/m^2 | iv gtt d1～d5

说明：本方案 21 天为 1 个周期。

方案二：替莫唑胺＋伊立替康

替莫唑胺 100mg/m^2 po d1～d5

NS 100ml
伊立替康 10～20mg/m^2 | iv gtt d1～d5、d8～d12

说明：A. 本方案 21～28 天为 1 个周期。

B. 伊立替康可与替莫唑胺联合；也可以单用。

方案三：异环磷酰胺＋依托泊苷（IE）

NS 1000ml
异环磷酰胺 1800mg/m^2 | iv gtt（3h）d1～d5

美司钠 400mg/m^2 iv（用异环磷酰胺时及用后 4h、8h）d1～d5

NS 500ml
依托泊苷 100mg/m^2 | iv gtt（1h）d1～d5

说明：本方案 21 天为 1 个周期。

方案四：多西他赛＋吉西他滨

NS 500ml
多西他赛 75mg/m^2 | iv gtt d8

NS 100ml
吉西他滨 0.9g/m^2 | iv gtt（持续 30min）d1、d8

说明：A. 本方案 21 天为 1 个周期。

B. 多西他赛用法、注意事项可参考软组织肉瘤。

第三节　软组织肉瘤

肢体、躯干、腹膜后软组织肉瘤化疗——IAC（异环磷酰胺+多柔比星）❶

长期医嘱	临时医嘱
肿瘤内科护理常规	三大常规
二级护理	肝功能、肾功能
普食	LDH
深静脉置管护理常规	HBV DNA 或乙肝两对半
NS 100ml 兰索拉唑 30mg　iv gtt bid	MRI±CT（原发部位）或 CT±MRI❹
NS 100ml 托烷司琼 5mg　iv gtt qd（首次化疗前 30min）	肺部 CT 或 X 线
地塞米松 5mg iv（化疗前 30min）	肿瘤活检病理学检查❺
甲氧氯普胺 10mg im q12h（首次化疗前 30min）	内镜检查❻
NS 500ml 异环磷酰胺 1500mg/m²　iv gtt（持续 2h）d1～d4❷	PET-CT❼
	脊柱 MRI❽
	头颅、脊髓 MRI❾
	基因检测❿
美司钠 400mg iv（用异环磷酰胺时及用后 4h、8h）d1～d4	
NS 50ml 多柔比星 20mg/m²　civ（24h）d1～d3（避光）❸	

❶ 以上方案 21 天为 1 个周期。

❷ 异环磷酰胺可致出血性膀胱炎，应水化利尿，配合使用美司钠，美司钠的用量为异环磷酰胺用量的 60%，分 3 次，于用异环磷酰胺的同时及使用后 4h、8h 静推。异环磷酰胺可使用复方氯化钠、NS、5%GS 配制，注射液浓度不超过 4%。

❸ 使用多柔比星应注意监测心脏功能，多柔比星应避光，多柔比星的累积量应小于 450～550mg/m^2。

❹ 腹膜后肿瘤首选 CT±MRI 检查。

❺ 对于无法手术切除者，应在接受化疗或放疗前通过粗针穿刺、腔镜下穿刺、切取活检等手段明确病理诊断。病理诊断应包括组织分级及肿瘤类型。活检必需由经验丰富的外科医师或放疗科医师操作。活检时提供组织较少，有时无法准确分级。细针穿刺由于取得组织量较少不能提供足够的诊断信息，只能在有经验的医院开展。通过内镜或 CT 引导下穿刺活检可适用于胸部、腹腔或盆腔部位的活检。

虽然目前认为活检不会促进肿瘤播散、转移，但不正确的活检途径及操作可能会造成肿瘤的播散。如腹腔内或胃肠道间质瘤经皮穿刺活检易造成肿瘤出血，腹腔播散。不恰当的活检切口常会为根治性手术带来困难。所以，如何正确、有效的活检是临床医师需要掌握的。是否常规进行活检，笔者认为还应灵活掌握。常规活检会增加医疗成本、住院周期，延误有效治疗时间。可以完整切除的软组织肿瘤，不必进行常规术前活检，而对于无法手术切除或需要术前辅助治疗的病例，必须通过活检明确诊断。例如，怀疑腹腔内肿瘤或胃肠道间质瘤，可通过内镜下穿刺取得病理学诊断，为术前伊马替尼治疗提供依据。

软组织肉瘤的分期目前主要沿用美国癌症联合委员会（AJCC）2010 年第 7 版分期系统。主要依据组织学分级（G）、肿瘤大小（T）、淋巴结状态（N）和有无远处转移来划分。其中组织学分级是影响预后的重要因素，但分级标准还存在不少争议。以前组织学分级采用四级系统，但其中真正影响最终分期的是两分级系统，即低分级（G1/G2）和高分级（G3/G4）。目前，较常用的法国国家联邦癌症中心的 FNCLCC 分级和美国国家癌症中心的 NCI 分级都是采用三级的分级方法。FNCLCC 分级依据是肿瘤分化程度、有丝分裂像和坏死情况。NCI 分级的依据是肿瘤的组织学类型、部位和坏死程度。在修订的 2010 年 AJCC 分期中组织学分级采用三分级系统，但很多临床医师更喜欢采用两分级系统。淋巴转移被归为Ⅲ期而不是之前的Ⅳ期。所以，对于一些孤立性淋巴结转移的病例，清扫淋巴结可以提高存活率。

⑥ 如有临床指征者，可行内镜检查。

⑦ 可能有助于预后、分级、化疗疗效评价，有条件的医院可选。

⑧ 黏液性或小圆细胞性脂肪肉瘤可行脊柱 MRI 检查。

⑨ 血管肉瘤、腺泡型软组织肉瘤可行脑、脊髓 MRI 检查。

⑩ 许多肉瘤都具有特征性的遗传变异，染色体移位形成的融合基因可作为诊断的特定指标，有些还可作为预测预后的因素。常见的融合基因有透明细胞肉瘤的 *EWSRI-ATFI* 基因、黏液样或圆细胞脂肪肉瘤的 *TLS-CHOP* 基因、滑膜肉瘤的 *SS18-SSX* 基因、腺泡状横纹肌肉瘤的 *PAX-FOXOI* 基因等。分子遗传学检测是一种新兴、有效的辅助诊断方法。通过荧光原位杂交（FISH）和聚合酶链反应（PCR）技术，检测特异性的融合基因而达到诊断的目的。但分子遗传学检测操作复杂、费用高，而且敏感性和特异性也不确切，只能作为辅助诊断的方法而不应常规检测。

注：1. 软组织肉瘤化疗的适应证

（1）肢体或躯干Ⅱ期、Ⅲ期可切除肿瘤，术后化疗。

（2）肢体或躯干Ⅱ期、Ⅲ期潜在可切除肿瘤，术前、术后化疗。

（3）肢体或躯干Ⅱ期、Ⅲ期、Ⅳ期不可切除肿瘤，放疗前后或姑息化疗。

（4）肢体或躯干可切除肿瘤，治疗后复发、转移姑息化疗。

（5）腹膜后或腹腔内 R2 切除或无法切除者。

2. 外科手术是大多数软组织肉瘤的主要治疗方法。随着放、化疗等辅助治疗手段的发展，手术切除范围呈现逐渐缩小的趋势。如果外科手术无法完整切除，应先考虑术前放疗或化疗等辅助治疗方法。由于单纯外科切除术后局部复发率较高，可选用术前或术后辅助放化疗来提高局部控制率。在根治性手术时活检部位需连同大体标本一并切除。手术分离必须在肉眼未受肿瘤侵及的层次内进行。若肿瘤邻近或推压重要血管或神经，只要血管、神经主干未受肿瘤侵犯，通常可以通过切除血管外膜或神经束膜而保留这些结构，无须常规进行根治性切除或整个解剖间室的切除。若无法完整切除或可能切缘阳性，需在术中用银夹标记瘤床或易复发部位来指导术后放疗，尤其是腹膜后或腹腔内肉瘤。术后引流管的皮肤开口位置也应选择在靠近手术切口的部位以便于复发后的再次手术或放疗。

3. 多学科综合治疗的地位与术前辅助放化疗的作用。通过术前辅助治疗，手术切除范围呈现逐渐缩小的趋势。若非肿瘤较大、高分级以及累及肌肉筋膜，无须常规进行整个解剖间室的切除。恶性程度低的肢体肉瘤或补充广泛切除的手术，不应盲目扩大手术切除范围，减少对肢体功能的影响。重要血管、神经主干只要未受侵犯包绕，都应该尽量保留，术中无水乙醇灭活，术后辅助放化疗等都可以提高切缘不满意或高分级肉瘤的局部控制率。

4. 随着修复重建技术的进步，术前辅助治疗让需截肢者获得最小的功能缺失。保肢手术目前受到广泛推崇。对大多数肉瘤患者，手术应在保证足够局部控制率的同时减少对肢体功能的影响。所有肢体肉瘤患者术后均推荐进行功能恢复评估。条件允许需坚持功能锻炼直到最大限度地恢复功能。

5. 肢体肉瘤患者若在外院行局部切除。对比类患者是否常规做补充广泛切除术，NCCN 指南上也未明确提及。指南认为，切缘较近（＜1cm），只要切缘阴性，建议行术后放疗；而切缘阳性者建议行常规补充广泛切除手术。基层医院碰到较多此类病例，其他医院局部切除切缘阴性，行补充广泛切除术，术后多未见明显肿瘤残留。对于此类患者的处理，应该根据肿瘤的恶性程度、分级，之前手术切除的范围来综合评估。对于多形性未分化肉瘤（恶性纤维组织细胞瘤）、隆凸性皮纤维肉瘤、滑膜肉瘤等恶性程度较高、较易复发的肿瘤，应该常规做补充广泛切除手术，手术应该在原来范围外扩大 3cm 左右。相反，一些低度恶性、之前手术切缘阴性、已行恶性肿瘤切除者，可观察随访。

6. 软组织肿瘤的其他推荐方案（药物剂量与用法、注意事项参见其他相关内容）

（1）肢体、腹膜后、腹腔肉瘤

方案一：多柔比星＋达卡巴嗪（AD）

NS　50ml	civ（24h，避光）
多柔比星　20mg/m^2	d1～d3

5%GS　250～500ml	iv gtt（＞30min，避光）
达卡巴嗪　200～400mg/m^2	d1～d5

说明：A. 本方案21天为1个周期。

B. 达卡巴嗪对光和热极不稳定，遇光、遇热易变红，在水中不稳定，放置后溶液变浅红色，应在配制后2h内输完。

方案二：美司钠＋多柔比星＋异环磷酰胺＋达卡巴嗪（MAID）

NS 500ml	iv gtt（2h）
异环磷酰胺 1500mg/m^2	d1～d4

美司钠 0.4g/m^2 iv（用异环磷酰胺的同时及用后4h、8h）d1～d4

NS 50ml	civ（24h，避光）
多柔比星 20mg/m^2	d1～d3

5%GS 250～500ml	iv gtt（>30min，避光）
达卡巴嗪 200～400mg/m^2	d1～d5

说明：本方案21天为1个周期。

方案三：异环磷酰胺＋表柔比星＋美司钠（IA）

NS 500ml	iv gtt（2h）
异环磷酰胺 1500mg/m^2	d1～d4

美司钠 0.4g/m^2 iv（用异环磷酰胺的同时及用后4h、8h）d1～d4

注射用水 50ml	civ（24h，避光）
表柔比星 30mg/m^2	d1～d3

说明：本方案21天为1个周期。

方案四：吉西他滨＋多西他赛（GT）

NS 100ml	iv gtt（<30min）
吉西他滨 1.0g/m^2	d1、d8

NS 250ml	iv gtt
多西他赛 60mg/m^2	d8

地塞米松 8mg po bid d7～d9

说明：本方案21天为1个周期。

方案五：吉西他滨＋长春瑞滨（GN）

NS 100ml	iv gtt（<30min）
吉西他滨 1.0g/m^2	d1、d8

NS 100ml	iv（快）
长春瑞滨 25mg/m^2	d1、d8

说明：本方案21天为1个周期。

方案六：替莫唑胺

替莫唑胺 150mg/m² po qd d1～d5

说明：A. 每28天为1个周期。

B. 如果治疗周期内第22天与第29天（下一个周期的第一天）查血常规，若中性粒细胞数（ANC）≥1.5×10⁹/L，血小板数≥100×10⁹/L时，下一个周期的剂量增加为200mg/m²，每天1次，在28天的治疗周期内连续服用5天。在治疗期间，第22天（首次给药后的21天）或其后48h内检测患者的全血数，之后每周测定1次，直到测得的中性粒细胞绝对数≥1.5×10⁹/L、血小板计数≥100×10⁹/L时，再进行下一个周期的治疗。在任意治疗周期内，如果测得的中性粒细胞绝对数<1.0×10⁹/L或者血小板计数<50×10⁹/L时，下一个周期的剂量将减少50mg/m²，但不得低于最低推荐剂量100mg/m²。

C. 最常见的不良反应为恶心、呕吐，有骨髓抑制可能，但可恢复，患者应定期检测血常规。其他常见的不良反应为疲惫、便秘、头痛、眩晕、呼吸短促、脱发、贫血、发热、免疫力下降等。

还可选择其他单药方案：多柔比星、异环磷酰胺、表柔比星、吉西他滨、达卡巴嗪、脂质体多柔比星（其他药物剂量、用法及注意事项请参见药物说明书）。

(2) 血管肉瘤（药物剂量、用法及注意事项见常用化疗药物章节） 紫杉醇、多西他赛、长春瑞滨、索拉非尼、舒尼替尼、贝伐组单抗、多柔比星、异环磷酰胺、表柔比星、吉西他滨、达卡巴嗪、脂质体多柔比星、替莫唑胺。

(3) 硬纤维瘤病（药物剂量、用法及注意事项见常用化疗药物章节） 非甾体消炎药（包括塞来昔布等）、他莫昔芬、托瑞米芬、甲氨蝶呤＋长春花碱、低剂量干扰素、多柔比星为基础的方案、伊马替尼。

(4) 孤立的纤维肉瘤或血管外皮细胞瘤（药物剂量、用法及注意事项见常用化疗药物章节） 贝伐组单抗＋替莫唑胺、舒尼替尼。

(5) 色素绒毛结节性滑膜炎或腱鞘滑膜巨细胞瘤 伊马替尼。

说明：用法、注意事项参见胃肠道间质瘤的相关内容。

(6) 脊索瘤

a. 联合方案：厄洛替尼＋西妥昔单抗、伊马替尼＋顺铂、伊马替尼＋替西罗莫司。

b. 单药方案：厄洛替尼、伊马替尼、舒尼替尼。

(7) 腺泡型软组织肉瘤　舒尼替尼。

说明：用法、注意事项参见胃肠道间质瘤的相关内容。

(8) 血管周围上皮样肿瘤、复发的血管肌脂瘤、淋巴管肌瘤病　西罗莫司。

说明：该药国内未上市。

7. 监测与随访　Ⅰ期患者 2～3 年内每 3～6 个月随访 1 次，然后每年 1 次；Ⅱ～Ⅳ期患者每 3～6 个月随访 1 次，共 2～3 年；接着 6 个月 1 次，共 2 年，然后每年 1 次。对于肿瘤级别高、肿瘤较大者，复发、转移风险较大，术后 3 年内应加大随访频度，对于复发风险低者应避免过度检查，每 6～12 个月行胸部影像学检查 1 次，CT、MRI 或超声了解原发部位是否复发，但对于可通过体检发现复发的部位无需使用 X 线、CT、MRI 等检查。10 年后是否需进一步随访应个体化。

第四节　胃肠道间质瘤（GISTs）

术前化疗、辅助化疗、转移复发及无法手术的系统治疗方案

长期医嘱	临时医嘱
肿瘤内科护理常规	多学科评估❹
二级护理	血常规❺
普食	尿常规、粪常规
伊马替尼　400mg　po qd❶	肝功能、肾功能、电解质❻
或 舒尼替尼　50mg po qd❷	甲状腺功能检测❼
或 瑞戈非尼　160mg po qd❸	心电图
	左心室射血分数❽
	腹部 CT 平扫＋增强±MRI
	肺部 CT 平扫或 X 线

续表

长期医嘱	临时医嘱
	内镜检查±超声内镜⑨
	超声内镜引导下细针穿刺活检⑩
	病理形态学、免疫组化及基因检测⑪
	测体重⑫
	PET-CT⑬

❶ 伊马替尼（Imatinib，格列卫，Glivec）可用于潜在可切除胃肠道间质瘤者的术前治疗、术后治疗。胃肠道间质瘤R0切除后复发风险为中高危患者的治疗或R1、R2切除术后治疗及无法切除或转移性胃肠道间质瘤的治疗。伊马替尼起始剂量一般为400mg，每日1次，宜进食时服用，且服药时应多饮水。服药期间还应注意低脂饮食及使用时用大量温水送服。对于Kit外显子9突变者如可耐受，剂量可提高至400mg，每日2次，国内患者往往无法耐受如此剂量，推荐600mg/d。疾病进展者，优先考虑伊马替尼改为600mg/d，或换用舒尼替尼治疗。中国专家共识推荐中危患者辅助治疗用药最少时间为1年，高危者至少为3年。甲磺酸伊马替尼治疗的耐受性良好，常见的不良反应包括水肿、恶心、腹痛、肌肉或骨骼疼痛、血小板减少、乏力、皮疹等，多为轻到中度，经对症处理大多可缓解。需要暂停伊马替尼的情况为：a. 胆红素高于3倍正常上限或转氨酶高于5倍正常上限；b. 中性粒细胞计数小于1.0×10^9/L和（或）血小板小于50×10^9/L。出现以上暂停用药情况后需待胆红素降低至1.5倍正常上限以内、转氨酶降低至2.5倍正常上限以内，中性粒细胞计数大于1.5×10^9/L、血小板大于75×10^9/L后方可继续使用伊马替尼治疗。Ⅲ～Ⅳ级副作用发生率约为5%，因不良反应而中断甲磺酸伊马替尼治疗的发生率小于4%。如需要减量，每日推荐剂量不低于300mg/d。患者在正确的剂量下坚持服用甲磺酸伊马替尼是确保疗效的关键，因此，应积极地处理不良反应。缓解后应尽早恢复常规剂量甲磺酸伊马替尼治疗，因为中断治疗会导致疾病进展。

❷ 舒尼替尼（Sunitinib，索坦，SUTENT）用于胃肠道间质瘤

复发进展后的二线治疗，或伊马替尼不能耐受的胃肠道间质瘤治疗，起始剂量为50mg，每日1次，服药4周，停药2周，或37.5mg，每日1次，与食物同服或不同服均可。由于舒尼替尼受CYP3A4影响，因此同时服用CYP3A4抑制剂时舒尼替尼应减量为37.5mg/d；而使用CYP3A4诱导剂，初始使用50mg/d治疗者，舒尼替尼应增量至87.5mg/d，以12.5mg/次的幅度逐渐增量或减量；初始使用37.5mg/d治疗者，舒尼替尼应增量至87.5mg/d。苹果酸舒尼替尼治疗过程中可能会出现一些特殊的不良反应，如手足综合征、甲状腺功能减退症、乏力、高血压、粒细胞减少、血小板减少。在服药中应注意监测，有心脏病史和存在心血管高危因素的患者，服药期间应密切监测血压情况以及左心室射血分数，及时处理不良反应。

❸ 瑞戈非尼（regorafenib，瑞格菲尼）与舒尼替尼类似受CYP3A4影响，使用瑞戈非尼时应尽量避免或减少使用CYP3A4诱导剂或抑制剂。瑞戈非尼的使用剂量为160mg，每日1次，服药3周停药1周。

• 出现以下情况时应注意暂停使用瑞戈非尼：复发的Ⅱ度手足综合征或经减量治疗7天无好转的Ⅲ度手足综合征，中断最小量治疗至少7天无好转的Ⅲ度手足综合征。

• 出现以下情况时瑞戈非尼的剂量应减量至120mg/d：首次发生的Ⅱ度手足综合征；任何Ⅲ～Ⅳ度不良反应的恢复期；Ⅲ度谷丙转氨酸、谷草转氨酸升高（除非此时用药带来的获益大于肝功能的毒性作用的风险）。

• 出现以下情况时瑞戈非尼的剂量应减量至80mg：使用120mg治疗时发生Ⅱ度手足综合征；使用120mg治疗发生的Ⅲ～Ⅳ度毒性作用恢复后（肝脏毒性作用除外）。

• 出现以下情况时应停用瑞戈非尼：使用80mg治疗仍不能耐受；发生谷丙转氨酸或谷草转氨酸升高超过20倍正常上限；发生谷丙转氨酸或谷草转氨酸升高超过3倍正常上限并且胆红素超过2倍正常上限；减量至120mg后仍发生谷丙转氨酸或谷草转氨酸升高超过5倍正常上限；发生任何Ⅳ度不良反应（除非评估带来的获益大于风险）。

此外，瑞戈非尼应于餐中口服，要求低脂饮食。

④ 胃肠道间质瘤的诊治至少涉及病理科、胃肠外科、肿瘤内科、影像科等。多学科评估有助于制订合理的诊治方案，提高疗效。

⑤ 治疗第1个月应每周检查1次血常规，第2个月每两周检查1次，以后视情况如每2～3个月查1次。

⑥ 治疗前及治疗中每月查肝功能1次，包括：转氨酶、碱性磷酸酶、血胆红素。舒尼替尼治疗中特别应注意血磷和钾的变化。

⑦ 一项研究显示舒尼替尼治疗中4%患者可发生低甲状腺素症，应密切观察有无低甲状腺素症的症状和体征，对有症状和体征者应进行甲状腺功能的实验室检测，并给予相应的标准治疗。

⑧ 治疗前，尤其有心脏病史者应接受基线及定期的左心室射血分数评估。

⑨ 胃肠道间质瘤60%原发于胃，30%原发于小肠，原发于胃者预后较原发于小肠者好。

超声内镜对于胃肠道间质瘤的诊治起着十分重要的作用，必要时还能行超声内镜引导下穿刺活检术，对于超声内镜检查具有高风险者需考虑外科手术治疗，而对于无高风险者，需6～12个月复查1次。超声内镜的高危因素包括：边界不规则、囊性空间、溃疡、高回声与异质性。

⑩ 对于准备行术前治疗的患者应考虑活检，由于胃肠道间质瘤的质地较脆，活检易导致出血、肿瘤播散，超声内镜引导下细针穿刺活检是一较好的选择。(胃肠道间质瘤的活检原则见下文)

⑪ 免疫组化CD117、DOG1、CD34、desmin、S-100及*C-Kit*基因、*PDGFR*基因检测用于胃肠道间质瘤的诊断及与平滑肌肿瘤、纤维瘤病和神经源性肿瘤鉴别诊断。*C-Kit*基因、*PDGFR*基因突变。突变位点的检测有助于分子靶向药物疗效的预测。

⑫ 用药期间可能出现严重水潴留，建议定期测体重。

⑬ PET-CT扫描是目前评估药物疗效最敏感的方法，在药物治疗的1个月甚至24h内，即可观察到药物疗效，同时对于影像学发现的“不确定”病灶，PET-CT扫描有助于进行定性。

注：1. 胃肠道间质瘤的全身治疗原则

(1) 甲磺酸伊马替尼术前治疗的适应证及疗程　术前治疗可减小肿瘤体积，降低临床分期，缩小手术范围，避免不必要的联合脏器切除，降低手术风险，同时增加根治性切除机会，对于特殊部位的肿瘤，可保护重要脏器的功能，对于瘤体巨大，术中破裂出血风险较大的患者，应减少医源性播散的可能，杀灭手术区域以外的亚临床转移灶，获得肿瘤体内药敏资料，为术后治疗的选择提供依据。其适应证为：a. 估计难以达到 R0 切除；b. 估计需要多脏器联合切除；c. 特殊部位的肿瘤（如胃食管结合部、十二指肠、低位直肠等），手术易损害重要脏器的功能；d. 肿瘤体积巨大（>10cm），术中易出血、破裂，可能造成医源性播散；e. 肿瘤虽可以切除，但估计手术风险较大，术后复发率、病死率较高。对于术前治疗后的手术时机尚未取得共识。从目前研究结果看，术前治疗 6 个月内施行手术是比较合理的时间范围。过度延长术前治疗时间可能导致继发性耐药。PET 或 PET-CT 有助于早期评估甲磺酸伊马替尼的疗效，避免对甲磺酸伊马替尼无效的病例延误手术时机。要求每 3 个月评估疗效 1 次，一旦证实疾病进展，需要立即停止药物治疗，进行手术干预。手术前应停用甲磺酸伊马替尼 1～2 周，使胃肠道水肿减轻，骨髓造血功能恢复，手术后只要患者能耐受口服药物，应尽快恢复甲磺酸伊马替尼治疗。使用其他酪氨酸激酶抑制剂（如舒尼替尼）作术前治疗时，亦应至少停药 1 周后再进行手术。

（2）辅助治疗的适应证及疗程　胃肠道间质瘤手术后存在复发风险，特别是中、高危患者。目前推荐：对于中危患者，应给予甲磺酸伊马替尼辅助治疗至少 1 年；高危患者，应延长辅助治疗时间至少到 3 年。C-Kit 外显子 11 突变及 PDGFRA 非 D842V 突变可从伊马替尼辅助治疗中获益；而 C-Kit 外显子 9 突变，PDGFRA D842V 及野生型者无法从辅助治疗中获益。

（3）转移复发或不可切除的 GISTs 的治疗

a. 一线治疗药物：甲磺酸伊马替尼是转移复发或不可切除的胃肠道间质瘤的标准一线治疗药物：初始剂量推荐为 400mg/d。如果有效则应持续用药，直至疾病进展或不能耐受毒性作用。中断治疗将导致疾病加速进展。如果治疗中发生疾病进展，可增加剂量至 600～800mg/d，并应考虑是否存在如下因素：

- 患者的依从性：是否在正确的剂量下坚持服药。
- 患者是否同时合用其他可能与甲磺酸伊马替尼相互作用的药物。

• 是否药动学的改变导致甲磺酸伊马替尼的血浆浓度降低，使疾病控制不佳。

• 是否为外显子 9 突变或发生二次突变。

对于甲磺酸伊马替尼 400mg/d 治疗无效或肿瘤缓解后再次进展的患者，增加剂量是 ESMO 和 NCCN 共同推荐的治疗选择。部分患者可以再次从甲磺酸伊马替尼治疗中获益。

b. 二线治疗药物：苹果酸舒尼替尼是甲磺酸伊马替尼治疗失败的二线选择。在甲磺酸伊马替尼治疗过程中进展或不耐受的胃肠道间质瘤患者，接受舒尼替尼治疗可以达到临床获益及生存获益。舒尼替尼的推荐剂量为 50mg/d，服药 4 周，停药 2 周，或舒尼替尼连续用药方案 37.5mg/d。

c. 瑞戈非尼是索拉非尼的姊妹产品，具有与其相似的作用靶点。在 2011 年 ASCO 年会报道的Ⅱ期临床研究中，瑞戈非尼治疗伊马替尼与舒尼替尼失败的转移性胃肠道间质瘤中，肿瘤控制率达到 54.9%。

d. 如果苹果酸舒尼替尼治疗失败，可以考虑应用其他证实有效的酪氨酸激酶抑制剂或进入新药临床试验，或考虑新的联合用药方案，在没有其他更好选择的情况下，重新尝试曾经用过的药物或维持现有治疗，在某些个案是可行的。

e. 基因突变类型可预测靶向药物疗效，发生在 C-Kit 13，14 和 17，18 继发突变的患者对伊马替尼均不敏感，而发生在 13 和 14 号外显子继发突变的患者对舒尼替尼敏感，对 17 号和 18 号外显子继发突变的患者，舒尼替尼也不敏感。对于 C-Kit 外显子 9 突变的患者，可能将受益于 800mg/d（400mg bid）的治疗剂量。

2. 胃肠道间质瘤的活检原则　胃肠道间质瘤瘤体质地较软，不适当的术前活检可致肿瘤种植播散和出血。手术前活检应遵循以下原则：a. 大多数原发性胃肠道间质瘤能完整切除，不推荐手术前常规活检；b. 需要联合多脏器切除者可行术前活检；c. 计划甲磺酸伊马替尼治疗之前推荐活检；d. 经皮穿刺可适用于肿瘤播散、复发患者活检；e. 初发疑似胃肠道间质瘤，术前如需明确性质（如排除淋巴瘤），首选内镜超声穿刺活检；f. 直肠和盆腔肿物如需术前活检，推荐经直肠前壁穿刺活检。

3. 原发完全切除胃肠道间质瘤的危险度评估　2008 年 4 月，美国 NIH 重新讨论了原发性胃肠道间质瘤切除后的风险分级，并达成共识，见表 11-3。在这个新的分级中，将原发肿瘤部位（非原发于胃的胃肠道间质瘤较原发于胃的预后差）和肿瘤破裂作为预后的评估指标。

表 11-3　原发胃肠道间质瘤切除术后的危险度分级

危险度分级	肿瘤大小/cm	核分裂数/(每 50 个高倍视野)	肿瘤原发部位
极低危	＜2.0	≤5	任何部位
低危	2.1～5.0	≤5	任何部位
中度	2.1～5.0	＞5	胃
中度	＜5.0	6～10	任何部位
中度	5.0～10.0	≤5	胃
高度	任何大小	无论多少	肿瘤破裂
高度	＞10.0	无论多少	任何部位
高度	任何大小	＞10	任何部位
高度	＞5.0	＞5	任何部位
高度	2.1～5.0	＞5	非胃来源
高度	5.1～10.0	≤5	非胃来源

4. 药物疗效的判断　肿瘤对甲磺酸伊马替尼治疗的反应时间差别很大，中位显效时间是 12 周，1/4 的患者要到 23 周才可以看到疗效，因此，应耐心地观察甲磺酸伊马替尼的疗效，不要过早地判断为耐药。

5. 甲磺酸伊马替尼耐药的定义

(1) 原发耐药　甲磺酸伊马替尼治疗的最初 6 个月内，肿瘤未获得缓解或控制。

(2) 继发耐药　初始治疗获得疗效，或稳定的患者后期再次发生疾病进展。原发性耐药可能与 *C-Kit* 基因 9 号外显子突变、或无 *C-Kit*/*PDGFRA*，还可能与 *PDGFRA* 基因 D842V 突变有关。继发耐药主要与 *C-Kit* 基因或 *PDGFRA* 基因的二次突变有关。

6. 疗效判定的标准　主要依据 CT 或 MRI 所测量的肿瘤大小，但在甲磺酸伊马替尼治疗胃肠道间质瘤的早期（前 3 个月），很多病例仅表现为 CT 扫描中肿瘤密度的降低。甚至由于治疗后肿瘤肿胀、充血、黏液性变而在CT扫描上表现为肿瘤体积增大，但密度降低。这种情况在PET或PET-CT中表现为阴性病灶，长期随访提示治疗有效。PET-CT扫描是目前评估药物疗效最敏感的方法。改良的Choi标准整合了肿瘤大小和密度两项因素，见表11-4。专家组推荐在有条件的中心，可以考虑应用两种疗效评估标准。

表11-4 改良的Choi疗效评估标准

疗效	定义
完全缓解(CR)	所有可见病灶消失,无新病灶
部分缓解(PR)	CT提示体积缩小≥10%或肿瘤密度下降(HU)≥15%,无新病灶,非可测病灶无明显进展
疾病稳定(SD)	不符合CR、PR或PD,肿瘤相关症状无加重
疾病进展(PD)	CT提示肿瘤体积增加≥10%并且密度改变不符合PR标准,有新病灶,瘤内新生结节或已存在的瘤内结节体积增加

7. 随访原则 胃肠道间质瘤手术后存在复发风险，最常见的转移部位是腹膜和肝脏。复发风险的评估有助于制订常规随访时间表。高危患者可能在手术后2～3年内复发。低危患者的复发可能较晚。推荐进行腹、盆腔增强CT或MRI扫描作为常规随访项目：a. 中、高危患者，应该每3个月进行CT或MRI扫描，持续3年，然后每6个月，直至5年；b. 低危患者，应每6个月进行CT或MRI扫描，持续5年。对术前治疗复发转移以及肿瘤不可切除的患者，应该密切监测肿瘤反应及病情进展。

合理的随访时间表推荐为：a. 治疗前必须有基线增强CT资料，作为疗效评估的依据；b. 开始治疗后至少应每3个月做增强CT扫描或MRI随访；c. 如果直接与治疗决策相关，可以适当增加随访次数；d. 治疗前3个月的密切监测非常重要，必要时应做PET-CT。

（施纯玫）

第十二章 恶性黑色素瘤

一、术后辅助治疗

长期医嘱	临时医嘱
肿瘤内科护理常规	多学科评估❼
二级护理	血常规❽
半流质饮食❶	尿常规、粪常规
深静脉置管护理常规❷	心电图
吲哚美辛片 25mg po(用干扰素前 30～60min)❸	血生化全套❾
	全腹超声检查 或 全腹 CT
NS 250～500ml 干扰素 α-2b 1500 万 U/m² | iv gtt (从 d4 起 qd) 5d/周×4 周❹	区域淋巴结彩色超声检查❿ 胸部 CT 平扫⓫
NS 100ml 还原型谷胱甘肽 1800mg | iv gtt(静滴干扰素时)qd 5d/周×4 周❺	骨 ECT(酌情选择) PET-CT(酌情选择) 干扰素 α-2b 300 万 U sc d1⓬
干扰素 α-2b 900 万 U sc tiw×48 周❻	干扰素 α-2b 600 万 U sc d2 干扰素 α-2b 900 万 U sc d3

❶ 患者治疗期间可能食欲较差，故推荐半流质饮食，亦可根据患者的食欲、基础疾病等情况选择食谱。

❷ 长期浅静脉输注给药易导致外周静脉破坏，故如需长期输液推荐深静脉置管。

❸ 干扰素治疗可能出现寒战、发热等副作用，可于用干扰素前 30～60min 服用吲哚美辛片 25mg，有些患者需要 12h 后再次服用 1 片，甚至加量至 50mg，每 12h 1 次。

❹ 于使用干扰素的第 4 天，皮下注射（sc）干扰素 900 万 U 的次日开始，每周 5 天，共 4 周。

⑤ 肝脏是干扰素重要的代谢途径之一，大剂量干扰素可能损害肝脏，所以推荐在大剂量使用干扰素的同时辅以保肝药（如还原型谷胱甘肽），每周 5 天，共 4 周。也可根据监测肝功能的情况应用保肝药。

⑥ 于完成 4 周的静脉使用干扰素后开始，每周 3 次，共 11 个月。

⑦ 虽然黑色素瘤对放疗不敏感，但淋巴结清扫后残余、头颈部黑色素瘤的辅助放疗可能是有意义的，故放疗科等参与的多学科评估是必要的。

⑧ 治疗期间每周监测血常规，如白细胞＜3×10^9/L，或中性粒细胞＜1.5×10^9/L，可用重组人粒细胞集落刺激因子或重组人粒细胞-巨噬细胞集落刺激因子治疗。如发生Ⅲ～Ⅳ级毒性作用，需要短暂停药，并应用重组人粒细胞集落刺激因子或重组人粒细胞-巨噬细胞集落刺激因子，待血常规稳定后再继续治疗。

⑨ 治疗期间每周监测肝肾功能、血糖。

⑩ 区域淋巴结彩色超声检查包括颈部、锁骨上、腋窝、腹股沟、腘窝等。

⑪ 对于原发于下腹部皮肤、下肢或会阴部黑色素瘤者，要行盆腔超声、CT 或 MRI 检查。

⑫ 以开始皮下注射干扰素的当天为 d1。

注：1. 大多数恶性肿瘤的辅助治疗以细胞毒化疗为主，而目前恶性黑色素瘤的辅助治疗药物主要是干扰素。

2. 辅助治疗适应证　AJCC 分期ⅡB～ⅢA 期（中高危）的患者术后倾向做术后辅助治疗；但ⅢB～Ⅳ期（极高危）患者的辅助治疗方案仍在探讨中，目前仍推荐以高剂量 IFNα-2b 治疗为主。

标准剂量方案：IFNα-2b　2000 万 U/m^2 d1～d5×4 周，1000 万 U/m^2 tiw×48 周。

3. 黏膜黑色素瘤术后辅助治疗的替莫唑胺＋顺铂方案

替莫唑胺　$200mg/m^2$ po d1～d5

NS　500ml　|
顺铂　$75mg/m^2$　| iv gtt d1

说明：A. 本方案 28 天为 1 个周期，共 4～6 个周期。对于鼻腔黑色素瘤还建议行局部辅助放疗。

B. 顺铂可分2～3天（每天不超过60mg）使用，无需水化。若在1天内使用，则要注意水化，防止肾毒性和耳毒性。

C. 顺铂为强致吐化疗药物，应常规预防性应用5-HT_3受体拮抗药镇吐。

4. 其他方案　4周大剂量IFNα-2b冲击方案：IFNα-2b 1500万U/m^2 iv gtt d1～d5 qw×4周。也可考虑参加临床试验。

5. 除干扰素α-2b外，也常选用干扰素α-2a、聚乙二醇α干扰素，但国内应用经验较少。

6. 随访与监测　所有患者都应接受系统的随访，术后低危患者第1年每4～6个月复查，第2～3年每6～12个月复查，以后最少每年1次。而中高危患者若病情平稳，则第1年每3～4个月1次，第2～3年每3～6个月1次，以后每6～12个月1次。检查内容根据临床情况选择以下检查项目：a. 病史和查体；b. 实验室检查如血常规、肝肾功能、乳酸脱氢酶；c. 影像学检查，如区域淋巴结超声（颈部、锁骨上、腋窝、腹股沟、腘窝等）、胸部X线（或CT）及腹部超声、CT或MRI，根据患者的临床症状考虑全身骨扫描及头颅CT或MRI检查，对于原发于下腹部皮肤、下肢或会阴部黑色素瘤，要注意行盆腔影像学检查（超声、CT或MRI）；条件允许时也可考虑PET-CT检查。

二、姑息化疗

长期医嘱	临时医嘱
肿瘤内科护理常规	多学科评估
二级护理	血常规❶
半流质饮食	尿常规、粪常规
	心电图
	血生化全套❷
	乙肝两对半测定❸
	全腹超声检查 或 全腹CT
	区域淋巴结彩色超声检查❹

续表

长期医嘱	临时医嘱
	胸部 CT 平扫[5]
	骨 ECT(酌情选择)
	PET-CT(酌情选择)
	NS 250ml iv gtt
	NS 20ml 格拉司琼[6] 3mg ｜ iv（化疗前 0. 5h)
	5%葡萄糖注射液 250ml 达卡巴嗪 1000mg/m^2 ｜ iv gtt (临时配制，避光)[7]

❶ 骨髓抑制是达卡巴嗪（氮烯咪胺，DTIC）主要的副作用，白细胞减少一般发生于给药后 16～20 天，白细胞最低见于给药后 21～25 天，血小板减少发生于给药后 16 天，故需密切监测血常规变化，必要时可预防性使用重组人粒细胞集落刺激因子。如白细胞＜3×10^9/L，或中性粒细胞＜1.5×10^9/L，可用重组人粒细胞集落刺激因子或重组人粒细胞-巨噬细胞集落刺激因子治疗。如发生Ⅲ～Ⅳ级毒性，则考虑延长化疗间歇时间或下一个疗程中降低剂量。

❷ 化疗前有必要全面了解患者的肝肾功能、血糖、血脂、电解质及心电图等情况。达卡巴嗪有时会导致肝脏轻度损伤，应注意定期检测肝功能，必要时加用保肝药（如还原型谷胱甘肽）。

❸ 化疗可能会导致慢乙肝或乙肝病毒携带者的急性发作，严重者可并发急性重型肝炎，甚至危及生命。如化疗前 HBsAg 阳性同时谷丙转氨酶（ALT）等升高，提示并发乙型肝炎可能，需先予以核苷（酸）类似物抗病毒及保肝治疗。对于 HBsAg 阳性的患者，即使 HBV DNA 阴性和谷丙转氨酶正常，也应在治疗前 1 周开始服用拉米夫定或其他核苷（酸）类似物。核苷（酸）类似物的停药指征及注意事项：a. 对于基线 HBV DNA＜2000U/ml 的患者，在完成化疗或免疫抑制药治疗后，应当继续治疗 6 个月；b. 基线 HBV DNA 水平较高，＞2000U/ml 的患者，应当持续治疗到和免疫功能正常的慢性乙型肝炎患者同样的停药标准；c. 对于预期疗程≤12

个月的患者，可以选择拉米夫定或替比夫定；d. 对于预期疗程更长的患者，应优先选用恩替卡韦或阿德福韦酯；e. 停用核苷（酸）类似物后可能出现病毒学和生化指标反跳，甚至病情恶化，应予高度重视。

❹ 区域淋巴结彩色超声检查包括颈部、锁骨上、腋窝、腹股沟、腘窝等。

❺ 对于原发于下腹部皮肤、下肢或会阴部黑色素瘤，要行盆腔超声检查、CT 或 MRI 检查。

❻ 亦可选择其他 5-HT_3 受体拮抗药（如昂丹司琼、托烷司琼、帕洛诺司琼）镇吐。

❼ 可根据患者的情况给予 800～1000mg/m^2 的达卡巴嗪。本方案亦可采用 200～250mg/m^2 iv gtt d1～d5，每 3 周重复的方法。由于达卡巴嗪遇热易分解，遇光不稳定，故应临时配制、避光，配制后需在 2h 内输注完。

注：1. 该方案 21 天为 1 个周期。其他化疗方案在总生存上是否超越达卡巴嗪单药仍不肯定，目前数据显示联合其他化疗药（如顺铂、福莫司汀）及联合生物治疗（如 DC-CIK）的方案与达卡巴嗪单药相比，仅增加毒性而无生存优势，故目前达卡巴嗪单药仍是晚期黑色素瘤内科治疗的主要方案。

2. 黑色素瘤对放疗不甚敏感，但在一些情况下放疗仍是重要的治疗手段，如骨转移、脑转移及复发和头颈部黑色素瘤（特别是鼻咽黑色素瘤）的放疗。

3. 姑息化疗的适应证　全身一般情况较好（ECOG 评分为 0～2 分）、无明显重要脏器功能异常的患者。

4. 原则

（1）姑息化疗的目的是缓解症状，延长生命，但目前上述效果尚不能令人满意。因此优先推荐患者参与设计良好的临床试验。

（2）姑息治疗包括最佳支持治疗、化疗、生物治疗、生物化疗、靶向治疗和临床试验。在患者全身情况许可的条件下，姑息化疗加最佳支持治疗在提高无肿瘤进展期、1 年生存率、总生存期和提高患者生存质量上优于最佳支持治疗。

（3）目前一线化疗方案没有金标准，达卡巴嗪或替莫唑胺

（TMZ）单药均为2A类推荐方案，达卡巴嗪或替莫唑胺为基础的联合化疗（加顺铂或福莫司汀）/生物化疗（联合白介素2、干扰素、DC-CIK）、紫杉醇、紫杉醇/顺铂、紫杉醇/卡铂均为2B类推荐方案。

（4）对于体力状态较差的患者，建议单用最佳支持治疗、局部姑息放疗等。

（5）姑息化疗过程中要及时评估化疗疗效，一般在化疗2个周期后评估，并根据疗效毒性作用和患者耐受情况调整化疗次数，如病情出现明显进展，可在化疗1个周期后即予以评估，以免继续无效化疗，甚至因化疗而加重病情。

5. 其他姑息化疗方案

方案一：替莫唑胺单药方案

TMZ　200mg/m^2 po qd×5 每28天1次

说明：A. 若有效可连用1年，或至不能耐受。

B. 黑色素瘤患者尸检脑转移率高达50%。替莫唑胺是一种小分子口服制剂，胃肠道反应轻微，能透过血脑屏障，疗效与达卡巴嗪相当。故近十几年来，替莫唑胺有逐步取代达卡巴嗪的趋势。

方案二：紫杉醇与卡铂的联合化疗方案

5%GS　500ml	iv gtt（持续3h）
紫杉醇　175mg/m^2	d1

5%GS　250ml	iv gtt（持续2h）
卡铂　AUC=7.5	d1

说明：A. 本方案21天为1个周期。本方案为2002年Hodi FS等报道的一线治疗晚期黑色素瘤患者的Ⅱ期临床研究，方案中卡铂的用量比临床上的用量大，Ⅲ～Ⅳ级血液学毒性高达64%，故临床应慎重。

B. 紫杉醇类单用或与铂类联合化疗可作为替莫唑胺或达卡巴嗪失败后的二线治疗。紫杉醇应用中需预处理、心电监护，参见其他章节。

C. 若用顺铂替换卡铂，要注意水化、防止肾毒性和耳毒性；顺铂可分2～3天（每天不超过60mg）使用，则无需水化。

方案三：白蛋白结合型紫杉醇单药方案

NS 100ml 白蛋白结合型紫杉醇 150mg/m^2	iv gtt（持续 30min） d1、d8、d15

说明：A. 本方案 28 天为 1 周期。白蛋白结合型紫杉醇的剂量可为 100～150mg/m^2。

B. 该药用无菌注射器将 NS 20ml 沿瓶内壁缓慢注入分散溶解，勿将 NS 直接注射到冻干块/粉上以免形成泡沫。注入完成后，让药瓶静置至少 5min，以保证冻干块/粉完全浸透。轻轻地摇动药瓶或缓慢地将药瓶上下倒置至少 2min，让瓶内所有冻干块/粉完全分散溶解。如产生泡沫，静止放置 15min，直到泡沫消退。输注仅需 30min，给药前无需抗过敏预防用药，

C. 主要剂量限制性毒性为骨髓移植，如在给药前中性粒细胞数低于 1.5×10^9/L 或血小板数低于 1×10^9/L，不应继续给药。治疗期间如患者出现严重中性粒细胞减少（<0.5×10^9/L 持续 1 周或 1 周以上）或出现严重感觉神经毒性则应将后续疗程的治疗剂量减少或暂停给药。

方案四：达卡巴嗪 ＋重组人血管内皮抑素（恩度）方案

5%葡萄糖注射液 250ml 达卡巴嗪 250mg/m^2	iv gtt（临时配制，避光）d1～d5
NS 500ml 重组人血管内皮抑素 7.5mg/m^2	iv gtt（持续 3～4h）d1～14

说明：A. 本方案 21 天为 1 个周期。达卡巴嗪的剂量及使用方法也可参考本节的介绍。

B. 达卡巴嗪对光和热极不稳定，遇光、遇热易变红，在水中不稳定，放置后溶液变浅红色，应在配制后 2h 内输完。

C. 重组人血管内皮抑素只能用 NS 稀释，应滴注 3～4h。

三、免疫治疗——大剂量白介素 2 方案

长期医嘱	临时医嘱
肿瘤内科护理常规❶	多学科评估
二级护理	血常规、尿常规、粪常规
深静脉置管护理常规	心电图

续表

长期医嘱		临时医嘱
半流质饮食		血生化全套
NS 50ml 白介素 2 (60～72)万 IU/kg	iv gtt q8h×14 ❷	全腹超声检查 或 全腹 CT
		区域淋巴结彩色超声检查
吲哚美辛片 25mg po (用白介素 2 前 30～60min) ❸		胸部 CT 平扫
		骨 ECT(酌情选择)
		PET-CT(酌情选择)

❶ 护理级别、饮食、常规检查参见本章术后辅助治疗。

❷ 若患者对该方案治疗可以耐受，休息 9 天后重复 1 次为 1 个疗程，若评价疾病稳定或肿瘤有缩小，可间歇 6～12 周后再进行下 1 个疗程治疗，最多不超过 5 个疗程。

❸ 必要时加量至 50mg。大剂量白介素 2 的副作用较多，因此还要准备雷尼替丁、西咪替丁、苯海拉明、多巴胺、肾上腺素及一些镇吐药、止泻药、镇静药，根据患者的反应情况酌情选用。

注：1. 大剂量白介素 2 方案的剂量相关性不良反应较大，常有低血压、呼吸窘迫、心律失常、心肌炎、心肌缺血、精神错乱、焦虑等不良反应，个别患者可出现毛细血管渗漏综合征，严重者甚至危及生命。因此仅限于体力状态及脏器功能良好的患者使用。大剂量白介素 2 方案在我国实际应用较少，可能与不同人种对其耐受性差异有关。

2. 原则　大剂量白介素 2 不用于未治疗或有症状的脑转移患者。

3. 其他免疫治疗方案　树突状细胞（DC）疫苗、细胞因子诱导杀伤细胞（CIK）、DC-CIK 及其与化疗联合的生物化疗均为可考虑的治疗方案，但临床疗效有待进一步验证。

四、靶向治疗

近年来黑色素瘤的分子靶向药物治疗取得了令人瞩目的进展，主要有抗 CTLA4 单克隆抗体伊匹木单抗（Ipilimumab）以及针对 BRAF 突变的抑制剂威罗非尼（Vemurafenib）、达拉非尼（Dabrafenib）、

MEK 抑制剂曲莫替尼（Trametinib）等，以及达拉非尼与曲莫替尼的联合方案相继被美国 FDA 批准用于转移性黑色素瘤的治疗。但是伊匹木单抗单药的有效率仅为 10%～20%，大部分患者治疗仍无效；我国 BRAF 突变的黑色素瘤患者仅占 25%～50%，接受单药 BRAF 或 MEK 抑制剂初始治疗有效的患者中约 50%在治疗 6～7 个月后也会产生耐药。对于 C-Kit 变异的晚期黑色素瘤患者可以用伊马替尼治疗。新的免疫靶向药抗 PD-1、抗 PD-L1 单克隆抗体 Pembrolizumab、Pidilizumab 和 Nivolumab 等，对于无特异性基因突变的晚期黑色素瘤患者有效，如 Pembrolizumab 的有效率在 40%左右，而且有 17%左右的完全缓解率，有效患者的无进展生存期将近 2 年，在黑色素瘤的治疗中具有良好的临床应用前景。因此，免疫靶向药已成为转移性黑色素瘤研究及治疗的主流。尽管如此，靶向药物合理的剂量、联合方案、序贯方案而及耐药机制仍然在研究中。更重要的是，到目前为止，除伊马替尼外，这些药物大多数尚没有在中国内地上市。

（李晓峰）

第十三章 泌尿系统肿瘤

第一节 肾癌（RCC）

一、术后辅助治疗

长期医嘱	临时医嘱
肿瘤内科护理常规	多学科评估
二级护理	血常规❶、尿常规、粪常规
半流质饮食	血生化全套❶
干扰素(IFN)α (5～10)×10^5MIU/m^2 H qod	血 CEA❷
	HBV DNA 测定(有乙肝病史者)
	胸腹盆腔 CT(平扫+增强)
	心电图
	骨 ECT(酌情选择)

❶ 术后辅助治疗患者，治疗前检查血常规、肝肾功能。治疗期间每 2 周复查 1 次血常规。

❷ 术后辅助治疗期间复查血癌胚抗原呈进行性升高，高度提示肿瘤复发，需仔细检查，必要时需更换化疗方案。

注：1. 原则　目前，术后辅助治疗在肿瘤完整切除患者中的治疗地位尚未得到确认，还没有一种全身治疗能降低转移或复发的可能性。在肿瘤完整切除的局部进展性肾癌患者中比较干扰素 α 或大剂量白介素 2 与单独观察疗效的随机试验并未显示辅助治疗在延缓至转移或复发时间和延长生存期上具有优势。因此，NCCN 指南指出对于Ⅰ～Ⅲ期肾癌患者手术后推荐进行临床密切随访观察或参加临床试验。

2. 随访与监测　对于病灶完全切除后患者的随访内容包括：术后 2～6 个月行胸腹盆腔 CT 作为基线资料，以后按需进行检查。

对于需要密切监测和射频术治疗的Ⅰ期肾癌患者（病理分期为pT1a）及部分或根治性肾癌切除术后的Ⅰ期肾癌患者（病理分期为pT1a和pT1b），每6个月进行1次病史采集与体格检查，持续2年，之后每年检查1次，至确诊（pT1a）或肾切除术后（pT1a和pT1b）的第5年。对于根治性肾癌切除术后的Ⅱ期或Ⅲ期肾癌患者，每3～6个月进行1次病史采集与体格检查，持续3年，之后每年检查1次，至肾切除术后的第5年。每次随访内容包括病史采集、体格检查以及全套代谢指标检查（如血尿素氮、血清肌酐、钙水平、乳酸脱氢酶、肝功能检查）、影像学检查。

二、姑息治疗之免疫治疗

长期医嘱	临时医嘱
肿瘤内科护理常规	多学科评估
二级护理	血常规、尿常规、粪常规❶
普通饮食	血生化全套❶
白介素(IL)2 (6.0～7.2)×10^5IU/(kg·8h) iv gtt（15min） d1～d5	HBV DNA 测定（有乙肝病史者） 胸腹盆腔 CT 平扫＋增强❷ 心电图
对乙酰氨基酚 0.5g po（于白介素2前30min） d1～d5	骨 ECT❸ 全身 PET-CT 检查❹
地塞米松 5mg iv（于治疗前30min） d1～d5	

❶ 治疗前检查三大常规、生化全套，评估患者的肝肾功能及骨髓功能。治疗期间每周复查次血常规。如出现Ⅱ级以上骨髓抑制，应予重组人粒细胞集落刺激因子治疗。

❷ 治疗前推荐行胸腹盆腔CT平扫＋增强作为基线资料。一般每2～3个周期复查1次，若病情进展则需更改治疗方案。

❸ 胃ECT一般不作为常规检查项目。患者如有骨痛或碱性磷酸酶升高，可行全身骨ECT检查，排除并发骨转移癌。

❹ 患者如经济条件许可，可在多学科会诊前行全身PET-CT检查以明确分期，更好地制订综合治疗方案。

注：1. 原则

（1）对于已转移、复发或无法切除的透明细胞型肾癌患者，已经进行了大量关于各种白介素和干扰素剂量及组合的随机临床试验，结果显示，大剂量白介素 2 相比低剂量白介素 2 治疗有更高的缓解率。大剂量白介素 2 治疗已显示有更高的缓解率且能使一些患者达到完全缓解。

（2）大剂量白介素 2 治疗是目前文献报道的惟一可以使肿瘤达到持续消退的药物，然而由于副作用较大，并不是所有的肾癌患者都能耐受。对于 KPS 评分较高（>80 分），特别是那些肿瘤体积较小或以肺转移为主的患者，可尝试大剂量白介素 2 治疗。

2. 晚期肾癌的其他常见的细胞因子治疗方案

方案一：干扰素α单药方案

（1）干扰素α 3～10MIU/(m^2·d) im 或 sc 3 次/周×12 周

对乙酰氨基酚（扑热息痛） 0.5g po（于治疗前 30min）qod

（2）干扰素α阶梯式递增方案

3MIU/(m^2·d) im 或 sc 3 次/周×1 周	×8～10 周
6MIU/(m^2·d) im 或 sc 3 次/周×1 周	
9MIU/(m^2·d) im 或 sc 3 次/周×1 周	

对乙酰氨基酚 0.5g po（于治疗前 30min）qod

说明：A. 干扰素α属于一种细胞因子，是一组具有多种功能的活性蛋白质。干扰素可以通过参与免疫调节、抗肿瘤细胞增殖、抗新生血管形成、调节细胞分化、抑制肿瘤基因表达以及与细胞因子相互作用而发挥抗肿瘤作用。关于单用干扰素α治疗转移性肾癌，国外大量临床随机对照研究报道显示其有效率为 10%～20%，平均为 15%，部分缓解的缓解期平均为 4～6 个月。

B. 干扰素α可皮下或肌内注射，静脉滴注，瘤体内注射或口服给药。多数研究中心认为给药途径似乎对疗效有影响，皮下或肌内注射的应答率高于静脉滴注和口服给药。故目前以皮下或肌内注射为主要给药途径。目前干扰素α治疗肾癌的疗程尚无统一结论。一般认为术后 1 周开始用干扰素α治疗，至少半年，可用至 1 年或更长时间，将可能提高应答率，并降低复发率。剂量一般为 3～10MIU，隔日用药。2009 年 NCCN 指南推荐采用上述阶梯式递增方案给药。

C. 干扰素的副作用发生率为60%～90%。包括以下几种：a. 血清病样反应：发热、乏力、肌肉痛、关节痛等（60%～90%）；b. 白细胞减少（40%）；c. 血小板减少（25%～55%）；d. 转氨酶增高（15%～25%）；e. 其他少见反应：呕吐、低血压、高血压、心律失常、知觉障碍、神经错乱、眩晕、运动失调、焦虑、抑郁、嗜睡、瘙痒、脱发等。流感样症状主要发生在应用干扰素初期，其他反应一般发生于干扰素用量在10MIU/d时。以上副作用停药后均可恢复。注射前1h左右应用阿司匹林、吲哚美辛（口服或肛栓剂）均可减轻发热反应，但仍有20%～40%的患者需中止治疗。注射过程中应定期复查血常规及肝功能。另外，还可诱发抗胰岛素自身抗体，有引起慢性乙型肝炎致死性恶化的可能。

方案二

（1）低剂量IL-2方案

NS 500ml 白介素2 7.2万IU/kg	iv gtt q8h d1～d5 qiw

对乙酚氨基酚 0.5g po（于白介素2前30min）d1～d5

昂丹司琼 8mg iv（于治疗前30min）d1～d5

地塞米松 5mg iv（于治疗前30min）d1～d5

NS 500ml 西咪替丁 0.6g	iv gtt d1～d5
5%GS 500ml 维生素C 3.0g 维生素B_6 0.2g	iv gtt d1～d5

说明：A. 该方案的总有效率为10%～13%。

B. 根据消化道反应的程度而定，可不预防性使用。

C. 在生物制剂治疗过程中，特别是在大剂量应用时，主要是为预防相关的毒性作用，如毛细血管渗漏综合征、发热、流感样症状、骨关节及肌肉疼痛等症状。亦有观点认为地塞米松可引起抑制免疫反应，因此不建议免疫治疗患者使用地塞米松。

（2）大剂量白介素2方案

白介素2 （6.0～7.2）×105IU/(kg·8h) iv gtt（15min）d1～

d5 qiw

对乙酰氨基酚　0.5g po（于白介素 2 前 30min）d1～d5

昂丹司琼　8mg iv（于治疗前 30min）d1～d5

地塞米松　5mg iv（于治疗前 30min）d1～d5

NS　500ml 西咪替丁　0.6g	iv gtt d1～d5

5%GS　500ml 维生素 C　3.0g 维生素 B_6　0.2g	iv gtt d1～d5

说明：A. 适应证

a. 一线治疗

● 复发/转移或因内科因素无法切除的Ⅳ期透明细胞为主型肾癌（1 类推荐）；

● 复发/转移或因内科因素无法切除的Ⅳ期非透明细胞为主型肾癌（2A 类推荐）；

b. 二线治疗：一线治疗后出现不可耐受毒性或病情进展后的透明细胞为主型肾癌（2B 类推荐）。

B. 不良反应及其对症处理

a. 寒颤、高热：常伴有畏寒、头痛、肌肉痛、四肢关节痛、全身倦怠感等症。应卧床休息，多饮水，及时更换衣物，注意保暖，定时监测体温，给予解热镇痛药对症处理，清淡易消化的饮食。

b. 呕吐、腹泻：给予镇吐、止泻药对症处理，鼓励清淡，易消化，富有营养的饮食。

c. 骨髓抑制：主要为白细胞，血小板减少。应给予卧床休息，严密观察出血的情况，严格无菌操作规程，做好消毒隔离工作，预防交叉感染的发生。并定期观察血常规的指标，如出现Ⅱ度以上骨髓抑制，予重组人粒细胞集落刺激因子升白细胞，口服升血小板胶囊，必要时予重组人血小板生成素注射液。

d. 其他器官功能异常：可出现心、肺、肝及肾功能不全（肾前性氮质血症），密切检测患者一般症状，必要时予辅助呼吸、水化、保心、保肝、保肾治疗。

e. 皮肤反应：主要表现为暂时性的斑丘疹、荨麻疹。避免指甲抓破皮肤造成感染。停药后自行消退。

C. 该方案的总反应率为15%～20%，可使一小部分患者获得持久的完全缓解或部分缓解。大剂量IL-2静脉给药的有效剂量接近药物的致死剂量，接受治疗的患者需要住监护病房，部分患者需辅助呼吸或用升压药维持血压，病死率约为4%，限制了其使用。

方案三：白介素2联合干扰素α

白介素2　100～200MIU im 或 sc qod ⎫
干扰素α　300～600MIU im 或 sc qod ⎭ ×12周

对乙酰氨基酚　0.5g po（于治疗前的30min）qod

说明：国外文献报道联合使用白介素2和干扰素α治疗晚期肾癌，总缓解率约20%，其中部分缓解率为3%～5%。但治疗过程应注意生物制剂的副作用，及时给予对症处理或方案调整。

方案四：干扰素α联合贝伐组单抗

干扰素α　9MIUd im 或 sc 3次/周 ⎫
贝伐组单抗　10mg/kg iv gtt qiw ⎭ ≤1年

对乙酰氨基酚　0.5g po（于干扰素前30min）

昂丹司琼　8mg iv（于治疗前30min）

地塞米松　5mg iv（于贝伐组单抗治疗前30min）

说明：A. 贝伐组单抗的用法，每2周用药1次，首次静滴90min以上。如耐受良好，第二次静滴60min以上。如60min仍耐受良好，以后仅需静滴30min以上。术后28天内不使用贝伐组单抗，以免影响切口愈合。贝伐组单抗治疗前15～30min给予预防过敏反应的药物。

B. 贝伐组单抗的副作用为高血压、肾病综合征、腹泻、白细胞减少、动静脉血栓、出血、胃肠道穿孔、充血性心力衰竭等。

C. 贝伐组单抗是一种重组的人缘化IgG1单克隆抗体。其可与血管内皮生长因子结合，阻碍血管内皮生长因子与血管内皮生长因子受体在内皮细胞表面相互作用，从而抑制内皮细胞有丝分裂，减少新生血管形成，破坏已存在的新生血管网结构。适应于晚期肾癌一线或二线用药。

D. 2009年ASCO大会报道了AVOREN研究的最终结果，贝伐组单抗联合干扰素治疗组与单药干扰素治疗的客观有效率分别为

31%、12%，中位无进展生存期分别为 10.4 个月、5.5 个月（HR 为 0.57），而两组总生存期分别为 22.9 个月、20.6 个月。

E. 2009 年 NCCN《肾癌临床实践指南》推荐将贝伐组单抗联合干扰素 α 方案用于复发或无法手术切除的以透明细胞为主的Ⅳ期肾癌患者的一线治疗。

三、姑息治疗之分子靶向治疗

（一）预后评分

预后不良因素是由国际转移性肾癌数据库联盟（IMRDC）模型，即 Heng 预后模型：通过回顾性分析 645 例接受过舒尼替尼、索拉非尼、贝伐组单抗联合干扰素治疗的人群中获得，该研究也纳入了一线为免疫治疗，二线为靶向治疗的患者。

1. 不良因素

a. Hb 低于正常值低限；

b. 血钙高于正常值高限；

c. 中性粒细胞计数绝对值高于正常值高限；

d. 血小板计数小于正常值低限；

e. KPS 评分≤80 分；

f. 初始诊断至接受治疗小于 1 年。

2. 分组

a. 低危组：无预后不良因素，中位总生存期未达到，2 年生存率为 75%。

b. 中危组：1～2 个预后不良因素，中位生存期为 27 个月，2 年生存率为 53%。

c. 高危组：3～6 个预后不良因素，中位生存期为 8.8 个月，2 年生存率为 7%。

（二）治疗方案

舒尼替尼（Sunitinib，Sutent，索坦）

门诊医嘱
多学科评估
血压[1]

续表

门诊医嘱
血常规、尿常规、粪常规❷
血生化全套
心电图❸
心脏彩超❸
胸部CT(平扫)、全腹CT(平扫+增强)❹
骨ECT(酌情选择)❺
全身PET-CT检查(酌情选择)❻
苹果酸舒尼替尼胶囊❼　50mg po qd

❶ 靶向治疗前检测血压，了解基础血压水平。治疗期间前6周每周检测一次血压。本药致高血压的发生率为12%，多为轻至中度，如出现可予标准降压治疗。

❷ 治疗前检查三大常规、生化全套，评估患者的肝肾功能及骨髓功能。治疗期间每周复查血常规，如出现Ⅱ度以上骨髓抑制，应予重组人粒细胞集落刺激因子治疗。

❸ 替尼类药物有延长QT间期的副作用，治疗前QT间期不应大于450ms、左心室射血分数不应小于50%。服药期间慎用抗心律失常、抗精神病、抗抑郁、抗感染等药物。

❹ 治疗前推荐行胸腹盆腔CT平扫+增强作为基线资料，一般每2~3个月复查1次，如病情进展需更改治疗方案。

❺ 骨ECT一般不作为常规检查项目，患者如有骨痛或碱性磷酸酶升高，可行全身骨ECT检查，排除并发骨转移癌。

❻ 患者如经济条件许可，可在多学科会诊前行全身PET-CT检查以明确分期，更好地制订综合治疗方案。

❼ 早餐后1h服用。持续用药至出现不可耐受的毒性作用或病情进展。

注：1. 上述为苹果酸舒尼替尼治疗方案，连用4周，休息2周，6周为1个周期。

2. 苹果酸舒尼替尼是一种口服小分子羟基吲哚类酪氨酸激酶抑制剂，抑制靶点有血小板衍生生长因子受体-α、血小板衍生生长因子受体-β、血管内皮生长因子受体-1、血管内皮生长因子受体-2、血管内皮生长因子受体-3、C-Kit、Flt3、CSF-1R 和 RET，从而发挥抗血管生成和抗肿瘤活性作用。

3. 适应证

(1) 一线治疗　复发或因内科因素无法切除的Ⅳ期透明细胞为主型肾癌（1 类推荐），复发或因内科因素无法切除的Ⅳ期非透明细胞为主型肾癌（2A 类推荐）。

(2) 二线治疗　一线治疗出现不可耐受的毒性作用或病情进展后的所有患者均适用。

4. 一项全球随机多中心Ⅲ期临床试验结果显示，舒尼替尼一线治疗转移性肾透明细胞癌的客观有效率为 31%，中位无进展生存期为 11 个月，总生存期为 26.4 个月。

5. 副作用为高血压、疲乏、腹泻、手足综合征、骨髓抑制、脂肪酶升高、尿酸升高、左心室射血分数降低、甲状腺功能减退症等。

(1) 疲乏　发生率为 35%。用药 10～15 天后出现，停药后可逆转。

(2) 腹泻　发生率为 39%。冲服蒙脱石散治疗，如控制不佳，必要时口服洛哌丁胺（严格遵说明书使用以避免发生肠麻痹）。

(3) 手足综合征　Ⅲ～Ⅳ级副作用发生率为 8%。口服维生素 B_6 预防，每日剂量可达 200mg。出现时可予必要的对症治疗，包括保持皮肤清洁，避免继发感染；避免压力或摩擦；局部使用含尿素或肾上腺皮质激素乳液；必要时局部使用抗生素或抗真菌药治疗。

(4) 甲状腺功能减退症　发生率极低，可口服甲状腺片（40～120mg/d）治疗。

6. 随访与监测

(1) 治疗期间每 2 周复查血常规、生化全套，每周期复查癌胚抗原、尿常规、粪常规、心电图、心脏彩超，每 2 个周期评估目标病灶；如病情明显进展，可在治疗 1 个周期后即予评估，以免延误治疗。

(2) 评估有效需继续用药，无效进展则应重新制订治疗方案。

贝伐组单抗（Bevacizumab，Avastin）＋干扰素α

长期医嘱	临时医嘱
肿瘤内科护理常规	血压[3]
二级护理	血常规[4]
普通饮食	尿常规[4]
NS　250ml 贝伐组单抗[1]　5mg/kg　iv gtt	粪常规[4]
	血生化全套[5]
重组人干扰素α　9MIU ih[2]	心电图[5]
	心脏彩超[5]
	腹盆腔 CT(平扫＋增强)[6]
	骨 ECT[7]
	全身 PET-CT 检查[8]
	心电监护(贝伐组单抗用药期间)

❶ 贝伐组单抗每 2 周用药 1 次，首次静滴 90min 以上。如耐受良好，第二次静滴 60min 以上。如 60min 仍耐受良好，以后仅需静滴 30min 以上。手术前后 6 周内不使用贝伐组单抗，以免影响切口愈合。

❷ 重组人干扰素α每周用药 3 次，最长不超过 1 年；该方案最长不超过 1 年或出现不可耐受毒性及病情进展。

❺ 靶向治疗前检查心电图、心脏彩超，评估心功能。治疗期间罕见充血性心力衰竭，如出现可予标准抗心力衰竭治疗：高流量吸氧、吗啡镇静、呋塞米利尿、硝普钠扩血管、毛花苷 C（西地兰）强心、氨茶碱扩气管等。

❸、❹、❻～❽见舒尼替尼的相关内容。

注：1. 贝伐组单抗是一种重组的人源化 IgG1 单克隆抗体。其可与血管内皮生长因子-α结合，阻碍血管内皮生长因子与血管内皮生长因子受体在内皮细胞表面相互作用，从而抑制内皮细胞有丝分裂、减少新生血管形成、破坏已存在新生血管网结构。

2. 适应证

(1) 一线治疗

a. 复发/转移或因内科因素无法切除的Ⅳ期透明细胞为主型肾

癌（1 类推荐）。

b. 复发/转移或因内科因素无法切除的Ⅳ期非透明细胞为主型肾癌（2A 类推荐）。

（2）二线治疗

a. 一线细胞因子治疗后出现不可耐受毒性或病情进展后的透明细胞为主型肾癌（2A 类推荐）。

b. 一线 TKI 治疗后出现不可耐受毒性或病情进展后的透明细胞为主型肾癌（2B 类推荐）。

3. 临床试验

（1）一项全球随机多中心Ⅲ期临床试验结果（BO17705E）示：该试验共入组 641 例转移性肾透明细胞癌患者，结果显示贝伐组单抗联合干扰素与干扰素单药比较，中位无进展生存期（10.2 个月对 5.4 个月），客观有效率（30.6%对 12.4%），总生存期（23.3 个月对 21.3 个月），其中总生存期无显著统计学差异。

（2）一项全球随机多中心Ⅲ期临床试验结果（GALGB 90206）示：该试验共入组 732 例转移性肾透明细胞癌患者，按 1∶1 接受贝伐组单抗联合干扰素与单用干扰素单药治疗，结果显示贝伐组单抗联合干扰素与干扰素单药比较，中位无进展生存期（8.5 个月对 5.2 个月），客观有效率（25.5%对 13.1%），总生存期（18.3 个月对 17.4 个月），其中总生存期无显著统计学差异。

4. 不良反应　包括出血、胃肠道穿孔、高血压、肾病综合征、充血性心力衰竭等，予对症处理。

5. 随访与监测　参见舒尼替尼的相关内容。

帕唑帕尼（Pazopanib）

门诊医嘱
多学科评估
血压[1]
血常规、尿常规、粪常规[2]
血生化[2]
心电图[3]
心脏彩超[3]

续表

门诊医嘱
胸腹盆腔 CT 平扫＋增强④
骨 ECT(酌情选择)⑤
全身 PET-CT 检查(酌情选择)⑥
帕唑帕尼　800mg po qd⑦

③ 替尼类药物有延长 QT 间期的副作用，治疗前 QT 间期不应大于 450ms、左心室射血分数不应小于 50%。服药期间慎用抗心律失常、抗精神病、抗抑郁、抗感染等药物。

⑦ 早餐前 1h 或餐后 2h 服用。持续用药至出现不可耐受毒性或病情进展。

①、②、④～⑥参见舒尼替尼的相关内容。

注：1. 帕唑帕尼是一种口服多靶点抗血管生成抑制剂。主要靶点为血管内皮生长因子受体-1、血管内皮生长因子受体-2、血管内皮生长因子受体-3、血小板衍生生长因子受体-α、血小板衍生生长因子受体-β以及 C-Kit。

2. 适应证

(1) 一线治疗

a. 复发/转移或因内科因素无法切除的Ⅳ期透明细胞为主型肾癌（1 类推荐）。

b. 复发/转移或因内科因素无法切除的Ⅳ期非透明细胞为主型肾癌（2A 类推荐）。

(2) 二线治疗

a. 一线细胞因子治疗后出现不可耐受毒性或病情进展后的透明细胞为主型肾癌（1 类推荐）。

b. 一线酪氨酸激酶抑制剂治疗后出现不可耐受毒性或病情进展后的透明细胞为主型肾癌（2A 类推荐）。

3. 临床试验

(1) 一线

a. 一项全球随机多中心Ⅲ期临床试验结果（VEG105192）示：该试验共入组 495 例既往未接受治疗或细胞因子治疗失败的肾透明

细胞癌患者，按照2∶1随机接受帕唑帕尼或安慰剂治疗，结果显示帕唑帕尼较安慰组无进展生存期明显提高（9.2个月对4.2个月），在一线治疗的233例患者中，帕唑帕尼与安慰组比较，中位无进展生存期（11.1个月对2.8个月），客观有效率（30%对3%）。

b. 一项大型非劣性研究试验（COMPARZ）示：该试验共入组1110例肾透明细胞癌患者，随机接受帕唑帕尼或舒尼替尼治疗，结果显示帕唑帕尼较舒尼替尼中位无进展生存期（8.4个月对9.5个月），客观有效率（31%对25%），差异无显著统计学意义。

（2）二线　一项Ⅲ期临床试验：该试验共入组202例既往细胞因子治疗失败后的肾癌患者，结果显示帕唑帕尼较安慰剂组中位无进展生存期（7.4个月对4.2个月）。

4. 不良反应　包括腹泻、高血压、发色改变、恶心、食欲减退、呕吐、乏力、虚弱、腹痛、头痛、肝脏毒性、心律失常等，予对症处理。

5. 随访与监测　参见舒尼替尼的相关内容。

坦罗莫司（Temsirolimus）

门诊医嘱
多学科评估
血压、血糖❶
血常规、尿常规、粪常规❷
血生化❷
心电图
胸腹盆CT(平扫＋增强)❸
骨ECT(酌情选择)❹
全身PET-CT检查(酌情选择)❺
坦罗莫司　25mg po qd❻

❶ 靶向治疗前检测血压、血糖，了解基础血压及基础血糖水平。治疗期间每周检测一次血压、血糖，如出现血压级血糖可予对症治疗。

❻ 早餐前1h或餐后2h服用。持续用药至出现不可耐受毒性或病情进展。

❷～❺参见舒尼替尼的相关内容。

注：1. 坦罗莫司是一种哺乳动物雷帕毒素靶点（mTOR）蛋白的特异性抑制剂，mTOR通过下调或上调多种蛋白调节营养吸收、细胞生长和血管生成。

2. 适应证

(1) 一线治疗　复发/转移或因内科因素无法切除的Ⅳ期透明细胞和非透明细胞为主型肾癌，其中预后较差患者（1类推荐），其他患者（2B类推荐）。

(2) 二线治疗

a. 一线细胞因子治疗后出现不可耐受毒性或病情进展后的透明细胞为主型肾癌（2A类推荐）。

b. 一线TKI治疗后出现不可耐受毒性或病情进展后的透明细胞为主型肾癌（2B类推荐）。

3. 临床试验　一项全球随机多中心Ⅲ期临床试验结果示：该试验共入组626例既往未接受治疗，有3～6个预后不良因素的肾透明细胞癌患者，随机接受干扰素、坦罗莫司或两药联合治疗，其中服用坦罗莫司的患者同时服用抗组胺药以减少副作用发生。结果显示坦罗莫司较干扰素组相比，中位无进展生存期（5.5个月对3.1个月），总生存期（10.9个月对7.3个月），其中两药联合组因副作用大停止。

4. 不良反应　包括皮疹、口腔炎、疼痛、感染、手足综合征、血小板减少、中性粒细胞下降、高脂血症（高胆固醇）和高血糖等。

5. 随访与监测　参见舒尼替尼的相关内容。

索拉非尼（Sorafenib，多吉美）

门诊医嘱
多学科评估
血压❶
血常规、尿常规、粪常规❷
血生化❷
心电图
胸腹盆腔CT平扫＋增强❸

续表

门诊医嘱
骨 ECT(酌情选择)❹
全身 PET-CT 检查(酌情选择)❺
对甲苯磺酸索拉非尼片　400mg po bid❻

❶ 靶向治疗前检测血压，了解基础血压水平。治疗期间前 6 周每周检测 1 次血压，如出现可予标准降压治疗。

❻ 宜在进食前 1h 服用。若一次遗漏服药，下次用药也无需加大剂量。持续用药至出现不可耐受毒性或病情进展。

❷～❺参见舒尼替尼的相关内容。

注：1. 对甲苯磺酸索拉非尼是一种口服小分子多激酶抑制剂，一方面其通过 Raf/Mek/Erk 抑制肿瘤生长，另一方面可抑制血管内皮生长因子受体-1、血管内皮生长因子受体-2、血管内皮生长因子受体-3、血小板衍生生长因子受体-β、Flt-3、C-Kit 以及 RET。

2. 适应证

(1) 一线治疗　复发/转移或因内科因素无法切除的Ⅳ期透明细胞或非透明细胞为主型肾癌（2A 类推荐）。

(2) 二线治疗

a. 一线细胞因子治疗后出现不可耐受毒性或病情进展后的透明细胞为主型肾癌（1 类推荐）。

b. 一线 TKI 治疗后出现不可耐受毒性或病情进展后的透明细胞为主型肾癌（2A 类推荐）。

3. 临床试验

(1) 一线　一项中国Ⅱ期临床试验初步结果示：该试验共入组 189 例转移性肾透明细胞癌患者，随机接受索拉非尼 400mg bid 或干扰素，索拉非尼进展患者加量至 600mg bid，干扰素进展患者转换成索拉非尼 400mg。90 例接受干扰素治疗患者 56 例进展，其中 50 例转换索拉非尼治疗，结果显示索拉非尼（400mg bid）与干扰素比较，中位无进展生存期为 5.7 个月对 5.6 个月，客观有效率为 68.2%对 39%。

(2) 二线　一项Ⅲ期随机临床研究（TARGET）示：该试验共

入组 903 例既往 8 个月内一次细胞因子治疗后进展的预后较好或中等的转移性肾透明细胞癌患者，结果显示索拉非尼与安慰剂比较，中位无进展生存期为 5.9 个月对 2.8 个月，总生存期为 19.3 个月对 15.9 个月。

4. 不良反应　包括疲乏、皮疹、色素脱失、恶心和食欲缺乏、腹泻、高血压、手足综合征、骨髓抑制等。其中手足综合征可予口服维生素 B_{12} 预防，每日剂量可达 500mg，其他予对症处理。

5. 随访与监测

(1) 治疗期间每 2 周复查血常规、血生化，每 1 个月复查 CEA、尿常规、粪常规、心电图，每 2 个月评估目标病灶；如病情明显进展，可在治疗 1 个月后即予评估，以免延误治疗。

(2) 评估有效需继续用药，无效进展则应重新制订治疗方案。

阿昔替尼 (Axitinib)

门诊医嘱
多学科评估
血压❶
血常规、尿常规、粪常规❷
血生化❷
心电图
胸腹盆腔 CT 平扫＋增强❸
骨 ECT(酌情选择)❹
全身 PET-CT 检查(酌情选择)❺
阿昔替尼　5mg po bid❻

❶～❺参见索拉非尼的相关内容。

❻ 宜在早餐前 1h 服用，如需要同时使用强 CYP3A4/5 抑制剂或中度肝损患者，剂量减半；持续用药至出现不可耐受毒性或病情进展。

注：1. 阿昔替尼是一种选择性抑制血管内皮生长因子受体-1、血管内皮生长因子受体-2、血管内皮生长因子受体-3 的第二代酪氨酸激酶抑制剂。

2. 适应证

(1) 一线治疗：复发/转移或因内科因素无法切除的Ⅳ期透明细胞或非透明细胞为主型肾癌（2A类推荐）。

(2) 二线治疗

a. 一线细胞因子治疗后出现不可耐受毒性或病情进展后的透明细胞为主型肾癌（1类推荐）。

b. 一线TKI治疗后出现不可耐受毒性或病情进展后的透明细胞为主型肾癌（1类推荐）。

3. 临床试验　一项全球随机多中心Ⅲ期临床试验结果示：该试验共入组723例一线治疗失败的肾癌患者，按照1∶1随机接受阿昔替尼或索拉非尼治疗，结果显示阿昔替尼与索拉非尼比较，中位无进展生存期为6.7个月对4.7个月，客观有效率为19%对9%，总生存期为20.1个月对19.2个月。在既往一线接受细胞因子治疗的患者中，阿昔替尼与索拉非尼比较，中位无进展生存期为12.1个月 对6.5个月，在既往一线接受舒尼替尼治疗的患者中，阿昔替尼与索拉非尼比较，中位无进展生存期为4.8个月对3.4个月。

4. 不良反应　包括高血压病、出血、蛋白尿、肝功能损伤、甲状腺功能减退症等。

5. 随访与监测　参见索拉非尼。

依维莫司（Everolimus）

门 诊 医 嘱
多学科评估
血压❶
血常规、尿常规、粪常规❷
血生化❷
心电图
胸腹盆腔CT平扫＋增强❸
骨ECT(酌情选择)❹
全身PET-CT检查(酌情选择)❺
依维莫司　10mg po qd❻

❶～❺参见索拉非尼的相关内容。

❻ 宜在早餐前 1h 服用，持续用药至出现不可耐受毒性或病情进展。

注：1. 依维莫司是一种哺乳动物雷帕毒素靶点（mTOR）蛋白的特异性抑制剂。

2. 适应证

（1）一线治疗 复发/转移或因内科因素无法切除的Ⅳ期非透明细胞为主型肾癌（2A 类推荐）。

（2）二线治疗 一线酪氨酸蛋白激酶抑制剂治疗后出现不可耐受毒性或病情进展后的透明细胞为主型肾癌（1 类推荐）。

3. 临床试验 一项全球随机多中心Ⅲ期临床试验结果（RECORD1）示：该试验共入组 410 例既往血管内皮生长因子受体-酪氨酸蛋白激酶抑制剂治疗（包括贝伐组单抗）失败的转移性肾透明细胞癌患者，按照 2∶1 随机接受依维莫司或安慰剂治疗，结果显示依维莫司与安慰剂比较，中位无进展生存期为 4.0 个月对 1.9 个月。

4. 不良反应 包括口腔炎、皮疹、乏力、咳嗽、腹泻等。

5. 随访与监测 参见索拉非尼。

厄洛替尼（Erlotinib）

门诊医嘱
多学科评估
血压❶
血常规、尿常规、粪常规❷
血生化❷
心电图❸
心脏彩超❸
胸腹盆腔 CT(平扫＋增强)❹
骨 ECT(酌情选择)❺
全身 PET-CT 检查(酌情选择)❻
厄洛替尼 150mg po qd❼

❸ 患者可出现心肌缺血、心肌梗死，应定期复查心电图、心脏彩超。

❼ 宜在早餐前 1h 服用，持续用药至出现不可耐受毒性或病情

进展。

❶、❷、❹～❻参见索拉非尼的相关内容。

注：1. 厄洛替尼是一种表皮生长因子受体酪氨酸激酶抑制剂(EGFR-TKI)。

2. 适应证

一线治疗　复发/转移或因内科因素无法切除的Ⅳ期非透明细胞为主型肾癌的（2A类推荐)。

3. 临床试验　一项临床试验示：厄洛替尼治疗非透明细胞为主型肾癌患者，客观反应率为11%，中位无进展生存期为6周，总生存期为27周。

4. 不良反应　包括皮疹、间质性肺炎、肝功能损伤、腹泻、恶心、呕吐、出血、心肌梗死等，予对症处理。

5. 随访与监测　参见索拉非尼。

(三) 支持治疗

支持治疗是所有晚期肾癌患者的基础治疗，如颅外肿瘤控制良好情况下的孤立性脑转移可行手术治疗，病灶位置大小合适可考虑放疗；对于肿瘤负荷不大的患者，如果出现脊髓压迫、即将或已经发生的承重骨骨折也可以接受手术治疗；对于骨转移，特别是伴发疼痛的骨转移，可以接受双磷酸盐类药物治疗的同时给予局部放疗；门诊随访、影像学检查以及实验室检查的频率应该根据患者的具体情况个体化安排。

NCCN肾癌委员会推荐双磷酸盐或RANK配体抑制剂用于肾癌合并骨转移且肌酐清除率≥30ml/min患者的治疗。强烈推荐患者每天口服钙剂以及维生素D。患者的对症治疗，尤其是一般情况不好出现远处转移的患者，应包括给予最佳镇痛治疗。

(四) 展望

目前，尽管在晚期肾癌治疗中引入靶向制剂，其长期益处仍是有限的，通过改变肿瘤微环境，调节免疫治疗肾癌可以使肿瘤治疗得到巨大突破。然而，迄今为止，使用细胞因子等非特异性免疫干预措施方法治疗肾癌具有显著副作用，使用特异性的癌症免疫干预可通过靶向攻击肿瘤细胞、改变肿瘤抗原、改变肿瘤微环境从而避免上述副作用。IMA901由10种合成性肿瘤相关多肽

(TUMAPs) 组成，可以通过激活机体杀伤 T 细胞抵御肿瘤的能力，其Ⅰ期和Ⅱ期临床试验显示可使肾癌患者得到临床获益。抗 PD-1 抗体 nivolumab（ONO-4538/BMS-936558）及 PD-L1 抗体可使晚期转移性肾癌获益。

（欧阳学农　陈曦）

第二节　膀胱癌

一、新辅助化疗[1]——GC（吉西他滨+顺铂）方案[2]

长期医嘱	临时医嘱
肿瘤内科护理常规	血常规、粪常规[4]
二级护理	尿常规[5]
半流质饮食[3]	血生化全套
深静脉置管护理常规	心电图
记 24h 出入量	血 CEA、CA199
	HBV DNA 测定[6]
	胸部 CT 平扫[7]
	全腹部平扫＋增强[7]
	盆腔 CT 平扫＋增强[4]
	超声检查[7]
	骨 ECT[7]
	听力检查[8]
	PICC 置管术[9]
	5%GS　100ml 吉西他滨　1000mg/m^2　│ iv gtt（30min）d1、d8、d15
	NS　250ml 顺铂　70mg/m^2　│ iv gtt d2
	盐酸雷莫司琼　0.3mg iv d1、d8
	大剂量水化 3 天(d1～d3)(首次于化疗前 1 天)[10]
	呋塞米　20mg iv（输液结束前）

❶ 对于分期为 T_2 或 T_3 的膀胱癌接受膀胱全切术前接受新辅助化疗被越来越多的循证医学证据所支持。两项随机临床研究显示新辅助化疗对 $T_{2\sim3}$ 的膀胱癌患者具有生存获益，尤其是临床分期为 T_3 的患者。其中一项纳入 307 例肌层侵犯的膀胱癌随机接受单独膀胱根治性切除或术前 3 个周期 MVAC 方案新辅助化疗后接受手术治疗，结果显示新辅助化疗提高中位生存期（77 个月对 46 个月），并且显著降低了病灶残留率，同时新辅助化疗并未增加治疗相关的病死率。另外涉及 11 项临床研究共 3005 例膀胱癌患者的荟萃分析显示顺铂类为基础新辅助化疗可以提高 5 年生存率以及无病生存率。因此 NCCN 指南 2015 版将 T_2 分期以上的膀胱癌患者接受顺铂为主的新辅助化疗作为 1 级证据推荐。

基于剂量密集 MVAC 方案较传统 MVAC 方案具有更佳的耐受性与疗效，以及 GC 方案与传统 MVAC 方案等效，因此新辅助化疗方案推荐剂量密集 MVAC（DD－MVAC）方案、GC 方案或 CMV 方案治疗 3～4 个周期。而对于肾功能不全的患者，NCCN 指南不建议将卡铂作为顺铂的替代用药用于新辅助化疗中。一般推荐的适应证为体力状态评分为 0～1 分，血清肌酐清除率＞50ml/min。

❷ 本方案 28 天为 1 个周期，常用 2～6 个周期。该方案的不良反应中最常见的是骨髓抑制，对中性粒细胞和血小板的抑制均较常见，少数患者出现过敏反应，表现为皮疹、皮肤瘙痒等；此外，吉西他滨还可引起发热和流感样症状，在症状完全或部分消失之后仍可全量或减量使用该药。对于吉西他滨与顺铂的用药顺序，建议先用吉西他滨。

❸ 患者化疗期间消化道黏膜不同程度受损，食欲较差，故推荐予以半流质饮食。半流质饮食种类可以根据患者基础疾病情况选择予以低脂、低盐、低嘌呤等饮食。

❹ 化疗前需检查血常规，评估骨髓功能。化疗后每周复查 2～3 次血常规。如出现Ⅱ度以上骨髓抑制，应予以相应治疗。

❺ 化疗前需检查尿常规，评估患者血尿、脓尿情况。化疗后每周复查 1 次尿常规。

❻ 如 HBV DNA 测定呈高拷贝，提示病毒高复制，化疗可能会导致急性乙肝发作，严重者可并发急性重型肝炎，危及生命，故化

疗前后可予以预防性拉米夫定抗病毒。如化疗前同时转氨酶升高，提示并发乙型肝炎，则需予以治疗性拉米夫定抗病毒及适当保肝治疗。

❼ 如术前未行全面检查者，辅助化疗前推荐行胸部 CT 平扫、全腹 CT 平扫+增强、超声检查作为基线资料。患者如有骨痛或碱性磷酸酶升高，可行全身骨 ECT 检查，排除是否并发骨转移癌。

❽ 顺铂可能对听力造成损害，故应用前需检查听力。

❾ 反复多次浅静脉输注化疗药物易导致外周静脉破坏，给后续静脉给药造成困难；故推荐化疗前予以深静脉置管，可以采用 PICC、锁骨下静脉置管或输液港。

❿ 参见附录顺铂化疗的实施。

注：1. 新辅助化疗的适应证

(1) T_2 以上病变。

(2) T_2 伴淋巴结转移、分化差、有脉管瘤栓等不良预后因素。

(3) 不建议常规对肌层受侵的膀胱癌患者使用术后辅助化疗。

2. 原则

(1) 目前术后辅助化疗方案可根据具体情况选择 M-VAC 方案或 CM 方案。

(2) GP 方案虽然已奠定了其在晚期患者中标准姑息化疗方案的地位，但在辅助治疗中的地位尚需进一步探索。

3. 其他新辅助化疗方案

方案一：M-VAC 方案（详见姑息化疗部分）

方案二：CM 方案

NS 500ml 甲氨蝶呤 40mg/m^2	iv gtt d8、d15

NS 250ml 顺铂 70mg/m^2	iv gtt d1

盐酸雷莫司琼 0.3mg iv d1、d8

大剂量水化 3 天（d1～d2）（首次于化疗前 1 天）

呋塞米 20mg iv（d1～d2）（输液结束前）

说明：CM 方案代替 M-VAC 方案进行术后新辅助化疗，5 年无进展生存期、总生存期两组间无明显差别，但骨髓抑制及脱发反应明显下降。

二、辅助化疗

参见新辅助化疗。

注：医嘱辅助化疗的适应证

(1) 分期为 T_3 及其以上。

(2) 存在淋巴结转移，由于其高危复发，已有研究证实这部分高危患者术后辅助化疗可降低30%的病死率。

(3) 通常认为对于病理分期为 T_2 及其以下的病变，且无淋巴结转移的膀胱癌患者，其复发风险较低，不建议接受术后辅助化疗。

三、膀胱灌注方案——多柔比星（ADM）❶

门诊医嘱	
血常规❷	
导尿	
NS 60ml	膀胱灌注 qw
多柔比星 40mg	

❶ 本方案于术后每周膀胱内给药1次，连用6次。常见的副作用有局部化学性炎症及引起膀胱短暂痉挛。

❷ 应定期复查血常规。

注：1. 膀胱灌注化疗最适人群为低容量、低级别、孤立性、初级或低复发率、乳头状瘤。不涉及穿孔和（或）深部切除的患者。不适人群为疑似原位癌、高容量肿瘤、疑似高级别 T_1 或 T_{2+} 患者、很快复发、大面积切除、涉及穿孔和（或）深部切除的患者。

2. 用膀胱癌的膀胱灌注治疗预防复发，应在进行前仔细评估患者的危险程度，根据危险程度的高低决定膀胱灌注药物及疗程。2015年NCCN指南更新了单剂围手术期膀胱灌注化疗。Ta期低级别非肌层浸润性膀胱癌患者，可观察或考虑在术后24h内给予单剂膀胱灌注化疗（非免疫治疗）和（或）诱导式膀胱灌注化疗。原位癌虽然也属于非肌层浸润性膀胱癌，但一般分化差，属于高度恶性的肿瘤，向肌层浸润性进展的概率要高得多。对于中危和高危的非肌层浸润性膀胱癌，术后24h内即刻膀胱灌注治疗后，建议继续膀胱灌注化疗，每周 1 次，共 4～8 周，随后进行膀胱维持灌注化疗，每月 1 次，共 6～12 个月。

3. 膀胱灌注的注意事项　膀胱灌注治疗前，详细告诉患者在治疗过程中应注意的事项，解释治疗中或治疗后可能出现的一些不良反应，使患者心理有所准备，主动配合治疗和护理工作。膀胱灌注前禁饮 4h 并排空膀胱，灌注后嘱患者依次以平、俯、左、右侧卧位各 15min 轮换共 2h，再将液体通过尿管引流，避免对尿道造成损伤。

4. 所有患者应以膀胱镜为主要随访手段，前 2 年每 3 个月 1 次，第 3 年开始每 6 个月 1 次，第 5 年开始每年 1 次直至终身。

5. 其他膀胱灌注方案

方案一：羟基喜树碱（HCPT）

NS　40ml	膀胱灌注
羟基喜树碱　10mg	

说明：A. 该方案常推荐用于肾功能减退者和老年等耐受性较差的患者。

B. 副作用包括膀胱刺激征、胃肠道反应等，必要时可口服抗生素预防感染。

方案二：塞替哌（TSPA）

NS　60ml	膀胱灌注
塞替哌　30～60mg	

说明：塞替哌的分子量较小（低于 200），容易被膀胱吸收，骨髓抑制发生率为 18%～40%，全血细胞减少不常见。

方案三：丝裂霉素（MMC）

NS　60ml	膀胱灌注
丝裂霉素　40mg	

说明：A. 本方案每周 1 次，连用 6 周，休息 6 周后评价病变情况；在 12 周评价时如果发现有残存病变，可再予膀胱灌注 6 周。

B. 丝裂霉素灌注的优点是分子量大（334），不能被膀胱黏膜吸收，极少发生骨髓抑制。

方案四：吉西他滨（GEM）

NS　50ml	膀胱灌注
吉西他滨　2000mg	

说明：A. 每周1次×6次，评价有效后每月1次×10次。

B. 吉西他滨膀胱灌注的化学性膀胱炎发生率较丝裂霉素明显降低。

6. 随访与监测

(1) 每周期化疗后需密切随访，观察血常规、肝肾功能、听力、神经系统和心脏功能变化情况。建议化疗后每周复查2次血常规，连查2周；每2周复查1次肝肾功能；每周期复查1次心肌酶谱、心电图、心脏彩超、血肿瘤标志物；每2个周期对目标病灶评估1次，如病情出现明显进展，可在化疗1个周期后即予以评估，以免延误治疗。

(2) 所有患者应以膀胱镜检查为主要随访手段，前2年每3个月1次，第3年开始每6个月1次，第5年开始每年1次直至终身。

四、膀胱灌注免疫治疗

卡介苗（BCG）

NS　50ml	膀胱灌注
卡介苗　120mg	

说明：A. BCG适合于高危非肌层浸润性膀胱癌的治疗，可以预防膀胱肿瘤的进展。由于卡介苗灌注的副作用发生率较高，对低危非肌层浸润性膀胱尿路上皮癌，不建议行卡介苗灌注治疗。术后即刻灌注治疗应避免采用卡介苗，因为术后膀胱有创面，可能引起严重副作用。卡介苗灌注用于治疗高危非肌层浸润膀胱尿路上皮癌时，一般采用常规剂量（120～150mg）；卡介苗用于预防非肌层浸润膀胱尿路上皮癌复发时，一般采用低剂量（60～75mg）。研究发现采用1/3剂量卡介苗灌注治疗中危非肌层浸润性膀胱尿路上皮癌时，其疗效与全剂量疗效相同，副作用却明显降低。卡介苗灌注一般在经尿道膀胱肿瘤切除术（TUR-BT）术后2周开始，卡介苗维持灌注可以使膀胱肿瘤进展概率降低37%。需维持卡介苗灌注1～3年（至少维持灌注1年），因此建议在3个月、6个月、12个月、18个月、24个月、36个月时重复卡介苗灌注，以保持和强化疗效。

B. 一般采用6周灌注诱导免疫应答，再加3周强化，以维持良好的免疫反应。

C. 主要的副作用为膀胱刺激症状和全身流感样症状，少见的副作用包括结核败血症、前列腺炎、附睾炎、肝炎等。

五、姑息化疗——GC 方案

参见新辅助化疗。

注：1. 一项 GC 方案与标准 MVAC 方案比较用于晚期膀胱癌的随机对照Ⅲ期临床研究结果显示：两组客观有效率分别为 49%与 46%，长期随访显示中位生存期分别为 14.0 个月、15.2 个月，中位无进展生存期分别为 7.7 个月、8.3 个月，均无显著差异，证实 GC 方案与标准 MVAC 方案等效，而耐受性方面，GC 方案明显优于 MVAC 方案。而另外一项用于比较剂量密集 MVAC 方案与标准 MVAC 方案的Ⅲ期临床研究，中位随访 7.3 年，生存率分别为 24.6%、13.2%，且剂量密集 MVAC 方案的耐受性更佳。基于两项随机对照临床研究，2015 年 NCCN 指南将剂量密集 MVAC 方案与 GC 方案作为 1 类证据推荐用于不能手术或转移性膀胱癌的一线化疗。对于肾功不全的患者，吉西他滨联合卡铂，以及甲氨蝶呤联合卡铂及长春花碱两方案的客观有效率可达到 42%、30%。因此，对于肾功能不全患者，NCCN 指南认为卡铂可以替代顺铂。

2. 姑息化疗的适应证　晚期扩散或转移、全身一般情况较好(ECOG 评分为 0～2 分)、无明显重要脏器功能异常的膀胱癌患者。姑息化疗的作用是有限的，目的是缓解症状，延长生命。初始采用的方案称一线化疗方案，进展后需换用其他的二线、三线化疗方案化疗，称为解救化疗。

3. 原则

(1) 鼓励进展期患者参与设计良好的临床试验。

(2) 姑息治疗包括最佳支持治疗、化疗和临床试验。在患者全身情况许可的条件下，姑息化疗加最佳支持治疗在提高肿瘤无进展生存期、总生存期、1 年生存率和提高患者生存质量上明显优于最佳支持治疗。

(3) 一线化疗方案　顺铂、吉西他滨、紫杉烷三种化疗药物活性较高。2～3 种化疗药物联合效果更好。目前一线化疗方案 1 类推荐方案有 GC 方案和 MVAC 方案或其改良方案。晚期膀胱癌的二线化疗尚无标准方案，目前NCCN指南强烈推荐患者参加相应临床试验。现可供选择较为肯定疗效的二线治疗方案有多西他赛、紫杉醇或吉西他滨单药，其他选择还包括顺铂、卡铂、多柔比星、氟尿嘧啶、异环磷酰胺、培美曲塞、甲氨蝶呤、长春碱。

(4) 对于体力状态较差的膀胱癌患者，姑息化疗不受益，建议单用最佳支持治疗，包括内镜放置支架、膀胱造瘘术、局部姑息放疗等。

(5) 姑息化疗过程中要及时评估化疗疗效，常在化疗2周期后评估，如肿瘤出现明显进展时1周期后也可评估，以免造成无效化疗，加速患者死亡。

(6) 在没有合适化疗方案备选或患者一般情况稍差无法耐受联合化疗方案时，建议先用单药（如吉西他滨）化疗，这样不仅可以观察单药疗效，也可在患者情况改善后在此基础上联合其他药物化疗。当然，这必须在有良好经验的临床医师指导下进行，并密切观察病情变化，适时调整。

(7) 对于肾功正常者不建议用卡铂替代顺铂。

4. 其他姑息化疗方案

方案一：DD-MVAC方案

NS 500ml
甲氨蝶呤 30mg/m^2 | iv gtt d1

NS 100ml
长春花碱 3mg/m^2 | iv gtt d1

5%GS 50ml
多柔比星 30mg/m^2 | iv gtt d1

NS 500ml
顺铂 70mg/m^2 | iv gtt d1

说明：A. 本方案14天为1个周期，2～3个周期评价疗效。

B. 顺铂可能对听力和肾功能造成损害，故应用前需检查听力和肾功能，化疗期间予以大剂量水化，且需监测24h出入量。

C. 多柔比星具心脏毒性，其发生率和严重程度与本药累积量成正比，迟发的心力衰竭大多在用药半年后或总剂量＞450～500mg/m^2，故应用多柔比星前和期间需检查心电图和心肌酶谱，有条件时可进一步检查心脏彩超并测算射血分数。

D. 多柔比星为发泡性化疗药物，渗出血管外易导致周围组织坏死且不易愈合；反复多次浅静脉输注化疗药物易导致外周静脉破坏，给后续静脉给药造成困难；故推荐化疗前予以深静脉置管，可以采用 PICC、锁骨下静脉置管或输液港。

E. 多柔比星外渗后可致局部疼痛、严重组织损害和坏死。国外资料提示处理方法：于外渗区域使用氢化可的松局部皮下浸润，然后局部外用倍他米松/庆大霉素软膏，并使用弹性绷带（开始 2 天每 12h 更换 1 次，然后每 24h 更换 1 次，直至愈合）。

F. 该方案可出现较明显的恶心和呕吐，化疗前后可常规应用 5-HT_3 受体拮抗药（如盐酸雷莫司琼）预防和减轻化疗相关性胃肠道不适反应，并且糖皮质激素的合并使用可以增强制镇吐效果。

方案二：CMV 方案

甲氨蝶呤＋长春花碱＋顺铂方案

NS 500ml 甲氨蝶呤 30mg/m^2	iv gtt d1、d8
NS 100ml 长春花碱 6mg/m^2	iv gtt d1、d8
NS 500ml 顺铂 75mg/m^2	iv gtt d2

说明：A. 本方案 21 天为 1 个周期。

B. 对于有心脏问题的晚期移行细胞癌患者，可以用 CMV 方案来代替 MVAC 方案。

（欧阳学农　陈曦）

第十四章　男性生殖系统肿瘤

第一节　睾丸肿瘤

一、术后辅助化疗

长期医嘱	临时医嘱
肿瘤内科护理常规	多学科评估❸
二级护理	血常规❹、尿常规、粪常规
半流质饮食❶	血生化全套
记 24h 出入量	心电图
NS　500ml 依托泊苷　$100mg/m^2$ | iv gtt d1～d5	血 HCG、LDH、AFP
	HBV DNA 测定❺
NS　500ml 顺铂　$20mg/m^2$ | iv gtt(避光) d1～d5	全腹＋盆腔 CT 平扫＋增强❻
	胸部 X 线片❼
NS　20ml 昂丹司琼　8mg | iv（首次于化疗前 0.5h)q12h d1～d5❷	听力检查❽
	骨 ECT❾
NS　1000ml 10%氯化钾　15ml | iv gtt d1～d5	头颅 MRI❿
	PICC 置管术⓫
NS　1000ml iv gtt d1～d5	
水化(d1～d5)	

❶ 患者化疗期间食欲较差且消化道黏膜不同程度受损，故推荐予以半流质饮食。半流质的种类可根据患者基础疾病情况选择可予以低脂低盐、低嘌呤等食物。

❷ 该方案可出现较明显的恶心呕吐，化疗前后可常规应用 5-HT_3 受体拮抗药（如昂丹司琼）预防。

❸ 睾丸癌的治疗是一个多学科综合治疗的过程，实施治疗前需详细检查，确定疾病状态和病期，而后组织相关学科会诊后制订

综合的治疗程序。

❹ 化疗前需检查血常规，评估骨髓功能。化疗后每周复查1～2次血常规，本方案常在化疗后7～10天达到骨髓抑制高峰，需密切观察。如出现Ⅱ级以上骨髓抑制，应予以相应治疗。

❺ 如HBV DNA测定呈高拷贝，提示病毒高复制，化疗可能会导致急性乙肝发作，严重者可并发急性重型肝炎，危及生命，故化疗前后可予以预防性拉米夫定抗病毒。如化疗前同时转氨酶升高，提示并发乙型肝炎，则需予以治疗性拉米夫定抗病毒及适当保肝治疗。

❻ 辅助化疗前常规行胸部CT平扫和全腹CT平扫＋增强明确有无转移转移灶。

❼ 在胸部X线异常征象或腹部CT平扫和全腹CT平扫有转移病灶时，应行胸部CT检查。

❽ 顺铂可能对听力造成损害，故应用前需检查听力。

❾ 患者如有骨痛或碱性磷酸酶升高，可行全身骨ECT检查，以排除是否并发骨转移癌。

❿ 患者如有头痛、呕吐、面神经麻痹、偏瘫、视物模糊、失语、肌肉无力等脑损害症状或（和）体征，可行头颅MRI，以排除是否并发脑转移癌。

⓫ 多药联合化疗的运用和反复多次穿刺浅静脉，直接刺激血管而发生静脉炎、药物外渗等问题。故化疗前予以深静脉置管，可以采用PICC、锁骨下静脉置管或输液港。

注：1. 本方案21天为1个周期。

2. 术后辅助化疗的适应证 详见治疗原则。

3. 治疗原则

(1) 纯精原细胞瘤

a. 如果是pT_1～pT_3的，首先推荐定期随访，也可考虑单药卡铂（AUC＝7×1周期或2周期）化疗，或膈下（包括腹主动脉旁±同侧髂腹股沟淋巴结）放疗（20Gy）。

b. 对于ⅠS期者应行膈下（包括腹主动脉旁±同侧髂腹股沟淋巴结）放疗（20Gy）。

c. ⅡA期，首先推荐膈下区域（包括腹主动脉旁＋同侧髂腹股沟淋巴结）放疗（30Gy），其次可考虑予 EP 方案 4 个周期，或 BEP 方案（见下文）个 3 个周期。

d. ⅡB 期，首先推荐 EP 方案 4 个周期，或 BEP 方案（见下文）3 个周期。没有大肿块的病例可以考虑膈下区域（包括腹主动脉旁+同侧髂淋巴结）放疗（36Gy）。

e. 预后好的ⅡC 或Ⅲ期，可以进行 EP 方案 4 个周期，或 BEP 方案（见下文）3 个周期。

f. 预后中等的ⅡC 或Ⅲ期，可以给予 BEP 方案（见下文）4 个周期。

（2）非精原细胞瘤

a. ⅠA 期，首先推荐定期随访，其次考虑腹膜后淋巴结清扫术。

b. ⅠB 期，首先推荐保留神经的腹膜后淋巴结清扫术。其次考虑给予 BEP 方案（见下文）1～2 周期。T2 也可以考虑定期随访。

c. Ⅱ期，如果肿瘤标志物阴性，可以考虑保留神经的腹膜后淋巴结清扫术（主要为ⅡA 期患者）或给予 EP 方案 4 个周期，或 BEP 方案（见下文）3 个周期（主要为ⅡB 期患者）。

d. ⅠS、ⅡA 或ⅡB（肿瘤标志物持续增高）、ⅡC、ⅢA 期，给予 EP 方案 4 个周期，或 BEP 方案（见下文）3 个周期。

e. ⅢB 期，给予 BEP 方案（见下文）4 个周期。

f. ⅢC 期，给予 BEP 方案（见下文）或 VIP 方案（见下文）4 个周期。

g. ⅠA、ⅠB、ⅡA 和ⅡB 期，在进行保留神经的腹膜后淋巴结清扫术后的治疗选择。pN0 选择定期随访；pN_1 或 pN_2 选择定期随访（pN_1 首选）或给予 EP 或 BEP 方案（见下文）2 周期（pN_2 首选）；pN_3 给予 EP 方案 4 个周期，或 BEP 方案（见下文）3 个周期。

4. 其他术后辅助化疗方案——BEP 方案

方案一：依托泊苷+顺铂+博来霉素方案（BEP）

NS　500ml 依托泊苷　$100mg/m^2$	iv gtt d1～d5
NS　250ml 顺铂　$20mg/m^2$	iv gtt d1～d5
NS　2～3ml 博来霉素　30U	im（深部肌注） d1、d8、d15

或 NS（或 5%GS） 10～20ml | iv
博来霉素 30U | d1、d8、d15

说明：A. 本方案 21 天为 1 周期。

B. 博来霉素可导致肺炎样症状及肺纤维化症状，表现为呼吸困难、咳嗽、啰音、肺间质水肿等。老年患者、肺部经过放射治疗者及肺功能不良者慎用。博来霉素用药后 3～5h 可出现发热，甚至高热，体温可自行下降，以后用药前可口服吲哚美辛 25mg。

C. 此方案的适应证详见治疗原则。

方案二：依托泊苷＋异环磷酰胺＋顺铂（VIP）

NS 500ml | iv gtt
依托泊苷 75mg/m^2 | d1～d5

NS（或 林格液） 500ml | iv gtt
异环磷酰胺 1200mg/m^2 | d1～d5

美司钠 240mg/m^2 iv d1～d5（用异环磷酰胺的同时及使用后 4h、8h）

NS 500ml | iv gtt（避光）
顺铂 20mg/m^2 | d1～d5

注：A. 本方案 21 天为 1 周期。

B. 应用本品时应确保无泌尿道阻塞，并应给予充分的水分。

C. 此方案的适应证详见治疗原则。

5. 随访与监测

(1) 治疗中的监测 每周期化疗后需密切随访观察血常规、肝肾功能、听力和神经系统情况。建议化疗后每周复查 2 次血常规，连查 2 周；每 2 周复查 1 次肝肾功能；每周期复查 1 次血绒毛膜促性腺激素、乳酸脱氢酶、甲胎蛋白；若有目标病灶，每 2 个周期评估 1 次，以决定下一步治疗计划。

(2) 治疗后的随访

a. Ⅰ期纯精原细胞瘤睾丸切除术后的随访：第 1 年每 3～6 个月进行 1 次体检，第 2～3 年每 6～12 个月 1 次，第 4～5 年每年 1 次。第 1 年在第 3、第 6 和第 12 个月各进行 1 次腹盆腔 CT 检查，第 2～3 年每 6～12 个月 1 次，第 4～5 年每 1～2 年 1 次。根据临床选择是否进行胸部 X 线。如果有症状，考虑行胸部 CT 检查。

b. Ⅰ期纯精原细胞瘤辅助化疗或放疗后的随访：第1～2年每6～12个月进行1次体检，第3～5年每年1次。第1～3年每年进行1次腹盆腔CT检查，共3年。根据临床选择是否进行胸部X线。如果有症状，考虑行胸部CT检查。

c. ⅡA期和没有大肿块的ⅡB期纯精原细胞瘤放疗后的随访：第1年每3个月进行1次体检，第2～5年每6个月1次。第1年在第3个月进行1次腹盆腔CT检查，之后每6～12个月1次，第2～3年每年1次，第4～5年根据临床选择。第1～2年每6个月进行1次胸部X线。共两年。

d. 大肿块ⅡB期和Ⅲ期纯精原细胞瘤化疗后无肿块残留或残留小于3cm且肿瘤标志物正常的随访：第1年每2个月进行1次体检和肿瘤标志物检查，第2年每3个月1次，第3～4年每6个月1次，第5年每年1次。第3～6个月进行1次腹盆腔CT检查，之后根据临床选择。根据临床选择是否进行PET扫描。第1年每2个月进行1次胸部X线，第2年每3个月1次，第3～5年每年1次。

e. ⅠA期非精原细胞瘤睾丸切除术后的随访：第1年每2个月1次，第2年每3个月进行1次体检和肿瘤标志物检查，第3年每4～6个月1次，第4年每6个月1次，第5年每年1次。第1年每4～6个月进行1次腹盆腔CT检查，第2年每6～12个月1次，第3年每年1次。在第4和12个月各1次胸部X线，第2～5年每年1次。

f. ⅠB期非精原细胞瘤睾丸切除术后的随访：第1年每2个月进行1次体检和肿瘤标志物检查，第2年每3个月1次，第3年每4～6个月1次，第4年每6个月1次，第5年每年1次。第1年每4个月进行1次腹盆腔CT检查，第2年每4～6个月1次，第3年每6个月1次，第4年每年1次。第1年每2个月进行1次胸部X线，第2年每3个月1次，第3年每4～6个月1次，第4年每6个月1次，第5年每年1次。

g. ⅠB期非精原细胞瘤经1～2个周期BEP方案化疗后的随访：第1～2年每3个月进行1次体检和肿瘤标志物检查，第3～4年每6个月1次，第5年每年1次。第1～2年每年进行1次腹盆腔CT检查。第1年每6～12个月进行1次胸部X线片，第2年每年1次。

h. Ⅱ～Ⅲ期非精原细胞瘤化疗后完全缓解患者的随访：第 1 年每 2 个月进行 1 次体检和肿瘤标志物检查，第 2 年每 3 个月 1 次，第 3～5 年每 6 个月 1 次。第 1 年每 6 个月进行 1 次腹盆腔 CT 检查，第 2 年每年 1 次。第 1～2 年每 6 个月 1 次胸部 X 线，第 2 年每年 1 次。

i. ⅡA 和ⅡB 期非精原细胞瘤腹膜后淋巴结清扫术后辅助化疗患者的随访：第 1～2 年每 6 个月进行 1 次体检和肿瘤标志物检查，第 3～5 年每年 1 次。在腹膜后淋巴结清扫术后进行 1 次腹盆腔 CT 检查，之后根据临床选择。第 1 年每 6 个月进行 1 次胸部 X 线，第 2～5 年每年 1 次。

j. ⅡA 和ⅡB 期非精原细胞瘤腹膜后淋巴结清扫术后无辅助化疗患者的随访：第 1 年每 2 个月进行 1 次体检和肿瘤标志物检查，第 2 年每 3 个月 1 次，第 3 年每 4 个月 1 次，第 4 年每 6 个月 1 次，第 5 年每年 1 次。在第 3～4 个月进行 1 次腹盆腔 CT 检查，之后根据临床选择。第 1 年每 2～4 个月进行 1 次胸部 X 线，第 2 年每 3～6 个月 1 次，第 3～5 年每年 1 次。

二、解救化疗——VeIP 方案

长期医嘱		临时医嘱
肿瘤内科护理常规		多学科评估
二级护理		血常规、尿常规、粪常规[2]
半流质饮食		血生化全套
记 24h 出入量		心电图
深静脉置管护理		血 HCG、LDH、AFP
健康教育		HBV DNA 测定
半流质饮食		全腹+盆腔 CT 平扫+增强
记 24h 出入量		胸部 X 线[3]
NS(或 5%GS) 20～30ml	iv[1]	听力检查
长春花碱 0.11mg/kg	d1、d2	骨 ECT
NS 500ml	iv gtt	头颅 MRI
异环磷酰胺 1200mg/m^2	d1～d5	全身 PET-CT 检查

续表

长期医嘱		临时医嘱
NS　250ml 顺铂　20mg/m^2	iv gtt d1～d5	PICC 置管术
NS　20ml 昂丹司琼　8mg	iv（首次于化疗前 0.5h）q12h	
水化（d1～d5）		

❶ 长春花碱的血液学毒性为其主要剂量限制性毒性，但停药后迅速恢复。该药也可出现指（趾）尖麻木、四肢疼痛、肌肉震颤、腱反射消失等的周围神经毒性，局部刺激性强，注射血管可出现血栓性静脉炎，漏于血管外可引起局部组织坏死。建议行深静脉置管。

❷ 血液学毒性和肾毒性是该方案主要治疗相关毒性，可以导致治疗相关死亡，故需密切监测血常规和肾功能变化。

❸ 在胸部 X 线有异常征象或腹部 CT 有转移病灶时，应行胸部 CT 检查。

该方案医嘱中的常规处理和辅助检查说明和药物的使用注意事项详见前述。

注：1. 上述为 VeIP 方案，每 21 天为 1 个周期。

2. 解救化疗的适应证　经一线治疗后无法持续完全缓解的患者，包括常规剂量化疗和高剂量化疗。

3. 原则

(1) 预后因素是选择常规剂量化疗或高剂量化疗的重要因素。良好的预后因素包括肿瘤在睾丸原始位置、术后化疗完全缓解、睾丸切除术后肿瘤标志物低水平、肿瘤低负荷，适合使用常规剂量化疗。不良的预后因素包括肿瘤在睾丸原始位置外、术后化疗未完全缓解、睾丸切除术后肿瘤标志物高水平、肿瘤高负荷，适合使用包括临床试验、常规剂量化疗、自体干细胞支持下的高剂量化疗。此外，解救治疗还包括最佳支持治疗或外科解救治疗。

(2) 标准的常规剂量化疗包括标准剂量的 VIP、VeIP 或 TIP

（见下文）。如果常规剂量解救化疗无效或未完全缓解，推荐在自体干细胞支持下的高剂量化疗。

（3）并无证据支持自体干细胞支持下的高剂量化疗（见下文）作为解救治疗优于常规剂量化疗。但高剂量化疗仍无法完全缓解的患者，通常是不可治愈的。这些患者可以进入临床研究或最佳支持治疗。在少数仅有孤立病灶的患者，进行手术切除有可能达到治愈的目标。

（4）铂类是解救化疗方案的一部分，它通常和术后化疗方案中未使用过的药物组成解救化疗方案。在3个月后复发的患者中，若术后化疗是有效的，通常铂类仍是有效的。

4. 其他姑息化疗方案

方案一：紫杉醇＋异环磷酰胺＋顺铂方案（TIP）

NS（或5%GS） 250～500ml	iv gtt（持续3h）
紫杉醇 250mg/m²	d1

NS（或林格液） 500ml	iv gtt
异环磷酰胺 1500mg/m²	d2～d5

美司钠 200mg/m² iv（使用异环磷酰胺同时及用后4h和8h）d2～d5

NS 250ml	iv gtt（避光）
顺铂 25mg/m²	d2～d5

说明：A. 本方案21天为1个周期。

B. 使用紫杉醇的过程中可能出现过敏反应，发生率为39%，其中严重过敏反应的发生率为2%。多数为Ⅰ型变态反应，表现为支气管痉挛性呼吸困难、荨麻疹和低血压。为了预防发生过敏反应，在紫杉醇治疗前12h口服地塞米松10mg，治疗前，6h再口服地塞米松10mg，治疗前30～60min给予苯海拉明肌注20mg，静注西咪替丁300mg或雷尼替丁50mg。几乎所有的反应发生在用药后最初的10min，故用药的前10min应有医护人员在床边密切观察。如果过敏反应的症状轻微，如脸红或局部皮肤反应则不需要终止治疗；但如果发生严重过敏反应，如血压下降超过30mmHg、支气管痉挛或全身皮疹或红斑，则需立即停止滴注并进行抗过敏反应治疗。

紫杉醇的其他主要毒性作用如下：

骨髓抑制：为主要剂量限制性毒性，表现为中性粒细胞减少，血小板降低少见，一般发生在用药后 8～10 日。严重的中性粒细胞减少的发生率为 47%，严重的血小板降低的发生率为 5%。贫血较常见。

神经毒性：周围神经病变的发生率为 62%，最常见的表现为轻度麻木和感觉异常，严重的神经毒性发生率为 6%。

心血管毒性：可有低血压和无症状的短时间心动过缓。

肌肉关节疼痛：发生率为 55%，发生于四肢关节，发生率和严重程度呈剂量依赖性。

胃肠道反应：恶心呕吐、腹泻和黏膜炎发生率分别为 59%、43%和 39%，一般为轻和中度。

肝脏毒性：为谷丙转氨酶、谷草转氨酶和碱性磷酸酶升高。

脱发：发生率为 80%。

局部反应：输注药物的静脉和药物外渗局部的炎症。

C. 对聚氧乙基代蓖麻油过敏者禁止使用紫杉醇。

D. 药动学资料证明顺铂后给予紫杉醇，紫杉醇清除率大约降低 30%，骨髓毒性较为严重，故紫杉醇应在顺铂前使用，同时应用酮康唑影响紫杉醇的代谢。

E. 该方案医嘱中的常规处理和辅助检查说明和药物的使用注意事项详见前述。

方案二：卡铂＋依托泊苷方案（高剂量化疗）

5%GS 250～500ml	iv gtt
卡铂 700mg/m^2	d1～d3

NS 500ml	iv gtt
依托泊苷 750mg/m^2	d1～d3

说明：A. 此方案为高剂量化疗方案，应在有条件和经验的医院开展。

B. 在开始高剂量化疗前，应按技术要求收集和纯化外周血干细胞，并保证至少有 1×10^6 的 $CD34^+$ 细胞。

C. 进行高剂量化疗前，患者应在接受最后一次常规剂量化疗 4 周内未出现进展。

D. 卡铂和依托泊苷在输注外周血干细胞前 5 天、4 天、3 天给药。此方案连续给予 2 个周期。第 2 个周期在中性粒细胞和血小板完全恢复后开始。但若第 1 个周期出现Ⅳ级非血液学毒性，或第 1 个周期化疗无效，则不进行第 2 个周期的化疗。

E. 在治疗中常规预防性使用抗生素包括阿昔洛韦、氟康唑和头孢哌酮/舒巴坦。

F. 两个周期高剂量化疗后肿瘤完全缓解和部分缓解，血绒毛膜性腺激素和甲胎蛋白正常的患者，接受口服依托泊苷 50mg/(m^2·d)，连续 21 天，休息 7 天后重复，共 3 个周期。但在高剂量化疗前接受过以异环磷酰胺为基础的方案解救化疗的患者，无需接受维持治疗。

G. 该方案医嘱中的常规处理和辅助检查说明和药物的使用注意事项详见前述。

方案三：紫杉醇＋异环磷酰胺→卡铂＋依托泊苷（TICE，高剂量化疗）

NS（或 5%GS） 250～500ml	iv gtt（持续 24h）
紫杉醇 200mg/m^2	d2～d4

NS（或 林格液） 500ml	iv gtt（持续 4h）
异环磷酰胺 2000mg/m^2	d2

5%GS 250～500ml	iv gtt（持续 60min）
卡铂 AUC＝7～8	d1～d3

NS 500ml	iv gtt
依托泊苷 400mg/m^2	d1～d3

说明：A. 此为高剂量化疗方案，应在有条件和经验的医院开展。

B. 此方案先予紫杉醇＋异环磷酰胺化疗两个周期，每个周期间隔 14 天。在第 11～13 天进行干细胞采集，第 1 个周期若采集了足够的干细胞，则第 2 个周期可以不用再采集。然后给予 3 个周期的卡铂＋异环磷酰胺高剂量化疗，在第 5 天输注干细胞，14～21 天为 1 个周期。

C. 异环磷酰胺须用美司钠解救，具体用法参见前述。

D. 该方案医嘱中的常规处理和辅助检查说明和药物的使用注意事项详见前述。

三、姑息化疗——GEMOX方案❶

长期医嘱	临时医嘱
肿瘤内科护理常规	多学科评估
二级护理	血常规❷、尿常规、粪常规❷
半流质饮食	血生化全套
深静脉置管护理常规	心电图
健康教育	血 HCG、LDH、AFP
	HBV DNA 测定
	全腹＋盆腔 CT 平扫＋增强
	胸部 X 线❸
	听力检查
	骨 ECT(酌情选择)
	头颅 MRI(酌情选择)
	全身 PET-CT 检查(酌情选择)
	深静脉置管术
	NS 100ml 吉西他滨 1000～1250mg/m² | iv gtt(持续 30min)❹ d1、d8
	5%GS 250ml 奥沙利铂 130mg/m² | iv gtt❺ d1
	NS 20ml 昂丹司琼 8mg | iv (化疗前 0.5h) d1、d8

❶ 在几项Ⅱ期临床研究的资料中看到，在顺铂耐药的睾丸癌中，该方案是安全的，并可能给患者提供一个长期的生存期。

❷ 该方案的主要毒性是血液学毒性，并且通常容易控制住。62%患者有Ⅲ～Ⅳ度的中性粒细胞减少，10%有中性粒细胞减少性发热，41%有Ⅲ～Ⅳ度的血小板下降，10%有Ⅲ度周围神经毒性。

❸ 在胸部 X 线异常征象或腹部 CT 有转移病灶时，应行胸部 CT 检查。

❹ 吉西他滨可观察到肝脏转氨酶的升高，多为轻度、一过性损害，仅有极少数需要终止化疗。尽管如此，肝功能受损的患者使

用吉西他滨应特别谨慎。

患者在吉西他滨用药后数小时内可能会发生呼吸困难。这种呼吸困难常持续短暂、症状轻、几乎很少需要减少用药剂量，大多无需特殊治疗即可消失，其发病机制不清楚，与吉西他滨的关系也不清楚。在使用吉西他滨治疗期间，有发生肺水肿、间质性肺炎和不明原因的成人呼吸窘迫综合征的病例报告。一旦发生，应停止使用吉西他滨治疗。

近一半的患者使用吉西他滨药后可出现轻度蛋白尿和血尿，但极少伴有临床症状。通常不伴有血清肌酐与尿素氮的变化。然而，报告有部分病例出现不明原因的肾衰竭。未观察到累积性的肾脏毒性。在使用吉西他滨的患者中可见有类似溶血性尿毒症综合征的临床表现。若有微血管病性贫血的表现，如人血红蛋白及血小板迅速下降，血清胆红素、肌酐、尿素氮、乳酸脱氢酶上升，应立即停药。有时停药后，肾功能仍不能好转，则应给予透析治疗。

在滴注吉西他滨过程中患者有时可发生支气管痉挛。痉挛一般为轻度且持续短暂，但可能需要胃肠道外的给药治疗。已知对本药高度敏感者应严禁使用。严重过敏者，严禁使用。罕见严重过敏反应。

❺ 奥沙利铂可以出现以末梢神经炎为特征的周围性感觉神经病变。有时可伴有口腔周围、上呼吸道和上消化道的痉挛及感觉障碍。甚至类似于喉痉挛的临床表现而无解剖学依据。可自行恢复而无后遗症。这些症状常因感冒而激发或加重。感觉异常可在治疗休息期减轻，但当累积剂量大于 800mg/m^2 时，有可能导致永久性感觉异常和功能障碍。在治疗终止后数月之内，3/4 以上的患者的神经毒性可减轻或消失。当出现可逆性的感觉异常时，并不需要调整下一次本品的给药剂量。给药剂量的调整应以所观察到的神经症状的持续时间和严重性为依据。当感觉异常在两个疗程中间持续存在，疼痛性感觉异常和（或）功能障碍开始出现时，本品给药量应减少 25%，如果在调整剂量之后症状仍持续存在或加重，应停止治疗。在症状完全或部分消失之后，仍有可能全量或减量使用，应根据医师的判断做出决定。

上述为 GEMOX 方案，每 21 天为 1 个周期。该方案医嘱中的常规处理和辅助检查说明和药物的使用注意事项详见前述。

注：1. 姑息治疗的适应证　对于之前经强烈治疗、或对顺铂耐药、或难治性睾丸癌者可以考虑予姑息化疗。

2. 原则　所有经之前治疗无缓解或复发的睾丸癌患者都应考虑姑息化疗或放疗。

3. 其他姑息化疗方案

方案一：紫杉醇＋吉西他滨

NS（5%GS）　250ml	iv gtt（持续 1h）
紫杉醇　100mg/m²	d1、d8、d15

NS　100ml	iv gtt（持续 30min）
吉西他滨　1000mg/m²	d1、d8、d15

说明：A. 本方案 28 天为 1 个周期。

B. 该方案在高剂量化疗后进展的患者中仍有 31%的客观有效率，甚至还有长期无病生存的可能。其主要的治疗相关毒性包括骨髓抑制和外周神经病变等。

C. 该方案中的常规处理和辅助检查说明和药物的使用注意事项详见前述。

方案二：吉西他滨＋紫杉醇＋奥沙利铂

NS　100ml	iv gtt（持续 30min）
吉西他滨　800mg/m²	d1、d8

NS（5%GS）　250ml	iv gtt（持续 1h）
紫杉醇　80mg/m²	d1、d8

5%GS　250ml	iv gtt
奥沙利铂　130mg/m²	d1

说明：A. 本方案 21 天为 1 个周期。

B. 在对顺铂为基础的化疗方案耐药或高剂量化疗后进展的患者中，该化疗方案的有效率为 51%（5%的完全缓解率，34%的肿瘤标志物阴性的部分缓解率和 12%的肿瘤标志物阳性的部分缓解率）。其主要的治疗相关毒性为骨髓抑制（Ⅲ～Ⅳ度白细胞下降为 15%，贫血为 7%和血小板下降为 49%）。

C. 该方案中的常规处理和辅助检查说明和药物的使用注意事项详见前述。

（范南峰　林榕波）

第二节 前列腺癌

一、复发转移前列腺癌化疗

长期医嘱	临时医嘱
肿瘤内科护理常规	血常规❸、尿常规、粪常规
护理分级❶	血生化全套❸
深静脉置管护理常规	血前列腺特异性抗原(PSA)
健康教育	乙肝两对半、丙型肝炎病毒抗体
饮食种类❷	胸部CT平扫、全腹CT平扫+增强或胸部X线片
地塞米松 8mg q12h 化疗前1d及d1、d2	
	全腹B超(查肝、肾、腹主动脉旁及腹膜后、双侧腹股沟淋巴结)
泼尼松 5mg po bid d1～d21	
	心电图
硫糖铝 0.75g po tid d1～d21	骨ECT
	PICC置管术(酌情选择)
	肺功能检查
	同位素肾图(酌情选择)
	NS 20ml 昂丹司琼 8mg | iv(首次于化疗前0.5h)q12h d1
	心电监护(2h,自多西他赛用前10min开始)❹
	NS 250ml 多西他赛❹ 75mg/m² | iv gtt(持续1h) d1

❶ 根据体质状况决定一级、二级、三级或特殊护理。

❷ 依据有无疾病决定是否采取低糖、低脂、低盐、低嘌呤或高蛋白饮食等。

❸ 该方案为复发转移性前列腺癌的首选方案之一，21天为1个周期，本方案可造成严重的骨髓抑制及肝功损害，应监测血常规及肝功能。

❹ 多西他赛使用中可能发生较严重的过敏反应，故使用时应具备相应的急救设施，常规心电监护 2h。其预防和处理参见。

注：1. 前列腺特异性抗原为疗效判定指标，前列腺特异性抗原比基线下降 50%以上并持续 6～8 周则预后会改善。

2. 其他姑息化疗方案

方案一：米托蒽醌（MIT）＋泼尼松（MP 方案）

格拉司琼　3mg iv（化疗前 30min）d1

NS　100ml | iv gtt
米托蒽醌（MIT）　12mg/m² | d1

NS　500ml | iv gtt
西咪替丁　400mg | d1

泼尼松　5mg po bid d1～d21

说明：A. 21 天为 1 个周期。

B. 骨髓抑制是本药剂量限制性毒性作用，应注意监测血常规。

方案二：紫杉醇＋沙利度胺

NS　20ml | iv（首次于化疗前 0.5h）
昂丹司琼　8mg | q12h d1～d5

地塞米松　20mg po bid d1（用紫杉醇前 12h、前 6h）

盐酸异丙嗪　25mg im（用紫杉醇前 0.5h）

NS　250ml | iv gtt
西咪替丁　400mg | d1

心电监护（4h，自紫杉醇用前 10min 开始）

5%GS　500ml | iv gtt
紫杉醇　175mg/m² | （持续 3h）d1

沙利度胺　200mg po qn d1～d21（由 100mg qn 慢慢加到 200mg qn）

说明：A. 本药引起的过敏反应多为Ⅰ型过敏反应，几乎均在最初用药后 10min 内发生，表现为皮肤潮红、皮疹、瘙痒、支气管痉挛性呼吸困难等，必须在住院时给药，使用时必须具备抗过敏药及相应的抢救器械，心电监护。

B. 为预防过敏反应，用药前应给予预处理：地塞米松 20mg 于紫杉醇前 12h 及 6h 口服，苯海拉明 50mg po，或异丙嗪 25mg im iv，西咪替丁 0.4g 于紫杉醇前 30min 静注。

3. 其他方案　多西他赛＋沙利度胺、雌莫司汀（雌二醇氮芥）、长春瑞滨、吉西他滨、贝伐组单抗等。

二、复发转移前列腺癌的内分泌治疗

注：1. 双侧睾丸切除术　手术简单、安全。

2. 雌激素　口服治疗有效，抑制垂体前叶释放黄体激素，进而抑制睾丸产生雄激素。常见的有己烯雌酚、炔雌醇等。因心脏毒性和血栓性静脉炎的不良反应发生率较高，现较少应用。

3. 抗雄激素类药物

（1）甲孕酮 500mg bid po 3 个月后改为 500mg qd po 维持。

（2）或甲地孕酮 160mg qd po 3 个月后改为 40mg qd po 维持。

（3）比卡鲁胺（康士得）　非类固醇药，通过与睾酮和二氢睾酮竞争性结合雄激素受体。每日 50mg。

（4）氟他胺（福至尔）　非类固醇药 250mg 每日 3 次。

4. 促黄体释放激素（LHRH）类似物

（1）亮丙瑞林（Leuprolide，缓释剂）7.5mg im qm（每月 1 次）。

（2）戈舍瑞林（Goserrelin，缓释剂）3.6mg im qm（每月 1 次）。

优点：无须睾丸切除，无雌激素副作用。

缺点：在治疗后会出现血清睾酮升高，2～3 天时最明显，持续 20 天，使病情加剧。故开始治疗时应同时予抗雄激素药物 2～4 周。对不能耐受者，如已有骨转移脊髓压迫，应慎用。性欲减退、勃起功能障碍（ED）。

5. 手术去势与药物去势等效。

6. 对放射后或手术后内分泌治疗多长时间仍有争论。

7. 间歇性内分泌治疗（IHT）的提出　内分泌治疗一段时间后，前列腺特异性抗原＜0.2ng/ml，维持 3～6 个月后停止内分泌治疗一段时间，待前列腺特异性抗原回升至一定界值后重新开始内分泌治疗。如此反复。优点：生活质量高，可以延长雄激素依赖时间，可能有生存优势、治疗成本下降。重新开始标准报道不一，4～20ng/ml 不等。

8. 前列腺癌疫苗　FDA 批准 cabazitaxel 与波尼松联合使用，

用于之前已接受含多西他赛方案治疗的转移性激素抵抗性前列腺癌的治疗。

9. 今年有两种新的抗前列腺癌药被 FDA 批准上市，分别是自体树突细胞治疗性疫苗 Sipuleucel-T（Provenge；Dendreon）和紫杉烷类似物 Cabazitaxel（Jevtana；赛诺菲安万特）。

（赖金火）

第十五章　妇科恶性肿瘤化疗

第一节　卵巢恶性肿瘤

一、卵巢上皮癌

(一) 术后辅助化疗

长期医嘱	临时医嘱
肿瘤内科护理常规	多学科评估
二级护理	血常规、尿常规、粪常规
健康教育	血生化全套
半流质饮食	心电图
	血 CA125
	HBV DNA 测定
	胸部 CT 平扫
	全腹/盆腔 CT 平扫＋增强
	骨 ECT(酌情选择)
	心电监护(4h,自紫杉醇用前 10min 开始)[1]
	NS　20ml ｜ iv 昂丹司琼　8mg ｜ d1、d2[2]
	地塞米松　20mg po（用紫杉醇前 12h）
	地塞米松　20mg po（用紫杉醇前 6h）
	苯海拉明　50mg po（用紫杉醇前 30min） 或 异丙嗪　25mg im（用紫杉醇前 30min）
	NS　250ml ｜ iv gtt d1 西咪替丁　300mg ｜（用紫杉醇前 30min）
	5%GS　500ml ｜ iv gtt（持续 3h） 紫杉醇[1][2]　175mg/m^2 ｜ d1

续表

长期医嘱	临时医嘱	
	5%GS　500ml 卡铂[1][3]　AUC=5～6	iv gtt d1

❶ 紫杉类和铂类化疗药物均有致超敏反应的可能，表现为气短、全身荨麻疹或瘙痒、血压改变等症状。前者多发生在化疗的第1个周期，用药前应给予抗过敏预处理，包括地塞米松、苯海拉明、西咪替丁等药物。用药全程应给予心电、血压监护。后者超敏反应多发生于反复应用铂类药物化疗的患者中。

❷ 紫杉醇致吐率为10%～30%，卡铂致吐率为30%～90%，应按中度化疗镇吐方案处理。稀释的紫杉醇药液应储藏在瓶内或塑料袋，采用聚氯乙烯给药设备滴注。

❸ 卡铂与紫杉醇间隔1h。

注：1. PC_{BP}静脉化疗方案每21天为1个周期，持续6个周期。

2. 其他术后辅助化疗方案

方案一：多西他赛+卡铂方案（DC_{BP}方案）

5%GS　250ml
多西他赛　60～75mg/m²　| iv gtt（持续1h）d1

5%GS　500ml
卡铂　AUC=5～6　| iv gtt

说明：A. 21天为1个周期，持续6个周期。

B. 使用多西他赛时应给予糖皮质激素（常用地塞米松8mg bid）以减轻体液潴留的发生，地塞米松自化疗前1天开始服用，连用3天。

C. 多西他赛可用5%GS或NS配制。应在卡铂前用，因为卡铂会使多西他赛的清除率明显下降，而造成严重的骨髓抑制。使用中可能发生严重的过敏反应，其预防、处理参见前文相关内容。

方案二：紫杉醇+顺铂静脉+腹腔化疗方案（PC静脉+腹腔化疗方案）

5%GS　500ml　| iv gtt（持续2～4h）
紫杉醇　135mg/m²　| d1

NS　1000ml　| iv gtt（避光）
顺铂　75mg/m²　| d2

NS 1000ml	腹腔灌注（持续 3h）
顺铂 60mg/m^2	d8

说明：A. 21 天为 1 个周期，持续 6 个周期。

B. 紫杉类和铂类化疗药物均有致超敏反应，监护原则见 PC_{BP} 方案。

C. 当顺铂＞50mg/m^2 时，致吐风险＞90%，应联合应用 5-HT_3 受体拮抗药、H_2 受体拮抗药、糖皮质激素、神经激肽 1 拮抗药、镇静药等强镇吐方案。

D. 参考顺铂剂量给予不同程度的水化：当顺铂＞80mg/m^2 时每日输液量不少于 4000ml，当顺铂剂量在 60～80mg/m^2 时每日输液量不少于 2000ml。

E. 顺铂应在紫杉醇后用，若先给予顺铂，可产生严重的骨髓抑制。

F. 顺铂具较强的神经毒性，听神经损害致耳鸣、听力下降较常见，故治疗前应行听力和神经系统检查。

G. 腹腔输注结束后患者应采取不同体位，包括左、右侧卧位，仰、俯卧位、头低脚高、头高脚低位各数分钟，以便让腹腔化疗药物均能够到达腹腔内的各个间隙。

H. 腹腔化疗同时进入腹腔的 NS 总量建议为 2000ml。

方案三：紫杉醇＋卡铂化疗方案（PC 静脉密集化疗方案）

5%GS 250ml	iv gtt（持续 1h）d1、d8、d15
紫杉醇 80mg/m^2	

5%GS 500ml	iv gtt
卡铂 AUC＝5～6	d1

说明：A. 21 天为 1 个周期，持续 6 个周期。

B. 注意过敏反应的预处理和监护。

C. 中度致吐药，应给予包括 5-HT_3 受体拮抗药、地塞米松、西咪替丁、苯海拉明等药物以减少暴发性呕吐的发生。

3. 术后辅助化疗的适用人群　多数上皮性卵巢癌患者均接受术后全身化疗。但因ⅠA 期或ⅠB 期伴肿瘤分化 G1～G2 的卵巢癌患者术后的生存率可达 90%以上，对这类人群建议在术后仅予观察随访。

4. 化疗途径的选择　辅助化疗所推荐的化疗方式包括静脉化疗或腹腔化疗，采用腹腔化疗还是静脉化疗现在仍有争议。一般来说，对细胞减灭手术后残留肿瘤最大径小于1cm的Ⅲ期卵巢癌患者给予腹腔内化疗的疗效优于静脉化疗；Ⅱ期患者也可以接受腹腔化疗。GOG 172研究显示，Ⅲ期卵巢癌患者接受顺铂/紫杉醇腹腔化疗和静脉化疗中位生存期分别为65.6个月和49.7个月（$p<0.05$），前组生存期延长了16个月。对于没有条件应用腹腔化疗的患者，首选的化疗方案为紫杉醇联合卡铂静脉化疗。多西他赛联合卡铂静脉化疗或者紫杉醇联合顺铂可作为备选的方案。与其他化疗方案相比，多西他赛联合卡铂方案的神经毒性较小，可考虑用于神经系统副作用风险较高的患者。但骨髓抑制风险高，应注意监测。

5. 化疗周期数　晚期病例（Ⅱ～Ⅳ期）推荐给予6～8个周期化疗，早期病例推荐给予3～6个周期化疗。

（二）铂类敏感肿瘤的姑息化疗

长期医嘱	临时医嘱
肿瘤内科护理常规	血常规、尿常规、粪常规
二级护理	血生化全套
PICC置管术后护理	心电图
健康教育	血CA125
半流质饮食	HBV DNA测定
	胸部CT平扫
	全腹/盆腔CT平扫+增强
	PICC置管术
	骨ECT(酌情选择)
	NS　20ml | iv 昂丹司琼　8mg | d1、d8 NS　100ml | iv gtt（持续30min） 吉西他滨[1]　1.0g/m² | d1、d8 NS　100ml iv gtt（冲管） 5%GS　500ml | iv gtt 卡铂　AUC=5 | d1 NS　100ml iv gtt（冲管）

[1] 吉西他滨的剂量限制性毒性为骨髓抑制，血小板减少常见，

需密切监测血常规，化疗后每周查2次血常规，如出现Ⅱ级以上骨髓抑制，应予以相应治疗。吉西他滨只能用NS配制。输注时间为半小时，若延长输注时间会增加其毒性，尤其是骨髓抑制毒性。

注：1. GC_{BP}静脉化疗每21天为1个周期。

2. 其他铂类敏感肿瘤的姑息化疗方案

方案一：PC_{BP}静脉化疗（参见辅助化疗）

方案二：PC静脉密集化疗（参见辅助化疗）

方案三：DC_{BP}静脉化疗（参见辅助化疗）

方案四：卡铂＋脂质体多柔比星（CD方案）

5%GS 500ml	iv gtt
卡铂 AUC＝5	d1

5%GS 100ml	iv gtt
甲泼尼龙 20mg	（PLD前30min）

5%GS 250ml	iv gtt（持续30～60min）
脂质体多柔比星 30mg/m^2	d1

说明：A. 28天为1个周期。

B. 脂质体多柔比星致心肌损伤概率与多柔比星相近，使用蒽环类化疗药物累积剂量达400mg/m^2时应注意心脏毒性的发生。当心电图出现QRS复合波减小时应及时复查心脏彩超及心肌酶谱，以明确是否发生心脏毒性。

C. 发泡性化疗药物化疗时应常规行深静脉置管以减少药物渗漏所致化学性损伤。

D. 少数患者输注的第1个周期内可能出现潮红、气短、面部水肿、头痛、寒战、背痛、胸部和喉部缩窄感等输液反应，此时减慢输液速度并予对症处理。在使用脂质体多柔比星前，建议给予甲泼尼龙以减少输液反应。

方案五：吉西他滨＋顺铂（GP方案）

NS 100ml	iv gtt（持续30min）
吉西他滨 800～1000mg/m^2	d1、d8

NS 500ml	iv gtt（避光）
顺铂 60～75mg/m^2	d1

说明：A. 21天为1个周期。

B. 注意监测血常规，特别是血小板计数下降。

C. 顺铂 60mg/m^2 应给予高致吐化疗镇吐方案处理，参见 PC 静脉＋腹腔化疗镇吐方案。

方案六：卡铂单药

5%GS　500ml	iv gtt
卡铂　AUC＝5～6	d1

说明：A. 21 天为 1 个周期。

B. 按中度致吐化疗镇叶方案处理。

方案七：顺铂单药

NS　500ml	iv gtt
顺铂　70～100mg/m^2	d1

说明：A. 21 天为 1 个周期。

B. 按高致吐化疗镇吐方案处理。

C. 水化 3 天，每日量不少于 2000ml。

3. 不主张采用体外药物敏感试验方法对复发卵巢癌患者挑选有效的化疗药物。

4. 姑息化疗的周期数　对于晚期卵巢癌目前证据多建议给予 6～8 个周期的化疗，也可予化疗（3～6 个周期）→手术→化疗的策略。

5. 对复发病例首选的联合方案包括卡铂/紫杉醇、卡铂/紫杉醇周方案、卡铂/多西他赛、卡铂/吉西他滨、卡铂/脂质体多柔比星、或顺铂/吉西他滨。

6. 初次化疗后 6 个月或更长时间复发的患者被认为是“铂类敏感”的病例，含铂的联合化疗方案仍是治疗首选。

（三）铂类耐药肿瘤的姑息化疗

注：1. 可选择的化疗方案

方案一：多西他赛单药

NS　250ml	iv gtt（持续 1h）d1
多西他赛　100mg/m^2	

说明：A. 21 天为 1 个周期。

B. 用药前 24h 开始给予地塞米松（8mg bid）至化疗后 48h，以预防水钠潴留。

C. 注意过敏反应的预处理和监控（参见 DC_{BP} 方案）。

方案二：依托泊苷单药

依托泊苷　50mg po qd×21d

说明：28 天为 1 个周期。

方案三：吉西他滨单药

NS　100ml	iv gtt（持续 30min）
吉西他滨　$1.0g/m^2$	d1、d8

说明：A. 21 天为 1 个周期。

B. 注意骨髓抑制，特别是血小板下降。

方案四：脂质体多柔比星单药

5%GS　100ml	iv gtt（脂质体多柔比星前 30min）
甲泼尼龙　20mg	

5%GS　250ml	iv gtt（持续 30～60min）
脂质体多柔比星　$40mg/m^2$	d1

说明：A. 28 天为 1 个周期。

B. 注意输液反应及预处理，参见 CD 方案。

方案五：紫杉醇周疗法

5%GS　500ml	iv gtt（持续 3h）d1、d8、d15
紫杉醇　$80mg/m^2$	

说明：A. 21 天为 1 个周期。

B. 理论上可以用至肿瘤进展或出现无法耐受的副作用（如Ⅲ～Ⅳ度神经毒性）的出现才停药。

C. 用药前应给予地塞米松、苯海拉明、西咪替丁或雷尼替丁等预防超敏反应。

D. 本方案糖皮质激素的使用频率较高，应注意给予制酸药及胃黏膜保护剂等预防消化道溃疡。

方案六：拓扑替康单药

NS　100ml	iv gtt
拓扑替康　$1.5mg/m^2$	d1～d5

说明：A. 21 天为 1 个周期。

B. 本方案骨髓抑制明显，东方人建议剂量减少 20%～40%。

2. 含铂方案化疗后 6 个月内复发的患者称为“铂类耐药”的病例，首选非铂类单药（即多西他赛、口服依托泊苷、吉西他滨、脂质体多柔比星、紫杉醇周疗、培美曲塞、拓扑替康)。

3. 经连续2种方案化疗失败者从后续治疗中获益的可能性小，此时应建议临床试验、支持治疗。结合患者意愿不排除采取其他方案化疗的可能，但应向其充分解释利弊。

4. 连续2种方案化疗失败者及一线化疗后6个月内复发的患者对于初始的诱导化疗是耐药的，故而再次治疗不推荐使用含铂类或者紫杉醇的化疗方案，但改变紫杉醇的给药方案可能获得再次缓解。

5. 多个周期的化疗后复发的卵巢癌患者(尤其是对于经多周期序贯化疗后的患者)，当给予后继的化疗时应特别关注化疗的毒副作用，应根据临床判断选择合适的化疗剂量。

(四) 紫杉醇+卡铂+贝伐组单抗方案

NS 100ml
紫杉醇 175mg/m^2 | iv(持续3h) d1 每3周1次

NS 100ml
卡铂 AUC=6 | iv(持续1h) d1 每3周1次

NS 100ml
贝伐组单抗 7.5或15mg/kg | iv d1 每3周1次

说明：A. 21天为1个周期。后续5～6个周期。

B. 贝伐组单抗用7.5mg/kg时需连用18个周期(基于ICON-7数据)；用15mg/kg时需连用22个周期(基于G0G-218数据)。国内目前暂无适应证，请慎重选择。

(五) 其他可能有效的姑息化疗药物

方案一：六甲蜜胺

六甲蜜胺 260mg/m^2 po qd×15d

说明：4周为1个周期，共12个周期。

方案二：激素治疗

单纯激素治疗主要用于晚期肿瘤复发转移，对化疗抗拒或不宜化疗的患者，多为姑息治疗，有效率为8%～32%。卵巢内膜样腺癌对高剂量孕激素治疗疗效相对比其他类型好，可辅助激素治疗。可选择乙酸孕酮(250mg，3次/周，肌注，2～3个月后改为2次/周)、甲地孕酮(160mg/d)、他莫昔芬(20mg qd)、来曲唑(2.5mg qd)、阿那曲唑(1mg qd)、醋酸亮丙瑞林(3.75mg 皮下注射 每4周1

次）等内分泌治疗。

说明：对于细胞毒性化疗不能耐受或不成功的患者，他莫昔芬或其他药物（包括来曲唑、阿那曲唑、醋酸亮丙瑞林或醋酸甲地孕酮）的内分泌治疗仍可作为一种可行的治疗选择。

二、卵巢上皮交界瘤

生物学行为特殊，其肿瘤细胞具有明显的恶性特征，少有浸润，可有淋巴转移，但转移和分期无关。疗效较好，5年生存率>90%（Ⅰ期为99%，Ⅱ期、Ⅲ期为92%）。肿瘤生长缓慢，晚期复发为其特点。ⅠC期、Ⅱ期、Ⅲ期仍有晚期复发的可能，特别是浆液性交界瘤，应采用术后治疗，此肿瘤对化疗和放疗均不敏感。化疗参见卵巢上皮癌。

三、卵巢恶性生殖细胞肿瘤

（一）术后辅助化疗一

长期医嘱	临时医嘱
肿瘤内科护理常规	血常规、尿常规、粪常规
二级护理	血生化全套
健康教育	心电图
半流质饮食	血 AFP、β-HCG
记 24h 出入量	HBV DNA 测定
地塞米松　8mg po d1～d5	胸部 CT 平扫
阿瑞匹坦　80mg po d1～d5	全腹/盆腔 CT 平扫＋增强（或全腹 B 超）
法莫替丁　20mg po bid d1～d4 和(或)劳拉西泮　0.5～2mg po 或 iv d1～d4	骨 ECT(酌情选择) 听力检查
NS　500ml 顺铂　20mg/m²　iv gtt(避光)[1] d1～d5 NS　500ml 依托泊苷　100mg/m²　iv gtt d1～d5 NS　20ml 博来霉素　15mg　iv d1～d3[2]	肺功能(酌情选择) 吲哚美辛　25mg po（于用博来霉素前 30min）

续表

长期医嘱	临时医嘱
NS　20ml ｜ iv（治疗前 30min） 昂丹司琼　8mg ｜ d1～d5[3] 甲氧氯普胺　10mg im qd d1～d5	

❶ 顺铂注射液在光照下会发生很强的光降解反应直至金属铂析出，从而使疗效下降。所以，在使用顺铂注射液应注意避光。

❷ 博来霉素给药 4～5h 后可能会出现发热现象，部分病例不用特殊治疗可自然消失。如发热程度使患者无法忍受时，可给予解热镇痛药治疗。累积总剂量应在 300mg 以下，并定期行肺功能测定或放射性检查，当累积剂量较大且有干咳、低热、气短症状时应注意是否发生肺纤维化。

❸ 若呕吐明显可每 4h 使用 1 次昂丹司琼，每日剂量不超过 32mg。

注：1. BEP 方案每 21 天为 1 个周期。

2. Ⅰ期患者术后常用 BEP 方案 3～4 个疗程，Ⅱ期以上晚期患者应根据肿瘤残留情况用 4～6 个疗程，或化疗前肿瘤标记物阳性，则在标记物转阴后再用 2～3 个疗程。

3. 对于内胚窦瘤、Ⅱ～Ⅳ期的无性细胞瘤、Ⅰ期（G2～G3）或Ⅱ～Ⅳ期未成熟畸胎瘤的患者应该接受 3～4 个周期的博来霉素、依托泊苷、铂类（BEP）化疗。

（二）术后辅助化疗二

长期医嘱	临时医嘱
肿瘤内科护理常规	血常规、尿常规、粪常规
二级护理	血生化全套
健康教育	心电图
半流质饮食	血 AFP、HCG
法莫替丁　20mg po bid d1～d3	HBV DNA 测定
NS　500ml ｜ iv gtt 依托泊苷　120mg/m² ｜ d1～d3	胸部 CT 平扫
	全腹/盆腔 CT 平扫＋增强（或全腹 B 超）

续表

长期医嘱	临时医嘱
NS 20ml 昂丹司琼 8mg — iv d2～d3	5%GS 250ml 卡铂[1] AUC=5～6 — iv gtt(持续1h)d1
NS 20ml 昂丹司琼 8mg — iv(化疗前0.5h) d1～d3 或 NS 20ml 帕洛诺司琼 0.25mg — iv(化疗前0.5h) d1～d3	地塞米松 8mg po 或 iv d2～d3
地塞米松 12mg po 或 iv d1～d3	
阿瑞匹坦 125mg po d1～d3	

[1] 卡铂的致吐率为30%～90%（部分患者极为敏感），按中度致吐化疗镇吐方案处理。卡铂虽无需水化，但仍应鼓励患者多饮水使尿量保持在2000ml/d以上。

注：1. C_{BP}E方案每28天为1周期。

2. 为减少化疗毒性，一般术后给予3个周期化疗。

3. 为减少其化疗毒性作用，对部分ⅠB～Ⅲ期的无性细胞瘤可予3个周期的依托泊苷、卡铂化疗。

（三）BEP治疗失败后的化疗

长期医嘱	临时医嘱
肿瘤内科护理常规	血常规、尿常规、粪常规
二级护理	血生化全套
健康教育	心电图
半流质饮食	血AFP、HCG
NS 20ml 昂丹司琼 8mg — iv d1～d5	HBV DNA测定 胸部CT平扫
法莫替丁 20mg bid d1～d5	全腹/盆腔CT平扫+增强
地塞米松 8mg po d1～d5	PICC置管术
阿瑞匹坦 80mg po d1～d5	

续表

长期医嘱	临时医嘱
劳拉西泮　0.5～2mg po 或 iv d1～d4	地塞米松　20mg po（用紫杉醇前 12h）
美司钠　300mg/m² iv（用异环磷酰胺时及用后 4h、8h）tid d2～d5	地塞米松　20mg po（用紫杉醇前 6h）
	心电监护（25h，用紫杉醇前 10min 开始）
NS　1000ml 异环磷酰胺 1.5g/m²　iv gtt（持续 1h）d2～d5[1] NS　100ml iv gtt d2～d5（冲管） NS　500ml 顺铂 25mg/m²　iv gtt（避光）d2～d5 重组人粒细胞集落刺激因子 5μg/kg H d7～d18[2]	苯海拉明　50mg po（用紫杉醇前 30min） 或 异丙嗪 25mg im（用紫杉醇前 30min）
	NS　250ml 西咪替丁　300mg　iv gtt（用紫杉醇前 30min）
	5%GS　500ml 紫杉醇　135～175mg/m²　iv gtt（持续 24h）d1[3]

[1] 异环磷酰胺在体内代谢产物为丙烯醛，此化合物通过膀胱排泄时可以造成膀胱壁的损伤出血，故应给予足量的美司钠解毒，以减少此并发症的发生。

[2] 当白细胞计数>10×10^9/L 超过 2 天时可停用重组人粒细胞集落刺激因子。

[3] 紫杉醇用药时应注意抗过敏预处理，用药时注意监护。鉴于东西方人体质差异故推荐将原方案紫杉醇剂量 250mg/m² 降低为 135～175mg/m²。

注：1. TIP 方案每 21 天为 1 个周期。

2. 对一线化疗后甲胎蛋白和（或）β-绒毛膜促性腺激素水平持续升高者，推荐采用 TIP（紫杉醇、异环磷酰胺、顺铂）方案化疗。

3. 骨髓抑制是该方案的主要毒性，中性粒细胞减少性发热（伴或不伴败血症）的发生率为 48%，故应给予预防性升白细胞治疗。

(四) 姑息化疗

方案一：VIP 静脉化疗方案

NS 500ml 依托泊苷 75mg/m²	iv gtt d1～d5
NS 500ml 异环磷酰胺 1.2/m²	iv gtt d1～d5
NS 500ml 顺铂 20mg/m²	iv gtt（避光） d1～d5

说明：A. 21 天为 1 个周期。

B. 该方案骨髓毒性大，应预防性给予重组人粒细胞集落刺激因子支持。

C. 应给予美司钠预防出血性膀胱炎。

D. 应给予水化保护肾脏功能。

方案二：VeIP 静脉化疗方案

NS 30ml 长春花碱（VLB） 0.11mg/kg	iv d1～d2
NS 500ml 异环磷酰胺 1.2g/m²	iv gtt d1～d5
NS 500ml 顺铂 20mg/m²	iv gtt（避光） d1～d5

说明：A. 21 天为 1 个周期。

B. 药物外渗可引起局部组织坏死、溃疡等；神经毒性较长春新碱低，但仍可引起腱反射减弱或消失、四肢麻木或疼痛、肌肉震颤、手指（足趾）尖发麻，若出现来严重感觉异常及肌肉乏力则应予减量。

C. 异环磷酰胺代谢物 4-羟基异环磷酰胺和丙烯醛可致出血性膀胱炎，使用异环磷酰胺时需予美司钠解毒。

D. 顺铂注射液在光照下会发生很强的光降解反应直至金属铂析出，从而使疗效下降。所以，在使用顺铂注射液应注意避光。

方案四：紫杉醇＋吉西他滨方案

5%GS 500ml 紫杉醇 110mg/m²	iv gtt d1、d8、d15

NS　100ml　|iv gtt（持续 30min）
吉西他滨　$1.0g/m^2$|d1、d8、d15

说明：A. 28 天为 1 个周期。

B. 使用紫杉醇时应予预防超敏反应预处理；剂量根据各单位使用经验酌减，以减少Ⅲ～Ⅳ级骨髓抑制的发生率。

C. 为减轻吉西他滨的副作用，输注时间多控制在 30min 左右。使用吉西他滨时注意血小板下降。

四、卵巢性索间质肿瘤

性索间质肿瘤少见，包括颗粒细胞瘤（相对常见）、颗粒卵泡膜瘤、睾丸支持-间质细胞瘤。该类肿瘤恶性度较低，预后较好。针对任何性索间质肿瘤患者手术分期是必要的，但淋巴结清扫是非必需的，对于那些有生育要求的ⅠA～C 期患者手术应尽可能保留其生殖功能。低危Ⅰ期患者术后可以选择观察，高危（肿瘤破裂、低分化、瘤体大于 10～15cm）的Ⅰ期患者术后治疗选择包括观察、放疗、含铂方案化疗。对于术后生长抑素升高的患者，术后应定期复查以作为治疗参考。Ⅱ～Ⅳ期性索间质肿瘤对肿瘤局限者可给予放疗，或者给予 BEP、紫杉醇＋卡铂方案（用法参见前文）化疗。

第二节　子宫颈癌

一、新辅助化疗一

长期医嘱	临时医嘱
肿瘤内科护理常规	血常规、尿常规、粪常规
二级护理	血生化全套
PICC 置管术后护理	心电图
健康教育	血 AFP、HCG
半流质饮食	HBV DNA 测定
记 24h 尿量	胸部 CT 平扫

续表

长期医嘱	临时医嘱
地塞米松　8mg po d2～d4 阿瑞匹坦　80mg po d2～d3	全腹/盆腔 CT 平扫＋增强(或全腹 B 超)
法莫替丁　20mg po bid d1～d4	骨 ECT(酌情选择)
	血 CEA、CA125
劳拉西泮　0.5～2mg po 或 iv d1～d4	听力检查
	肺功能(酌情选择)
	妇科检查
	阴道镜检查(酌情选择)
NS　2000ml 10%氯化钾注射液 15ml　| iv gtt d1～d2	NS　20ml 昂丹司琼　8mg　| iv d1 (化疗前 0.5h) 或 NS　20ml 帕洛诺司琼　0.25mg　| iv d1 (化疗前 0.5h)
	吲哚美辛　25mg po (用博来霉素前 0.5h)
	地塞米松　12mg po 或 iv d1
	阿瑞匹坦　125mg po d1
	NS　500ml 顺铂　50mg/m²　| iv gtt (避光) d1、d2 NS　20ml 博来霉素　30mg　| iv d2

注：1. 21 天为 1 个周期，持续 3 个周期。

2. 新辅助化疗适用于局部晚期宫颈癌（ⅠB2 期、ⅡB 期局部肿瘤＞4cm）及早期宫旁部分浸润，还适用于组织学分化差、宫颈腺癌、黏液腺癌、透明细胞癌等病理类型的宫颈癌。

二、新辅助化疗二

长期医嘱	临时医嘱
肿瘤内科护理常规	血常规、尿常规、粪常规
二级护理	血生化全套
PICC置管术后护理	心电图
健康教育	HBV DNA测定
半流质饮食	胸部CT平扫
记24h尿量	全腹/盆腔CT平扫+增强(或全腹B超)
地塞米松 8mg po d2～d4	骨ECT(酌情选择)
阿瑞匹坦 80mg po d2～d3	血CEA、CA125、CA153
法莫替丁 20mg po bid d1～d4 和(或)劳拉西泮 0.5～2mg po或iv d1～d4	听力检查
NS 2000ml 10%氯化钾注射液 15ml 25%硫酸镁 4ml iv gtt d1～d2	神经系统检查
20%甘露醇 150ml iv gtt d1～d2	妇科检查
NS 500ml 博来霉素 15mg iv gtt(持续6h) d1～d3	阴道镜检查(酌情选择)
美司钠(单次量为异环磷酰胺的20%)iv tid d1～d5(用异环磷酰胺时及用后4h、8h)	NS 20ml 昂丹司琼 8mg iv(化疗前0.5h) d1 或 NS 20ml 帕洛诺司琼 0.25mg iv(化疗前0.5h) d1
NS 500ml 异环磷酰胺 1～1.2g/m² iv gtt d1～d5	地塞米松 12mg po或iv d1
	阿瑞匹坦 125mg po d1
	NS 500ml 顺铂 50mg/m² iv gtt(避光)d1

注：1. 21天为1个周期。

2. 适应证参见前文。

三、同步放化疗方案

长期医嘱	临时医嘱
肿瘤内科护理常规	血常规、尿常规、粪常规
二级护理	血生化全套
PICC 置管术后护理	心电图
健康教育	HBV DNA 测定
半流质饮食	胸部 CT 平扫
记 24h 尿量	全腹/盆腔 CT 平扫＋增强（或全腹 B 超）
地塞米松 8mg po d2～d4	
阿瑞匹坦 80mg po d2～d3	骨 ECT(酌情选择)
法莫替丁 20mg po bid d1～d4 和(或)劳拉西泮 0.5～2mg po 或 iv d1～d4	血 CEA、CA125、CA153 听力检查 神经系统检查
NS 2000ml 10％氯化钾 15ml 25％硫酸镁 4ml iv gtt d1～d2	妇科检查 阴道镜检查(酌情选择)
20％甘露醇 150ml iv gtt d1～d2	NS 20ml 昂丹司琼 8mg iv (化疗前 0.5h) d1 或 NS 20ml 帕洛诺司琼 0.25mg iv (化疗前 0.5h) d1
	地塞米松 12mg po 或 iv d1
	阿瑞匹坦 125mg po d1
	NS 100ml 顺铂 50～70mg/m² iv gtt (避光) d1
	氟尿嘧啶 1.0g/(m²·d) civ (持续 96h)[1]

[1] 氟尿嘧啶输注时间较长，静脉血栓形成风险较高，可考虑给予华法林 1mg qd 口服。

注：1. 本医嘱为FP方案＋同步放疗1，每28天为1个周期，持续2个周期。

2. 其他同步放化疗方案

方案一：FP方案＋同步放疗2

NS 100ml | iv gtt（避光）
顺铂 40mg/m^2 | d8、d15、d22、d29、d35

氟尿嘧啶 1.0g/m^2 civ（持续96h）d1、d29

方案二：顺铂单药＋同步放疗

NS 100ml | iv gtt 每周1次×6周
顺铂 40mg/m^2 | （避光）

3. 术后同步放化疗 适用于术后病理发现淋巴结和宫旁转移、切缘肿瘤细胞阳性、脉管浸润等病例，还适用于组织学分化差、腺癌、腺鳞癌等具有复发高危因素者。

四、复发或转移的化疗（姑息化疗）

（一）联合化疗方案

长期医嘱	临时医嘱
肿瘤内科护理常规	血常规、尿常规、粪常规
二级护理	血生化全套
PICC置管术后护理	心电图
健康教育	HBV DNA测定
半流质饮食	胸部CT平扫
记24h尿量	全腹/盆腔CT平扫＋增强
地塞米松 8mg po d3～d5	骨ECT(酌情选择)
阿瑞匹坦 80mg po d3～d4	血CEA、CA125、CA153
法莫替丁 20mg po bid d1～d4	听力检查
	神经系统检查
和(或)劳拉西泮 0.5～2mg po或iv d2～d5	心电监护(3h,用紫杉醇前10min开始)

续表

长期医嘱	临时医嘱
NS 3000ml 10%氯化钾注射液 15ml 25%硫酸镁 4ml │ iv gtt d1～d3	NS 20ml 昂丹司琼 8mg │ iv d1
20%甘露醇 150ml iv gtt d1～d3	地塞米松 20mg po（用紫杉醇前12h）
记24小时尿量	地塞米松 20mg po（用紫杉醇前6h）
测体重 qd	苯海拉明 50mg po（用紫杉醇前30min） 或异丙嗪 25mg im（用紫杉醇前30min）
	NS 250ml 西咪替丁 300mg │ iv gtt（用紫杉醇前30min）d1 5%GS 500ml 紫杉醇 175mg/m² │ iv gtt（持续3h）d1
	5%GS 100ml iv gtt d1（冲管）
	NS 20ml 昂丹司琼 8mg │ iv（化疗前0.5h）d2 或NS 20ml 帕洛诺司琼 0.25mg │ iv（化疗前0.5h）d2
	地塞米松 12mg po或iv d2
	阿瑞匹坦 125mg po d2
	NS 1000ml 顺铂 50mg/m² │ 腹腔灌注 d2
	NS 100ml iv gtt（冲管）d2

注：该方案21天为1个周期，注意事项参见PC静脉+腹腔化疗方案。

（二）PC_{BP}方案

长期医嘱	临时医嘱
肿瘤内科护理常规	血常规、尿常规、粪常规
二级护理	血生化全套
PICC 置管术后护理	心电图
健康教育	HBV DNA 测定
半流质饮食	胸部 CT 平扫
	全腹/盆腔 CT 平扫＋增强
	骨 ECT(酌情选择)
	血 CEA、CA125、CA153
	心电监护(4h,自紫杉醇用前 10min 开始)
	NS 20ml | iv 昂丹司琼 8mg | d1、d2
	地塞米松 20mg po (用紫杉醇前 12h)
	地塞米松 20mg po (用紫杉醇前 6h)
	苯海拉明 50mg po (用紫杉醇前 30min)
	NS 250ml | iv gtt (于紫杉醇 西咪替丁 300mg | 前 30min) d1 5%GS 500ml | iv gtt(持续 3h) 紫杉醇 $175mg/m^2$ | d1
	5%GS 100ml iv gtt(持续 30min)
	NS 100ml iv gtt(持续 30min)
	5%GS 250ml | iv gtt 卡铂❶ AUC＝5～6 | d1

❶ Robert 等设计此方案时卡铂用量 AUC＝7.5，国内多建议AUC＝5～6。卡铂用药顺序在紫杉醇之后，以减少血液学毒性。

注：1. 该医嘱为PC_{BP}方案，每21天为1个周期。

2. 其他联合姑息化疗方案

方案一：TP方案

NS　100ml	iv gtt（持续30min）qd
拓扑替康　0.75mg/m²	d1～d3

NS　250ml	iv gtt（持续30min）
顺铂　50mg/m²	d1

说明：A. 21天为1个周期。

B. 注意避光，按高致吐化疗镇吐方案处理，水化3天，每日液体量不少于2000ml。

方案二：GP方案

NS　100ml	iv gtt（持续30min）
吉西他滨　1000mg/m²	d1、d8

NS　500ml	iv gtt（避光）
顺铂　70mg/m²	d1

说明：21天为1个周期。

(三) 单药一线方案

方案一：顺铂单药

NS　500ml	iv gtt（避光）
顺铂　50～100mg/m²	d1

说明：A. 21天为1个周期。

B. 注意避光，按高度致吐化疗镇吐方案处理，应给予水化，每日液体量不少于2000ml。

方案二：卡铂单药

5%GS　250ml	iv gtt（持续30min）
卡铂　AUC=5	d1

说明：A. 21天为1个周期。

方案三：紫杉醇单药

5%GS　500ml	iv gtt（持续3h）
紫杉醇　175mg/m²	d1

说明：A. 21天为1个周期。

B. 应给予抗过敏预处理。

(四) 二线化疗

方案一：吉西他滨单药

NS 100ml	iv gtt（持续 30min）
吉西他滨 800mg/m^2	d1、d8、d15

说明：A. 28 天为 1 个周期。

B. 输注时间过长将增加药物毒性；注意骨髓抑制，特别是血小板减少。

方案二：多西他赛单药

5%GS 250ml	iv gtt（持续 1h）
多西他赛 100mg/m^2	d1

说明：A. 21 天为 1 个周期。

B. 注意过敏反应的预处理和监护，注意水钠潴留。

方案三：异环磷酰胺单药

NS 1000ml	iv gtt
异环磷酰胺 1.5g/m^2	d1～d3

说明：A. 21 天为 1 个周期。

B. 应给予美司钠预防出血性膀胱炎。

方案四：化疗联合贝伐组单抗靶向治疗，化疗方案同前，贝伐组单抗靶向治疗措施如下：

NS 100ml	iv gtt
贝伐组单抗 15mg/kg	d1

说明：A. 21 天为 1 个周期。

B. 最严重的副作用为胃肠穿孔（发生率为 2%～4%）、出血、高血压危象、肾病综合征、充血性心力衰竭。

C. 首次应用贝伐组单抗应静脉输注 90min 以上。如果第一次输注耐受良好，第二次输注可为 60min 以上。如果 60min 也耐受良好，以后的输注可控制在 30min 以上。国内未批准用于宫颈癌。

方案五：氟尿嘧啶单药（ 28 天为 1 个周期。）

亚叶酸钙 200mg/m^2 bolus d1～d5

氟尿嘧啶 370mg/m^2 bolus d1～d5

方案六：伊立替康单药

NS 500ml	iv gtt（持续 90min）
伊立替康 125mg/m^2	d1、d8、d15、d22

说明：A. 42 天为 1 个周期。

B. 使用伊立替康时迟发性腹泻的发生率约为 20%。当发生此并发症时除注意维持水电解质平衡外，还应给予蒙脱石散及洛哌丁胺止泻（洛哌丁胺 2mg q2h 至腹泻停止后 12h）。若使用洛哌丁胺 48h 后腹泻未停止，应考虑加用抗生素及生长抑素治疗。洛哌丁胺使用不可超过 48h。

C. 伊立替康另一独特的副作用为胆碱能综合征，当发生时给予阿托品可缓解。

方案七：MC 方案

NS 30ml	iv
丝裂霉素 6mg/m^2	d1

NS 500ml	iv gtt（避光）
顺铂 50mg/m^2	d1

说明：A. 21 天为 1 个周期。

B. 注意水化与镇吐治疗。

方案八：培美曲塞单药

NS 100ml	iv gtt qd
培美曲塞 500mg/m^2	d1

说明：A. 21 天为 1 个周期。

B. 使用培美曲塞时给予糖皮质激素预处理可降低皮疹的发生率：地塞米松 4mg，口服每天 2 次，本品给药前 1 天、给药当天和给药后 1 天连服 3 天。

C. 本品为抗叶酸制剂。使用本品治疗必须同时服用低剂量叶酸或其他含有叶酸的复合维生素制剂。维生素补充为了减少毒性作用，服用时间：第一次给予本品治疗开始前 7 天至少服用 5 次日剂量的叶酸，一直服用整个治疗周期，在最后 1 次本品给药后 21 天可停服。还需在患者第一次使用本品前 7 天内肌内注射维生素 B_{12} 1 次，以后每 3 个周期肌注 1 次，以后的维生素 B_{12} 可与本药在同一日给药。叶酸给药剂量为 350～1000μg，常用剂量是 400μg：维生素 B_{12} 剂量为 1000μg。

方案九：拓扑替康单药

NS　100ml	iv gtt qd
拓扑替康　1.5mg/m^2	d1～d5

说明：21天为1个周期。

方案十：长春瑞滨单药

NS　40ml	iv d1
长春瑞滨　25mg/m^2	

说明：A. 21天为1个周期。

B. 可有粒细胞减少、贫血（常见）、深腱反射消失（神经毒性）、感觉异常、四肢无力、小肠麻痹（便秘）、麻痹性肠梗阻（罕见）、恶心、呕吐、呼吸困难、支气管痉挛、脱发、下颌痛及静滴药液外漏致组织坏死等副作用。

第三节　子宫内膜癌

一、联合化疗

长期医嘱	临时医嘱
肿瘤内科护理常规	血常规、尿常规、粪常规
二级护理	血生化全套
PICC置管术后护理	心电图
健康教育	HBV DNA测定
半流质饮食	胸部CT平扫
记24h尿量	全腹/盆腔CT平扫+增强
地塞米松　8mg po d1～d3	骨ECT(酌情选择)
阿瑞匹坦　80mg po d2～d3	血CEA、CA125、CA153
法莫替丁　20mg po bid d1～d4 和(或)劳拉西泮　0.5～2mg po或iv d1～d4	听力检查
	神经系统检查
	妇科检查

续表

长期医嘱	临时医嘱
NS 2000ml 10%氯化钾注射液 15ml 25%硫酸镁 4ml iv gtt d1～d2	阴道镜检查(酌情选择)
20%甘露醇 150ml iv gtt d1～d2	骨ECT(酌情选择)
	NS 20ml 昂丹司琼 8mg iv (化疗前0.5h)d1 或 NS 20ml 帕洛诺司琼 0.25mg iv (化疗前0.5h)d1
	地塞米松 12mg po 或 iv d1
	阿瑞匹坦 125mg po d1
	注射用水 50ml 多柔比星 50mg/m² iv❶ d1 NS 500ml 顺铂 50mg/m² iv gtt(避光)❷ d1
	NS 100ml iv gtt (冲管)

❶ 多柔比星总量不超过450～550mg/m²，注意心脏毒性，必要时复查心脏彩超和心肌酶谱。当心电图显示室上性心动过速、P波低平、ST段降低、心律失常（房性或室性期前收缩）及继发性弥漫性心肌病变、充血性心力衰竭时，应考虑停用蒽环类药物。

❷ 注意避光，按高度致吐化疗镇吐方案处理，应给予水化，每日液体量不少于2000ml。

注：1. AP方案每21天为1个周期。

2. 其他化疗方案

方案一：TAP方案

5%GS 500ml
紫杉醇 175mg/m²
iv gtt (持续3h) d1

注射用水 50ml
多柔比星 45mg/m²
iv d1

NS 100ml iv gtt d1 (冲管)

NS 500ml | iv gtt（避光）
顺铂 60mg/m² | d2

说明：A. 21天为1个周期。

B. 注意抗过敏预处理和监护。

C. 停药指征参见AP方案。

D. 注意避光，按高度致吐化疗镇吐方案处理，应给予水化3天，每日液体量不少于2000ml。

方案二：PC_{BP}方案（21天为1个周期）（参见卵巢癌化疗）

方案三：AEP方案

注射用水 50ml | iv
多柔比星 40mg/m² | d1

NS 500ml | iv gtt
依托泊苷 75mg/m² | d1～d3

NS 500ml | iv gtt（避光）
顺铂 20mg/m² | d1～d3

说明：A. 28天为1个周期。

B. 同时口服甲地孕酮160mg/d进行内分泌治疗。

C. 发泡性化疗药，应经深静脉导管给药，以减少化学性烧伤的可能，注意心脏毒性。

D. 注意避光，应给予水化3天，每日液体量不少于1000ml。

方案四：CAP方案

注射用水 50ml | iv
多柔比星 50mg/m² | d1

NS 50ml | iv
环磷酰胺 500mg/m² | d1

NS 500ml | iv gtt（避光）
顺铂 20mg/m² | d1～d3

说明：21天为1个周期。

二、单药方案

单药方案包括顺铂、卡铂、多柔比星、脂质体多柔比星、紫杉醇等，但有效率较联合化疗低。

三、内分泌治疗

甲孕酮　100mg po，每天 2 次，客观反应率为 28.5%。

他莫昔芬　20mg po，每天 1 次，客观反应率为 20%。

注：化疗适用于ⅢA 期以上病例，未达ⅢA 期的病例主要治疗为手术、外放射、近距离放疗。

（林小燕）

附 A　实体肿瘤的疗效评价标准 1.1 版

(Response Evaluation Criteria in Solid Tumors RECIST Version 1.1)

一、肿瘤在基线水平的可测量性

(一) 定义

在基线水平上，肿瘤病灶/淋巴结将按以下定义分为可测量和不可测量两种。

1. 可测量病灶

(1) 肿瘤病灶　至少有一条可以精确测量的径线（记录为最大径），其最小长度如下：

a. CT 扫描 10mm（CT 扫描层厚不大于 5mm）。

b. 临床常规检查仪器 10mm（肿瘤病灶不能用测径仪器准确测量的应记录为不可测量）。

c. 胸部 X 线 20mm。

(2) 恶性淋巴结　病理性增大且可测量，单个淋巴结 CT 扫描短直径须大于等于 15mm（CT 扫描层厚推荐不超过 5mm）。基线和随访中，仅测量和随访短直径。

2. 不可测量病灶　所有其他病灶，包括小病灶（最长径＜10mm 或者病理性淋巴结短径≥10mm 至＜15mm）和无法测量的病灶。无法测量的病灶包括脑膜疾病、腹水、胸膜或者心包积液、炎性乳腺癌、皮肤或肺的癌性淋巴管炎、影像学检查不能确诊和随诊的腹部包块以及囊性病变。

3. 关于病灶测量的特殊考虑　骨病灶、囊性病灶和先前接受过局部治疗的病灶需要特别注明。

(1) 骨病灶

a. 骨扫描、PET 扫描或者平片不适合于测量骨病灶，但是可用于确认骨病灶的存在或者消失。

b. 溶骨性病灶或者混合性溶骨或成骨病灶有确定的软组织成分，且软组织成分符合上述可测量性定义时，如果这些病灶可用断层影像技术（如CT或者MRI）进行评价，那么这些病灶可以作为可测量病灶。

c. 成骨病灶属不可测量病灶。

(2) 囊性病灶

a. 符合放射影像学上单纯性囊肿定义标准的病灶，不应因其为定义上的单纯性囊肿而认为是恶性病灶，既不属于可测量病灶，也不属于不可测量病灶。

b. 若为囊性转移病灶，且符合上述可测量性定义的，可以作为是可测量病灶。但如果在同一患者中存在非囊性病灶，应优先选择非囊性病灶作为靶病灶。

(3) 局部治疗过的病灶　位于曾放疗过或经其他局部区域性治疗的部位的病灶，一般作为不可测量病灶，除非该病灶出现明确进展。研究方案应详细描述这些病灶属于可测量病灶的条件。

（二）测量方法说明

1. 病灶测量　临床评价时，所有肿瘤测量都要以公制米制记录。所有关于肿瘤病灶大小的基线评定都应尽量在接近治疗开始前完成，且必须在治疗开始前的28天（4周）内完成。

2. 评价方法　对病灶基线评估和后续测量应采用同样的技术和方法。除了不能用影像学检查，而仅能用临床检查来评价的病灶除外，所有病灶必须使用影像学检查进行评价。

(1) 临床病灶　只有位于浅表且测量时直径≥10mm时才能认为是可测量病灶（如皮肤结节等）。对于有皮肤病灶的患者，建议用含有标尺测量病灶大小的彩色照片作为存档。当病灶同时使用影像学和临床检查评价时，由于影像学检查更客观且研究结束时可重复审阅，应尽可能选用影像学检查来评价。

(2) 胸部X线片　当肿瘤进展作为重要研究终点时，应优先使用胸部CT，因为CT比X线更敏感，尤其对于新发病灶。胸部X线片检测仅当被测量病灶边界清晰且肺部通气良好时适用。

(3) CT、MRI　CT是目前用于疗效评价最好的可用可重复的方法。本指导原则对可测量性的定义建立在CT扫描层厚≤5mm的基础上。如果 CT 层厚大于 5mm，可测量病灶最小应为层厚的 2 倍。MRI 在部分情况下也可接受（如全身扫描）。

（4）超声 不应作为一种测量方法用于测量病灶大小。超声检查因其操作依赖性，在测量结束后不具备可重复性，不能保证不同测量间技术和测量的同一性。如果在试验期间使用超声发现新病灶，应使用 CT 或者 MRI 进行确认。如果考虑到 CT 的放射线暴露，可以使用 MRI 代替。

（5）内镜——腹腔镜检查 不建议使用这些技术用于肿瘤客观评价，但这种方法在取得的活检标本时可以用于确认完全缓解，也可在研究终点为完全缓解后复发或手术切除的试验中，用于确认复发。

（6）肿瘤标志物 不能单独用来评价肿瘤客观缓解。但如果标志物水平在基线时超过正常值上限，用于评价完全缓解时必须回到正常水平。因为肿瘤标志物因病而异，在将测量标准写入方案中时需考虑到这个因素。有关 CA125 缓解（复发性卵巢癌）及 PSA（复发性前列腺癌）缓解的特定标准已经发表。且国际妇科癌症组织已制订了 CA125 进展标准，即将被加入到卵巢癌一线治疗方案的肿瘤客观评价标准中。

（7）细胞学或组织学技术 在方案规定的特定情况下，这些技术可用于鉴定部分缓解和完全缓解（如生殖细胞肿瘤的病灶中常存在残留的良性肿瘤组织）。当渗出可能是某种疗法潜在的副作用（如使用紫杉烷化合物或血管生成抑制剂的治疗）时，且可测量肿瘤符合缓解或疾病稳定标准时，在治疗过程中肿瘤相关的渗出出现或加重，可通过细胞学技术来确诊，以区分缓解（或疾病稳定）和疾病进展。

二、肿瘤缓解的评估

（一）靶病灶的评估

（1）完全缓解（CR） 所有靶病灶消失，全部病理性淋巴结（包括靶结节和非靶结节）短直径必须减少至 10mm 以下。

（2）部分缓解（PR） 靶病灶直径之和比基线水平减少至少 30%。

（3）疾病进展（PD） 以整个实验研究过程中所有测量的靶病

灶直径之和的最小值为参照，直径和相对增加至少 20%（如果基线测量值最小就以基线值为参照）；除此之外，必须满足直径和的绝对值增加至少 5mm（出现一个或多个新病灶也视为疾病进展）。

(4) 疾病稳定（SD） 靶病灶减小的程度没达到部分缓解，增加的程度也没达到疾病进展水平，介于两者之间，研究时可以直径之和的最小值作为参考。

(二) 靶病灶评估的注意事项

(1) 淋巴结 即使鉴定为靶病灶的淋巴结减小至 10mm 以内，每次测量时仍需记录与基线对应的实际短直径的值（与基线测量时的解剖平面一致)。这意味着如果淋巴结属于靶病灶，即使达到完全缓解的标准，也不能说病灶已全部消失，因为正常淋巴结的短直径就定义为＜10mm。在 CRF 表或其他的记录方式中需在特定位置专门记录靶淋巴节病灶：对于完全缓解，所有淋巴结短直径必须＜10mm；对于部分缓解、疾病稳定和疾病进展，靶淋巴结短直径实际测量值将被包含在靶病灶直径的和之中。

(2) 小到无法测量的靶病灶 临床研究中，基线记录过的所有病灶（结节或非结节）在后面的评估中都应再次记录实际测量值，即使病灶非常小（如 2mm)。但有时候可能太小导致 CT 扫描出的图像十分模糊，放射科医师也很难定义出确切的数值，就可能报告为“太小而测量不到”。出现这种情况时，在 CRF 表上记录上一个数值是十分重要的。如果放射科医师认为病灶可能消失了，那也应该记录为 0mm。如果病灶确实存在但比较模糊，无法给出精确的测量值时，可默认为 5mm。(注：淋巴结出现这种情况的可能性不大，因其正常情况下一般都具有可测量的尺寸，或者像在腹膜后腔中一样常为脂肪组织所包绕；但是如果也出现这种无法给出测量值的情况，也默认为 5mm)。5mm 的默认值源于 CT 扫描的切割厚度(这个值不因 CT 不同的切割厚度值而改变)。由于同一测量值重复出现的概率不大，提供这个默认值将降低错误评估的风险。但需要重申的是，如果放射科医师能给出病灶大小的确切数值，即使病灶直径小于 5mm，也必须记录实际值。

(3) 分离或结合的病灶 当非结节性病灶分裂成碎片状时，将各分离部分的最长直径加起来计算病灶的直径之和。同样，对于结合型病灶，通过各结合部分间的平面可将其区分开来，然后计算各自的最大直径。但如果结合得密不可分，最长直径应取融合病灶整体的最长直径。

（三）非靶病灶的评估

这部分对非靶病灶肿瘤的缓解标准进行了定义。虽然一些非靶病灶实际可测量，但无需测量，只需在方案规定的时间点进行定性评估即可。

（1）完全缓解　所有非靶病灶消失，且肿瘤标记物恢复至正常水平。所有淋巴结为非病理尺寸（短径<10mm）。

（2）非完全缓解或非疾病进展　存在一个或多个非靶病灶和（或）持续存在肿瘤标记物水平超出正常水平。

（3）疾病进展　已存在的非靶病灶出现明确进展。

注：出现一个或多个新病灶也被视为疾病进展。

（四）关于的非靶病灶进展评估的特别注意事项

关于非靶病灶进展的定义补充解释如下：当患者存在可测量非靶病灶时，即使靶病灶评估为稳定或部分缓解，要在非靶病灶的基础上作出明确进展的定义，必须满足非靶病灶整体的恶化程度已达到必须终止治疗的程度。而一个或多个非靶病灶尺寸的一般性增大往往不足以达到进展标准，因此，在靶病灶为稳定或部分缓解时，仅依靠非靶病灶的改变就能定义整体肿瘤进展的情况几乎是十分稀少的。

当患者的非靶病灶均不可测量时：在一些Ⅲ期试验中，当入选标准中没有规定必须存在可测量病灶时，就会出现这种情况。整体评估还是参照上文标准，但因为这种情况下没有病灶的可测量数据。非靶病灶的恶化不容易评估（根据定义：必须所有非靶病灶都确实无法测量），因此当非靶病灶改变导致整体疾病负荷增加的程度相当于靶病灶出现疾病进展时，依据非靶病灶作出明确进展的定义，需要建立一种有效的检测方法来进行评估。如描述为肿瘤负荷增加相当于体积额外增加73%（相当于可测量病灶直径增加20%）。又比如腹膜渗出从“微量”到“大量”；淋巴管病变从“局部”到“广泛播散”；或在方案中描述为“足够至改变治疗方法”。如包括胸膜渗出液从痕量到大量，淋巴受累从原发部位向远处扩散，或者在方案中可能被描述为“有必要进行治疗方面的改变”。如果发现有明确的进展，该患者应该在那个时点总体上视为疾病进展。最好具有客观标准可适用于不可测量的病灶的评估，注意：增加的标准必须是可靠的。

(五) 新病灶

新的恶性病灶的出现预示着疾病的进展；因此针对新病变的一些评价是非常重要的。目前没有针对影像学检测病灶的具体标准，然而一种新的病灶的发现应该是明确的。比如说，进展不能归因于影像学技术的不同，成像形态的改变，或者肿瘤以外的其他病变(如：一些所谓新的骨病灶仅仅是原病灶的治愈，或原病灶的复发)。当患者的基线病灶出现部分或完全反应时，这一点非常重要的，如：一例肝脏病灶的坏死可能在 CT 报告上定为新的囊性病变，而其实不是。

在随访中已检测到的而在基线检查中未发现的病灶将视为新的病灶，并提示疾病进展。如一个在基线检查中发现有内脏病灶的患者，当他做 CT 或 MRI 的头颅检查时发现有转移灶，该患者的颅内转移病灶将被视为疾病进展的依据，即使他在基线检查时并未做头颅检查。

如果一个新的病灶是不明确的，比如因其形态小所致，则需要进一步的治疗和随访评价以确认其是否是一个新的病灶。如果经重复检查证实其是一个新的病灶，那么疾病进展的时间应从其最初发现的时间算起。

病灶进行 FDG-PET 评估一般需要额外的检测进行补充确认，FDG-PET 检查和补充 CT 检查结果相结合评价进展情况是合理的(尤其是新的可疑疾病)。新的病灶可通过 FDG-PET 检查予明确，依据以下程序执行。

(1) 基线 FDG-PET 检查结果是阴性的，接下来随访的 FDG-PET 检查是阳性的，表明疾病的进展。

(2) 没有进行基线的 FDG-PET 检查，后续的 FDG-PET 检查结果是阳性的。

a. 如果随访的 FDG-PET 阳性检查结果发现的新的病变灶与经 CT 检查结果相符，证明是疾病进展。

b. 如果随访的 FDG-PET 阳性检查结果发现的新的病变灶未能得到 CT 检查结果的确认，需再行 CT 检查予以确认（如果得到确认，疾病进展时间从前期 FDG-PET 检查发现异常算起）。

c. 如果随访的 FDG-PET 阳性检查结果与经 CT 检查已存在的病灶相符，而该病灶在影像学检测上无进展，则疾病无进展。

（六）评估缺失和不可评价的说明

如果在某个特定时间点上无法进行病灶成像或测量，则该患者在该时间点上无法评价。如果在一个评价中只能对部分病灶进行评价，通常这种情况视为在那个时间点无法评价，除非有证据证实缺失的病灶不会影响指定时间点的疗效反应评价。

（七）疗效评估的特别提示

当结节性病灶被包括在总的靶病灶评估中，同时该结节大小缩小到“正常”大小时（<10mm），它们依然会有一个病灶大小扫描报告。为了避免过高评估基于结节大小增加所反映的情况，即便是结节正常，测量结果也将被记录。正如前面已经提及的，这就意味着疗效为完全缓解的受试者，CRF 表上也不会记录为 0。

若试验过程中需要进行疗效确认，重复的“不可测量”时间点将使最佳疗效评估变得复杂。试验的分析计划必须说明，在确定疗效时，这些缺失的数据或评估可以被解释清楚。比如，在大部分试验中，可以将某受试者 PR→NE→PR 的反应作为得到了疗效确认。

当受试者出现健康情况整体恶化要求停止给药治疗，但是没有客观证据证明时，应该被报道为症状性进展。即便在治疗终止后也应该尽量去评估客观进展的情况。症状性恶化不是客观反应的评估描述：它是停止治疗的原因。那样受试者的客观反应情况将通过附表 A-1～附表 A-3 所示的目标和非目标病灶情况进行评估。

定义为早期进展、早期死亡和不可评估的情况是研究特例，且应该在每个方案中进行明确的描述（取决于治疗间期和治疗周期）。

在一些情况下，从正常组织中辨别局部病灶比较困难。当完全缓解的评估基于这样的定义时，我们推荐在进行局部病灶完全缓解的疗效评估前进行活检。当一些受试者局部病灶影像学检测结果异常被认为是代表了病灶纤维化或者瘢痕形成时，FDG-PET 被当作与活检相似的评估标准，用来对完全缓解进行疗效确认。在此种情况下，应该在方案中对 FDG-PET 的应用进行前瞻性描述，同时以针对此情况专科医学文献的报告作为支持。但是必须意识到的是由于 FDG-PET 和活检本身的限制性（包括二者的分辨率和敏感性高低），将会导致完全缓解评估时的假阳性结果。

附表 A-1 时间点反应：有靶病灶的受试者
（包括或者不包括非靶病灶）

目标病灶	非目标病灶	新病灶	总缓解
CR	CR	非	CR
CR	非 CR 或非 PD	非	PR
CR	不能评估	非	PR
PR	非进展或者不能完全评估	非	PR
SD	非进展或者不能完全评估	非	SD
不能完全评估	非进展	非	NE
PD	任何情况	是或否	PD
任何情况	PD	是或否	PD
任何情况	任何情况	是	PD

注：CR＝完全缓解；PR＝部分缓解；SD＝疾病稳定；PD＝疾病进展；NE＝不能评估。

附表 A-2 时间点反应：仅有非目标病灶的受试者

非目标病灶	新病灶	总缓解
CR	非	CR
非 CR 或者非 PD	非	非 CR 或非 PD
不能完全评估	非	不能评估
不能明确的 PD	是或否	PD
任何情况	是	PD

注：对于非目标病灶，“非 CR 或非 PD”是指优于 SD 的疗效。由于 SD 越来越多地作为评价疗效的终点指标，因而制定非 CR 或非 PD 的疗效，以针对未规定无病灶可测量的情况。

对于不明确的进展发现（如非常小的不确定的新病灶；原有病灶的囊性变或坏死病变）治疗可以持续到下一次评估。如果在下一次评估中，证实了疾病进展，进展日期应该是先前出现疑似进展的日期。

附表 A-3 CR 和 PR 疗效需要确认的最佳总缓解

第一个时间点总缓解	随后时间点总缓解	最佳总缓解
CR	CR	CR
CR	PR	SD,PD 或 PR[a]
CR	SD	如果 SD 持续足够时间则为 SD,否则应为 PD
CR	PD	如果 SD 持续足够时间则为 SD,否则应为 PD
CR	NE	如果 SD 持续足够时间则为 SD,否则应为 NE
PR	CR	PR
PR	PR	PR
PR	SD	SD
PR	PD	如果 SD 持续足够时间则为 SD,否则应为 PD
PR	NE	如果 SD 持续足够时间则为 SD,否则应为 NE
NE	NE	NE

a 如果在第一个时间点 CR 真正出现，在随后的时间点出现的任何疾病，那么即便相对于基线该受试者疗效达到 PR 标准，其疗效评价在之后的时间点仍然为 PD（因为在 CR 之后疾病将再次出现）。最佳缓解取决于是否在最短的治疗间隔内出现 SD。然而有时第一次评价为 CR，但随后的时间点扫描提示小病灶似乎依然出现，因而实际上受试者疗效在第一个时间点应该是 PR 而不是 CR。在这种情况下，首次 CR 判断应该被修改为 PR，同时最好的反应是 PR。

（八）疗效评估或缓解期的确认

1. 疗效确认　对于以肿瘤缓解疗效为主要研究终点的非随机临床研究，必须对 PR 和 CR 的疗效进行确认，以保证疗效不是评价失误的结果。以疾病稳定或者疾病进展为主要研究终点的研究中，不再需要疗效确认，因为这对于试验结果的解释没有价值。SD 的情况下，在试验开始后的最短时间间隔内（一般不少于 6～8 周），至少有一次测量符合方案中规定的 SD 标准。

2. 总缓解期　总缓解期是从测量首次符合 CR 或 PR（无论哪个先测量到）标准的时间到首次真实记录疾病复发或进展的时间（把试验中记录的最小测量值作为疾病进展的参考）。总完全缓解时间是从测量首次符合 CR 标准的时间到首次真实记录疾病复发或进展的时间。

3. 疾病稳定期　疾病稳定期是从治疗开始到疾病进展的时间(在随机化试验中，从随机分组的时间开始)，以试验中最小的总和作为参考（如果基线总和最小，则作为PD计算的参考)。疾病稳定期的临床相关性因不同研究和不同疾病而不同。如果在某一特定的试验中，以维持最短时间稳定期的患者比例作为研究终点，方案应特别说明SD定义中两个测量间的最短时间间隔。

注意：缓解期、稳定期以及无进展生存期受基线评价后随访频率的影响。定义标准随访频率不属于本指导原则范围。随访频率应考虑许多因素，如疾病类型和分期、治疗周期及标准规范等。但若需进行试验间的比较，应考虑这些测量终点准确度的限制。

(九) 无进展生存期/疾病进展期

晚期肿瘤许多试验以无进展生存期或者疾病进展期作为主要研究终点。如果方案要求所有患者都有可测量病灶，进展评价就相对简单。越来越多的试验允许有可测量病灶和无可测量病灶的患者都可以进入试验。在这种情况下，必须对无可测量病灶患者疾病进展的临床发现进行详细明确的描述。因为进展日期常有确定的偏差，各试验组的观测时间点安排应该相同。

（杨　升）

附表 B　NCI 常见毒性分级标准

毒　性	分数/分				
	0	1	2	3	4
WBC/($\times 10^9$/L)	≥4.0	3.0～3.9	2.0～2.9	1.0～1.9	<1.0
PLT/($\times 10^9$/L)	正常范围内	75.0 至正常	50.0～74.9	25.0～49.9	<25.0
Hb/(g/L)	正常范围内	10.0 至正常	8.0～9.9	6.5～7.9	<6.5
粒细胞/($\times 10^9$/L)	≥2.0	1.5～1.9	1.0～1.4	0.5～0.9	<0.5
出血(临床)	无	轻度、无需输血	明显，每次需输血小板 1～2U	明显，每次需输血小板 3～4U	大量，每次需输血小板 4U
感染	无	轻度	中度	严重	危及生命
恶心	无	能吃，食欲正常	食欲明显下降但能进食	不能明显进食	—
呕吐	无	1 次/24h	2～5 次/24h	6～10 次/24h	>10 次/24h 需胃肠支持治疗
腹泻	无	大便次数增加 2～3 次/天	大便每天增加 4～6 次/天或夜间大便或中度腹痛	大便每天增加 7～9 次/天或大便失禁或严重腹痛	大便每天增加>10 次/天或明显血性腹泻或需胃肠外支持治疗

续表

毒性	分数/分				
	0	1	2	3	4
口腔黏膜炎	无	无痛性溃疡，红斑或有轻度疼痛	疼痛性红斑水肿或溃疡，但能进食	疼痛性红斑水肿或溃疡，不能进食	需胃肠外或胃肠支持治疗
胆红素	正常	＜1.5×N	(1.5～3.0)×N	(3.0～10.0)×N	＞10.0×N
转氨酶(AST/ALT)	正常	≤2.5×N	(2.6～5.0)×N	(5.1～20.0)×N	＞20.0×N
AKP或5-核苷酸酶	正常	≤2.5×N	(2.6～5.0)×N	(5.1～20.0)×N	＞20.0×N
肝功能(临床)	与疗前比无变化	—	—	肝性昏迷前状态	肝性昏迷
肌酐	正常	＜1.5×N	(1.5～3.0)×N	＞(3.1～6.0)×N	＞6.0×N
蛋白尿	无变化	(＋)或＜0.3g%或＜3g/L	(＋＋)～(＋＋＋)或0.3～1.0g%或3～10g/L	(＋＋＋＋)或＞1.0g%或＞10g/L	肾病综合征
血尿	阴性	镜下血尿	肉眼血尿无血块	肉眼血尿＋血块	需输血
脱发	无	轻度	显著或完全脱发	—	—
肺	无	无症状，但有肺功能异常	用力活动后呼吸困难	一般活动后呼吸困难	休息时呼吸困难

续表

毒性	分数/分				
	0	1	2	3	4
疼痛	正常	轻度疼痛：不影响功能	中度疼痛：疼痛或用镇痛药，影响功能，不影响日常活动	严重疼痛：疼痛或用镇痛药，严重影响日常活动	病残
心律失常	无	无症状，一过性不需治疗	经常发生或持久的，但不需要治疗	需治疗	需监护，或低血压，或室性心动过速或颤动
心功能	无	无症状，静息时LVEF比化疗前降低＜20％	无症状，静息时LVEF比化疗前降低≥20％	轻度慢性心功能衰竭治疗有效	严重或难治性慢性心功能衰竭
心肌缺血或心肌梗死	无	非特异性T波变平	无症状，ST及T波改变提示缺血	心绞痛，但无心肌梗证据	急性心肌梗死
高血压	无或无变化	无症状，舒张压呈一过性升高，＞20mmHg；既往正常，血压升至＞150/100mmHg，不需要治疗	经常出现或持续出现或有症状，舒张压升高＞20mmHg，或既往正常，血压＞150/100mmHg，不需要治疗	需治疗	高血压危象
心包炎	无	无症状性积液不需要治疗	心包炎（肋骨、胸痛、心电图改变）	有症状的积液需抽水	心脏压塞需急抽液

续表

毒性	分数/分				
	0	1	2	3	4
低血压	无或无变化	血压降低不需治疗(包括一过性直立性低血压)	需扩容治疗或其他治疗,但不需住院	需治疗或住院但48h内好转	停药后需治疗或住院>48h
神经-感觉	无或无变化	轻度感觉异常,深腱反射消失	轻度或中度客观感觉消失或中度感觉异常	严重的客观感觉消失或感觉异常,影响功能	—
神经-运动	无或无变化	主观感觉异常但常规检查无异	轻度无力,无明显功能障碍	检查肌无力伴功能障碍	麻痹
神经-皮质	无	轻度嗜睡或躁动	中度嗜睡或躁动	严重嗜睡,躁动,定位障碍,幻觉	昏迷,发作性精神失常
神经-小脑	无	轻度共济运动失调或轮替运动障碍	意向性震颤,辨距障碍,口齿不清,眼球震颤	共济失调	小脑坏死
神经-情绪		轻度焦虑或抑郁	中度焦虑或抑郁	严重焦虑或抑郁	自杀意向
神经性头痛	无	轻度	中度或严重但一过性	严重且持续	—
神经-便秘	无或无变化	轻度	中度	严重	肠绞痛>96h
神经-听力	无或无变化	无症状听力测定时有丧失	耳鸣	听力下降需助听器	耳聋,不可纠正

续表

毒性	分数/分				
	0	1	2	3	4
神经-视力	无或无变化	—	—	有症状，视力不全丧失	失明
皮肤	无或无变化	散在斑疹、丘疹、红斑，但无症状	散在斑疹、丘疹红斑，伴搔痒或其他相关症状	有症状的全身性斑疹、丘疹或疱疹	剥脱性皮炎或溃疡性皮炎
过敏（包括药物热）	无	一过性皮疹，药物性发热＜38℃	荨麻疹，药物性发热≥38℃，轻度支气管痉挛	血清病支气管痉挛需治疗（静脉）	过敏反应
非感染性发热	无	37.1～38.0℃	38.1～40.0℃	＞40.0℃不超过24h	＞40.0℃超过24h或发热伴低血压
局部[×]	无	疼痛	疼痛、肿胀静脉炎	溃疡	需整形术
体重增加或减轻	＜5.0%	5.0%～9.9%	10.0%～19.9%	≥20.0%	—
高血糖	正常	＞ULN[××]～8.9mmol/L	＞8.9～13.9mmol/L	＞13.9～27.8mmol/L	＞27.8mmol/L或酮症酸中毒
低血糖	正常	＜LLN[×××]～3.0mmol/L	2.2～3.0mmol/L	1.7～2.2mmol/L	＜1.7mmol/L
淀粉酶	正常	＜1.5×N	(1.5～2.0)×N	(2.1～5.0)×N	≥5.1×N

续表

毒性	分数/分				
	0	1	2	3	4
高钙血症	正常	>ULN~2.9mmol/L	>2.9~3.1mmol/L	>3.1~3.4mmol/L	>3.4mmol/L
低钙血症	正常	<LLN~2.0mmol/L	1.75~2.0mmol/L	1.5~1.75mmol/L	<1.5mmol/L
高钾血症	正常	>ULN~5.5mmol/L	>5.5~6.0mmol/L	>6.0~7.0mmol/L	>7.0mmol/L
低钾血症	正常	<LLN~3.0mmol/L	—	2.5~3.0mmol/L	<2.5mmol/L
高钠血症	正常	>ULN~150mmol/L	>150~155mmol/L	>155~160mmol/L	>160mmol/L
低钠血症	正常	<LLN~130mmol/L	—	120~130mmol/L	<120mmol/L
低磷血症	正常	<LLN~0.8mmol/L	0.6~0.8mmol/L	0.3~0.6mmol/L	<0.3mmol/L
疲劳	无	比化疗前加重但不影响正常活动	中度(如KPS评分下降,大于20%)或致日常活动困难	严重(如KPS评分下降,大于40%)或不能进行日常活动	卧床或病残
指、趾甲变化	无	变色或凹甲	部分或完全缺失或甲床疼痛	—	—

注：N=正常；局部×=注射部位的反应；ULN××=正常值高限；LLN×××=正常值低限。

附表 C　常用化疗药物缩略

缩略名	通用名	别　名
5′-DFUR	去氧氟鸟苷	氟铁龙、多西氟鸟啶
5-FU	氟尿嘧啶	5-氟尿嘧啶
6-MP	巯嘌呤	6-巯基嘌呤
6-TG	硫鸟嘌呤	硫代鸟嘌呤
ACD 或 ACTD	放线菌素 D	更生霉素
ACLA	阿柔比星	阿克拉霉素
ACNU	尼莫司汀	嘧啶亚硝脲、宁得朗
ADM	多柔比星	阿霉素
Ara-C	阿糖胞苷	阿糖胞嘧啶
AS203	三氧化二砷	
AT1258	硝卡芥	消瘤芥
ATRA、RA	维 A 酸	全反式维甲酸
BCNU	卡莫司汀	卡氮芥
BLM	博来霉素	争光霉素
BSF	白消安	马利兰
Cap	卡培他滨	希罗达
CB1348	苯丁酸氮芥	留可然
C_{BP}	卡铂	碳铂
CCNU	洛莫司汀	环己亚硝脲
CCY	安西他滨	环胞苷
CDA 或 2CdA	克拉屈滨	2-氯脱氧腺苷
CDDP	顺铂	顺氯氨铂、锡铂
CF、LV	亚叶酸钙	立可林、威力全、安曲希
CLB	苯丁酸氮芥	痛可宁
COL	秋水仙碱	秋水仙素、阿马因
COLM	秋水仙酰胺	
CPT	喜树碱	喜树素
CPT-11	伊立替康	开普拓、亿迈林、艾力

续表

缩略名	通用名	别　名
CTX	环磷酰胺	环磷氮芥
DDP	顺铂	顺氯氨铂
DMPA	乙酸甲羟孕酮	甲孕酮
DNR	柔红霉素	正定霉素、柔毛霉素
DOC	多西他赛	多西紫杉醇、泰索帝
DTIC	达卡巴嗪	氮烯咪胺
DXM	地塞米松	—
EM	雌莫司汀	雌二醇氮芥、癌腺治
EPI	表柔比星	表阿霉素
EXE	依西美坦	艾罗美新
FA	氟达拉滨	氟阿糖腺苷
FT-207	替加氟	喃氟定
FUDR	氟尿苷	5-氟脱氧尿苷
GEM	吉西他滨	健泽、双氟胞苷
HCFU	卡莫氟	嘧福禄、氟尼己胺
HCI、TPT	拓扑替康	艾妥、金喜素
HCPT、OPT	羟喜树碱	羟基喜树碱、喜得欣
HHRT	三尖杉酯碱	—
HMM	高三尖杉酯碱	—
HN2	氮芥	盐酸氮芥
HU	羟基脲	羟脲
IFN	干扰素	—
IFO	异环磷酰胺	异磷酰胺、和乐生
L-ASP	门冬酰胺酶	—
L-OHP、OXA	奥沙利铂	草酸铂、艾恒
LTZ	来曲唑	—
MA	甲地孕酮	美可治
Me-CCNU	司莫司汀	甲环亚硝脲
MEL	美法仑	苯丙氨酸氮芥
MIT	米托蒽醌	二氢基蒽醌
MMC	丝裂霉素	自立霉素
MTH	普卡霉素	光辉霉素

续表

缩略名	通用名	别　名
MTX	甲氨蝶呤	氨甲蝶呤
NVB	长春瑞滨	诺维本
PCB、PCZ	丙卡巴肼	甲基苄肼
PDN、PED、Pred	泼尼松	强的松
PTX	紫杉醇	泰素
PYM	平阳霉素	博莱霉素 A5、争光霉素 A5
IL-2	白介素 2	—
STI 571	甲磺酸伊马替尼	格列卫
TAM	他莫昔芬	三苯氧胺
TAX	紫杉醇	泰素
TEM、TMZ	替莫唑胺	替莫待尔
THP	吡柔比星	吡喃阿霉素
TPN	硫普罗宁	凯西莱
UFT	复方替加氟	优福定
VCR	长春新碱	醛基长春碱
VDS	长春地辛	西艾克、长春酰胺
VLB	长春花碱	长春碱
VM-26	替尼泊苷	卫萌、鬼臼甲叉苷
VP-16	依托泊苷	足叶乙苷、鬼臼乙叉苷、足叶已苷

（施纯玫）

附 D　中国人体体表面积计算图

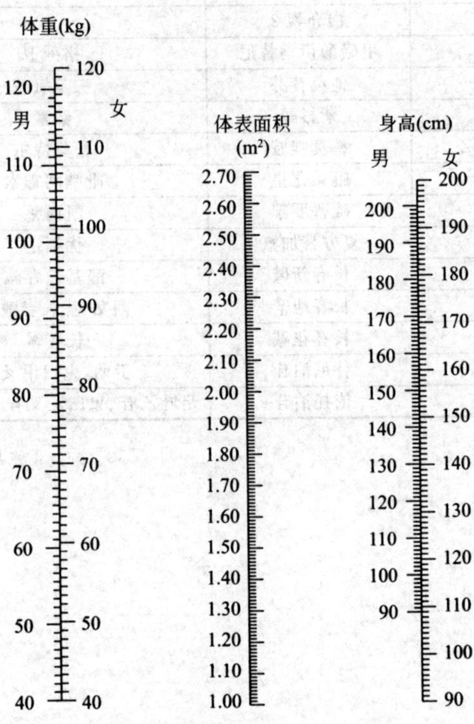

附图 1　成人体表面积计算图

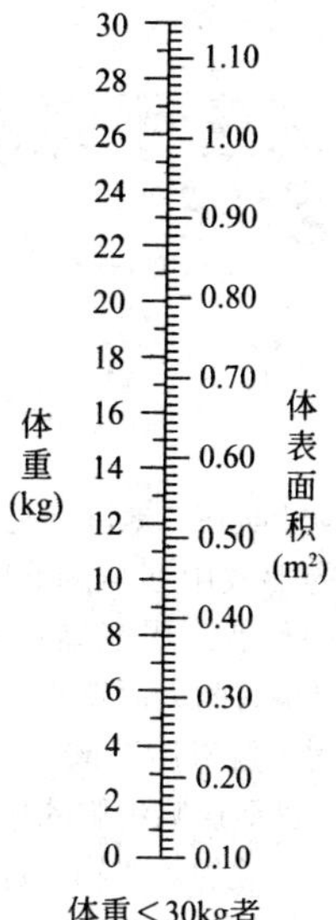

附图 2　小儿体表面积计算图（1）

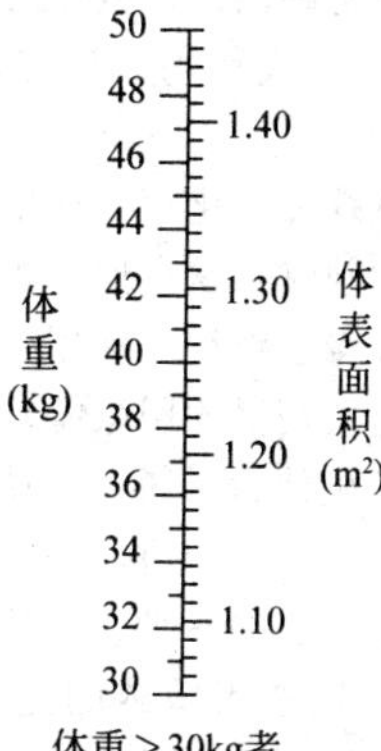

附图 3　小儿体表面积计算图（2）

（陈 强　侯培锋）

附 E 大剂量甲氨蝶呤化疗的实施

一、甲氨蝶呤（MTX）作用及甲酰四氢叶酸的解救机制

在体内代谢过程中，叶酸在二氢叶酸还原酶的作用下被还原为四氢叶酸，后者在核酸的形成中参与胸腺嘧啶核苷酸及嘌呤的合成，并参与某些氨基酸的代谢。甲氨蝶呤的结构与叶酸的结构相似，因此对二氢叶酸还原酶有强大而持久的竞争性抑制作用，结果使得四氢叶酸的生成障碍，脱氧胸苷酸（dTMP）的合成受阻，影响核酸和蛋白质的合成，进而影响细胞的增殖。

甲酰四氢叶酸是四氢叶酸的类似物，进入体内后可转为亚甲基四氢叶酸及 N10-甲酰四氢叶酸，它们可从旁路越过甲氨蝶呤所阻断的代谢途径，甲酰四氢叶酸能为增殖中的细胞提供还原叶酸，也能促使甲氨蝶呤从细胞内游离出来，减少细胞内游离的甲氨蝶呤的浓度，使 DNA 和 RNA 的合成作用得以完成，从而挽救正常细胞和肿瘤细胞。

大剂量或超剂量甲氨蝶呤的化疗，在增高血浆及细胞内的药物浓度，增强细胞毒作用的同时，常出现严重的骨髓抑制、消化道黏膜出血及肾脏功能障碍等毒性作用。利用正常细胞和肿瘤细胞之间的差异，可以叶酸解救超大剂量的甲氨蝶呤对正常细胞的毒性。在超大剂量的甲氨蝶呤进入机体后，通过主动和被动的扩散方式渗入到肿瘤细胞和正常细胞内，正常细胞大多处于非增殖状态 G0 期，而肿瘤细胞大都处于增殖状态的 S 期，高浓度的甲氨蝶呤进入机体后，高浓度的甲氨蝶呤可以杀灭敏感的处于增殖状态 S 期肿瘤细胞，而正常细胞不敏感。这样在正常细胞遭到致死性的损伤之前，及时给予甲酰四氢叶酸钙或甲基四氢叶酸，使其选择性地进入正常细胞，阻断甲氨蝶呤的细胞毒性作用，而继续代谢，从而防止高浓度的甲氨蝶呤对正常细胞的毒性作用。

二、HD-MTX 的剂量、用法及亚叶酸钙解救

恶性肿瘤化疗中，甲氨蝶呤的剂量范围很广，从 30mg 至 20g，一般在 3～7g。甲氨蝶呤在小剂量给药时疗效低，甚至无效，且易产生抗药性。而当大剂量或超大剂量投药时，血浆中甲氨蝶呤浓度大增，细胞内的甲氨蝶呤浓度达到有效水平以上。而且当血浆浓度过饱和时，还能扩散到血运不良的实体瘤，并可穿过血脑屏障、血眼屏障及血睾丸屏障，大大提高化疗的疗效。

静脉滴注的时间与毒性作用呈正相关，一般剂量越大，滴注的时间应越短。亚叶酸钙解救的剂量及时间与甲氨蝶呤的剂量相关，甲氨蝶呤的剂量愈大则亚叶酸钙的剂量也大，间隔时间宜缩短，反之亚叶酸钙的剂量可小，间隔时间长。亚叶酸钙的剂量为 6～15mg，多为肌内或静脉内注射，每 6h 1 次，共持续 3 天。不提倡口服，因为甲氨蝶呤的毒性作用可能影响胃肠道对药物的吸收，应根据甲氨蝶呤血药浓度调整亚叶酸钙剂量。

三、HD-MTX 的使用注意事项

(1) 此方案在有血药浓度监测条件的医院才可进行，大剂量甲氨蝶呤化疗的主要副作用是骨髓抑制、黏膜炎，用药过程应水化、碱化尿液、使用亚叶酸钙解救，并根据甲氨蝶呤血药浓度调整解救剂量。

(2) 患者血常规、肝肾功能必须正常，化疗中要监测肾功能。

(3) 用药前 1 天、用药当天及用药后 2 天应持续水化，尿液应碱化，补液量 3000mg/m^2，5%碳酸氢钠占补液量的 1/10，水化应持续不可中断。补液速度为 125ml/(m^2·h)。

(4) 碱化尿液也可采用化疗前一天开始至化疗后 2 天，口服碳酸氢钠 3～4g/d，共 4 天。

(5) 每次化疗前排尿，进行尿常规检查，查 pH 值，应维持 8>pH>7。当 pH<7，临时口服碳酸氢钠片 2 片；当 pH>7 时，再开始实施 HD-MTX。

(6) 每天记尿量，查尿常规；若尿量少，出入量不平衡时使用呋塞米。

(7) 配合使用亚叶酸钙 150mg＋NS 500ml 分次漱口，用药当天开始，共 3 天，降低口腔溃疡的发生率。

(8) HD-MTX 24h 给药法　甲氨蝶呤 3～5g/m^2，将总量的 1/10 加在 100ml NS 中，于 30min 内静滴完，余下的甲氨蝶呤加入 5% GNS 1000ml 中 在 23.5h 内均匀静滴，输液泵控制滴速。无论什么原因，使用甲氨蝶呤的时间不能超过 24h。在使用甲氨蝶呤结束后 12h（即开始用药后 36h）应用亚叶酸钙，首次剂量为 50mg/m^2，以后每次剂量为 15mg/m^2 每 6h 1 次，共 7～8 次，或直至血清甲氨蝶呤浓度＜1×10^{-7} mol/L。

(9) HD-MTX 6h 给药法　甲氨蝶呤 8～12g/m^2，加入 NS 500ml，静滴 6h，甲氨蝶呤结束后 8～12h 开始亚叶酸钙 15mg/m^2 im q6h，至甲氨蝶呤血药浓度＜1×10^{-7} mol/L。

(10) 根据甲氨蝶呤的血药浓度调整亚叶酸钙解救剂量，见附表 E-1。

附表 E-1　甲氨蝶呤的血药浓度调整亚叶酸钙解救剂量

甲氨蝶呤血药浓度		
/(mol/L)	/(μmol/L)	亚叶酸钙
＜1×10^{-6}	1	15mg
2×10^{-6}	2	30mg
3×10^{-6}	3	45mg
4×10^{-6}	4	60mg
＞5×10^{-6}	＞5	5×体重(kg)

注：如 24h 或之后甲氨蝶呤＞5μmol/L，亚叶酸钙＝甲氨蝶呤血药浓度(5μmol/L)×体重（kg），由于亚叶酸钙含 Ca^{2+}，当亚叶酸钙＞20mg/kg 时应静脉滴注。

(11) 测甲氨蝶呤的血药浓度应使用干管抽血 2ml，最后一次抽血参考 48h 血药浓度，若最后一次抽血在 14～15 时，患者宜进食清淡午餐，以免食物影响测定结果。

(12) 甲氨蝶呤的有效治疗浓度为 10^{-6}～10^{-5} mol/L，滴注结束时最好为 10^{-3} mol/L；浓度为 10^{-6} mol/L 即无治疗作用，但仍有副作用；＜2.5×10^{-7} mol/L 即安全，但临床上安全浓度应达到＜1×10^{-7} mol/L。

(13) HD-MTX 6h给药，安全的血药浓度见附表E-2。

附表 E-2 HD-MTX 6h给药的安全血药浓度

时间	正常值	
	mol/L	μmol/L
甲氨蝶呤开始后24h	$<5\times10^{-6}$	<5
甲氨蝶呤开始后48h	$<1\times10^{-6}$	<1
甲氨蝶呤开始后72h	$<1\times10^{-7}$	<0.1

HD-MTX 24h给药，安全的血药浓度见附表E-3。

附表 E-3 HD-MTX 24h给药的安全血药浓度

时间	正常值	
	mol/L	μmol/L
甲氨蝶呤开始后24h	$\leqslant2\times10^{-4}$	≤200
甲氨蝶呤开始后36h	$\leqslant3\times10^{-6}$	≤3
甲氨蝶呤开始后42h	$\leqslant1\times10^{-6}$	≤1
甲氨蝶呤开始后48h	$\leqslant4\times10^{-7}$	≤0.4
甲氨蝶呤开始后72h	$\leqslant1\times10^{-7}$	≤0.1

(14) 使用HD-MTX时尽量少用其他药物，以免干扰甲氨蝶呤的血药浓度。早期甲氨蝶呤中毒表现为皮疹、口腔黏膜充血、溃疡。

(15) 用药期间10天内不应合并应用非甾体消炎药，有合并使用苯唑西林、万古霉素导致肾功能衰竭的报道，亦应避免。

(施纯玫)

附 F 大剂量顺铂化疗的实施

一、定义

大剂量顺铂指给药剂量为 80～120mg/m^2，在无水化及利尿措施时肾毒性发生率为 100%，水化可缩短顺铂血浆浓度半衰期，增加顺铂的肾脏清除率，水化不改变顺铂的血药浓度及尿中顺铂的排泄量，但可降低尿中顺铂的浓度，减少与肾小管细胞结合，从而减少顺铂的肾脏毒性。

二、大剂量顺铂化疗水化及利尿的程序

（1）大剂量顺铂使用前 12h 开始水化，一共静滴入等渗葡萄糖液 2000ml。顺铂使用当日及次日，共输入等渗盐水或葡萄糖液 3000～3500ml，并用甘露醇、呋塞米利尿，保持每日尿量 2000～3000ml，治疗期间注意血钾、血镁变化，注意补充电解质，防止低钾血症、低钠血症、低镁血症。

（2）顺铂加入 NS 500ml 中输注。

（3）顺铂输注开始前一般应输液 1000ml，其输注结束后，可给 20%甘露醇 250ml 脱水利尿。

（4）水化至少 3 日，可在输注顺铂前日或当日开始。

三、大剂量顺铂化疗注意事项

（1）密切注意出入量平衡，并避免输液过快，增加心脏负担，尽量维输液速度 150ml/h。尿量不足、体重增加提示水潴留，可给予 20%甘露醇快速静滴脱水。顺铂化疗期间，由于其它具肾毒性或耳毒性药物（例如头孢菌素和氨基糖苷类）会增加顺铂的毒性，需避免合并使用。禁用诸如呋塞米等利尿药以增加尿量。

（2）治疗中应监测尿常规、血尿素氮及肌酐，了解肾功能情况。

（3）治疗中应检测电解质，维持电解质平衡。

（4）出现难以控制的严重呕吐时应停药。

四、顺铂的常见副作用

(1) 消化道反应 严重的恶心、呕吐为主要的限制性毒性。急性呕吐一般发生于给药后1～2h，可持续一周左右。故用本品时需并用强效镇吐药，如5-羟色胺3（5-HT_3）受体拮抗药、镇吐药昂丹司琼等，基本可控制急性呕吐。

(2) 肾毒性 累积性及剂量相关性肾功能不全是顺铂的主要限制性毒性，一般剂量每日超过90mg/m^2即为肾毒性的危险因素。主要为肾小管损伤。急性损害一般见于用药后10～15天，血尿素氮及肌酐增高，肌酐清除率降低，多为可逆性，反复高剂量治疗可致持久性轻至中度肾损害。目前除水化外尚无有效预防本品所致的肾毒性的手段。

(3) 神经毒性 神经损害如听神经损害所致耳鸣、听力下降较常见。末梢神经毒性与累积剂量增加有关，表现为不同程度的手、脚套样感觉减弱或丧失，有时出现肢端麻痹、躯干肌力下降等，一般难以恢复。癫痫及视盘水肿或球后视神经炎则较少见。

(4) 骨髓抑制 骨髓抑制［白细胞和（或）血小板下降］一般较轻，发生率与每个疗程的剂量有关，若≤100mg/m^2，发生率为10%～20%；若剂量≥120mg/m^2，则约40%，但亦与联合化疗中其他抗肿瘤药致骨髓毒性的重叠有关。

(5) 过敏反应 可出现脸肿、气喘、心动过速、低血压、非特异斑丘疹类皮疹。

(6) 其他 心脏功能异常、肝功能改变少见。

（赖金火 施纯玫）

附 G　深静脉置管与维护

深静脉置管与维护

长 期 医 嘱	临 时 医 嘱
深静脉置管护理常规❶	深静脉置管术
更换敷料❷　qod	胸部正位 X 线片❻
肝素帽❸　1 个 qw	
NS　20ml iv bid(输液前后冲管用)❹	
NS　100ml 肝素钠　1000IU　qd(输液后封管用)❺	

❶ 临床常用的深静脉导管有非隧道式中心静脉导管（CVC)、经外周插管的中心静脉导管（PICC)、静脉输液港（PORT)。中心静脉导管（central venous catheter）是指锁骨下静脉、颈内静脉、股静脉置管，尖端位于上腔静脉或下腔静脉的导管。

a. 中心静脉导管（非隧道式）(non-tunnel central venous catheter，CVC）是将导管通过皮肤送入上、下腔静脉并保留，使用中心静脉导管的患者一般需静脉治疗数天至数周。包括锁骨下静脉导管、颈内静脉导管、股静脉导管。

b. 经外周插管的中心静脉导管（peripherally inserted central catheter，PICC）经上肢贵要静脉、肘正中静脉、头静脉、肱静脉、颈外静脉（新生儿还可通过下肢大隐静脉、头部颞静脉、耳后静脉等）穿刺置管，尖端位于上腔静脉或下腔静脉的导管，或是上腔静脉与右心房的连接。留置时间不宜超过一年或遵产品使用说明书。

c. 皮下埋置式静脉导管输注系统（implantable venous access port，简称输液港或“PORT”），是一种完全植入皮下供长期留置在体内的静脉输液装置。它主要是由供穿刺的注射港体及静脉导管两部分组成，其导管末端位于上腔静脉，可直接放射显影。

❷ CVC、PICC穿刺后24h应更换敷料，换药时宜使用专用护理包。无菌透明敷料为1～2次/周，无菌纱布敷料为1次/2天，如果敷料变湿、变脏、松脱时应立即更换。PORT在连续使用时，输液港针和无菌透明敷料每周或其松脱时更换，无菌纱布敷料每2天或敷料变湿、变脏、松脱时更换。无菌透明敷料为一种半透气薄膜，具有显著的水分蒸发渗透率，从而使导管的出口部位清晰可见，又能对外部的液体和微生物起屏障作用。如无菌透明敷料下放置纱布，则视同于纱布敷料，应每48h更换。

❸ CVC、PICC应至少每7天更换一次肝素帽或无针密闭接头。连接PORT时应使用专用的无损伤针穿刺，连续使用时要每7天更换一次无损伤针。但在发生下列情况时应立即更换：在输液或抽血时，取下了帽盖；抽血后，不能把血液从帽盖中全部冲掉；有血迹、沉淀、裂缝、渗漏以及其他可视缺陷；薄膜不再完整时。

❹ 经PICC、CVC、PORT输注药物宜通过回抽血液来确定导管在静脉内。冲管可以预防血液凝集和药物在管腔中沉淀，应严格遵守脉冲式冲管（推一下停一下）的方法。使用CVC、PICC、PORT时每次静脉输液前、给药后，以及输血、血制品或全胃肠外营养等高黏滞性药物或取血后必须立即用不小于10ml注射器以10ml以上生理盐水冲管，每个管腔都要冲洗，因为重力输注不能代替脉冲式冲管。如果遇到阻力或者抽吸无回血，应进一步确定导管的通畅性，不应强行冲洗导管。PICC治疗间歇期至少每7天冲管1次。PORT治疗间歇期应至少每4周冲管1次。

❺ 冲管后维持正压封管可以预防血液反流。输液完毕应用导管容积加延长管容积2倍的生理盐水或肝素盐水（2～5ml）正压封管，肝素盐水的浓度：PORT可用100U/ml，PICC及CVC可用0～10U/ml。维持正压封管方法：在冲洗导管的同时夹闭延长管，可保持正压；冲管无夹子的导管时，可以通过边推液边撤注射器的方式保持导管内正压。冲管、封管的正确步骤：SAS法（S为生理盐水，A为给药，S为生理盐水）或SASH法（S为生理盐水，A为给药，S为生理盐水，H为稀释肝素液）。

❻ 导管放置完成后都应立即行X线检查，以排除插管可能导致的并发症，并确定导管尖端位于正确的位置才可以进行输液。

注：1. CVC的应用指征

(1) 适应证　危重及大手术患者；全胃肠外营养患者；输注高渗、刺激性或腐蚀性液体；监测中心静脉。

(2) 禁忌证　局部皮肤有破损或感染；有出血倾向者。

2. PICC的应用指征

(1) 适应证

a. 需要长期静脉治疗，如补液治疗或疼痛治疗。

b. 缺乏外周静脉通道。

c. 需输注 pH>9 或 pH<5，渗透压>600mOsmol/L 的药物。

d. 全胃肠外营养。

e. 需反复输血或血制品，或反复采血。

f. 需要使用压力泵或加压输液。

g. 有锁骨下或颈内静脉插管禁忌。

h. 适合于任何年龄。

(2) 禁忌证

a. 预插管途径有感染源。

b. 预插管途径有外伤史，血管外科手术史，放射治疗史，静脉血栓形成史，接受乳房根治术或腋下淋巴结清扫的术侧肢体、锁骨下淋巴结肿大或有肿块侧、安装起搏器侧不宜进行同侧置管，患有上腔静脉压迫综合征的患者不宜进行置管。

c. 肘部血管条件差，无法确定穿刺部位。

d. 有严重的出血性疾病、严重凝血障碍者（血小板<20×10^9/L，白细胞<1.5×10^9/L）。

e. 穿刺侧有其他导管者。

f. 患者顺应性差。

3. PORT的应用指征

(1) 适应证

a. 需要长期或反复静脉输注药物进行治疗的患者。

b. 进行输血、抽血、营养液、化疗药物输注等静脉操作者。

(2) 禁忌证

a. 确诊或疑似感染、菌血症或败血症者。

b. 体型与静脉输液港尺寸不匹配者。

c. 对静脉输液港材质有过敏者。

4. PICC置管的实施要点

(1) 评估患者

a. 询问、了解患者的身体状况、出血和凝血情况。严格掌握置管的禁忌证。

b. 评估患者局部皮肤组织及血管情况。通常选右侧穿刺。首选静脉为贵要静脉，其次肘正中静脉和头静脉。穿刺部位周围皮肤应避免红肿、硬结、局部感染、皮肤病等。

c. 医师开出置管医嘱，由PICC专科护士负责与患者签署知情同意书，并做好置管配合宣传教育。

(2) PICC置管的操作要点

a. 做好准备，保证严格的无菌操作环境。

b. 选择合适的静脉：在预期穿刺部位以上扎止血带；评估病人的血管状况，宜选择肘部或上臂静脉作为穿刺部位，避开肘窝、感染及有损伤的部位；新生儿还可选择下肢静脉、头部静脉和颈部静脉；松开止血带。

c. 测量定位：测量导管侧的预置长度，手臂外展与躯干呈45°～90°；上腔静脉测量法：从预穿刺点沿静脉走向量至右胸锁关节再向下至第3肋间。锁骨下静脉测量法：从预穿刺点沿静脉走向至胸骨切迹，再减去2cm。测量上臂中段周径（臂围基础值）：以供监测可能发生的并发症。

d. 建立无菌区：打开PICC无菌包，戴手套；应用无菌技术，准备肝素帽，抽吸生理盐水；将第一块治疗巾垫在患者手臂下。

e. 消毒穿刺点：按照无菌原则消毒穿刺点，范围以穿刺点为中心消毒皮肤直径≥20cm；先用乙醇清洁脱脂，再用碘伏消毒。等待两种消毒剂自然干燥；穿无菌手术衣，更换手套，铺孔巾及治疗巾，扩大无菌巾。若用有粉手套，要用NS冲掉手套上的滑石粉。

f. 打开无菌物品，预冲导管，将导管用生理盐水湿润。

g. 扎止血带，按需要进行穿刺点局部浸润麻醉实施静脉穿刺：穿刺进针角度为15°～30°，直刺血管，见回血后将穿刺针与血管平行，继续推进1～2mm，然后保持针芯位置，单独向前推进插管鞘，避免由于推进钢针造成血管壁穿透。

h. 取出穿刺针：松开止血带，以一手拇指固定插管鞘，示指或中指压住插管鞘末端的血管，防止出血，从插管鞘中撤出穿刺针。

i. 送管：固定插管鞘，将导管自插管鞘内缓慢、匀速地推进。当导管头部到达患者肩部时，助手协助或嘱患者将头向穿刺侧转90°并低头（用下颌贴近肩部），以避免将导管误插至颈静脉。

j. 撤回插管鞘，撤除导丝：当导管置入预测长度时，在鞘的前端静脉上加压止血并固定导管，然后撤出插管鞘；轻压穿刺点以保持导管的位置，缓慢地将导丝撤出。

k. 修正导管长度，安装连接器：保留体外5cm以上导管，以便于安装连接器与固定翼，用无菌刀片修剪垂直导管，至少要剪掉导管原来与导丝连接的长度，注意不要剪出斜面或毛碴；先将减压套管套到导管上，再将导管连接到连接器翼形部分的金属柄上，注意一定要将导管推进到底，导管不能起褶，将翼形部分的倒钩和减压套筒上的沟槽对齐，锁定两部分。

l. 抽回血，冲管：用注射器抽吸至有回血，然后用20ml NS以脉冲方式冲管、正压封管，最后连接肝素帽或正压接头。

m. 压迫止血，固定：在导管出皮肤0.5～1cm处装固定翼，再将导管远端盘绕成“S”形，在穿刺点处垫以纱布或明胶海绵以吸收渗血，其上用透明敷料固定，透明敷料覆盖在连接器的翼形部分的一半；用胶布以蝶形交叉固定连接器和肝素帽。

n. 定位：操作完毕进行X线检查，观察导管尖端是否处在规定的位置，并记录至穿刺记录单上。

o. 在敷料外注明置管时间、换药时间、导管外露刻度及操作者签名，同时测量臂围与置管前对照，做好病区穿刺护理记录单。

p. 填写长期护理手册，交由患者保管，并交待注意事项。

5. 拔管

(1) 应监测静脉导管穿刺部位，并根据患者病情、导管类型、留置时间、并发症等因素进行评估，尽早拔除。

(2) 静脉导管拔除后应检查导管的完整性，并用凡士林纱布覆盖穿刺点可以预防空气栓塞及促进局部伤口愈合。

(3) PICC、CVC、PORT应保持局部穿刺点干燥清洁密闭24h。

6. 深静脉置管血样采集

CVC、PICC、PORT 可以用于采血。采血的正确步骤：弃血→血标本→生理盐水→肝素液。CVC 或 PICC 弃血 1～2ml 含安全瓣膜或前端闭合式设计的导管 3～5ml，PORT 弃血 5ml。放弃的血液量，根据美国特殊护理护士协会（AACN）的建议，应为导管死腔量的 2 倍。如果正在输液，在采血前至少断开输液 1min，末端开放的导管，采血前夹闭其他所有不用作抽血的通路。如果实验室检查结果不准确，需从外周静脉重新抽取血标本。常规抽取血标本和输血时，建议使用 4Fr 以上直径的 PICC 导管，以防溶血。

7. CVC 的健康教育

（1）导管放置期间避免淋浴，以防止水渗入敷料引起感染。

（2）患者翻身移动时，注意保护，以防导管滑出。

（3）穿刺点有疼痛、发痒等不适，应及时与医护人员联系。

（4）不可随意调节输液滴注速度。

8. PICC 的健康教育

（1）保持局部清洁干燥，不要擅自撕下贴膜，贴膜有卷曲、松动、贴膜下有汗液时，及时请护士更换。

（2）患者可从事一般正常工作，家务劳动，体育锻炼，但需避免使用置管侧手臂提过重的物体。不用置管侧手臂作引体向上、托哑铃等持重锻炼，并避免游泳等会浸泡无菌区的活动。

（3）不要在置管侧手臂上方扎止血带、测血压。睡眠时，注意不要压迫穿刺血管。

（4）携带此管可以淋浴，但应避免盆浴、泡浴、淋浴前用塑料保鲜膜在穿刺处外绕 2～3 圈，上下边缘用胶布贴紧，沐浴后检查贴膜下有无进水，如有进水应请护士更换贴膜。

（5）注意观察针眼有无发红、疼痛、肿胀、渗出。若有异常，应及时联系护士。

（6）注意保护 PICC 导管外露的接头，防止导管损伤和将导管拉出体外。注意衣服的袖口不宜过紧，在穿脱衣服时防止把导管带出。

（7）PICC 导管在使用和维护时，禁止使用 10ml 以下的注射器，特别注意在做 CT 和 MRI 检查时，禁止使用高压注射泵推注造影剂及血流动力学监测（耐高压导管除外）。

(8) 如发现以下情况应及时到医院就诊

a. 如遇透明敷料有污染、卷脱落或潮湿（洗澡后、出汗等原因）而导致不完全性脱落时，应及时到医院更换敷料。

b. 如发现穿刺点及周围皮肤有瘙痒、皮疹、红肿、肿胀、疼痛、有分泌物活动障碍等异常情况，应及时到医院就诊。

c. 如遇输液时疼痛、输液停滴、缓慢等异常情况，应及时到医院就诊。

d. 如发现导管内有血液反流、外露导管打折、脱落、漏水等异常情况，应及时到医院就诊。

9. PORT 的健康教育

(1) 放置导管的部位可能会出现发绀，经 1～2 周发绀会自行消失。

(2) 待伤口痊愈，患者可以洗澡，静脉输液港不受影响。日常生活亦可如常。

(3) 治疗间歇期，应每月到医院冲管、封管1次，避免导管阻塞。

(4) 静脉输液港处的皮肤出现红、肿、热、痛，则表明皮下有感染或渗漏，必须返回医院就诊。

(5) 冲管时若遇到阻力，应立即停止操作。切不可用强行冲管，以免产生高压破坏导管。

10. 深静脉置管的常见并发症及处理措施

(1) 导管出口处出血、血肿　出口处有渗血或出血，可持续数小时；皮肤变色或者淤伤。处理措施：按压局部；经常观察局部；必要时更换敷料；给予明胶海绵或纤维蛋白以阻止或减少出血；必要时拔除导管。

(2) 静脉炎

a. 分级

0 级：没有症状。

Ⅰ级：穿刺部位出现红斑，伴或不伴疼痛。

Ⅱ级：穿刺部位出现红斑及疼痛和（或）水肿。

Ⅲ级：穿刺部位出现红斑及疼痛，有条索状物形成，可触及条索状脉。

Ⅳ级：穿刺部位出现红斑及疼痛，有条索状物形成，可触及条索状脉。长度大于 2. 5cm (1in)，有脓液流出。

b. 处理措施

• 可暂时保留 PICC；及时通知医师，给予对症处理。

• 将患肢抬高、制动，避免受压；必要时，应停止在患肢静脉输液。

• 可用局部湿热敷、水胶体敷料或红外线照射予局部处理。

• 应观察局部及全身情况的变化并记录。

(3) 导管堵塞　导管补液时不能保持通畅。处理措施如下：

a. 严禁强行推注。

b. 肝素再通法：用 5ml 注射器抽吸 5ml 浓度为 125U/ml 的肝素生理盐水（新生儿用 2ml 注射器抽吸 2ml 浓度为 5～10U/ml 的肝素液生理盐水），用另一副 10ml 的注射器通过三通接头进行回抽，经过三通接头的调节，回抽后导管中的负压会将肝素液吸入，反复多次使血细胞凝集块溶解调节，回抽后导管中的负压会将肝素液吸入，反复多次使血细胞凝集块溶解。

c. 尿激酶溶栓治疗（血凝性堵塞的溶栓方法）

• 去除肝素帽，换上预冲好的三通，三通一端直臂连接导管，另一端直臂接尿激酶溶液（5000U/ml），侧臂接空的 20ml 注射器。

• 先使导管与侧臂相通，回抽注射器活塞，使导管内形成负压，然后迅速使三通两直臂相通，使尿激酶溶液进入管内。

• 15min 后使导管与侧臂再相通，回抽检查是否有回血。

• 如果可见回血，则回抽 3ml 血，弃去，再用 20ml 生理盐水，以脉冲方式彻底冲洗导管。

• 如果一次没有使导管通畅，可重复几次以上的操作。

d. 行 X 线检查，以排除导管异位、导管损伤。

e. 无法再通立即予拔除导管。

(4) 静脉导管感染

a. 局部感染：插管处或完全置入装置贮器表面的皮肤出现红肿、压痛、硬结、皮温升高或脓性分泌物。处理措施：停止使用静脉输液；按医嘱给予局部或静脉应用抗生素治疗并对症处理；必要时给予拔除。

b. 导管相关性血流感染 (catheter related blood stream infection)：

带有血管内导管或者拔除血管内导管48h内的患者出现菌血症或真菌血症，并伴有发热（体温＞38℃）、寒颤或低血压等感染表现，除血管导管外没有其他明确的感染原。实验室微生物学检查显示：外周静脉血培养细菌或真菌阳性；或者从导管段和外周血培养出相同种类、相同药物敏感试验结果的致病菌。

c. 降低静脉导管感染的护理措施：包括严格的手部卫生；穿刺时的最大防护屏障；氯己定（洗必泰）消毒皮肤；选择最佳穿刺位置，避开股静脉；导管的每日评估；不需要时取出导管。

(5) 深静脉血栓　置管侧肢体、颈部、锁骨皮肤有肿胀、疼痛、发绀、皮温降低、肢体感觉或功能障碍及肩周不适。处理措施：请血管科会诊，常规血管B超及时诊断处理。

a. 拔管：怀疑及诊断为深静脉血栓，必须拔除导管。

b. 制动：抬高患肢；患侧肢体做适当的运动，如有节律的肌肉舒缩。

c. 溶栓、抗凝血等药物处理。

d. 用药期间，观察有无出血现象，如牙龈出血、鼻腔出血、大小便出血、皮肤瘀斑等。

(6) 导管拔除困难　导管拔除时有阻力。处理措施：拔除导管时动作应轻柔，感觉有阻力时应停止拔除；局部热敷20～30min后再慢慢拔除；持续性的拔除阻力应行影像学检查，排除感染、血栓形成或导管打结。

（翁桂珍）

附表 H 处方常用外文缩写

项目	中文意义	外文缩写	中文意义	外文缩写
给药次数	每日 1 次	qd	每晨 1 次	qm
	每日 2 次	bid	每晚 1 次	qn(on)
	每日 3 次	tid	隔日 1 次	qod
	每日 4 次	qid	每 2 天 1 次	q2d
	每日 5 次	quing id	每小时 1 次	qh
	每日 6 次	sex id	每半小时 1 次	q1/2h
	每周 1 次	qw	每 4 小时 1 次	q4h
	每 2 周 1 次	qiw	每 6 小时 1 次	q6h
	隔周 1 次	qow	每 8 小时 1 次	q8h
给药时间	上午	am	早餐及晚餐	m et n
	下午	pm	疼痛时	dol dur
	今晚	hn	早餐前	aj
	明晨	cm	早餐后	pj
	明晚	cn	中餐前	ap
	立即	st	中餐后	pp
	随意	a dlid	临睡前	hs
	饭前(晚餐前)	ac	用作 1 次	pd
	饭后(晚餐后)	pc	遵医嘱	md
	必要时(长期)	prn		
	需要时(临时)	sos		
给药途径及部位	口服	po	静脉滴注	iv gtt 或 iv drip
	内服	us imt	穴位注射	i adacum
	外用	us ent	一次顿服	pro dos
	灌肠	pr	餐间	ie
	吸入	inhal	顿服	ht
	鼻用	pro nar	肌内注射	im
	眼用	pro o	腰椎注射	it
	耳用	pro aur	静脉注射	iv
	阴道用	pro vgain	腹腔注射	ip
	皮试	AST(et)	球结膜下注射	isc
	皮下注射	ih;H	胸腔注射	ip
	皮内注射	id		

参考文献

[1] Outcome with the hyper-CVAD regimens in lymphoblastic lymphoma. *Blood* 2004，104：1624-1630.

[2] Larson RA，Dodge RK，Burns cp，*et al*. A Five-Drug Remission Induction Regimen With Intensive Consolidation for Adults With Acute Lymphoblastic Leukemia：Cancer and Leukemia Group B Study 8811. *Blood*，1995，85：2025-2037.

[3] Reiter A，Schroppe M，Ludwing WD，Tiemann M，Parwaresch R，Zimmermann M，Schirg E，Henze G，Schellong G，Gadner H，Riehm H：Intensive ALL-type therapy without local radiotherapy provides a 90% event free survival for children with T cell lymphoblastic lymphoma；a BFM group report. BMF-90. *Blood*，2000，95（2）：416-421.

[4] Bamias A，Aravantinos G，Deliveliotis C，*et al*. Docetaxel and cisplatin with granulocyte colony stimulating factor（G-CSF）versus MVAC with G-CSF in advangced urothelial caecinoma：a multicenter，randomized. phase Ⅲ study from the Hellenic Cooperative Oncology Group. *J. Clin. Oncol*，2004，22（2）：220-228.

[5] Vonder Maase H，Hansen SW，Roberts JT，*et al*. Gemcitabine and cisplatin versus methotrexate，vinblastine，doxorubicin，and cisplatin in advanced or metastatic bladder cancer：results of a large，randomized，multinationl，multicenter phase Ⅲ study，*J Clin Oncol*，2000，18：3068-3077.

[6] Dreicre R，Manole J，Roth BJ，*et al*. Phase Ⅱ Study of Cisplatin and Paclitaxel in advanced carcinoma of the urothelium：an eastern cooperative onco；ogy group study. *J Clin Oncol*，2000，18：1058-1061.

[7] Loehrer PJ Sr，Einhorn LH，Elson PJ，*et al*. Arandomized comparison of cisplatin alone or in combination with methotrexate，vinblastine，and doxorubicin in patients with metastatic urothelial carcinoma；a cooperative group study. *J Clin Oncol*，1992，10：1066-1073.

[8] Redman BG，Smith DC，Flaherty L，*et al*. Phase Ⅱ trial of paclitaxel and carboplatin in the treatment of advanced urothelial carcinoma. *J Clin Oncol*，1998，16（5）：1844-1848.

[9] Addeo R，Caraglia M，Bellini S，*et al*. Randomized phase Ⅲ trial on gemcitabine versus mytomicin in recurrent superficial bladder cancer：evaluation of efficacy and tolerance. *J Cin Oncol*，2010，28（4）：543-548.

[10] Lehmann J, Rets M, Wiemers C, *et al*. Adjuvant cisplatin plus methotrexate versus methotrexate, vinblastine, epirubi-cin, and cisplatin in locally advanced bladder cancer: Results of a randomized, multicenter, phase Ⅲ trial (AUO-AB 05/95). *J Cin Oncol*, 2005, 23 (22): 4963-4974.

[11] 娄彦妮，贾立群. 卡培他滨致手足综合征的发生规律及治疗进展期. 中日友好医院学报. 2008，22 (3): 176-178.

[12] 储大同主编. 当代肿瘤内科治疗方案评价（第 3 版）. 北京：北京大学医学出版社，2010.

[13] 李进主编. 肿瘤内科诊治策略. 上海：上海科学技术出版社，2007.

[14] 周际昌主编. 实用肿瘤内科学（第 2 版）. 北京：人民卫生出版社，2005.

[15] 宋恕平，杨锡贵，陈阵主编. 临床肿瘤转移学. 济南：山东科学技术出版社，2001.

[16] 张天泽，徐光炜主编. 肿瘤学（第 2 版）. 天津：天津科学技术出版社，2005.

[17] 美国国家综合癌症网络. 非霍奇金淋巴瘤临床实践指南（中国版）. 2010 年. www. nccn. org.

[18] 马军主编. 白血病. 北京：中国医药科技出版社，2007.

[19] 陈赛娟主译. 霍奇金淋巴瘤. 北京：人民卫生出版社，2010.

[20] Kulke MH, Blaszkowsky LS, Ryan DP, *et al*. Capecitabine plus erlotinib in gemcitabine-refractory advanced pancreatic cancer. *Journal of Clinical Oncology*, 2007, 25 (30): 4787-4792.

[21] 李进主编. 肿瘤内科诊治策略. 上海：上海科学技术出版社，2010.

[22] Tanioka H, Tsuji A, Morita S, *et al*. Combination chemotherapy with continous 5-flourouracil and Low-dose cisplatin infusion for advanced hepatocellular carcinoma. *Anticancer Res*, 2003, 23 (2C): 1891-1897.

[23] Murata K, Shiraki K, Kawakita T, *et al*. Low-dose chemotherapy of cisplain and 5-flourouracil or doxorubicin via implanted fusion port for unresectable hepatocellular carcinoma. *Anticancer Res*, 2003, 23 (2C): 1719-1722.

[24] Patt YZ, Hassan MM, Lozano RD, *et al*. Phase Ⅱ trial of systemic continuous fluorouracil and subcutaneous recombinant interferon alfa-2b for treatment of hepatocellular carcinoma. *J Clin Oncol*, 2003, 21 (3): 421-427.

[25] Sakon, Nagano H, Dono K, *et al*. Combined intraarterial 5-fluorouracil and subcutaneous interferon-alpha therapy for advanced hepatocellur carcinoma with tumor thrombi in the major portal branches. Cancer, 2002, 94 (2): 435-442.

[26] Komorizono Y, Kohara K, Oketani M, *et al*. System combined chemotheray

with low dose of 5-fluorouracil, cisplatin, and interferon-alpha for advanced hepatocell ur carcinoma: a pilot study. *Dig Sci*, 2003, 48 (5): 877-881.

[27] Babu G, Parikh P, Fuloria J, *et al*. A multicenter, Phase Ⅱ trial of gemcitabine and cisplatin in unresectable hepatocellular carcinoma. *Ann Oncol* 2000, 11 (suppl 4): 62.

[28] Taieb J, Bonyhay L, Golli L, *et al*. Gemcitabine plus oxaliplatin for patients with advanced hepatocellular carcinoma using two different schedules. *Cancer*, 2003, 98 (12): 2664-2670.

[29] 那彦群, 秦叔逵等. NCCN 肾癌临床实践指南（中国版）2010; 1: MS-5、MS-6.

[30] Motzer RJ, Hutson TE, Tomczak P, *et al*. Sunitinib versus interferon alfa in metastatic renal-cell carcinoma. *N Engl J Med*, 2007, 356 (2): 115-124.

[31] Geertsen PF, Gore ME, Negrier S, *et al*. Safety and efficacy of subcutaneous and continuous intravenous interleukin-2 in patients with metastatic renal cell carcinoma. *Br J Cancer*, 2004, 90 (6): 1156-1162.

[32] Negrier S, Escudier B, Lasset C, *et al*. Recombinant human interleukin-2, recombinanthuman interferon alfa-2a, or both in metastatic renal-cell carcinoma. Groupe Francais d Immunoth6rapie. *N Engl J Med*, 1998, 338 (18): 1272-1278.

[33] Rang JC, Sherry RM, Stienberg SM, *et al*. Randomizedstudy of high-dose and low-dose interleukin-2 in patients with metastatic renal cancer. *J Clin Oncol*, 2003, 21 (16): 3127-3132.

[34] McDermott DF, Regan MM, Clark JI, *et al*. A randomized phase Ⅲ trial of high-dose interleukin-2 versus subcutaneous interleukin-2 and interferon in patients with metastatic renal cell carcinomar. *J Clin Oncol*, 2005, 23 (1): 133-141.

[35] Negrier S, Perol D, Ravaud C, *et al*. Medroxyprogeste-rone, interferon alfa-2a, interleukin 2, or combination of both cytokines in patients with metastatic renal carcinoma of intermediate prognosis: results from a randomized controlled trial. *Cancer*, 2007, 110 (11): 2468-2477.

[36] Klapper JA, Downey SG, Smith FO, *et al*. High-dose interleukin-2 for the treatment of metastatic renal cell carcinoma: a retrospective analysis of response and survival in patients treated in the surgery branch at the National Cancer Institute between 1986 and 2006. *Cancer*, 2008, 113 (2): 293-301.

[37] Yang JC Sherry RM, Steinberg SM, *et al*. Randomized study of high-dose and lose-dose interleukin-2 in patients with metastatic renal cancer. *J Clin*

Oncol，2003，21（16）：3127-3132.

[38] Bukowski RM. Cytokine combinations：therapeutic use in patients with advanced renal cell carcinoma. *Semin Oncol*，2000，27：204-212.

[39] Escudier B，Bellmunt J，Négriers，*et al*. Final results of the phase Ⅲ，randomized，double-blind AVOREN trial of first-Hne bevacizumab（BEV）+interferon alfa-2a in metastatic renal cell carcinoma（mRCC）. *J Clin Oncol*，2009，27（15）：Abstract 5020.

[40] Rini BI，Halabi S，Rosenberg JE，*et al*. Bevacizumab plus interferon alfa compared with interferon alfa monotherapy in patients with metastatic renal ceil carcinoma：CALGB 90206. *Clin Oncol*，2008，26（33）：5422-5428.

[41] 孙燕，石远凯. 临床肿瘤内科手册. 北京：人民卫生出版社，2009.

[42] McDemott DF，Regan MM，Clark JI，*et al*. Randomized phase Ⅲ trial of high-dose interleukin-2 versus subcutaneous interleukin-2 and interferon in patients with metastatic renal cell carcinoma. *J Clin Oncol*，2005，23：133-141.

[43] Motzer RJ，Hutson TE，Tomczak P，*et al*. Overall survival and updated results for sunitinib compared with interferon alfa in patients with metastatic renal cell carcinoma. *J Clin Oncol*，2009，27：3584-3590.

[44] Hudes G，Carducci M，Tomczak P，*et al*. Temsirolimus，interferon alfa，or both for advanced renal-cell carcinoma. *N Engl J Med*，2007，356（22）：2271-2281.

[45] Escudier B，Eisen T，Stadler WM，*et al*. Sorafenib for treatment of renal cell carcinoma：final efficacy and safty results of the phase Ⅲ treatment approaches in renal cancer globe evaluation trial. *J Clin Oncol*，2009，27：3312-3318.

[46] 袁玲，陈湘玉主编. 肿瘤内科护理手册. 南京：凤凰出版传媒集团. 江苏科学技术出版社，2008.

[47] 钱培芬，翁素贞主编. 静脉输液置管与维护指南. 上海：上海兴界图书出版公司出版，2009.

[48] 孙雷主编. 护士岗位技能训练 50 项考评指导. 北京：中国中医药出版社，2007.

[49] Dawn Camp-Sorrell，MSN，FNP，*et al*. 肿瘤治疗通路工具指南——护理实践与教育. 第三版. 北京：北京大学医学出版社，2013.

[50] 中华人民共和国国家卫生和计划生育委员会发布. 中华人民共和国卫生行业标准——静脉治疗护理技术操作规范（WS/T 433—2013）. 中国护理管理，2014，14（1）：政策法规.

声 明

医学是一门不断发展的科学。由于新的研究成果层出不穷，临床经验的不断积累，因此我们有必要了解诊疗技术，特别是用药的新变化。本书的作者和出版者根据可靠的科研成就提供了当今最新的医学资料。但由于人类存在着个体差异及医学的不断发展，人们对既往科研成果有新的认识并使之不断完善，因而本书的编者、出版者及任何参与本书出版的团体在此郑重声明：本书所提供的所有资料都准确、核对无误、完整、可靠的，但是疾病的个体化表现差异大，读者不能生搬硬套本书中的医嘱，而应根据具体情况制定合理的医嘱；因此，对因使用本书资料而引起的任何医疗差错和事故一律不能负责。他们鼓励读者参照其他资料来证实本书资料的可靠性，如，读者可核对将要使用的药品的说明书，以确认本书提供的资料是否准确，及本书推荐的药物剂量或禁忌证有无改变，对于新药或不经常使用的药物更应如此。